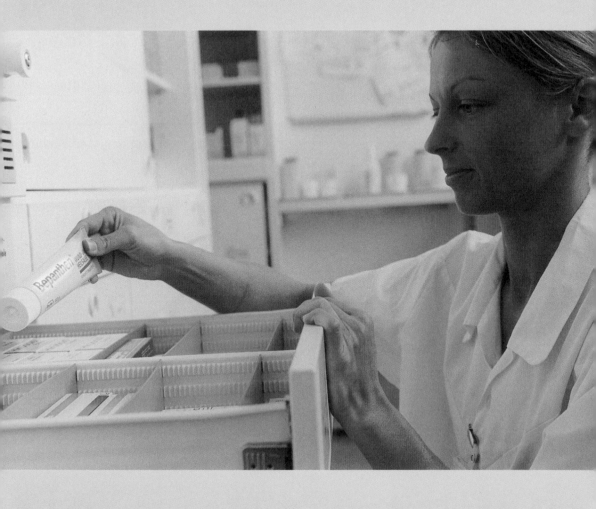

Reihe Krankheitslehre

HNO, Augenheilkunde, Dermatologie und Urologie für Pflegeberufe

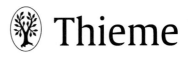

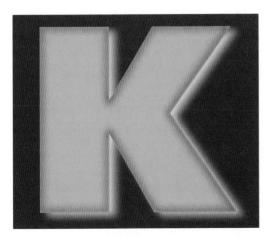

HNO, Augenheilkunde, Dermatologie und Urologie für Pflegeberufe

Elmar Oestreicher
Annelie Burk
Reinhard Burk
Tilo Freudenberger
Jürgen Sökeland

Unter Mitarbeit von:
Eleonore Belka
Brigitte Edwards
Michael Krieger

480 Abbildungen

Georg Thieme Verlag
Stuttgart · New York

Hals-Nasen-Ohren-Heilkunde

Priv.-Doz. Dr. med. Elmar Oestreicher
Klinikum rechts der Isar, HNO-Klinik
Ismaninger Str. 22
81675 München

Augenheilkunde

Dr. med. Annelie Burk
Ärztin für Augenheilkunde
Max-Cahnbley-Str. 22
33604 Bielefeld

Prof. Dr. med. Reinhard Burk
Chefarzt der Augenklinik
Städtische Kliniken Bielefeld
Teutoburger Str. 50
33604 Bielefeld

Eleonore Belka
Krankenschwester, Stationsleitung
Oststr. 47
33818 Leopoldshöhe

Brigitte Edwards
Krankenschwester, stellv. Stationsleitung
Städtische Kliniken Bielefeld
Teutoburger Str. 50
33604 Bielefeld

Dermatologie

Dr. med. Tilo Freudenberger
Hautarzt – Allergologie – Lasertherapie
Blücherstr. 14
68259 Mannheim

Urologie

Prof. Dr. med. Jürgen Sökeland
Institut für Arbeitsphysiologie, Abteilung Ergonomie
Ardeystr. 67
44139 Dortmund

Michael Krieger
Krankenpfleger, Cand. med., freier Lektor
Keltenstr. 23
52382 Niederzier

Die Deutsche Bibliothek – CIP-Einheitsaufnahme

Ein Titeldatensatz für diese Publikation ist bei der Deutschen Bibliothek erhältlich.

© 2003 Georg Thieme Verlag
Rüdigerstraße 14, D-70469 Stuttgart
Telefon +49/07 11/89 31-0
Unsere Homepage: http://www.thieme.de

Printed in Germany

Zeichnungen: Th. Heinemann, Mannheim
Umschlaggestaltung: Thieme Verlagsgruppe
Satz: primustype Robert Hurler GmbH,
D-73274 Notzingen
Druck: Druckhaus Köthen, Köthen/Anhalt

ISBN 3–13–130901–6   1 2 3 4 5 6

Abbildungsnachweis

Berghaus, A., Rettinger, G., Böhme G.: Hals-Nasen-Ohren-heilkunde, MLP–Duale Reihe, 1. Auflage, Hippokrates Verlag, Stuttgart 1996: 1.8, 1.11, 1.14, 1.16, 1.20, 2.8, 2.12, 2.14, 2.16, 3.5, 3.8, 4.3 d, 4.11 b

Burk, A., Burk, R.: Checkliste Augenheilkunde. 2. Auflage, Thieme, Stuttgart 1999: 6.1, 9.1, 9.2, 9.3, 9.4, 9.5, 9.7, 9.8, 9.9, 10.2, 11.1, 11.3, 11.4, 13.1, 13.3, 14.1, 14.2, 14.3, 15.1, 15.3, 15.4

Faller, A., Schünke, M.: Der Körper des Menschen. 13. Auflage, Thieme, Stuttgart 1999: 1.3, 3.1, 3.2, 4.2 a

Kirschnick, O.: Pflegetechniken von A – Z. Thieme, Stuttgart 2001: 12.2

Paetz, B., Benzinger-König, B.: Chirurgie für Pflegeberufe. 19. Auflage, Thieme, Stuttgart 2000: 2.10

PD Dr. E. Oestreicher: 1.12, 1.13, 1.15, 1.17b, 1.23, 1.25, 2.4, 2.7, 2.13a, 2.19, 3.4, 3.6, 3.7, 3.9, 3.10, 4.7, 4.8, 5.1, 5.6, 5.7, 5.8, 5.9, 5.10

Probst, R., Grevers, G., Iro, H.: Hals-Nasen-Ohrenheilkunde, 1. Auflage, Thieme, Stuttgart 2000: 1.22, 2.1, 2.3, 2.5, 2.6, 2.15, 2.17, 4.1c, 4.2b, 4.3a–c, 4.4, 4.6c+d, 4.11a, 5.3, 5.5c

Schwegler, J. S.: Der Mensch – Anatomie und Physiologie. 3. Auflage, Thieme, Stuttgart 2002: 1.1, 2.2, 4.16, 6.2, 6.3, 6.6, 6.7, 16.1, 16.2

Sökeland, J., Schulze, H., Rübben, H.: Urologie. 12. Auflage, Thieme, Stuttgart 2001: 23.4, 23.8, 24.6, 24.7, 24.8, 26.4, 28.3, 28.12, 28.15, 28.16, 29.2, 29.5, 29.6, 29.7, 31.2, 32.1, 32.2

Sterry, W., Paus, R.: Checkliste Dermatologie. 4. Auflage, Thieme, Stuttgart 2000: 16.3, 17.1, 18.1, 18.2, 18.3, 18.4, 18.5, 18.6, 18.7, 18.9, 18.11, 18.12, 19.1, 19.2, 19.3, 19.4, 19.5, 19.6, 19.7, 19.8, 19.9, 19.10, 19.11, 19.12, 19.13, 19.14, 19.15, 19.16, 20.2, 20.3, 20.4, 21.1, 21.2, 21.3, 21.4, 21.5, 21.6, 21.10, 22.1, 22.2

Wichtiger Hinweis: Wie jede Wissenschaft ist die Medizin ständigen Entwicklungen unterworfen. Forschung und klinische Erfahrung erweitern unsere Erkenntnisse, insbesondere was Behandlung und medikamentöse Therapie anbelangt. Soweit in diesem Werk eine Dosierung oder eine Applikation erwähnt wird, darf der Leser zwar darauf vertrauen, daß Autor und Verlag große Sorgfalt darauf verwandt haben, daß diese Angabe **dem Wissensstand bei Fertigstellung des Werkes** entspricht.

Für Angaben über Dosierungsanweisungen und Applikationsformen kann vom Verlag jedoch keine Gewähr übernommen werden. **Jeder Benutzer ist angehalten,** durch sorgfältige Prüfung der Beipackzettel der verwendeten Präparate und gegebenenfalls nach Konsultation eines Spezialisten festzustellen, ob die dort gegebene Empfehlung für Dosierungen oder die Beachtung von Kontraindikationen gegenüber der Angabe in diesem Buch abweicht. Eine solche Prüfung ist besonders wichtig bei selten verwendeten Präparaten oder solchen, die neu auf den Markt gebracht worden sind. **Jede Dosierung oder Applikation erfolgt auf eigene Gefahr des Benutzers.** Autor und Verlag appellieren an jeden Benutzer, ihm etwa auffallende Ungenauigkeiten dem Verlag mitzuteilen.

Vorwort

Hals-Nasen-Ohren-Heilkunde

Die Hals-, Nasen-, Ohrenheilkunde und Kopf-Hals-Chirurgie besteht als Fachgebiet erst seit etwas mehr als 100 Jahren (die erste Hals-Nasen-Ohrenklinik entstand 1899 in Rostock) und ging aus der Zusammenlegung der Fachdisziplinen Otologie (Lehre von den Ohrerkrankungen) und Rhino-Laryngologie (Lehre von den Nasen- und Kehlkopferkrankungen) hervor. Das heutige Fachgebiet umfasst die Erkennung und Behandlung von Krankheiten des Ohres, der seitlichen Schädelbasis, der Nase und der Nasennebenhöhlen, der vorderen Schädelbasis, der Gesichtsweichteile und Gesichtsknochen, des Rachens und des Kehlkopfes. Neben der plastischen Chirurgie des Fachgebiets gehören außerdem die Endoskopie des oberen Luft- und Schluckweges, die Allergologie des Fachgebietes und die Erkennung und Behandlung von Stimm- und Sprachstörungen zum Fachgebiet.

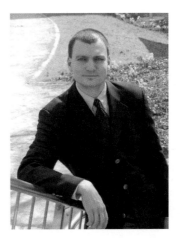

Für die in der Hals-, Nasen-, Ohrenheilkunde tätigen Pflegepersonen sind Kenntnisse
1. der speziellen Untersuchungsformen und -geräte,
2. der Besonderheiten bei Operation, Pflege und Überwachung der Patienten sowie
3. des umfangreichen Instrumentariums für eine erfolgreiche Tätigkeit eine unabdingbare Vorrausetzung.

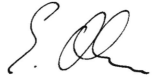

Um das oft mühevolle Einarbeiten in die Pflege der HNO zu erleichtern, wurde daher dieses Buch entworfen und verbindet grundlegende Kenntnisse der Anatomie, Funktion und Krankheitslehre mit modernem Pflegewissen.

München, im Herbst 2003
Priv.-Doz. Dr. med. Elmar Oestreicher
Klinikum rechts der Isar
HNO-Klinik

Augenheilkunde

Der Schwerpunkt des Buchabschnitts Augenheilkunde liegt auf der praktischen Augenpflege und der Betrachtung des Auges im Rahmen einer ganzheitlichen Medizin. Die wichtigsten Pflegetechniken werden in einem eigenen Kapitel aus der Sicht der Pflegeperson dargestellt und ausführlich beschrieben. Tipps, die auf langjähriger praktischer Erfahrung in der Stationsarbeit beruhen, ergänzen die Ausführungen. Zum Verständnis der medizinischen Inhalte ist ein Abschnitt Anatomie/Physiologie vorangestellt, der durch die wichtigsten augenärztlichen Untersuchungsmethoden ergänzt wird. Die Darstellung der Augenerkrankungen ist nach Augenabschnitten gegliedert und legt besonders viel Wert auf diejenigen Veränderungen, die durch einfache Inspektion von Pflegenden jeder Fachrichtung erkannt werden können. Sehen und Lesen können bedeutet vor allem für schwer kranke Patienten Lebensqualität, manchmal ist es das Einzige, wozu sie noch in der Lage sind. Das Sehvermögen bedrohende äußere Augenerkrankungen, wie beispielsweise ein einwärts gewendetes Augenlid (Entropium), ein fehlender Lidschlag bei Fazialisparese oder bei bewusstlosen Patienten, sollen einer Therapie zugeführt werden können. Pflegeschwerpunkte der einzelnen Kapitel behandeln die spezielle Hygiene bei ansteckenden Augenerkrankungen, besondere Pflegemaßnahmen bei einer Kataraktoperation, die Betreuung bei Glaukom, die Pflege einer Augenprothese sowie die pflegerische Nachbehandlung nach einer Netzhautoperation. Augenverletzungen mit ihren pflegerischen (Sofort-)Maßnahmen und der medizinischen Versorgung werden in einem abschließenden Kapitel besprochen.

Die gemeinsame Erarbeitung dieses Pflegebuchs hat uns viel Freude gemacht und wir wünschen uns sehr, unser Konzept der Pflege in der Augenheilkunde vermitteln zu können. Anregungen und praktische Erfahrungen unserer Leser nehmen wir gerne auf.

Herzlich bedanken möchten wir uns bei allen Mitarbeitern der Augenabteilung der Städtischen Kliniken Bielefeld, unseren Patienten und dem Fotografen Herrn Thomas Stephan sowie Frau Christine Grützner und ihrem Team vom Georg Thieme Verlag.

Bielefeld, im Herbst 2003
Dr. Annelie Burk
Prof. Dr. Reinhard Burk
Eleonore Belka
Brigitte Edwards

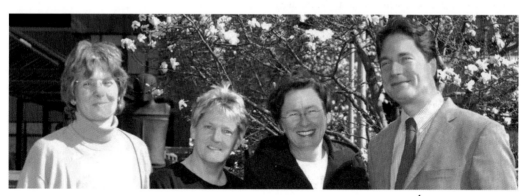

Dr. med. Annelie Burk
Ärztin für Augenheilkunde
Max-Cahnbley-Str. 22
33604 Bielefeld

Prof. Dr. med. Reinhard Burk
Chefarzt der Augenklinik
Städtische Kliniken Bielefeld
Teutoburgerstr. 50
33604 Bielefeld

Eleonore Belka
Krankenschwester, Stationsleitung
Oststr. 47
33818 Leopoldshöhe

Brigitte Edwards
Krankenschwester, stellv. Stationsleitung
Städtische Kliniken Bielefeld
Teutoburgerstr. 50
33604 Bielefeld

Dermatologie

Der vorliegende Buchbeitrag entstand zu Anfang aus einem Skript, das für den Unterricht der Pflegekräfte am Klinikum Mannheim verfasst wurde. Es wurde über die Jahre den Bedürfnissen der Auszubildenden angepasst und verbessert und gewann deutlich an Umfang. Als verlässliche Wissensquelle wurde dieses Skript von den Auszubildenden geschätzt und genutzt.

Nach einer weiteren Überarbeitung und Vervollständigung wurde es vom Georg Thieme Verlag 1993 erstmals als Buch herausgegeben. Diese erste Auflage war bereits reich bebildert und illustriert. Mit seiner klaren Gliederung und seinem verständlichen Ausdruck wurde es von den Auszubildenden in den Heilhilfsberufen sehr geschätzt.

Nunmehr stand eine gründliche Aktualisierung und Anpassung an den derzeitigen Wissensstand an. Nach wie vor ist es als Lehrbuch stark an den Bedürfnissen der Lernenden orientiert. Der Autor übt neben seiner Tätigkeit als niedergelassener Hautarzt auch eine Lehrtätigkeit aus.

Dank gebührt dem Verlag für die reichhaltige Ausstattung und die nahtlose Einbindung in das bewährte didaktische Konzept der Lehrbuchreihen. Durch die Kombination mehrerer „kleiner" Fächer in einem Lehrbuch wird das Buch seiner Rolle als Nachschlagwerk auch für die Zeit nach Abschluss der Ausbildung nun umso besser gerecht.

Viel Erfolg beim Lernen und viel Freude an der Dermatologie wünscht

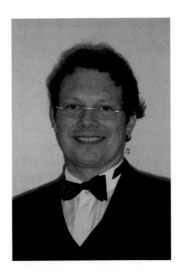

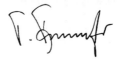

Mannheim, im Herbst 2003
Dr. med. Tilo Freudenberger
Blücherstr. 14
68259 Mannheim

Urologie

Eine eigene Fachrichtung ist die Urologie in Deutschland etwa seit der Wende vom 19. zum 20. Jahrhundert; aber erst seit 30 Jahren sind in Deutschland an allen Hochschulen Lehrstühle eingerichtet.

Eine Reihe von eigenständigen Entwicklungen, z. B. die extrakorporale Steinzertrümmerung, der Ausbau endoskopischer Technik mit Spezialinstrumenten, die Urodynamik u. a., sind die Erfolgsspitzen der selbstständigen deutschen Urologie.

Der Leitgedanke des Buches ist es, Symptomatik, Diagnostik und Therapie urologischer Erkrankungen im Hinblick auf die Aufgaben der Pflegepersonen anschaulich und einprägsam zu vermitteln.

In der Pflegeausbildung nimmt die Pflege in der Urologie einen eher kleinen Platz ein. Umso wichtiger ist die Vermittlung von urologischen Pflegekompetenzen in diesem Buch, da die Urologie zwar ein spezielles Fachgebiet ist, Funktionen und Störungen des Urogenitaltraktes aber häufig in anderen Disziplinen eine große Rolle spielen.

Die einzelnen Kapitel dieses Buches wurden vorrangig unter didaktischen Gesichtspunkten unter weitgehendem Verzicht auf allzu theoretische Erwägungen aufbereitet. Das Lernen spezieller urologischer Sachverhalte erfordert wie fast in jedem Fach eine hohe Konzentration. Der Verlag hat daher durch eine Vielzahl übersichtlich strukturierter Lernhilfen zusammen mit durchgehend farbigen Abbildungen, Schemazeichnungen und Tabellen die Themen veranschaulicht.

Die einleitenden Kapitel Embryologie und Anatomie und Physiologie sind für das Verständnis der Urologie eine wichtige Basis. Die operative Therapie wurde vorwiegend bei den jeweiligen Erkrankungen dargestellt. Die Themenbereiche Fehlbildungen und Kinderurologie wurden in einem Kapitel kombiniert, da die Fehlbildungen heute für gewöhnlich schon im Kindesalter erkannt und behandelt werden. Die Verletzungen der Urogenitalorgane wurden in das Kapitel Notfälle mit aufgenommen. Die weiterführende Literatur beschränkt sich auf die Bücher der Grenzgebiete und auf die urologischen Lehrbücher.

Die redaktionelle Arbeit, insbesondere die neue strukturelle Feinabstimmung, wurde dankenswerterweise von Herrn Wiedemann übernommen. Dem Georg Thieme Verlag danken wir für die außergewöhnlich gute Ausstattung und didaktische Gestaltung des Buches.

Dem knapp und präzise gestalteten Buch – auch als Repetitorium geeignet – wünschen wir eine breite Resonanz.

Kritik und Anregungen sind weiterhin erwünscht und werden wir gerne wie zuvor in den kommenden Auflagen berücksichtigen.

Dortmund und Niederzier, im Herbst 2003
Prof. Dr. J. Sökeland
Michael Krieger

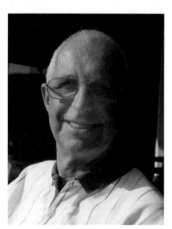

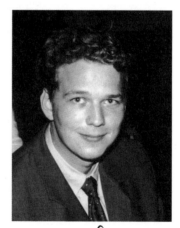

Prof. Dr. med. Jürgen Sökeland
Institut für Arbeitsphysiologie
Abteilung Ergonomie
Ardeystr. 67
44139 Dortmund

Michael Krieger
Krankenpfleger,
Cand. med., freier Lektor
Keltenstr. 23
52382 Niederzier

Inhalt

8 Pflege in der Augenheilkunde 114

9 Erkrankungen des äußeren Auges – Lider, Tränenapparat, Bindehaut und Hornhaut 127

10 Erkrankungen der Linse 140

I Hals-Nasen-Ohren-Heilkunde

Elmar Oestreicher

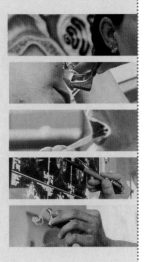

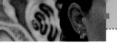

1 : Ohr

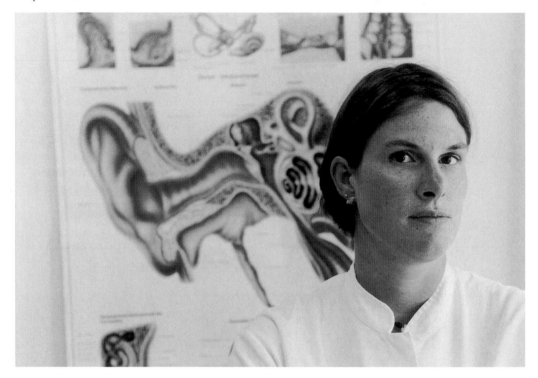

 X   **Examenswissen** *Aufbau des Ohres (S. 5), Innenohr: Gleichgewichtsregulierung (S. 7), Funktion des Corti-Organs (S. 5 f.), Parazentese (S. 16, 86 f.), Otitis media (S. 16 f.), Hörminderung (S. 17 ff.)*

1.1 : Anatomie und Physiologie

1.1.1 : Anatomie

Das Ohr, das auf beiden Seiten des Schädels in den Schläfenbeinen liegt, wird unterteilt in:

- äußeres Ohr,
- Mittelohr und
- Innenohr (Labyrinth).

Äußeres Ohr

Das äußere Ohr besteht aus der *Ohrmuschel* und dem *äußeren Gehörgang* (Abb. 1.1). Die Ohrmuschel wiederum besteht im Wesentlichen aus Knorpel, welcher ihr die typische Form gibt.

Der äußere Gehörgang zieht bis vor das Trommelfell, einer kreisrunden, zarten Membran von etwa 1 cm Durchmesser. Das Trommelfell bildet die Grenze zwischen äußerem Ohr und Mittelohr. Die Haut des Ge-

 D *Definition*   **M** *Merke*   **P** *Pflege*   **W** *Wissen*   **X** *Examenswissen*

hörgangs enthält spezielle Schweißdrüsen (Zerumi-naldrüsen), die das Ohrenschmalz (Zerumen) produzieren.

Mittelohr

Das Mittelohr besteht aus lufthaltigen Knochenhohlräumen; der größte ist die hinter dem Trommelfell gelegene *Paukenhöhle*. Diese kleine lufthaltige Knochenhöhle ist mit Schleimhaut ausgekleidet. Die Paukenhöhle steht über die Eustachische Tube oder Ohrtrompete mit dem Nasenrachen in Verbindung und wird über diese Röhre belüftet. Die Paukenhöhle enthält die 3 Gehörknöchelchen:

- Hammer (Malleus),
- Amboss (Incus) und
- Steigbügel (Stapes).

Die Fußplatte des Steigbügels liegt im ovalen Fenster, hinter dem die Hörschnecke beginnt. Die Schallschwingungen werden über das Trommelfell auf die Gehörknöchelchen übertragen und vom letzten dieser 3 Knöchelchen, dem Steigbügel, gelangen sie über das ovale Fenster in die Hörschnecke.

Nach hinten schließt sich an die Paukenhöhle ein mit lufthaltigen Hohlräumen durchsetzter Knochen, der *Warzenfortsatz* (Processus mastoideus oder Mastoid) an. Das Hohlraumsystem des Mastoids grenzt an die Hirnhaut (Dura mater) und wird vom Gesichtsnerv (N. facialis) und vom Sinus sigmoideus, einem Blutleiter, der das Blut aus dem Kopf zum Herzen zurückführt, durchzogen.

> **M** *Das Mittelohr besteht aus lufthaltigen Knochenhöhlen. Die größte ist die Paukenhöhle, die hinter dem Trommelfell liegt. Die Paukenhöhle enthält 3 Gehörknöchelchen: Hammer, Amboss und Steigbügel. Ein lufthaltiger Knochen, der Warzenfortsatz (Mastoid), schließt sich an die Paukenhöhle an.*

Innenohr (Labyrinth)

Das Innenohr liegt tief im Schädelinneren, ist eingebettet in die Felsenbeinpyramide und ist somit vor äußeren Einflüssen geschützt. Es besteht aus einem knöchernen Röhrensystem, dem *knöchernen Labyrinth*. Das knöcherne Labyrinth ist mit Flüssigkeit gefüllt, der Perilymphe. In diese Flüssigkeit wiederum ist ein zartes Schlauchsystem (*häutiges Labyrinth*) eingebettet, welches ebenfalls eine Flüssigkeit, die Endolymphe, enthält. Zum Labyrinth (Abb. 1.2) gehört das spiralig angeordnete Hörorgan, die *Hörschnecke* (Cochlea) und das *Gleichgewichtsorgan* (Vestibularorgan), bestehend aus 3 halbkreisförmigen Kanälen, den *Bogengängen* und einer kammerartigen Erweiterung, dem *Vorhof* (Vestibulum).

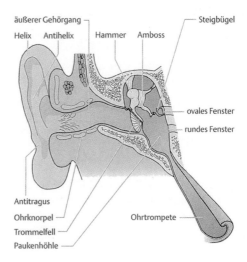

Abb. 1.1 ▪ **Ohr.** Querschnitt durch das Ohr.

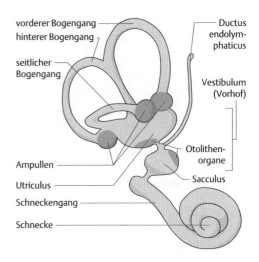

Abb. 1.2 ▪ **Innenohr (Labyrinth).** Das Labyrinth besteht aus den 3 Bogengängen, dem Vorhof und der Hörschnecke.

Das häutige Labyrinth unterteilt die Windungen der Hörschnecke in 3 Etagen (**Abb. 1.3**):

- die Scala vestibuli,
- die Scala tympani und dazwischen
- den Ductus cochlearis.

Die Hörschnecke enthält das eigentliche Hörorgan, das *Corti-Organ* (**Abb. 1.4**). Es enthält Haarsinneszellen, die die Schallschwingungen registrieren. An der Basis der Haarsinneszellen setzen Nervenfasern an, die über den Hörnerv (N. cochlearis) die Informatio-

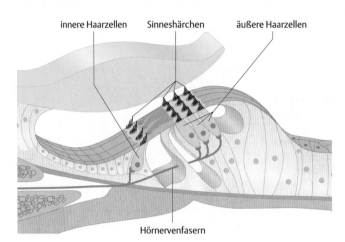

innere Haarzellen Sinneshärchen äußere Haarzellen

Hörnervenfasern

Abb. 1.4 ▪ Corti-Organ. Das Corti-Organ ist in der Hörschnecke gelegen und enthält die Sinneszellen (äußere und innere Haarzellen), die zur Wahrnehmung der Schallwellen dienen.

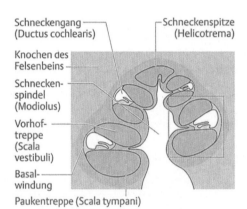

Schneckengang (Ductus cochlearis)
Schneckenspitze (Helicotrema)
Knochen des Felsenbeins
Schneckenspindel (Modiolus)
Vorhoftreppe (Scala vestibuli)
Basalwindung
Paukentreppe (Scala tympani)

Abb. 1.3 ▪ Hörschnecke. Querschnitt durch die Hörschnecke.

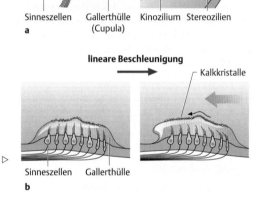

Rotation

Sinneszellen Gallerthülle (Cupula) Kinozilium Stereozilien

a

lineare Beschleunigung

Kalkkristalle

Sinneszellen Gallerthülle

b

Abb. 1.5 ▪ Crista und Macula. a Crista, für Rotationsbeschleunigung zuständiges Sinnesorgan in den Bogengängen. **b** Macula, für lineare Beschleunigung zuständiges Sinnesorgan im Utriculus und Sacculus.

nen zum Gehirn führen. Die zentrale Hörbahn endet letztlich im Schläfenlappen des Großhirns, wo sich der für das Hören zuständige Teil des Großhirns (Hörkortex, primärer auditorischer Kortex) befindet und die eigentliche Sinneswahrnehmung geschieht.

Der andere Teil des Innenohres gehört zum Gleichgewichtsorgan, bestehend aus den Bogengängen und dem Vorhof. Auch in den Bogengängen und im Vorhof des Gleichgewichtsorgans finden sich Sinneszellen. Im Vorhof liegen zwei kleine Sinnesorgane: Der Utriculus (großes Vorhofsäckchen) und der Sacculus (kleines Vorhofsäckchen). Diese, auch als *Otolithenapparat* bezeichneten Organe, enthalten beetartig angeordnete Sinneszellen (Macula utriculi und Macula sacculi), auf denen feine Kristalle (Otolithen) in einer gallertartigen Schicht sitzen **(Abb. 1.5)**. Die Sinneszellen reagieren auf lineare Beschleunigung in horizontaler oder vertikaler Ebene.

Die 3 Bogengänge sind in allen 3 Raumebenen angeordnet und enthalten in Erweiterungen, den Ampullen, die Sinneszellen. Sie sitzen auf der Crista ampullaris und ihre Sinneshaare ragen in die Cupula hinein, einem gallertigen Gebilde, das bis an das Dach der Ampulle reicht. Die Sinneszellen registrieren die durch Drehbeschleunigung des Kopfes hervorgerufenen Flüssigkeitsbewegungen in dem jeweiligen Bogengang.

Die an den Sinneszellen des Gleichgewichtsorgans ansetzenden Nerven führen über den Gleichgewichtsnerv (N. vestibularis) zu den Kernen des Vestibularisnervs im Hirnstamm, wo sie mit den Kernen des Augenmuskelnervs verschaltet sind und weiter zum Kleinhirn ziehen oder Verbindungen zu motorischen Nervenkerngebieten herstellen.

1.1.2 Physiologie

Hörorgan und Gleichgewichtsorgan sind zwei Organe des Innenohres, die für unser tägliches Leben sehr wichtig sind und vielfältige Aufgaben erfüllen. Ohne Hören bleiben wir als Mensch innerhalb der hörenden Gemeinschaft ohne Sprache und sind damit sozial weitgehend isoliert. Der Gleichgewichtssinn ermöglicht uns die Orientierung im Raum und als einzigem Lebewesen den aufrechten Gang.

Hörorgan

Das Hörorgan wandelt letztlich im Corti-Organ Schallwellen in eine Erregung (Abfolge von Aktionspotenzialen) des Hörnervs um **(Abb. 1.6)**. Diese Erregung des Hörnervs wird vom Gehirn als Ton, Geräusch oder Sprache wahrgenommen.

Schallwellen sind Luftschwingungen mit einer wellenförmigen Ausbreitung deren Schwingungsanzahl pro Sekunde (Frequenz, in der Einheit Hertz (Hz) angegeben) die Tonhöhenwahrnehmung bestimmt. Tieffrequente Töne werden als tiefe Töne wahrgenommen, hochfrequente als hohe Töne. Der hörbare Bereich beim Menschen liegt zwischen 16 und 20 000 Hz. Die Lautstärke eines Tones wird durch den Schalldruck bestimmt, der in Dezibel (dB) angegeben wird. Der gerade noch gehörte Schalldruck wurde als ein Schalldruck von 0 dB festgelegt. Die sog. Schmerzschwelle, also derjenige Schalldruck, der als unangenehm und schmerzhaft laut empfunden wird, liegt bei ungefähr 120 dB. Die Schallwellen werden von der Ohrmuschel aufgenommen und durch den äußeren Gehörgang zum Trommelfell geleitet. Durch die Schallwellen wird das Trommelfell und die Gehörknöchelchen in Schwingungen versetzt.

Das letzte Gehörknöchelchen, der Steigbügel, überträgt die Schwingungen über das ovale Fenster auf die Hörschnecke. Durch Scherbewegungen der Sinneshärchen auf den Haarsinneszellen **(Abb. 1.2)** im Corti-Organ werden die ableitenden Nervenfasern erregt.

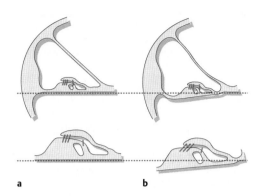

a   b

Abb. 1.6 ▪ **Hörvorgang. a** Basilarmembran in Ruhe, **b** Basilarmembran ausgelenkt: durch Scherbewegungen werden die Stereozilien der Haarzellen ausgelenkt und führen zur Erregung der ableitenden Nerven.

Die Tonhöhenwahrnehmung wird durch die Erregung unterschiedlicher Orte der Basilarmembran bei unterschiedlich hohen Tönen erreicht (Ortsprinzip oder Tonotopie). Hohe Töne erregen die Haarsinneszellen am Anfang der Hörschnecke (basal) und tiefe Töne werden am Ende der Hörschnecke registriert (apikal). Das Prinzip der Tonotopie gilt als Ordnungsprinzip von der Hörschnecke bis zum Hörkortex.

Gleichgewichtsorgan

Das Gleichgewichtsorgan registriert durch den Otolithenapparat im Vorhof lineare *Beschleunigungsbewegungen* und ermöglicht Empfindungen wie Bremsen, Beschleunigung, Fallen und Steigen. Durch den ständigen Einfluss der Erdanziehungskraft vermittelt es auch die Empfindung für die Lage des Kopfes im Raum. Die Beschleunigung bewirkt eine Parallelverschiebung der schwereren Otolithenkristalle gegenüber den Sinneszellen und eine Abscherung der Sinneshärchen **(Abb. 1.5)**. Die an den Sinneshärchen ansetzenden Nervenzellen werden hierdurch erregt. In Schwerelosigkeit (Weltall) verliert der Otolithenapparat seine Funktion.

Durch die Bogengänge werden *Drehbeschleunigungen* des Kopfes registriert. Die Bogengänge sind in allen 3 Ebenen angeordnet, so dass Drehungen um alle 3 Ebenen wahrgenommen werden. Die Cupula schließt den Endolymphschlauch in der Ampulle dicht ab. Eine Strömung der Endolymphe, wie sie bei einer Kopfbewegung auftritt, führt daher zu einer Cupulaauslenkung und folglich zu einer Abscherung der Sinneshärchen **(Abb. 1.5)**. Dadurch werden die ableitenden Nerven erregt. Nach der Drehbewegung kehrt die Cupula wieder in ihre Ruhelage zurück.

M *Schallwellen sind Luftschwingungen mit einer wellenförmigen Ausbreitung. Die Schwingungszahl pro Sekunde (Frequenz), in Hertz (Hz) gemessen, bestimmt die Tonhöhe. Der Schall löst Schwingungen am Trommelfell, den Gehörknöchel-* *chen und in den Flüssigkeitsräumen der Hörschnecke aus. Die Schwingungen in der Perilymphe stimulieren die Haarzellen des Corti-Organs und führen somit zu einer Erregung des Hörnervs.*

1.2 ⋮ Untersuchung des Ohres

1.2.1 ⋮ Körperliche Untersuchung

Für die Erhebung der Ohranamnese sind Fragen nach Dauer und Stärke von Schmerzen, Hörminderung, Schwindel, Ohrgeräuschen (Tinnitus), Ausfluss aus dem Ohr (Otorrhö), Ohrproblemen als Kind, beruflichen Lärmbelastungen, Übelkeit sowie nach möglichen familiären Hörstörungen und einer Hörgeräteversorgung von Wichtigkeit.

Die Untersuchung des Ohres (Ohrspiegelung oder Otoskopie) dient der Beurteilung der Ohrmuschel, des äußeren Gehörgangs und des Trommelfells. Der HNO-Arzt benutzt zur speziellen Untersuchung des Ohres entweder einen Stirnspiegel, mit dem er das Licht einer Lampe mit dem Spiegel in das zu untersuchende Gebiet reflektieren kann oder einen Stirnkranz mit eingebauter Lichtquelle. Bei Kindern oder Untersuchungen am Krankenbett wird ein Otoskop benutzt, das im Prinzip ein beleuchteter Ohrtrichter ist **(Abb. 1.7)**.

Die Ohrmuschel wird auf Form, Rötung, und Schwellung untersucht und abgetastet. Zur genaueren Untersuchung des Gehörganges und des Trommelfells dient ein Ohrtrichter aus Metall, der in den Gehörgang eingeführt wird, indem die Ohrmuschel nach hinten oben gezogen wird. Nun können äußerer Gehörgang und Trommelfell beurteilt werden **(Abb. 1.8)**.

Zur genaueren Beurteilung des Trommelfells wird manchmal ein Mikroskop zur Vergrößerung eingesetzt.

P **Unterstüzung bei der Untersuchung.** *Bei der Untersuchung von Kindern oder ängstlichen Personen ist es ratsam, den Kopf des Patienten im Untersuchungsstuhl von einer Pflegekraft festhalten zu lassen, um Verletzungen des Gehörgangs oder Trommelfells während der Untersuchung zu vermeiden.*

1.2.2 ⋮ Hörprüfungen

Durch die Hörprüfungen (audiologische Diagnostik) soll der Schweregrad und die Art einer Hörstörung festgestellt werden. Es wird eine *Schallleitungsschwerhörigkeit*, die im äußeren Ohr oder Mittelohr entsteht, von einer *Schallempfindungsschwerhörigkeit* unterschieden, die entweder im Innenohr (Innenohrschwerhörigkeit), im Hörnerv (neurale Schwerhörigkeit) oder im Gehirn (zentrale Hörstörung) entsteht.

Stimmgabelversuche

Bei den *Stimmgabelversuchen nach Weber und Rinne* wird eine angeschlagene Stimmgabel auf die Schädelmitte und auf das Mastoid bzw. vor das Ohr des Pa-

Stirnreflektor

Otoskop mit Batterie- bzw. Akkuhandgriff

Abb. 1.7 ■ Instrumente zur Ohruntersuchung. Ohrspiegel, Ohrtrichter, Otoskop

Ohrtrichter

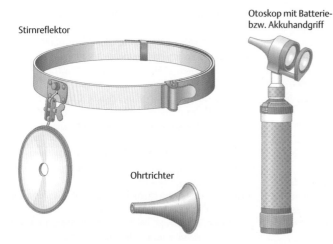

tienten gehalten. Diese Prüfungen ermöglichen eine erste Aussage über die Seite einer Hörstörung und deren wahrscheinliche Ursache.

Die eigentliche Hörmessung (*Audiometrie*) erfolgt mit elektroakustischen Geräten, den Audiometern. Die Messungen werden in schallarmen Kammern durchgeführt. Das dabei angefertigte Protokoll heißt Audiogramm.

Tonaudiogramm

Bei einem Tonaudiogramm werden dem Patienten über Kopfhörer Töne verschiedener Tonhöhe angeboten, deren Lautstärke langsam ansteigt. Der Patient gibt an, ab wann er einen Ton hört (Ermittlung der Hörschwelle, **Abb. 1.9**). Nachdem die Töne durch den Kopfhörer dem Ohr angeboten wurden (Messung der Luftleitung), werden anschließend Töne in einer zweiten Messung zusätzlich über einen auf das Mastoid aufgesetzten Knochenschallgeber dargeboten (Knochenleitung). Die Luftleitung misst das Hörvermögen über den natürlichen Weg (Trommelfell, Gehörknöchelchen), während die Knochenleitung das Hörvermögen unter Umgehung des Schallleitungsapparates des Mittelohres misst. Die Beurteilung beider Tonschwellen (Luftleitung und Knochenleitung) erlaubt eine Unterscheidung zwischen Schallempfindungs- und Schallleitungsschwerhörigkeit. Hört der Patient also besser über die Knochenleitung als über die Luftleitung, so besteht eine Schallleitungsschwerhörigkeit (z. B. Unterbrechung der Gehörknöchelchenkette, Trommelfellperforation oder Otosklerose), die in aller Regel operativ beseitigt werden kann. Sind Knochenleitung und Luftleitung deckungsgleich, so besteht eine reine Schallempfindungsschwerhörigkeit. Diese kann operativ nicht beseitigt werden, da die Störung dann im Innenohr oder Hörnerv liegt.

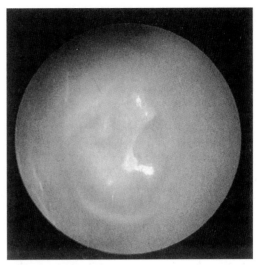

Abb. 1.8 ▪ **Trommelfell.** Blick durch Otoskop auf normales Trommelfell.

Sprachaudiogramm

Beim Sprachaudiogramm werden anstelle von Tönen dem Patienten ganze Wörter in unterschiedlicher Lautstärke angeboten und der Anteil der verstandenen Wörter gemessen. Dies ist wichtig zur Beurteilung der Beeinträchtigung des Sprachverständnisses eines Patienten, ob also z. B. eine Versorgung mit einem Hörgerät erforderlich ist.

Das Sprachaudiogramm wird zur Abgrenzung einer sensorischen von einer neuralen Schwerhörigkeit herangezogen und dient der Begutachtung von Hörstörungen.

Abb. 1.9 ▪ **Tonaudiogramm.**
Rechts: linkes Ohr; links: rechtes Ohr.

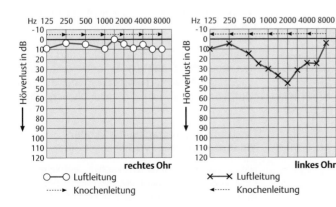

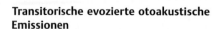

Transitorische evozierte otoakustische Emissionen

Die Funktion der äußeren Haarzellen des Innenohres ist mit der Registrierung der transitorischen evozierten otoakustischen Emissionen (TEOAE) möglich. Hierzu wird ein Ohrstecker in den Gehörgang eingeführt. Dann wird ein Stimulus (kurzes Klicken) erzeugt und das aus dem Ohr zurückkommende Echo aufgenommen. Der ganze Messvorgang wird über einen Computer gesteuert und bedarf nicht der Mithilfe des Patienten. Daher ist diese Messung eine objektive Hörprüfung und gut geeignet zur Erfassung von Hörstörungen bei Säuglingen.

Tympanometrie

Die Schwingungsfähigkeit bzw. der Widerstand (Impedanz) des Trommelfells wird in der Tympanometrie ermittelt. Hierzu wird ein Ohrstecker in den Gehörgang eingeführt, über den ein akustisches Signal abgegeben wird. Gleichzeitig wird der Druck im Gehörgang verändert und der reflektierte Schall gemessen. Es lässt sich daraus der Impedanzverlauf darstellen und z. B. ein schwingungsunfähiges Trommelfell deutlich erkennen.

Elektrische Reaktionsaudiometrie

Als eine weitere objektive Hörprüfung (also einer Hörprüfung ohne Mitarbeit des Patienten) wird die elektrische Reaktionsaudiometrie (ERA oder BERA) eingesetzt. Hierbei werden die Hirnströme, die durch ein akustisches Signal hervorgerufen werden, wie bei einem EEG abgeleitet. Diese Form der Hörprüfung dient zur objektiven Hörschwellenbestimmung z. B. bei Kindern. Außerdem kann die BERA zum Ausschluss eines Tumors, der auf den Hörnerv drückt (z. B. Akustikusneurinom) eingesetzt werden, da durch einen solchen Tumor die Laufzeit der Hirnströme über den Hörnerv verlängert ist.

M *In der Audiologie werden unterschiedliche Hörtests durchgeführt, um Ausmaß, Art und Ort der Hörstörung zu ermitteln. Die Zusammenschau der unterschiedlichen Testergebnisse ermöglicht eine Unterscheidung von Schallempfindungsschwerhörigkeit (im Innenohr [sensorisch; z. B. Hörsturz] oder im Hörnerv [neural; z. B. Akustikusneurinom]) und Schallleitungsschwerhörigkeit (z. B. Otosklerose). Wichtige objektive Hörtests sind die TOAEs und die BERA.*

1.2.3 Gleichgewichtsprüfungen

Koordinationsprüfungen/Nystagmussuche

Mit verschiedenen Steh-, Gang- und Tretversuchen (Rombergscher bzw. Unterbergerscher Versuch) werden grobe Gleichgewichtsstörungen getestet. Hierbei werden u. a. Fallneigungen und Gangabweichungen sowie Folgebewegungsstörungen untersucht. Diese können einen Hinweis auf die Ursache von Schwindelbeschwerden geben.

Eine Reizung oder Störung des Gleichgewichtsorgans, der Gleichgewichtsnerven oder der zugehörigen Hirnanteile des Gleichgewichtssystems haben eine typische ruckartige Augenbewegung (Nystagmus) zur Folge. Um einen Nystagmus festzustellen, wird die Leuchtbrille nach Frenzel verwendet. Der Untersucher setzt dem Patienten die Frenzel-Brille auf und kann so die ruckartigen Augenbewegungen sehen **(Abb. 1.10)**.

Ein Nystagmus kommt bei Gesunden nicht vor und ist daher ein Krankheitszeichen. Es gibt Nystagmen in Ruhe (Spontannystagmus) oder solche, die z. B. durch Kopfschütteln ausgelöst werden (Provokationsnystagmus) oder nur bei gewissen Körperlagen auftreten (Lage- oder Lagerungsnystagmen). Bei der Lage- und Lagerungsprüfung wird der Patient auf einer Liege in verschiedene Lagepositionen gebracht und dabei mit der Frenzel-Brille nach Nystagmen gefahndet.

M *Ein Nystagmus ist eine ruckartige Augenbewegung, die durch eine Erkrankung des Gleichgewichtsorgans oder durch eine experimentelle Reizung der Gleichgewichtsorgane ausgelöst wird und ein wichtiges diagnostisches Kriterium darstellt.*

Experimentelle Vestibularisprüfung

Zur Untersuchung der Funktion des Gleichgewichtssinns wird das Gleichgewichtsorgan durch Drehen (rotatorische Prüfung) oder durch Wärme oder Kälte (kalorische Prüfung) gereizt. Die dadurch hervorgerufenen Nystagmen werden gezählt oder aufgezeichnet. Bei einer kalorischen Prüfung wird der Gehörgang z. B. mit 41 °C warmem Wasser gespült. Die durch die Erwärmung des Innenohres hervorgerufene Endolymphströmung im Bogengangsystem führt zu einem Nystagmus, der in Richtung des untersuchten Ohres schlägt. Die Anzahl der Nystagmen oder die Dauer wird zwischen linkem und rechtem Ohr verglichen.

Elektronystagmographie (ENG) oder Videookulographie (VOG)

Die schnellen Nystagmen können entweder mit Elektroden, die am Kopf um die Augen angebracht sind, ähnlich wie beim EEG oder EKG registriert

(Elektronystagmographie) oder über eine Videokamera (Videookulographie) aufgezeichnet werden. Mit diesen Techniken ist es möglich, auch sehr schnelle Augenbewegungen sicher zu erfassen und auf einem Papierstreifen zu dokumentieren oder über einen Computer auszudrucken und auszuwerten.

P *Überwachung bei der experimentellen Vestibularisprüfung.* *Eine kalorische oder rotatorische Prüfung kann vorübergehend zu erheblichen Symptomen (Übelkeit und/oder Erbrechen) führen. Daher ist eine kurze Überwachung nach der kalorischen Reizung angezeigt. Da bei der kalorischen Prüfung Wasser in den Gehörgang gelangt, sollte vorher immer eine Otoskopie durchgeführt werden, um eine Trommelfellverletzung auszuschließen; ansonsten könnte durch die Gehörgangsspülung eine Otitis media ausgelöst werden.*

M *In den Gleichgewichtsuntersuchungen wird nach möglichen Störungen des Gleichgewichtssinnes als Ursache für einen Schwindel gesucht. Aber auch andere Erkrankungen, wie Bluthochdruck, niedriger Blutdruck, Angst (phobischer Schwindel) können Schwindelzustände verursachen.*

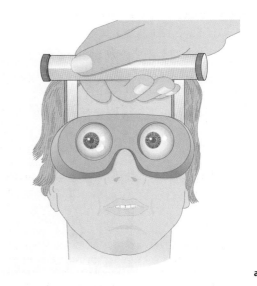

a

1.2.4 ⋮ Bildgebende Untersuchungen

Die konventionelle *Röntgenaufnahme nach Schüller* dient insbesondere der Darstellung des Warzenfortsatzes. Diese Röntgenaufnahme wird zur Diagnostik bei fast allen entzündlichen Ohrerkrankungen sowie vor jeder Ohroperation angefertigt, da sie einen schnellen Überblick über die anatomische Situation im Bereich des Mastoids liefert. Zur genaueren Röntgendiagnostik des Felsenbeins wird eine *Felsenbein-Computertomographie* (Felsenbein-CT) durchgeführt, die eine sehr genaue Darstellung der knöchernen Strukturen des Felsenbeines und seiner Hohlräume, Gefäße und Nervenbahnen ermöglicht **(Abb. 1.11)**. Sie wird insbesondere bei Tumoren des Felsenbeines und vor Kochleaimplantationen veranlasst. Um zentrale Ursachen einer Störung des Gleichgewichtssinnes (Hirnblutung, Hirntumor) oder ein Akustikusneurinom auszuschließen, wird eine *Magnetresonanztomographie* (MRT) des Schädels durchgeführt.

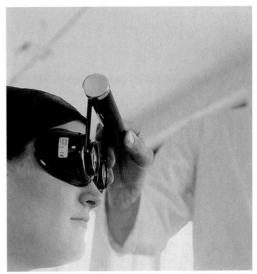

b

Abb. 1.10 a, b ▪ **Frenzel-Brille.** Unter der Frenzelbrille können schnelle Augenbewegungen (z. B. Nystagmen) beobachtet werden

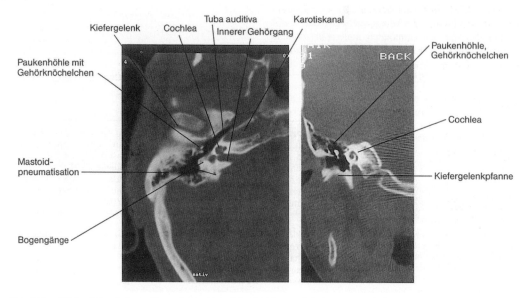

Kiefergelenk   Cochlea   Tuba auditiva   Karotiskanal
Innerer Gehörgang

Paukenhöhle mit
Gehörknöchelchen

Paukenhöhle,
Gehörknöchelchen

Cochlea

Mastoid-
pneumatisation

Kiefergelenkpfanne

Bogengänge

Abb. 1.11 ▪ CT des Felsenbeins. a Normalbefund in axialer Schichtung; **b** in koronarer Schichtung.

1.3 ⋮ Erkrankungen des Ohres

1.3.1 ⋮ Erkrankungen des äußeren Ohres ▪

Fehl- und Missbildungen

Fehl- und Missbildungen des äußeren Ohres kommen isoliert oder zusammen mit Missbildungen des Mittel- oder Innenohres oder anderen Organmissbildungen vor:

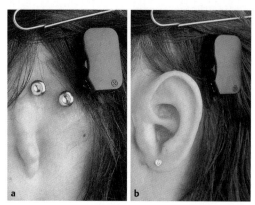

Abb. 1.12 ▪ Knochenverankerte Epithese des Ohres. a Zwei knochenverankerte Schrauben und Hörgerät. **b** Epithese auf die Schrauben aufgesetzt

Mikrotie. Fehlgebildete, nur rudimentär angelegte Ohrmuscheln in unterschiedlicher Ausprägung, häufig kombiniert mit tiefem Haaransatz, Gehörgangsverengung oder -verlegung und Mittelohrfehlbildungen mit Schallleitungsstörungen, ggf. auch mit Gesichtsfehlbildungen.

Anotie. Vollständiges Fehlen der Ohrmuschel.

Gehörgangsstenosen und -atresie. Hochgradige knöcherne und/oder häutige Einengung oder ein Verschluss des äußeren Gehörgangs. Die Fehlbildung kommt isoliert vor, auch kombiniert mit einer Mikrotie bzw. Anotie, Missbildungen des Trommelfells, der Gehörknöchelchen bzw. des Innenohres.

Missbildung des äußeren Ohres in Kombination mit anderen Organmissbildungen. Beispielsweise das Franceschetti-Syndrom mit Ober- und Unterkiefermissbildung, Schrägstellung der Augen und „Vogelgesicht". Das Krankheitsbild ist (autosomal-dominant) vererbbar.

Therapie

Je nach Art der Missbildung wird die Form der Ohrmuschel entweder plastisch aufgebaut oder mit einer knochenverankerten Epithese versorgt **(Abb. 1.12).** Ein nicht angelegter Gehörgang kann operativ angelegt und Missbildungen der Gehörknöchelchen durch eine Tympanoplastik beseitigt werden. Ist das Innenohr selbst geschädigt, wird eine hochgradige Schwerhörigkeit mit einem Hörgerät versorgt. Bei einer Taubheit muss ein Kochleaimplantat erwogen werden.

Abstehende Ohren

Ursache
Abstehende Ohren entstehen in den meisten Fällen durch eine angeborene fehlende Faltung des Ohrknorpels.

Therapie
Diese kosmetisch störende Fehlbildung kann nur durch eine operative Korrektur (Otopexie = Ohranlegeplastik) behoben werden (**Abb. 1.14**). Dem Ohrmuschelknorpel wird durch eine Resektion bzw. Inzision, oder durch Einritzungen und Knorpelnähte die gewünschte Form gegeben. Der Eingriff sollte vor dem Schulalter durchgeführt werden.

Entzündung der Ohrknorpelhaut (Perichondritis)

D *Bei der Entzündung der Knorpelhaut (Perichondrium) und des Ohrknorpels handelt es sich um eine bakterielle Infektion, meist ausgelöst durch den Erreger Pseudomonas aeruginosa. Die Erkrankung geht häufig von einer Otitis externa aus.*

Symptome
Zu erkennen ist ein stark gerötetes und geschwollenes Ohr *ohne* die Beteiligung des Ohrläppchens (**Abb. 1.13**). Der äußere Gehörgang ist ebenfalls meistens im Sinne einer Otitis externa entzündet. Mitunter kann es zum Absterben des Ohrknorpels und nachfolgenden Formveränderungen der Ohrmuschel kommen.

Therapie
Die Erkrankung wird mit der intravenösen Gabe eines Antibiotikums (z. B. Ciprofloxacin) und desinfizierenden Hautumschlägen mit 70%igem Alkohol behandelt. Ferner muss die Otitis externa (s. u.) behandelt werden.

Erysipel

D *Bei einem Erysipel handelt es sich um eine entzündliche Erkrankung der Haut, die durch Streptokokken hervorgerufen wird.*

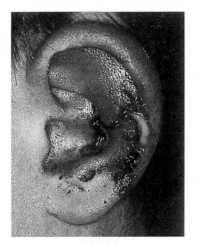

Abb. 1.13 ▪ Perichondritis.

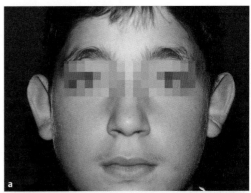

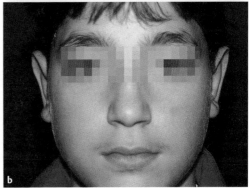

Abb. 1.14 ▪ **Otopexie. a** vor Otopexie, **b** nach Otopexie

Symptome
Festzustellen ist eine gerötete, überwärmte Haut des Ohres inklusive des Ohrläppchens (im Gegensatz zur Perichondritis), sowie eine Ausbreitung auf die angrenzende Gesichtshaut.

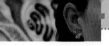

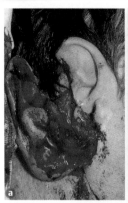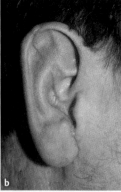

Abb. 1.15 ▪ Ohrmuschelabriss. a vor und **b** nach chirurgischer Versorgung

Therapie

Eine hoch dosierte Therapie mit Penicillin (z. B. Penicillin V) intravenös und lokal desinfizierende Alkoholumschläge müssen über mindestens 10 Tage durchgeführt werden.

> **P** **Alkoholumschläge.** Beim Erysipel kann der Heilungsverlauf durch Alkoholumschläge unterstützt werden. Sie dienen der Hautdesinfektion und wirken durch ihren kühlenden Effekt abschwellend und schmerzlindernd. Als Pflegeperson müssen Sie auf die regelmäßige Anwendung achten. Der Patient muss angeleitet und angewiesen werden, die Umschläge ständig feucht zu halten, damit eine ausreichende Wirkung erzielt wird.

Gehörgangsekzem (Otitis externa)

> **D** Beim Gehörgangsekzem handelt es sich um eine bakterielle, pilzbedingte oder allergische Entzündung der Haut und Subkutis des äußeren Gehörganges.

Symptome

Ohrenschmerzen und eine Hörminderung sind die typischen Symptome einer Otitis externa. Bisweilen kann der Gehörgang völlig zuschwellen und zu sehr starken Ohrenschmerzen führen. Häufig tritt das Gehörgangsekzem nach dem Baden durch eine Infektion der Haut mit verunreinigtem Wasser auf („Bade-Otitis"). Mitunter kann es zu einer Perichondritis kommen (s. o.).

Therapie

Die Behandlung besteht in einer lokalen Säuberung und anschließenden Behandlung der Gehörgangshaut mit desinfizierenden (70%iger Alkohol) oder antibiotischen bzw. antiallergischen Lösungen (z. B. Panotile Ohrentropfen).

Ohrmuscheleinriss, Ohrmuschelabriss

> **D** Zu einer eingerissenen oder sogar vollständig abgetrennten Ohrmuschel kann es durch eine Verletzung oder einen Unfall kommen (**Abb. 1.15**).

Therapie

Es bedarf einer möglichst schnellen Wundversorgung mit einer Wundreinigung und dem Annähen der eingerissenen oder abgerissenen Knorpelteile. Anschließend werden die Wundränder adaptiert. Zusätzlich sollte eine antibiotische Behandlung durchgeführt werden (z. B. Cefuroxim), um einer Perichondritis vorzubeugen. Eine Verbesserung der Wundheilung durch die Gabe von durchblutungsfördernden Infusionen (z. B. HAES) und eine 10-tägige Behandlung mit hyperbarem Sauerstoff ist bei einem vollständigem Ohrmuschelabriss zu empfehlen, um ein Absterben der Ohrmuschel zu verhindern.

Othämatom

> **D** Unter einem Othämatom versteht man einen serös-blutigen Erguss zwischen Ohrknorpel und Perichondrium, der durch eine abscherende Gewalteinwirkung (Schlag auf das Ohr) oder nach operativen Eingriffen an der Ohrmuschel entstehen kann.

Symptome

Zu erkennen ist das Othämatom an der prallelastischen und bläulich lividen Auftreibung der Ohrmuschel.

Therapie

Die Therapie besteht in der Inzision oder Punktion und dem Ablassen der Flüssigkeit. Anschließend sollte ein fester Verband angelegt werden. Bei Rezidiven wird ein Ohrknorpelstück von der Rückseite der Ohrmuschel aus entfernt („Fensterung") und anschließend eine Matratzennaht durchgeführt, um ein Verkleben der beiden Perichondriumblätter zu ermöglichen. Ohne Therapie kommt es zu einer bindegewebigen Organisation des Hämatoms mit einer bleibenden Verunstaltung der Form der Ohrmuschel (sog. Ringerohr).

Tumoren

An der Ohrmuschel finden sich am Rand häufig Hauttumoren wie das (semimaligne) *Basaliom* oder das *maligne Melanom*. Oft ist eine Teilamputation oder sogar Amputation der Ohrmuschel notwendig, um den Tumor im Gesunden zu entfernen. Zur genaueren Beschreibung s. im Buchteil Dermatologie, S. 189 ff.

Ohrenschmalzpfropf

> **D** Unter einem Ohrenschmalzpropf *(Zerumen obturans)* versteht man die Verlegung des Gehörgangs durch Ohrenschmalz. *Normalerweise wird der Ohrenschmalz (Zerumen) durch einen Selbstreinigungsmechanismus zum Gehörgangseingang hin transportiert, bei vermehrter Bildung oder durch Aufquellen nach dem Baden kann der Ohrenschmalz dann als Pfropf den Gehörgang verlegen und zu einer Hörminderung führen.*

Therapie
Die Entfernung durch spezielle Ohrinstrumente oder durch eine Gehörgangsspülung (nicht bei einer Trommellfellperforation!) beseitigt diese mitunter sehr lästige Verlegung des Gehörganges.

Gehörgangsfremdkörper

Ursache
Fremdkörper wie Watte oder Streichhölzer nach Reinigungsversuchen und auch Perlen oder Kerne in spielerischer Absicht von Kindern in den Gehörgang eingeführt, können im Gehörgang stecken bleiben und ihn verlegen.

Therapie
Die vorsichtige Entfernung mit einem Ohrhäkchen oder -zängelchen durch den HNO-Arzt kann meist problemlos durchgeführt werden.

> **P** *Entfernung von Fremdkörpern im Gehörgang.* Gehörgangsfremdkörper finden sich besonders häufig bei Kindern (z. B. Perlen). Da die Entfernung mit einem Häkchen den jungen Patienten Angst einflößt und bei plötzlichen Bewegungen Verletzungen des Gehörganges entstehen können, muss der Kopf des Kindes von dem begleitenden Elternteil oder einer Pflegeperson festgehalten werden.

1.3.2 ⋮ Krankheiten des Mittelohres

Tubenfunktionsstörung

> **D** Als Tubenfunktionsstörung bezeichnet man die fehlende oder schlechte Funktion der Eustachischen Röhre mit einem mangelhaften Druckausgleich zwischen Mittelohr und Umwelt.

Ursache
Durch eine Schwellung des Nasenrachens und der Tubenschleimhaut im Rahmen einer Erkältung oder bei großen Rachenmandeln (bei Kindern) oder Tumoren im Nasenrachen (bei Erwachsenen mit einem Nasopharynxkarzinom) kommt es zu einer Behinderung des Druckausgleichs zwischen Paukenhöhle und Nasenrachen. Es entwickelt sich ein Unterdruck in der Paukenhöhle, der eine Einziehung und Schwingungsbehinderung des Trommelfells nach sich zieht.

Symptome
Der Patient klagt über ein unangenehmes Gefühl im Ohr. Außerdem hört er alles gedämpft. Bei rascher Überwindung von Höhenunterschieden, kann man ebenfalls ein ähnliches Phänomen bemerken.

Therapie
Die Therapie besteht in der Gabe von abschwellendem Nasenspray oder Nasentropfen (z. B. Otriven) und der Durchführung des *Valsalva-Manövers* (Luft eindrücken in die Tube bei geschlossener Nase und Mund). Gegebenenfalls muss die Entfernung der Rachenmandel (Adenotomie) durchgeführt werden (S. 43).

Paukenerguss

> **D** Unter einem Paukenerguss *(Seromukotympanon)* versteht man die Ansammlung von nicht eitriger (seröser bzw. muköser) Flüssigkeit in der Paukenhöhle.

Ursache
Bei anhaltenden Tubenfunktionsstörungen und einem ständigen Unterdruck in der Paukenhöhle kommt es zu einem Austreten von Flüssigkeit aus der Schleimhaut, später zu einer Umwandlung des Schleimhautepithels in ein sekretorisches, schleimbildendes Epithel. Es kommt zu einer Ansammlung von zunächst klarer, gelblicher Flüssigkeit in der Paukenhöhle (*Serotympanon*). Bei längerem Bestehen des Paukenergusses kann sich die Flüssigkeit zu einem zähen Schleim (*Mukotympanon*) eindicken. Häufig findet sich das Problem bei Kindern im Vorschulalter mit adenoiden Vegetationen und bei Patienten mit Gaumenspalten.

Symptome und Diagnostik
Es ist eine durch die Dämpfung der Schallübertragung und Herabsetzung der Schwingungsfähigkeit des Trommelfells bedingte Hörminderung zu beobachten. Bei der Ohrmikroskopie findet sich ein verdicktes, milchiges oder ein durchscheinendes, gelbliches Trommelfell. Das Tympanogramm zeigt ein schwingungsunfähiges Trommelfell.

Komplikationen
Chronische Tubenbelüftungsstörungen können zu einer Einziehung des Trommelfells mit der Ausbildung von Narben und Verwachsungen zwischen Gehörknöchelchen, Trommelfell und Paukenhöhle (Adhäsivprozess) oder Sklerosierung der Mittelohrschleimhaut (Paukensklerose) führen.

Therapie
Die konservative Behandlung erfolgt mit Nasenspray (z. B. Otriven) und einem Schleimlöser (z. B. ACC) und

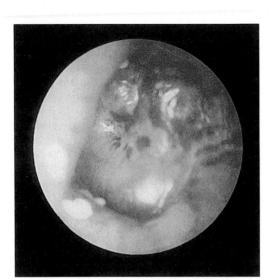

Abb. 1.16 ■ **Akute Mittelohrentzündung.**

der Durchführung des Valsalva-Manövers. Falls diese Maßnahmen keinen Erfolg haben, kann eine Trommelfellpunktion (Parazentese) und gegebenenfalls die Einlage eines Paukenröhrchens zur Drainage durchgeführt werden. Dieses geschieht meist in Oberflächenbetäubung, bei Kindern in Vollnarkose.

P *Applikation von Nasentropfen. Bei der Gabe von Nasentropfen sollte der Patient am besten im Liegen den Kopf seitlich und etwas nach hinten geneigt halten, damit die Tropfen (3-mal täglich) in Richtung der Ohrtube fließen können. Die Behandlung sollte nicht länger als 14 Tage andauern, um eine Gewöhnung der Nasenschleimhaut an den abschwellenden Effekt zu verhindern. Nasentropfen enthalten ein β-Symphathomimetikum (z. B. Oxymetazolin), das den abschwellenden Effekt bewirkt. Bei der Anwendung muss v. a. bei Kindern auf die körpergewichtsbezogene Dosierung geachtet werden, da es sonst im Rahmen einer Überdosierung u. a. zu Herzrhythmusstörungen kommen kann.*

P *Duschen bei Parazentese. Wurde eine Parazentese durchgeführt, so wird der Patient angehalten, darauf zu achten, dass für ca. 1 Woche beim Duschen oder Baden kein Wasser ins Ohr dringt. Durch diese Vorsichtsmaßnahme soll eine Infektion des Mittelohres verhindert werden.*

Akute Mittelohrentzündung (Otitis media acuta) ■■

D *Unter einer akuten Mittelohrentzündung versteht man eine Entzündung der Schleimhaut des Mittelohres durch Bakterien (meist Streptokokken) oder Viren, die über die Tube eingewandert sind. Die Paukenhöhle kann sich bei der akuten Mittelohrentzündung mit Eiter füllen (**Abb. 1.16**).*

Symptome und Diagnostik
Die Patienten klagen über starke Ohrenschmerzen, Fieber und eine Hörminderung. Gelegentlich entleert sich Eiter durch eine spontane Trommelfellperforation in den Gehörgang, wodurch der Schmerz abrupt nachlässt. Bei der Ohrmikroskopie fällt ein gerötetes und vorgewölbtes Trommelfell auf.

Therapie
Die Behandlung besteht in der Gabe von abschwellenden Nasentropfen und einem schleimlösenden Medikament, um den Abfluss des Sekretes über die Tube zu verbessern. Zusätzlich kann ein Antibiotikum für wenige Tage gegeben werden. Bei unzureichender Behandlung kann eine akute Mittelohrentzündung in eine Warzenfortsatzeiterung übergehen.

Warzenfortsatzeiterung (Mastoiditis)

D *Eine Warzenfortsatzeiterung ist eine eitrig-einschmelzende Entzündung der pneumatisierten knöchernen Zellen des Mastoids. Besonders häufig ist diese Komplikation der nicht ausgeheilten akuten Mittelohrentzündung bei Säuglingen und Kleinkindern zu finden.*

Symptome und Diagnostik
Zeichen sind die Rötung der Haut hinter der Ohrmuschel und eine abstehende Ohrmuschel. Das Mastoid ist druck- und klopfschmerzhaft. Es besteht eine Hörminderung, gelegentlich mit eitriger Otorrhö. Entsprechend der geschilderten Ausbreitung der Entzündung können neben den Symptomen Ohrenschmerzen und eitrige Otorrhö auch Schwindel und Hörminderung (Labyrinthitis), Gesichtsnervlähmung (Entzündung des N. facialis) oder Benommenheit und Kopfschmerzen, bis hin zu neurologischen Symptomen wie Wortfindungsstörungen (Hirnabszess) als weitere Beschwerden hinzutreten. Bei der Otoskopie zeigt sich ein gerötetes, entzündetes Trommelfell. Zur Sicherung der Diagnose werden nach der HNO-ärztlichen Untersuchung und einer audiologischen Untersuchung die Entzündungszeichen im Blutbild erhoben (Leukozytose, erhöhte BSG) und ein Röntgenbild nach Schüller oder ein Felsenbein-CT angefertigt.

Komplikationen
Bedrohlich kann die Mastoiditis werden, wenn die Entzündung auf den großen Blutleiter, der durch den Warzenfortsatz zieht, übergeht (Sinusvenenthrombose) oder sich auf das Innenohr (Labyrinthitis), den Gesichtsnerv (Fazialisparese), die Hirnhaut oder das Gehirn ausdehnt (Meningitis, Enzephalitis, otogener Hirnabszess).

Therapie

Die Therapie besteht in der Gabe von Antibiotika, abschwellenden Nasentropfen und einem schleimlösenden Medikament sowie in der chirurgischen Eröffnung des Warzenfortsatzes (Mastoidektomie) und der Ausräumung der erkrankten pneumatisierten Knochenzellen. Bei einer fortgeschrittenen Entzündung z. B. mit einer Beteiligung des Gehirns (Hirnabszess) muss neben der Ausräumung des Warzenfortsatzes auch eine Drainage des Abszesses erfolgen, gegebenenfalls zusammen mit einem Neurochirurgen.

Chronische Entzündung des Mittelohres (Otitis media chronica)

D *Unter der chronischen Entzündung des Mittelohres versteht man einen entzündlichen Prozess der Mittelohrschleimhaut oder des Mittelohrknochens mit Knochendestruktion (Abb. 1.17).*

Ursache

Die chronische Form der Entzündung der Mittelohrschleimhaut (Otitis media mesotympanalis) besteht meist über Jahre hinweg, manchmal auch lebenslang und hat eine schlechte Tubenfunktion mit rezidivierenden Infekten als Ursache. Eine besondere Form, das Cholesteatom (Otitis media chronica epitympanalis) entsteht dann, wenn bei einem randständigen Trommelfelldefekt die sich abstoßenden obersten Hautzellen vom Trommelfell nicht nach außen in Richtung Gehörgang, sondern nach innen in die Paukenhöhle gelangen. Über Monate und Jahre entwickelt sich ein weißlich, weiches, kugeliges zwiebelschalenartig aufgebautes Gebilde (sog. Cholesteatom). Im Laufe der Zeit wird es immer größer und zerstört dabei langsam den umgebenden Knochen.

Symptome

Die Patienten mit einer chronischen Mittelohrschleimhautentzündung klagen über wiederkehrendes Ohrenlaufen und eine Hörminderung. Abgesehen von den Phasen eines akuten Entzündungsschubes haben die Patienten kein Fieber und keine Schmerzen. Bei Vorliegen eines Cholesteatoms besteht eine ständige, meist übelriechende Ohrsekretion und zunehmende Hörminderung. Je nach Ausdehnung der langsam fortschreitenden Entzündung im Mittelohr kann es zu den typischen Komplikationen kommen, wie der Beeinträchtigung des Gesichtsnervs, einer Eröffnung der flüssigkeitsgefüllten Bogengänge (Bogengangsfistel) oder einem Hirnabszess. Das Trommelfell zeigt eine zentrale (Otitis media mesotympanalis) oder einen randständigen Defekt (Cholesteatom). Der HNO-Arzt prüft bei einem solchen Befund das Fistel-

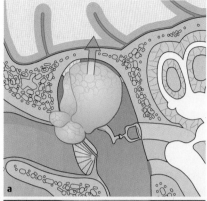

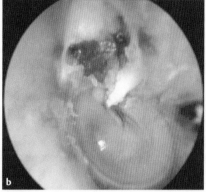

Abb. 1.17 ▪ **Cholesteatom. a** Schema des destruktiven Wachstums des Cholesteatoms. **b** Trommelfellbefund

Symptom: durch Einblasen von Luft in die Paukenhöhle würde bei einer Bogengangsfistel starker Schwindel entstehen.

Therapie

Die Behandlung der chronischen Entzündung des Mittelohresknochens besteht in der Rekonstruktion des Trommelfells und gegebenenfalls der Gehörknöchelchen (Tympanoplastik). Beim Cholesteatom muss die operative Sanierung mit der vollständigen Entfernung der erkrankten Anteile des Mastoids und Mittelohres erfolgen. Gleichzeitig oder in einem zweiten Schritt erfolgt dann die Rekonstruktion der Gehörknöchelchen.

Otosklerose ▪

D *Eine Otosklerose ist eine chronisch-entzündliche Knochenerkrankung, die auf das Felsenbein beschränkt ist und typischerweise zu einer Verknöcherung im Bereich des ovalen Fensters*

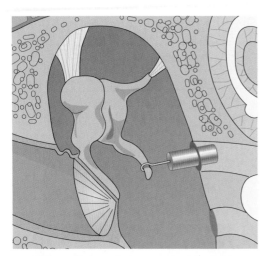

Abb. 1.18 ▪ Stapesplastik. Anstelle des Steigbügels wird eine kleine Prothese in das ovale Fenster zur Schallübertragung eingesetzt

und damit zu einer Fixierung der Steigbügelfußplatte führt. Die Ursache der Otosklerose ist unklar, diskutiert wird ein durch das Masernvirus induzierter Entzündungsprozess.

Symptome und Diagnostik

Über die Jahre kommt es zu einer zunehmenden Schallleitungsschwerhörigkeit. Bei der Otoskopie findet sich ein reizloses, geschlossenes Trommelfell, die Röntgen-Aufnahme nach Schüller zeigt ein normal pneumatisiertes Mastoid. Im Audiogramm wird eine Schallleitungsschwerhörigkeit gemessen und in der Impedanzmessung zeigen sich ausgefallene Stapediusreflexe.

Therapie

Die Therapie der Otosklerose besteht in der operativen Entfernung des Steigbügels und dem Einbringen einer entsprechenden Prothese (Stapesplastik) **(Abb. 1.18).**

Trommelfellperforation

Ursache

Trommelfellperforationen können durch Fremdkörper (z. B. beim Reinigen des Gehörganges), durch starke Explosionen oder durch einen Schlag auf des Ohr entstehen.

Symptome und Diagnostik

Eine Trommelfellperforation führt zu einer Hörminderung und evtl. zu Ohrgeräuschen. Bei der Ohrmikroskopie zeigt sich ein Trommelfelldefekt mit blutigen Defekträndern. Meist findet sich im Hörtest eine geringe Schallleitungsschwerhörigkeit.

Therapie

Der Defekt wird zunächst z. B. mit Silikonlaschen abgedeckt (geschient) und zur Verhinderung einer Infektion ein Antibiotikum verordnet. Kleine Defekte heilen von selbst zu, größere Defekte bedürfen mitunter später einer operativen Versorgung (Tympanoplastik).

Felsenbeinbruch (laterale Schädelbasisfraktur)

D *Als einen Felsenbeinbruch oder eine laterale Schädelbasisfraktur bezeichnet man Längs- und Querbrüche des Felsenbeins, die durch Gewalteinwirkung entstanden sind.*

Symptome und Diagnostik

Typischerweise findet sich bei einem Patienten mit einem Felsenbeinbruch eine Blutung aus dem Gehörgang hervorgerufen durch eine Zerreißung der Gehörgangshaut oder eine Einblutung in die Paukenhöhle. Eine solche Einblutung in die Paukenhöhle lässt das Trommelfell schwärzlich erscheinen (Hämatotympanon). Der Patient hört wegen der daraus resultierenden Schallleitungsschwerhörigkeit schlechter.

Verläuft die Frakturlinie durch das Labyrinth, können als weitere Symptome eine Schallempfindungsschwerhörigkeit bis hin zur Ertaubung und Schwindel auftreten. Bei einer Quetschung oder Zerreißung des Gesichtsnervs kann es zur Gesichtslähmung (Fazialisparese) und bei einer Hirnhautzerreißung zu einem Abfließen von Hirnwasser aus dem Ohr (Otoliquorrhö) oder über die Tube in den Rachen kommen. Hierbei besteht die Möglichkeit einer Hirnhautentzündung (Meningitis).

Bei der HNO-ärztlichen Untersuchung zeigt sich meist ein Hämatotympanon. Eine Beteiligung des Labyrinths wird durch ein Audiogramm und eine Untersuchung mit der Frenzel-Brille ausgeschlossen. Das Felsenbein-CT zeigt den genauen Frakturverlauf.

Therapie

In aller Regel werden die Patienten für wenige Tage stationär überwacht, antibiotisch behandelt und es wird ein steriler Ohrverband angelegt. Sollte eine bestehende Otoliquorrhö nicht von selbst zum Stillstand kommen, muss die operative Revision mit dem Verschluss des Defektes erfolgen. Bei einer sofort aufgetretenen Gesichtslähmung erfolgt ebenfalls die operative Freilegung des Gesichtsnervs (Dekompression). Ansonsten werden spät auftretende Gesichtslähmungen und Funktionsdefizite des Innenohres mit einer Infusionstherapie mit Kortison behandelt.

1.3.3 Krankheiten des Innenohres

> **M** Das Innenohr kann wie auch das Mittelohr von unterschiedlichen Erkrankungen betroffen sein. Da beide Organe des Innenohres (Hörschnecke und Gleichgewichtsorgan) miteinander in Verbindung stehen sind gleichzeitige Funktionsstörungen beider Sinnesorgane häufig.

Angeborene oder frühkindlich erworbene Innenohrschwerhörigkeit

Ursache

Angeborene oder frühkindlich erworbene Innenohrschwerhörigkeiten können *pränatal, perinatal* oder *postnatal* (innerhalb der ersten 6 Lebensmonate) entstanden sein. Pränatale Ursachen sind vererbte genetische Defekte oder intrauterine Virusinfektionen (z. B. Rötelnembryopathie), die zu einer Funktionsstörung des Innenohres führen. Perinatale Ursachen für Innenohrschwerhörigkeiten sind z. B. eine perinatale Hypoxie oder Asphyxie. Unter postnatalen Ursachen werden z. B. Virusinfektionen mit Masern-, Mumps- oder Rötelnviren oder eine bakterielle Meningitis verstanden. Man schätzt ungefähr 1 angeborene Schwerhörigkeit auf 1000 Geburten.

Symptome und Diagnostik

Bei den betroffenen Kindern kommt es zu einer verzögerten oder ausbleibenden Sprachentwicklung. Neben einer genauen familiären Anamnese und einer HNO-ärztlichen Untersuchung wird eine Reihe von Hörtests vorgenommen (Spielaudiometrie, Tympanogramm, BERA, TOAE) und evtl. auch ein Felsenbein-CT durchgeführt, um Missbildungen des Labyrinths zu erkennen.

Therapie

Um einen weitestgehend normalen Spracherwerb zu erreichen (die zentrale Hörbahn bildet sich in den ersten 12 Monaten aus), sollte eine möglichst frühzeitige Versorgung mit Hörgeräten erfolgen. Es wird daher über ein flächendeckendes Neugeborenen-Screening mittels TOAE-Messungen auf den Neugeborenenstationen nachgedacht, um möglichst alle schwerhörigen Kinder zu erfassen. Die Kinder werden in aller Regel besondere Förderkindergärten und -schulen für Hörgestörte besuchen. Die Kontrolle der Hörgeräte und des Hörvermögens sollte durch spezialisierte HNO-Ärzte (Pädaudiologen) erfolgen. Bei beidseitiger Taubheit wird inzwischen spätestens ab dem 2. Lebensjahr ein Kochleaimplantat eingesetzt (S. 23).

Entzündung des Innenohres (Labyrinthitis)

> **D** Bei einer Entzündung des Innenohres handelt es sich um eine durch Bakterien oder Viren hervorgerufene Infektion des Labyrinths.

Ursache

Bakterien oder Viren können über eine Infektion des Nasenrachens oder des Mittelohres das Innenohr mitbefallen (otogene Infektion). Eine besondere Form der Mittelohrentzündung, die Grippeotitis, führt häufig zu einer Labyrinthitis. Eine Infektion des Innenohres kann aber auch von einer Hirnhautentzündung ausgehen. Insbesondere bei der Meningokokkenmeningitis kommt es über diesen Weg oft zu einer beidseitigen Ertaubung (meningogene Infektion).

Symptome und Diagnostik

Symptome einer Labyrinthitis sind zunehmende Hörminderung, Ohrgeräusche (Tinnitus) und evtl. Schwindel. Bei der Otoskopie zeigt sich entweder ein Paukenerguss oder ein entzündetes Trommelfell. Das Audiogramm weist eine Schallempfindungsschwerhörigkeit auf, unter der Frenzel-Brille können Spontannystagmen in Richtung des betroffenen Ohres gefunden werden (Reiznystagmus).

Therapie

Beim Vorliegen einer Labyrinthitis ist die Parazentese mit Einlage eines Paukenröhrchens angezeigt. Neben abschwellenden Nasentropfen und einem schleimlösenden Medikament wird ein Antibiotikum und Kortison über mehrere Tage intravenös verabreicht. Bei begleitender Mastoiditis ist eine operative Sanierung notwendig.

> **M** Einige Antibiotika (Aminoglykoside, z. B. Gentamycin), Diuretika (insbesondere Schleifendiuretika) und Chemotherapeutika (z. B. Cisplatin) sind toxisch für das Innenohr. Diese Medikamente führen sowohl zu einer Zerstörung des Hörorgans als auch des Gleichgewichtsorgans. Daher sind die sorgfältige Einhaltung von empfohlener Höchstdosierung und regelmäßige Hörtestkontrollen bei der Einnahme solcher Medikamente notwendig.

Akuter Lärmschaden

> **D** Unter einem akuten Lärmschaden (Knalltrauma) versteht man einen Hörschaden, der durch kurzzeitige starke Schallbelastung (Feuerwerkskörper, Disco etc.) ausgelöst wird.

Symptome und Diagnostik

Zeichen eines akuten Lärmtraumas ist ein akuter Hörverlust, meist bei 4000 Hz, der häufig von einem Ohrgeräusch (Tinnitus) begleitet ist. Der HNO-Status ist unauffällig, im Audiogramm findet sich eine Innenohrschwerhörigkeit.

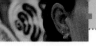

Therapie

Die Therapie des akuten Lärmtraumas besteht zur Zeit in einer Infusionsbehandlung mit durchblutungsfördernden Medikamenten und Kortison.

M *Menschen, die ständig über Jahre starkem Lärm (mehr als 85 dB Dauerlärm) ausgesetzt sind, werden allmählich eine Schwerhörigkeit entwickeln. Arbeiter an solchen lärmbelasteten Arbeitsplätzen sind verpflichtet, entsprechenden Gehörschutz während der Arbeit zu tragen. Regelmäßige Kontrollen sollen eine berufsbedingte Lärmschwerhörigkeit frühzeitig erkennen helfen. Eine Schädigung wird ab einem bestimmten Grad entschädigungspflichtig. Typischerweise fängt die Schädigung in der Hörschnecke bei 4000 Hz an und schreitet dann, zunächst unter Einbeziehung der hohen Frequenzen, fort.*

Plötzlicher Hörverlust (Hörsturz)

D *Der plötzlich und ohne ersichtliche Ursache auftretende einseitige Funktionsverlust des Hörorgans wird allgemein als Hörsturz bezeichnet. Bis heute ist die Ursache nicht geklärt. Neben einer Durchblutungsstörung des Innenohres wird auch eine Virusinfektion diskutiert.*

Symptome

Es kommen unterschiedlich ausgeprägte Funktionsverluste des Hörorgans von nur leichten Hörminderungen bis hin zur vollständigen Ertaubung vor. Meist wird der plötzliche Hörverlust von einem geringen Taubheitsgefühl am Ohr, Tinnitus und in einem Teil der Fälle von leichtem Schwindel begleitet.

Therapie

Der plötzliche Hörverlust wird durch eine mehrere Tage dauernde Verabreichung von Infusionen mit Kortison behandelt.

M *Die Therapie beim Hörsturz, wie auch bei allen anderen Funktionsstörungen des Innenohres (Lärmtrauma, Tinnitus, Labyrinthitis) sollte so schnell wie möglich erfolgen, um möglichst eine vollständige Erholung des Gehörs zu ermöglichen.*

Ohrgeräusche (Tinnitus)

Ursache

Die Ursache von Ohrgeräuschen ist bis heute nicht geklärt. Man vermutet minimale Funktionsstörungen in der Beweglichkeit der Haarsinneszellen im Hörorgan und Störungen der Nervenfortleitung im Hörsystem. Mit längerem Bestehen sind auch zentrale Anteile der Hörbahn und andere Gebiete des Gehirns offensichtlich an dem Fortbestehen von Ohrgeräuschen beteiligt.

Symptome

Ohrgeräusche sind ein *Begleitsymptom* bei vielen Innenohrerkrankungen. Sie stören den betroffenen Patienten unterschiedlich stark. Die meisten Betroffe-

nen geben psychische Beeinträchtigungen und Einschlafstörungen an.

Therapie

Die Therapie besteht zunächst in einer Infusionsbehandlung mit durchblutungsfördernden Medikamenten und Kortison. Bei längerem Bestehen wird eine psychisch stützende Verhaltenstherapie empfohlen.

P **Patienten mit Hörsturz und Tinnitus.** *Der plötzliche Hörverlust und das Auftreten von Ohrgeräuschen sind für den Patienten meist eine stark störende, mitunter als bedrohlich empfundene und die Lebensqualität einschränkende Erfahrung. Nicht wenige Patienten befürchten, dass der einseitige plötzliche Hörverlust und das plötzliche Rauschen im Ohr das Zeichen für eine ernsthafte Erkrankung ist, wie z. B. für einen Schlaganfall, oder dass sie möglicherweise beidseits ertauben könnten. Die eingeschränkte Kommunikationsfähigkeit macht ihnen darüber hinaus zu schaffen.*

Es ist daher eine einfühlende Aufklärung über die Erkrankung durch den HNO-Arzt und die betreuende Pflegeperson ein wichtiger Bestandteil der Therapie. In der akuten Phase (in den ersten 3 Wochen) erfolgt eine Behandlung mit Infusionen, die durchblutungsfördernde Medikamente und Kortison enthalten (z. B. 3 Tage je 500 mg Soludecortin und jeweils 500 ml HAES).

Bei bleibenden Ohrgeräuschen sind besonders häufig Einschlafstörungen ein viel beklagtes Problem. Mitunter ist bei einigen Patienten eine Verhaltenstherapie notwendig, um dieses lästige Phänomen zu bewältigen.

Altersschwerhörigkeit

D *Unter Altersschwerhörigkeit (Presbyakusis) versteht man die symmetrische, beidseitige und langsam fortschreitende Innenohrschwerhörigkeit bei Personen ab dem 50. Lebensjahr. Diese altersbedingte Degeneration des Hörorgans betrifft vorwiegend die äußeren Haarzellen und die Neurone des Hörnervs der hohen Frequenzen.*

Symptome

Die altersschwerhörigen Patienten haben zunehmend Schwierigkeiten, im Gespräch mit mehreren Personen das Gesprochene richtig zu verstehen.

Therapie

Bisher steht zur Behandlung der Presbyakusis alleine die Versorgung mit Hörgeräten (S. 22) als Therapiemaßnahme zur Verfügung.

M. Menière

D *Unter dem M. Menière versteht man eine überwiegend einseitige, anfallsartig auftretende Erkrankung des Innenohres. Der Erkrankung liegt eine Drucksteigerung (Hydrops) der Innenohrflüssigkeiten zu Grunde, die dann einen Riss der feinen Innenohrmembranen bewirkt und einen Drehschwindelanfall*

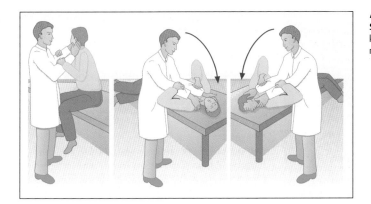

auslöst. Ursächlich wird für diese Erkrankung des Innenohres eine Virusinfektion mit Herpesviren diskutiert.

Symptome und Diagnostik

Plötzlich auftretender anfallsartiger Drehschwindel mit einer Hörminderung und Ohrgeräuschen sind die typischen Symptome. Der Drehschwindel kann wenige Minuten bis Stunden anhalten und ist mit Übelkeit oder sogar Erbrechen verbunden. Die in unterschiedlicher Häufigkeit auftretenden Anfälle führen über die Jahre zu einer bleibenden Hörminderung insbesondere in den tiefen Frequenzen. Der HNO-Status ist unauffällig. Im Schwindelanfall ist ein Nystagmus unter der Frenzel-Brille zu beobachten. Im Audiogramm findet sich meist eine Schallempfindungsschwerhörigkeit im Tieftonbereich.

Therapie

Die Therapie besteht in der Gabe von Kortison. Zur Vorbeugung von Anfällen wird Betahistidin verordnet. Werden die Drehschwindelanfälle nicht durch die medikamentöse Therapie beherrscht, können Zerstörungen des Gleichgewichtsorgans (durch ototoxische Antibiotika oder operativ), die Durchtrennung des Gleichgewichtsnervs oder eine Art Ventil zum Druckausgleich angelegt werden (Vestibulotomie).

Neuropathia vestibularis

D *Unter der Neuropathia vestibularis versteht man einen plötzlichen Funktionsverlust des Gleichgewichtsorgans. Neben einer Durchblutungsstörung des Gleichgewichtsorgans wird auch eine Virusinfektion als Ursache diskutiert.*

Symptome und Diagnostik

Zeichen ist ein plötzlich einsetzender Drehschwindel, der über mehrere Stunden bis Tage anhält. Selten besteht auch eine Hörminderung. Der HNO-Status ist unauffällig. Unter der Frenzel-Brille zeigt sich ein Spontannystagmus in Richtung des betroffenen Ohres. Bei der kalorischen Vestibularisprüfung zeigt sich eine Unterfunktion auf der betroffenen Seite.

Therapie

Die Therapie der Neuropathia vestibularis besteht aus einer Kurztherapie mit Kortison und einem Gleichgewichtstraining.

Gutartiger Lagerungsschwindel

D *Der gutartige Lagerungsschwindel ist eine der häufigsten Schwindelerkrankungen und wird durch Kalziumkristallablagerungen auf der Cupula oder im Bogengang selbst ausgelöst. Durch gewisse Lagerungsmanöver (z. B. immer beim Drehen im Bett auf die Seite) tritt ein für Sekunden anhaltender Drehschwindel auf.*

Diagnostik

Im Lagerungstest lässt sich ein Schwindelanfall auslösen und unter der Frenzel-Brille sieht man den für einige Sekunden anhaltenden Nystagmus.

Therapie

Durch ein spezielles Lagerungsmanöver (Lagerungsübung nach Semont) werden die Kalziumkristalle wieder an eine Stelle im Gleichgewichtsorgan gebracht, wo sie nicht stören **(Abb. 1.19).**

P ***Patienten mit Schwindel.*** *Schwindel kann durch Erkrankungen des Gleichgewichtsorgans aber auch durch neurologische Erkrankungen (Kleinhirninfarkt oder Hirnstamminfarkt) oder durch Sehstörungen ausgelöst werden. Deshalb muss zunächst der Arzt die Ursache der Schwindelerkrankung diagnostizieren. Der vom Innenohr ausgehende Schwindel ist meist mit einem starken Drehschwindel verbunden. Bei starken Begleitsymptomen einer akuten Funktionsstörung des Gleichgewichtorgans, wie z. B. Erbrechen, werden die Patienten meistens stationär aufgenommen. Oft können die Patienten nur flach liegen und vermeiden jegli-*

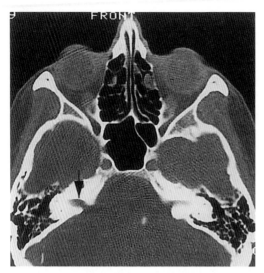

Abb. 1.20 ▪ **Akustikusneurinom.** CT eines Akustikusneurinoms.

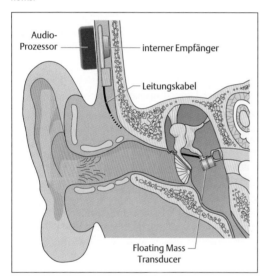

Audio-Prozessor — interner Empfänger

— Leitungskabel

Floating Mass Transducer

Abb. 1.21 ▪ **Implantierbares Hörgerät.**

che Bewegung. In der Anfangsphase der Erkrankung können Antiemetika gegeben werden (z. B. Vomex). Bei starkem Erbrechen muss auf ausreichende (evtl. parenterale) Flüssigkeitszufuhr geachtet werden. Obwohl meist nur eine harmlose, vorübergehende Störung des Gleichgewichtsorgans vorliegt, machen sich die Patienten Gedanken über die Schwere ihrer Erkrankung. Hier hilft das einfühlsame, aufklärende Gespräch. Nach einer kurzen Zeit der Bettruhe sollte der Patient zügig, aber behutsam mobilisiert werden, um eine schnelle Kompensation der Funktionsstörung zu ermöglichen. Der wichtigste therapeutische Schritt zur Besserung der meisten Funktionsstörungen des Gleichgewichtsorgans ist die Durchführung eines Schwindeltrainings unter Anleitung z. B. eines Physio-

therapeuten. Einige wenige Übungen können schon im Bett oder im Krankenzimmer durch die Pflegepersonen eingeübt werden, wie z. B. das Verfolgen eines Pendels mit den Augen.

Vestibularisschwannom (Akustikusneurinom)

D *Das Vestibularisschwannom ist ein gutartiger Tumor, der vom Hüllgewebe des Gleichgewichtsnervs ausgeht.*

Ursache
Der Tumor entwickelt sich meist im sog. inneren Gehörgang, einem knöchernen Kanal, wo Hörnerv und Gleichgewichtsnerv aus dem Felsenbein zum Gehirn ziehen. Da sich der Tumor in diesem knöchernen Kanal nicht ausdehnen kann, drückt er auf den Hörnerv und den Gleichgewichtsnerv. Es kommt durch das langsame Wachstum selten zu Schwindel, jedoch zu einer fortschreitenden Hörminderung, weswegen der Patient den HNO-Arzt aufsucht.

Symptome und Diagnostik
Im Audiogramm zeigt sich eine Schallempfindungsschwerhörigkeit, in der Messung der akustisch evozierten Potenziale (BERA) eine Leitungsverzögerung des Hörnervs. Im CT- oder Kernspintomogramm kann dann der Tumor sichtbar gemacht werden (**Abb. 1.20**).

Rehabilitation des Schwerhörigen bzw. Gehörlosen

Mittelohrerkrankungen, die zu einer Schallleitungsschwerhörigkeit führen, können durch eine gehörverbessernde Operation (Tympanoplastik) behoben werden. Im Gegensatz dazu können die durch die unterschiedlichen Innenohrerkrankungen hervorgerufenen Schwerhörigkeiten, die medikamentös nicht mehr gebessert werden können, nur mit einem Hörgerät versorgt werden. Hat also der HNO-Arzt die Art der Schwerhörigkeit diagnostiziert, wird er bei entsprechender Befundkonstellation ein Hörgerät verschreiben. Mit der Verordnung kann der Patient zu einem Hörgeräteakustiker gehen, um verschiedene Hörgeräte auszuprobieren. Alle Hörgeräte sind im Prinzip Verstärker mit einem Mikrophon im Kleinstformat. Die leistungsstärksten Hörgeräte haben heute einen digitalen Prozessor. Für einige Formen der Innenohrschwerhörigkeit können noch leistungsstärkere implantierbare Hörgeräte operativ eingesetzt werden. Hierbei wird die Schallenergie direkt auf die Gehörknöchelchen übertragen (**Abb. 1.21**).

Bei vollständiger beidseitiger Ertaubung wird heute ein sog. Cochleaimplantat (CI) dem Patienten operativ eingesetzt, welches eine elektrische Reizung des Hörnervs und damit wieder ein Hören ermöglicht

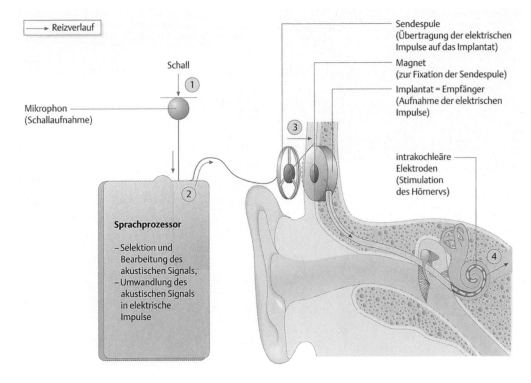

Reizverlauf

Schall
1

Mikrophon
(Schallaufnahme)

Sendespule
(Übertragung der elektrischen
Impulse auf das Implantat)

Magnet
(zur Fixation der Sendespule)

Implantat = Empfänger
(Aufnahme der elektrischen
Impulse)

3

intrakochleäre
Elektroden
(Stimulation
des Hörnervs)

2

Sprachprozessor

– Selektion und
Bearbeitung des
akustischen Signals,
– Umwandlung des
akustischen Signals
in elektrische
Impulse

4

Abb. 1.22 ▪ Cochleaimplantat (CI).

(Abb. 1.22). Die vom Mikrophon aufgenommenen Umweltgeräusche werden über einen Mikroprozessor in elektrische Signale verwandelt. Diese Signale werden an die Elektrode weitergeleitet, die in die Hörschnecke eingepflanzt wurde. An mehreren Stellen der Elektrode können dann die Nervenfasern des Hörnervs erregt werden und die Patienten hören wieder. Um Gesprochenes gut verstehen zu können, ist bei den meisten CI-Trägern einige Mühe bei der Gewöhnung und ein Hörtraining erforderlich. Diese neue Technologie hat es in den letzten Jahren ermöglicht, taube Patienten wieder hörend zu machen.

Vor einer Operation sind umfangreiche Voruntersuchungen notwendig, die neben den anatomisch-physiologischen Vorraussetzungen für eine Operation auch die Bedingungen der postoperativen – mitunter langen – Rehabilitationsphase mit berücksichtigen muss.

P Pflegeschwerpunkt Ohroperationen

Ohroperationen werden mit dem Operationsmikroskop in mikroskopischer Technik durchgeführt und dienen dazu, akute bzw. chronische Entzündungen oder Tumoren des Ohres und ihre Komplikationen zu sanieren oder eine Hörverbesserung zu erzielen **(Abb. 1.23).**

Die Eingriffe betreffen das Mastoid (Mastoidektomie, Antrotomie), das Trommelfell und die Gehörknöchelchen (Tympanoplastik) oder nur den Steigbügel (Stapesplastik). In den letzten Jahren sind das Cochleaimplantat und implantierbare Hörgeräte hinzugekommen. Ein Großteil der Eingriffe kann in örtlicher Betäubung erfolgen. Die Schnittführung liegt entweder am Gehörgangseingang (endaural) oder hinter der Ohrmuschel (retroaurikulär). Komplikationen eines Ohreingriffes können insbesondere das Hören (Ertaubung, Ohrgeräusche), das Gleichgewicht (Schwindel) und den Gesichtsnerv (Gesichtslähmung) betreffen

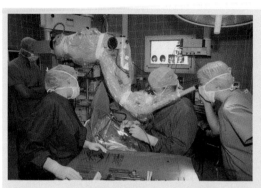

Abb. 1.23 ▪ Ohroperation mit dem Mikroskop. Typische OP-Situation bei einer Ohr-Operation

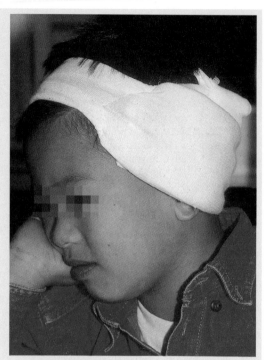

Abb. 1.25 ▪ Ohrverband. Ohrverband für den ersten Tag nach Ohr-OP.

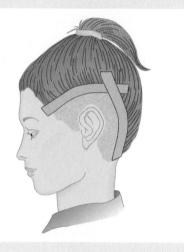

◁ **Abb. 1.24 ▪ Rasur zur Ohroperation.** Je nach geplantem Ohreingriff muss der Haaransatz hinter dem Ohr rasiert werden.

und müssen in der postoperativen Phase von den Pflegepersonen mit überwacht werden.

Zur Vorbereitung wird der Patient am Vorabend der Operation in einem Gespräch durch die betreuende Pflegeperson darauf hingewiesen, dass er seine Haare waschen soll, da – um eine Wundinfektion zu vermeiden – für mindestens 1 Woche nach der Operation keine Haare gewaschen werden sollten. Bei einem retroaurikulären Zugang wird am Vorabend gut 2 Finger breit um das Ohr herum rasiert, da der Operationsschnitt hinter dem Ohr erfolgt.

Für ausgedehntere Eingriffe (Cochleaimplantat) muss eine entsprechend große Fläche hinter dem Ohr rasiert werden (**Abb. 1.24**).

Bei allen Patienten werden postoperativ nach einer Ohroperation neben den Vitalzeichen auch Anzeichen einer Komplikation überwacht (Wunddehiszenz, Wundinfektion, Schwindel, Gesichtslähmung) und der behandelnde Arzt entsprechend informiert. Es ist darauf zu achten, dass der Verband gut sitzt, da bei schlechtem Sitz (z. B. bei umgeknickten Ohrläppchen) Schmerzen entstehen können (**Abb. 1.25**). Bei Eingriffen an der Ohrmuschel können Othämatome unter dem Verband entstehen, weswegen der Verband ständig fest sitzen muss.

Um das operative Ergebnis bei einer Tympanoplastik oder einer Stapesplastik nicht zu beeinträchtigen, haben die Patienten für 3 Tage ein Schneuzverbot einzuhalten, um plötzliche Überdrücke im Mittelohr zu vermeiden. Die Belüftung des Mittelohres sollte durch die Gabe von Nasentropfen verbessert werden. Patienten nach einer Stapesplastik-Operation können in der ersten postoperativen Phase unter Schwindel und Übelkeit leiden. Sie sollten daher 12 Stunden Bettruhe einhalten und erst dann mobilisiert werden. Bei Erbrechen kann z. B. Vomex gegeben werden. Wird ein Cochleaimplantat eingesetzt, so muss beachtet werden, dass es sich bei diesen Patienten um taube oder hochgradig schwerhörige Patienten handelt. Die Pflegepersonen sollten bei der Versorgung immer daran denken, dass diese Patienten weder das Klopfen an der Tür noch das Schrillen ihrer Glocke hören, und daher nicht bemerken, wenn das Zimmer betreten wird. Darum sollte öfters nach den Patienten in der postoperativen Phase geschaut werden. Die Pflegepersonen sollten die Patienten durch vorherige Berührung auf sich aufmerksam machen und immer von Angesicht zu Angesicht mit ihnen sprechen.

Bei den meisten Ohroperationen (Tympanoplastik, Stapesplastik) liegt im Gehörgang eine Tamponade.

Über dem Ohr wird ein lockerer Verband (z. B. Ohrklappe) angelegt, der anfänglich (in den ersten 7 Tagen) täglich gewechselt werden sollte. Am 7. Tag werden die Fäden, falls ein retroaurikulärer oder endauraler Zugang gewählt worden ist, gezogen. Anschließend verbleibt die Tamponade für weitere 7–14 Tage und wird dann vom Operateur endgültig entfernt. Während der gesamten Zeit sollte die Gehörgangstamponade mit Ohrentropfen feucht gehalten werden, da sie ansonsten austrocknet und dann das Entfernen schwierig und schmerzhaft sein kann.

P Pflegeschwerpunkt Gehörlosigkeit

„Worte sind für mich seit meiner Kindheit etwas Bizarres. Ich sage bizarr, weil sie für mich zunächst etwas Befremdliches haben. Was bedeutet diese Mimik der Menschen um mich herum, ihr geschürzter oder zu verschiedenen Grimassen verzerrter Mund, ihre seltsam gestellten Lippen? Ich konnte ‚fühlen‘, ob sie Wut, Trauer oder Zufriedenheit ausdrücken wollten, doch die unsichtbare Mauer, die mich von den Tönen trennte, die zu diesen Grimassen gehörten, war einerseits aus durchsichtigem Glas, andrerseits aus Beton. Ich bewegte mich diesseits der Mauer und die anderen jenseits.“ Diese Worte stammen von Emanuelle Laborit, einer französischen Schauspielerin, die in ihrem Buch „Der Schrei der Möwe“ ihr Leben als tauber Mensch beschreibt.

Der Umgang mit gehörlosen Menschen, insbesondere mit gehörlosen Kindern, erfordert von Ärzten und Pflegekräften besondere Kenntnisse und großes Einfühlungsvermögen. Die eigentliche Betreuung, Versorgung und Rehabilitation von gehörlosen Patienten geschieht durch HNO-Ärzte, Logopäden und Sprachtherapeuten. Gehörlose Patienten können sowohl *vor* ihrem Spracherwerb oder *nach* ihrem Spracherwerb ertauben. Dementsprechend können sie noch eine – manchmal undeutliche – Sprache benutzen oder nur in unförmigen Lauten kommunizieren. Die meisten ertaubten Patienten lesen von den Lippen ab, andere verständigen sich in der Gebärdensprache. Allen gemeinsam ist, dass sie in der Gemeinschaft der Hörenden und Sprechenden verloren sind. Im Umgang mit gehörlosen Patienten sind daher gewisse Regeln zu beachten:

- Man sollte sich Zeit im Umgang mit gehörlosen Patienten nehmen, so bei der Aufnahme des Patienten, bei Vorbereitungen zur OP oder bei Erklärungen für bestimmte Untersuchungen. Wichtig ist, dass man mit dem Patient immer mit zugewandtem Gesicht spricht.
- Es muss nicht laut, aber deutlich in kurzen Sätzen gesprochen werden. Den Patienten muss die Möglichkeit gegeben werden, von den Lippen ablesen zu können, bzw. durch die Mimik verstehen zu können.
- Schwerhörige und gehörlose Menschen suchen oft den Körperkontakt zu den Menschen. Diesem sollte man offen begegnen, denn es gibt diesen Patienten ein Gefühl der Sicherheit.
- Es ist wichtig, dass die betreuenden Ärzte und Pflegekräfte den Kontakt und das Gespräch mit den gehörlosen Patienten suchen und es nicht scheuen, weil es schwierig oder zu zeitaufwändig ist.
- Häufig muss eine Zeichnung oder das geschriebene Wort für manchen komplizierten Sachverhalt herangezogen werden.

2 Nase, Nasennebenhöhlen, Nasenrachen (Nasopharynx)

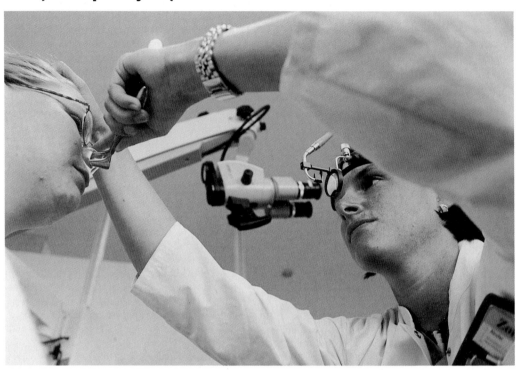

2.1 Anatomie und Physiologie

2.1.1 Anatomie

Nase

Die Nase besitzt einen knöchernen und einen knorpeligen Teil. Der knöcherne Anteil besteht aus der zeltartigen Vereinigung der beiden *Nasenbeine*, die am Stirnbein mit der Nasenwurzel enden. Der knorpelige Anteil besteht aus den beiden *Dreiecksknorpeln*, die den knöchernen Nasenrücken nach vorne verlängern und den beiden *Flügelknorpeln*, die die Form der Nasenlöcher bilden **(Abb. 2.1)**. Im Inneren der Nase befindet sich die *Nasenscheidewand* (Nasenseptum), die

D *Definition* M *Merke* P *Pflege* W *Wissen* X *Examenswissen*

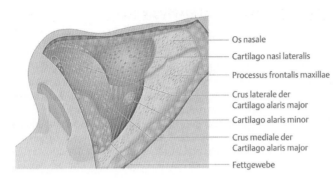

Abb. 2.1 ▪ **Äußere Nase.** Aufbau der äußeren Nase.

Os nasale

Cartilago nasi lateralis

Processus frontalis maxillae

Crus laterale der Cartilago alaris major

Cartilago alaris minor

Crus mediale der Cartilago alaris major

Fettgewebe

ebenfalls in ihrem vorderen Teil knorpelig und nach hinten zu knöchern ist. Die Nasenscheidewand teilt die Nase in 2 Nasenhaupthöhlen.

Der Boden der Nasenhöhle wird vom harten Gaumen gebildet. Das hintere Ende bilden olivengroße Öffnungen, die *Choanen*. An den seitlichen Wänden der Nasenhaupthöhlen befinden sich die obere, mittlere und untere Nasenmuschel. Der Raum unter den Nasenmuscheln wird dementsprechend als unterer, mittlerer und oberer Nasengang bezeichnet, in den die Ausführungsgänge der Nasennebenhöhlen münden. Nase und Nasennebenhöhlen sind mit Schleimhaut ausgekleidet. Die im Bereich der oberen Muschel und der oberen Septumkante gelegene Schleimhaut enthält *Riechzellen* für die Geruchswahrnehmung, deren ableitenden Nervenfasern durch eine siebartig durchlöcherte Knochenpartie in der vorderen Schädelbasis (Lamina cribosa, Rhinobasis) zum Gehirn als *Riechnerv* (I. Hirnnerv, N. olfactorius) verlaufen. Die Nasenschleimhaut ist von einer Vielzahl oberflächlich verlaufender Gefäße durchzogen. Insbesondere findet sich in den vorderen Abschnitten der Schleimhaut des Nasenseptums ein Gefäßnetz, welches besonders häufig zu Blutungen neigt (Locus Kiesselbachi). Die hinteren Abschnitte der Nase werden durch die A. sphenopalatina, ein Ast aus der A. maxillaris, versorgt. Das vordere Nasendach wird durch die Aa. ethmoidales anterior und posterior versorgt, die aus der A. ophthalmica entspringen.

Nasennebenhöhlen

Die Nasennebenhöhlen sind paarig angelegte Hohlräume im Bereich des Oberkiefers, des Siebbeins, des Stirnbeins und des Keilbeins **(Abb. 2.2)**. Sie sind mit einer Schleimhaut ausgekleidet, auf deren Oberfläche feine Härchen (Zilien) sitzen, deren Zilienschlag den Schleim zu den jeweiligen Ausführungsgängen in die Nasenhaupthöhle transportiert. Unterhalb der Augenhöhle befindet sich die größte Nebenhöhle, die *Kiefer-*

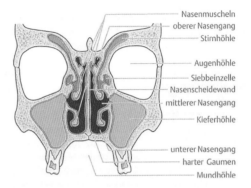

Nasenmuscheln
oberer Nasengang
Stirnhöhle

Augenhöhle
Siebbeinzelle
Nasenscheidewand
mittlerer Nasengang

Kieferhöhle

unterer Nasengang
harter Gaumen
Mundhöhle

Abb. 2.2 ▪ **Nasennebenhöhlen.** Querschnitt durch die Nasennebenhöhlen.

höhle, die nur durch den sehr dünnen Knochen des Orbitabodens von der Augenhöhle getrennt ist. Im Orbitaboden verläuft der 2. Ast des N. trigeminus (N. infraorbitalis), der an der Vorderwand der Kieferhöhle aus dem Knochen austritt und das Gefühl auf der Wange ermöglicht. Die Wurzeln der Oberkieferzähne wölben sich am Boden der Kieferhöhle hervor, so ist es erklärlich, dass Zahnerkrankungen auf die Kieferhöhle übergehen können. Der Ausführungsgang der Kieferhöhle mündet in den mittleren Nasengang. Die vielen kleinen Nasennebenhöhlen des Siebbeins sind zwischen Augenhöhle und Nasenhöhle gelegen. Diese Siebbeinzellen werden wegen ihres komplizierten und verzweigten Aufbaus auch als Siebbeinlabyrinth bezeichnet. Sie sind seitlich nur durch eine papierdünne Knochenlamelle (Lamina papyracea, Lamina orbitalis) von der Augenhöhle getrennt. Eitrige Entzündungen können also leicht in die Augenhöhle eindringen. Das Dach der Siebbeinzellen bildet der Knochen der vorderen Schädelbasis.

Größe und Form der *Stirnhöhlen* sind sehr unterschiedlich. Sie entwickelt sich erst in den ersten Jahren nach der Geburt. Sie liegen im Stirnbein hinter

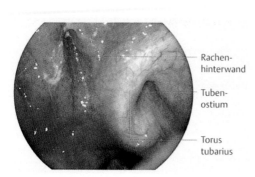

Rachen-
hinterwand

Tuben-
ostium

Torus
tubarius

Abb. 2.3 ■ **Nasenrachen.** Endoskopisches Bild des Nasenrachen.

dem Augenbrauenwulst. Beide Stirnhöhlen sind in der Mitte nur durch eine dünne Wand (Septum interfrontale) voneinander getrennt. Die hintere Wand der Stirnhöhle grenzt an das Vorderhirn, der Boden der Stirnhöhle ist das Augenhöhlendach. Erkrankungen der Stirnhöhle können daher auf Auge und Gehirn übergreifen.

Über dem hinteren Ende der Nasenhaupthöhle liegen in der Tiefe die *Keilbeinhöhlen*. Auch sie sind wie bei der Stirnhöhle nur durch eine dünne Knochenwand voneinander getrennt. An der seitlichen Wand verläuft der Sehnerv und die A. carotis interna, an der Hinterwand der Keilbeinhöhle liegt die Hypophyse an, so dass sie operativ über die Nasenhaupthöhle erreicht werden kann (sog. transnasaler Zugangsweg).

Nasenrachen

Der Nasenrachen (Nasopharynx) schließt sich an den hinteren Ausgang der Nasenhaupthöhle, den Choanen, an **(Abb. 2.3)**. Nach unten vorne ist er begrenzt durch das *Gaumensegel* und -*zäpfchen* (Uvula). Auf beiden Seiten des Nasenrachens münden die eustachischen Tuben, in der Mitte am Nasenrachendach liegen bei Kindern die *Rachenmandeln* (Tonsilla pharyngea), im Volksmund auch Polypen genannt. Dieses lymphatische Gewebe am Nasenrachendach bzw. an der Hinterwand des Nasenrachens kann bei Kindern relativ groß werden und zur Behinderung der Nasenatmung durch Verlegung der Choanen sowie zu Paukenergüssen durch Verlegung der Tubeneingänge führen. Beim Erwachsenen ist dieses Gewebe meistens nicht mehr sichtbar, da es seine eigentliche Funktion verloren hat.

Nase und Nasennebenhöhlen haben die Funktion, die Atemluft *anzuwärmen, anzufeuchten* und zu *reinigen*. Die Atemluft nimmt beim Einatmen Feuchtigkeit vom Schleimhautsekret der Nasenhaupt- und der Nasennebenhöhlen auf. Staubteilchen und kleine Fremdkörper werden durch die Haare des Nasenvorhofs und durch den vom Flimmerepithel der Schleimhaut unterhaltenen Sekretstrom gebunden und abtransportiert. Im Schleimhautsekret sind darüber hinaus gegen Bakterien und Viren gerichtete Immunglobuline enthalten, die eine erste Infektabwehr ermöglichen. Der Schleimfilm bildet somit eine Schutzschicht für die zarte Schleimhaut, weswegen ausgetrocknete Schleimhäute anfällig für Krankheitserreger sind und sich relativ schnell entzünden können. Die Nasenatmung wird durch die Nasenmuscheln reflektorisch sowohl durch sympathische Nervenfasern als auch hormonell reguliert. Durch allergische, thermische und chemische Reize kann es zu unterschiedlichen Schwellungszuständen und einem veränderten Sekretionsverhalten der Nasenschleimhäute kommen. So kommt es beim Einatmen von kalter Luft zum Anschwellen der Nasenmuscheln mit einer anschließend verstärkten Sekretion.

Darüber hinaus sind die Nasennebenhöhlen möglicherweise zur *Gewichtsminderung* des Gesichtsschädels von der Natur ausgebildet worden und geben bei normal belüftetem Zustand der menschlichen Stimme ihre natürliche Resonanz.

Im Vergleich zu vielen Tieren ist der *Geruchssinn* des Menschen nur gering entwickelt, vermittelt aber eine außerordentlich differenzierte Wahrnehmung. Durch Luftwirbel mit gelösten Riechstoffen in gas- oder staubförmigem Zustand gelangen diese beim Einatmen in die *Riechspalte* (Region der oberen Muschel und der oberen Septumkante). Hier werden sie offensichtlich gebunden und rufen eine Reaktion an den Riechzellen hervor. Dieser Vorgang ist bis heute noch nicht vollständig erforscht.

M *Ein Großteil dessen, was wir glauben zu schmecken, wird in Wirklichkeit gerochen (gustatorisches Riechen). Fällt also der Geruchssinn aus, verbleiben alleinig die Geschmacksqualitäten süß, sauer, salzig und bitter.*

2.2 ⋮ Untersuchung von Nase, Nasennebenhöhlen, Nasenrachen

2.2.1 ⋮ Körperliche Untersuchung

Nach der Erhebung der allgemeinen Krankengeschichte sind bei Nasen- und Nasennebenhöhlenbeschwerden Fragen nach Dauer und Lokalisation der Schmerzen, Behinderung der Nasenatmung, Sekretfluss, Störung des Geruchs, Allergien, sowie Zahnschmerzen in der Anamnese zu klären.

Bei der Untersuchung der äußeren Nase und des Gesichtes werden Form und Beschaffenheit von Haut und Knochen der Nase, der Gegend über den Nasennebenhöhlen und des übrigen Gesichts beurteilt. Dabei sollen Formveränderungen der Nase (knöchern oder knorpelig) und knöcherne Stufen bei Verdacht auf Frakturen im Bereich der Nase oder der Gesichtsknochen (Augenrand, Jochbogen) getastet werden. Die Beweglichkeit der gebrochenen Knochen und wie stark die Bruchstücke gegeneinander verschoben sind wird überprüft. Bei Gesichtsfrakturen sollten auch die Zähne und der Biss (Okklusion) untersucht werden. Schwellungen und Rötungen im Bereich der Augen und über den Nasennebenhöhlen werden getastet und die Druck- und Klopfschmerzhaftigkeit der Nasennebenhöhlen überprüft.

Die innere Nase wird dann mit einem *Nasenspekulum* mit Hilfe eines Stirnreflektors oder einer Stirnlampe untersucht (*vordere Nasenuntersuchung*, Rhinoskopia anterior). Zur genaueren Untersuchung der inneren Nase und insbesondere des mittleren Nasenganges wird eine *Nasenendoskopie* durchgeführt **(Abb. 2.4)**. Hierbei werden Formveränderungen der Nasenscheidewand und der Nasenmuschel, Aussehen der Schleimhaut in der Nasenhaupthöhle und die Schleimbeschaffenheit beurteilt. Gegebenenfalls können Schleimhautpolypen des mittleren Nasengangs beobachtet werden. Sekret, Schleim oder Eiter werden mit einem Nasensauger abgesaugt.

Bei stark geschwollener Schleimhaut wird die Nasenhaupthöhle mit einem abschwellenden Medikament (z. B.: Privin) besprüht, gegebenenfalls wird gleichzeitig ein Oberflächenanästhetikum (z. B. Xylocain) aufgesprüht. Der Nasenrachen, die Choanen und die Tube werden in der *hinteren Nasenuntersuchung* (Rhinoskopia posterior) beurteilt. Hierzu wird, nachdem der Mund geöffnet wurde, die Zunge mit einem Zungenspatel herabgedrückt und der Spiegel hinter das Zäpfchen geführt. Bei starkem Würgereflex wird der Nasenrachen mit einem anästhesierenden Spray betäubt. Nasenhaupthöhle, Nasengänge und Nasenrachen können auch endoskopisch untersucht werden. Hierzu werden verschieden stark angeschliffene Optiken (0°, 30°, 70°) benutzt.

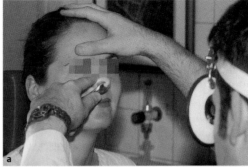

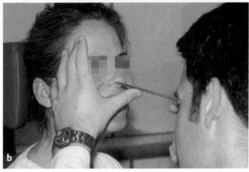

Abb. 2.4 ▪ **Untersuchung der Nase, der Nasennebenhöhlen. a** Mit dem Stirnspiegel und dem Nasenspekulum, **b** mit einem Endoskop.

P **Hygiene in der HNO-Ambulanz.** *Da in der HNO-Ambulanz fast jeder Patient endoskopisch untersucht wird, ist es notwendig, dass die Endoskope ständig durch die Pflegepersonen gesäubert und desinfiziert werden. Dabei sind die entsprechenden Hygienerichtlinien einzuhalten.*

Zur genaueren Untersuchung der Nasennebenhöhlen wird insbesondere der mittlere Nasengang unterhalb der mittleren Muschel mit einer 30°-Optik untersucht. Manchmal ist es notwendig, die mittlere Muschel mit einem Instrument abzuspreizen. Zu achten ist dann auf eine ausreichende Betäubung mit einem Lokalanästhetikum.

Mit der Nasenendoskopie können Polypen oder Tumoren, die meist aus den Ausführungsgängen der Nasennebenhöhlen kommen, die Öffnung der Ausführungsgänge selbst und gegebenenfalls eitriger Ausfluss beobachtet werden. Bei Nasenbluten kann die Quelle der Blutung festgestellt und gleichzeitig endoskopisch verödet werden.

Bei unklaren Befunden in der Kieferhöhle wird eine Endoskopie der Kieferhöhle (Sinuskopie) durchgeführt. Hierzu wird nach vorheriger Lokalanästhesie der Nasenhaupthöhle und des unteren Nasenganges ein Trokar durch den Knochen der Wand zur Kieferhöhle gestoßen und anschließend ein Endoskop in die Kieferhöhle eingeführt.

2.2.2 Funktionsprüfungen

Rhinomanometrie und nasaler Provokationstest

Eine Nasenatmungsbehinderung kann durch eine *Nasendurchflussmessung* (Rhinomanometrie) quantifiziert werden. Dem Patienten wird dabei eine Gesichtsmaske aufgesetzt und beide Nasenlöcher werden mit einem Schlauchsystem verbunden. Hierdurch kann der unterschiedliche Luftdruck am Naseneingang und im Nasenrachen, sowie die Menge der durch die Nasenhaupthöhle eingeatmeten Luft gemessen werden.

Hat die Anamnese den Verdacht auf eine allergische Erkrankung der Nase ergeben, so kann die Rhinomanometrie zu einem allergischen Test, dem nasalen Provokationstest, benutzt werden. Dem Patienten wird bei diesem Test nach mehreren Leermessungen (ohne Allergen) das vermutete Allergen in die Nase gesprüht (z. B.: Birkenpollen) und nach wenigen Minuten (ca. 10 min) wird eine erneute Messung durchgeführt. Aus der Differenz beider Untersuchungen kann man Rückschlüsse auf das Vorliegen eine allergisch bedingten Nasenatmungsbehinderung ziehen.

Allergische Diagnostik

Unter einer Allergie versteht man eine bestimmte Störung des Immunsystems mit einer typischen Reaktion (allergische Reaktion) des Organismus auf den auslösenden Stoff (Allergen). Dabei kommt es beim Erstkontakt nicht zu einer Immunität sondern zu einer Überempfindlichkeit (Sensibilisierung) des Körpers gegen das Allergen. Während jedes weiteren Kontakts mit dem Allergen wird eine überschießende Reaktion des Immunsystems, die *allergische Reaktion*, ausgelöst.

Man unterscheidet 4 Typen der allergischen Reaktion (s. a. Buchteil Dermatologie, S. 189 ff.), für die HNO-Heilkunde ist vorwiegend die *Typ-I-Reaktion* (Soforttyp, Anaphylaxie) wichtig, da sie für die allergische Rhinitis („Heuschnupfen") und das Quincke-Ödeme in Mund, Rachen und Kehlkopf (S. 73) verantwortlich sind. Die Typ-I-Reaktion ist durch eine Bildung von IgE-Antikörpern nach dem Erstkontakt mit dem Allergen gekennzeichnet. Bei einem weiteren Kontakt kommt es dann zu einer überschießenden Entzündungsreaktion, der anaphylaktischen Reaktion, die durch eine akute Schwellung der Haut oder der Schleimhäute z. B. im Bereich von Nase, Mund, Rachen, Kehlkopf oder Augen gekennzeichnet ist. Typische Erkrankungen, die nach der Typ-I-Reaktion ablaufen, sind z. B. Heuschnupfen, Asthma und Urtikaria. Die Maximalreaktion ist der anaphylaktische Schock, bei dem es durch eine starke Freisetzung von Histamin zu einer Weitstellung der Gefäße und folglich zu einem Blutdruckabfall, zu schwerer Atemnot und Kreislaufstillstand kommen kann.

Nach Erhebung einer genauen allergischen Krankengeschichte (wässriges Nasenlaufen, Augenjucken, Asthma, Niesreiz, Symptome nur zu bestimmten Jahreszeiten oder nur bei Kontakt zu gewissen Tieren bzw. Nahrungsmitteln, Symptome nur in Räumen etc.) erfolgt zur weiteren allergischen Diagnostik zunächst ein *Hauttest* (Prick-Test), um einen ersten Anhalt für mögliche Allergene zu erhalten. Hierzu werden auf die Haut z. B. des Unterarms voneinander getrennte kleine Tropfen industriell gefertigter Testlösungen mit spezifischen Allergenen aufgebracht. Mit einer Lanzette wird die Haut unter dem jeweiligen Tropfen eingeritzt, so dass das Allergen in die Haut eindringen kann. An der Hautreaktion (Rötung mit Quaddelbildung) nach 30 min kann man die Sensibilisierung des Körpers erkennen. Zusätzlich werden im Blut die Serumspiegel für das Gesamt-IgE und die spezifischen IgE mittels *Radio-Allergo-Sorbent-Test* (RAST) ermittelt. Die in diesen beiden Tests positiv getesteten Allergene werden bei einer allergischen Rhinitis schließlich im nasalen Provokationstest bestätigt.

Geruchsprüfung

Zur Überprüfung des Geruchs wird meistens eine *subjektive Riechprüfung* (Olfaktometrie) durchgeführt. Verschiedene Riechstoffe werden dabei getrennt vor beide Nasenlöcher gehalten und der Patient gibt an, was er riecht und was nicht. Eine Standardisierung ist z. B. mit dem *Sniffing-Sticks-Test* möglich, der mehr als 50 Geruchsstoffe enthält. Es werden reine Riechstoffe wie z. B.: Vanille, Nelke oder Kaffee von solchen Riechstoffen unterschieden, die auch eine Reizung des N. trigeminus hervorrufen, wie z. B.: Menthol, oder auch eine Geschmackskomponente besitzen (Reizung des N. glossopharyngeus) wie z. B.: Chloroform (süßer Geschmack). Bei der *objektiven Olfaktometrie* werden durch Geruchsstoffe ausgelöste Hirnrindenpotenziale aufgezeichnet.

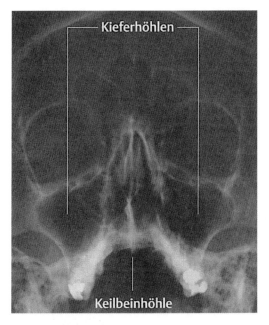
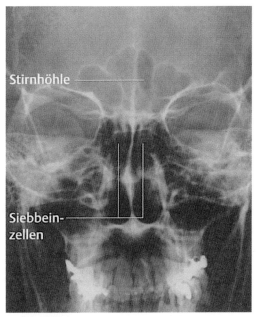
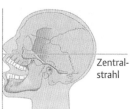
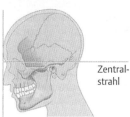

Abb. 2.5 a, b ▪ **Nasennebenhöhlen.** Röntgenaufnahmen der Nasennebenhöhlen.

2.2.3 ⋮ Bildgebende Untersuchungen

Sonographie

Die einfachste Untersuchung der Nasennebenhöhle ist die Sonographie im A-Mode-Verfahren (sog. Sono-A-Untersuchung). Ein kleiner Schallkopf wird auf die Wange über der Kieferhöhle oder auf die Stirn über der Stirnhöhle aufgesetzt. Bei einer lufthaltigen Nasennebenhöhle kommt es zur Schallauslöschung, bei einer flüssigkeitsgefüllten Nasennebenhöhle zu einem sog. Rückwandecho.

Konventionelle Röntgenaufnahmen:

Zur Beurteilung der Nasennebenhöhlen wird meist eine Übersichtsaufnahme in okzipitofrontaler (o.f.) und okzipitomentaler (o.m.) Aufnahmetechnik durchgeführt **(Abb. 2.5)**. Bei Gesichtsfrakturen wird eine

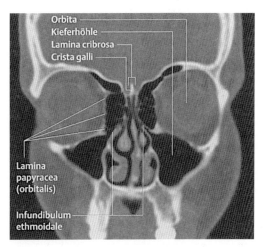

Abb. 2.6 ▪ **Nasennebenhöhlen.** Computertomogramm der Nasennebenhöhlen.

Schädelaufnahme in 2 Ebenen angefertigt. Zur Beurteilung einer möglichen Nasenbeinfraktur wird eine seitliche Aufnahme (bitemporal) und zur Beurteilung einer Jochbogenfraktur eine Aufnahme nach Welin (sog. „Henkeltopfaufnahme") durchgeführt.

Computertomographie und Magnetresonanztomographie

Zur genaueren Diagnostik von Gesichtsfrakturen, Nasennebenhöhlenerkrankungen und Erkrankungen der Gesichtsweichteile wird eine Computertomographie (CT) der Nasennebenhöhlen in koronarer und axialer Schichtung notwendig **(Abb. 2.6)**. Bei Weichteilerkrankungen sollte auch eine Magnetresonanztomographie (MRT) des Gesichtschädels vorgenommen werden.

2.3 ┊ Erkrankungen von Nase, Nasennebenhöhlen, Nasenrachen

2.3.1 ┊ Erkrankungen der Nase

Formvarianten der äußeren Nase

Die äußere Form der Nase wird durch die Form des knöchernen Nasengerüstes (Nasenbein) und die knorpeligen Anteile der Nase (Seiten-, Flügel- und Septumknorpel) bestimmt. Es können Nasenformen vorkommen, die weit außerhalb der Norm liegen und den betreffenden Patienten entstellen. Man unterscheidet z. B. die Höcker-, Lang- und Breitnase. Als Verletzungsfolge kann eine knöcherne Schiefnase oder eine Sattelnase vorliegen. Die funktionell-ästhetische Nasenchirurgie kann in diesen Fällen sowohl die Funktion als auch die äußere Form verändern (sog. funktionelle Septorhinoplastik) **(Abb. 2.7)**. Alle operativen Schritte werden durch die Nase vorgenommen, ohne Narben im Gesicht zu hinterlassen.

Weichteilverletzungen

Nach einem Trauma oder einem Unfall können Platz-, Schnitt- oder Risswunden in unterschiedlichem Ausmaß auftreten. Nachdem knöcherne Verletzungen ausgeschlossen worden sind, werden die Wunden gereinigt und primär meist in örtlicher Betäubung versorgt. Erfahrungsgemäß bleiben im Gesichtsbereich keine entstellenden Narben zurück.

Nasenbeinfraktur

D *Eine Nasenbeinfraktur ist ein durch äußere Gewalteinwirkung hervorgerufener Bruch des Nasenbeins, der als offene (mit Weichteilverletzung und freiliegendem Knochen) oder geschlossene Fraktur auftreten kann.*

Symptome und Diagnostik
Äußerlich zeigt sich ein Schiefstand der Nase oder ein eingesunkener Nasenrücken. Ausgedehnte Weichteilhämatome und Schwellungen können das äußerliche Bild eindrucksvoller erscheinen lassen als die Verletzung wirklich ist. Meist ist die Nasenfraktur von Nasenbluten durch Zerreißungen der Nasenschleimhaut begleitet.

Bei der Untersuchung sollte nach weiteren Verletzungen des Gesichtsschädels gefahndet und durch die radiologische Diagnostik noch andere Gesichtsfrakturen ausgeschlossen werden. Durch die Untersuchung der inneren Nase muss ein *Septumhämatom* ausgeschlossen werden. Das Septumhämatom ist ein Bluterguss zwischen dem Knorpel bzw. Knochen des Septums und der Schleimhaut, der sich nach einer Nasenseptumfraktur ohne Zerreißung der Septumschleimhaut bilden kann. In einem solchen Falle sollte die Septumschleimhaut inzidiert, der Bluterguss abgelassen und die Schleimhaut an das Septum antamponiert werden, um eine Infektion (Septumabszess)

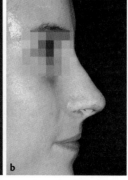

Abb. 2.7 ■ **Septorhinoplastik. a** vor Septorhinoplastik, **b** nach Septorhinoplastik.

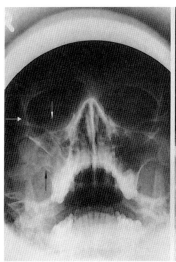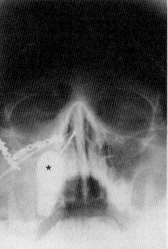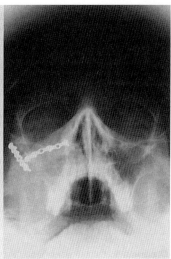

Abb. 2.8 ▪ **Jochbeinfraktur.**

des Hämatoms zu verhindern, die den Septumknorpel zerstören könnte.

Therapie

Die Nasenbeinfraktur wird in Lokalanästhesie oder Intubationsnarkose mit einem Elevatorium aufgerichtet und reponiert, zur Stützung die Nasenhaupthöhle tamponiert, ggf. die Weichteilverletzung versorgt und ein Nasengips für 7 Tage angelegt. Ist das Nasenseptum mit gebrochen und verschoben, sollte eine Septumplastik (S. 35) durchgeführt werden.

Mittelgesichtsfrakturen

D *Als Mittelgesichtsfraktur bezeichnet man durch äußere Gewalteinwirkung hervorgerufene Brüche des Gesichtsschädels. Die Mittelgesichtsfrakturen können in unterschiedlichem Ausmaß vorliegen. Es werden entsprechend der beteiligten Gesichtsknochen laterale (z. B. isolierte Jochbogenfrakturen, Jochbeinfrakturen, isolierte Orbitabodenfrakturen), zentrale bzw. zentrolaterale und frontobasale Mittelgesichtsfrakturen unterschieden.*

Isolierte Jochbogenfraktur bzw. Jochbeinfraktur

Ursache

Bei einem heftigen Schlag auf das seitliche Gesicht kommt es meist zu Frakturen des Jochbeins **(Abb. 2.8)**.

Symptome und Diagnostik

Abgesehen von Weichteilverletzungen bzw. -schwellungen gibt es keine spezifischen Symptome. Es lassen sich die eingesunkene Jochbeinprominenz und die Frakturspalten am seitlichen Orbitarand und Jochbogen tasten. Nach entsprechender radiologischer Diagnostik (Röntgen der Nasennebenhöhlen, „Henkeltopfaufnahme") kann das Ausmaß der Fraktur bestimmt werden.

Therapie

Die operative Versorgung richtet sich nach dem Ausmaß der Fraktur: Eine isolierte Jochbogenfraktur kann durch eine alleinige Reposition mit einem sog. Einzinker versorgt werden. Ist das Jochbein ebenfalls frakturiert, muss eine operative Versorgung mittels Osteosynthese am Orbitarand erfolgen.

Orbitabodenfraktur (Blow-out-Fraktur)

Ursache

Bei einem heftigen Schlag auf das Auge, z. B. durch einen Golf- oder Squashschläger, bricht meist der Orbitaboden ein (Orbitabodenfraktur) **(Abb. 2.9)**.

Symptome und Diagnostik

Durch das Absinken des Augapfels kommt es zu Doppelbildern beim Blick nach oben und zu Gefühlsstörungen im Bereich der Wange durch die Dehnung des N. infraorbitalis. Am unteren Orbitarand lässt sich die Frakturstufe tasten. Im Röntgenbild der Nasennebenhöhlen zeigt sich die Fraktur meist kombiniert mit einem Flüssigkeitsspiegel (Blut) in der darunter liegenden Kieferhöhle.

Abb. 2.9 ■ Orbitabodenfraktur.

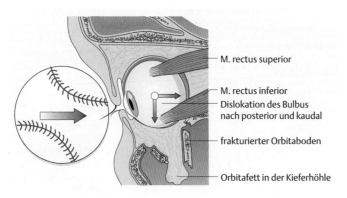

- M. rectus superior

- M. rectus inferior
- Dislokation des Bulbus nach posterior und kaudal

- frakturierter Orbitaboden

- Orbitafett in der Kieferhöhle

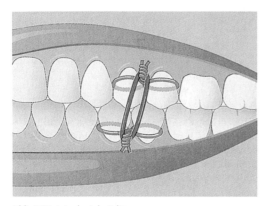

Abb. 2.10 Interdentale Schienung.

Therapie

Die operative Versorgung erfolgt durch das Einbringen einer stützenden Folie (PDS-Folie) oder von Knorpelscheiben, um den Orbitaboden wieder zu rekonstruieren. Nach der operativen Versorgung einer Orbitabodenfraktur kann das Auge stark anschwellen und es können Doppelbilder auftreten. Daher sollte prä- als auch postoperativ eine augenärztliche Kontrolle erfolgen. Die gereizte Bindehaut sollte z. B. mit Bepanthen-Augensalbe gepflegt werden.

Zentrale Mittelgesichtsfrakturen

Bei einer Gewalteinwirkung auf das Mittelgesicht entstehen typischerweise zentrale Mittelgesichtsfrakturen. Die Frakturen werden nach *Le Fort I-III* eingeteilt und sind meist von einer Okklusionsstörung begleitet, da die Maxilla mobil ist. Die operative Versorgung sollte deswegen in Zusammenarbeit mit dem Kieferchirurgen erfolgen, da zunächst die Okklusionseinstellung und Fixierung durch eine interdentale Drahtschienung erfolgen muss **(Abb. 2.10)**.

Frontobasale Frakturen (Frontale Schädelbasisfraktur)

Ursache

Bei einer Gewalteinwirkung auf den Stirnbereich können Frakturen auftreten, die in den Stirnhöhlen-Siebbeinbereich einstrahlen und die Schädelbasis mit einschließen.

Symptome und Diagnostik

Typische Symptome einer zentralen Mittelgesichtsfraktur sind Weichteilverletzungen und -schwellungen über der Stirn, Monokelhämatom, subkonjunktivales Hämatom (Hyposphagma), Abfließen von klarer Flüssigkeit aus der Nase (Rhinoliquorrhö) und Nasenbluten. Bei dem Verdacht auf Rhinoliquorrhö und frontobasaler Fraktur sollte sofort eine CT des Gesichtschädels erfolgen und eine Untersuchung des Liquors auf β_2-Transferrin durchgeführt werden.

Komplikationen

Frühkomplikationen sind eine persistierende Liquorrhö, Meningitis, Enzephalitis und ein Hirnabszess. Zu den Spätkomplikationen zählen die Muko- oder Pyozelen.

Therapie

Es erfolgt die operative Versorgung der Frakturen mit Enttrümmerung und Osteosynthese sowie Schaffung ausreichender Abflussmöglichkeiten für die Nasennebenhöhlen. Liegt klinisch eine Liquorrhö vor, so muss diese durch den HNO-Arzt evtl. zusammen mit dem Neurochirurgen versorgt werden, um nachfolgend aufsteigende Infektionen (Meningitis, Enzephalitis) zu verhindern. Ansonsten richtet sich die Therapie nach den Begleitverletzungen und besteht im Wesentlichen in einer stationären Überwachung für wenige Tage.

Nasenfurunkel

D *Nasenfurunkel sind ausgedehnte Weichteilentzündungen im Bereich des Naseneingangs oder der äußeren Nase bzw. Oberlippe, die aus einer Entzündungen der Haarbälge (Follikulitis) am Naseneingang oder in der Nasolabialfalte entstehen können.*

Symptome
Die Nasenspitze oder andere Gesichtsweichteile sind stark gerötet, geschwollen und sehr druckschmerzhaft.

Therapie
Da die V. angularis in der Falte zwischen Nase und Wange zum Schädelinneren drainiert, kann aus solch einer banalen Entzündung eine schwerwiegende Komplikation, die *Sinus-cavernosus-Thrombose* entstehen. Daher besteht die Therapie in der Eröffnung des Furunkels, einer intravenösen Antibiotikagabe und der lokalen Behandlung mit antibiotikahaltigen Salben.

Choanalatresie

D *Bei der Choanalatresie handelt es sich um einen angeborenen membranösen oder knöchernen Verschluss (Atresie) der Choanen. Die Atresie kann einseitig oder beidseitig bestehen.*

Symptome
Die *einseitige* Choanalatresie bleibt oft jahrelang unbemerkt, während die *beidseitige* gleich nach der Geburt ernste Störungen nach sich zieht. Das Neugeborene muss seine Atmung von der gewohnten Nasenatmung auf eine alleinige Mundatmung umstellen. Da der Säugling normalerweise während des Trinkens gleichzeitig durch die Nase atmet, wird der Trinkvorgang immer wieder unterbrochen und die Nahrungsaufnahme bleibt unzureichend.

Therapie
Die Therapie besteht in der operativen Eröffnung auf endonasalem Weg und der Einlage von Silikonstents für mehrere Wochen zum Offenhalten der neu geschaffenen Öffnung.

Septumdeviation ■ ■ ■

D *Eine Septumdeviation bezeichnet eine Verkrümmung oder Verbiegung der Nasenscheidewand. Septumdeviationen sind auf unterschiedliche Wachstumszeiten der knöchernen und knorpeligen Anteile des Septums zurückzuführen. Darüber hinaus finden sich Septumdeviationen als Folgezustand nach einem Nasentrauma mit Nasenbein- bzw. Nasenseptumfraktur.*

Symptome und Diagnostik
Verformungen der Nasenscheidewand (Nasenseptum) kommen recht häufig vor und führen zu einer behinderten Nasenatmung und einer erhöhten Neigung zu Entzündungen der Nase und des Rachens. Selten können Kopfschmerzen durch eine starke Verbiegung des Nasenseptums hervorgerufen werden. Bei der HNO-ärztlichen Untersuchung finden sich Verbiegungen (Deviationen), von der knöchernen Verankerung abgerutschte Septumknorpel (Subluxationen), mehr oder weniger ausgeprägte Bodenleisten und Septumsporne, die sogar vollständig den mittleren Nasengang verlegen können und zu wiederkehrenden Nasennebenhöhleninfekten führen.

Therapie
Die operative Korrektur (Nasenseptumplastik) wird heutzutage in Intubationsnarkose durchgeführt. Der Eingriff erfolgt durch die Nase und unter Schonung der Nasenschleimhaut werden die verbogenen Anteile reseziert und evtl. reimplantiert. Es werden postoperativ Stützfolien beidseits der Scheidewand vorübergehend eingenäht und die Nase für 2 Tage tamponiert. Diese Korrektur der Nasenscheidewand hat keinen Einfluss auf das äußere Erscheinungsbild der Nase. Fehlt allerdings der Septumknorpel gänzlich, so kommt es zur sog. Sattelnase (z. B. bei Wegner-Granulomatose oder nach einer Septumresektion). In einem solchen Fall muss die stüzende Funktion des Nasenseptums z. B. mit Rippenknorpel wiederhergestellt werden.

Nasenbluten (Epistaxis)

Ursache
Die Ursache von Nasenbluten liegt häufig in einer mechanischen Manipulation an der Scheidewand (Nasebohren), in heftigem Schneuzen, in erhöhtem Blutdruck oder in einer trockenen oder entzündeten Nasenschleimhaut, die schnell einreißt. Seltene Ursachen sind Tumoren der Nase oder der Nasennebenhöhlen, Patienten mit Blutgerinnungsstörungen oder Immundefekten und Verletzungen. Häufigkeit, Stärke und Dauer des Nasenblutens werden wesentlich durch die Einnahme von Antikoagulanzien (z. B. Aspirin oder Marcumar) bestimmt.

Diagnostik
Neben der Inspektion der Nasenhaupthöhle (auch endoskopisch), um eine Blutungsquelle zu identifizieren, sollte der Blutdruck gemessen werden und evtl. eine Untersuchung des Blutbildes zur Bestimmung des Blutverlustes und der Gerinnungsparameter erfolgen (besonders bei Patienten mit einer Antikoagulationstherapie).

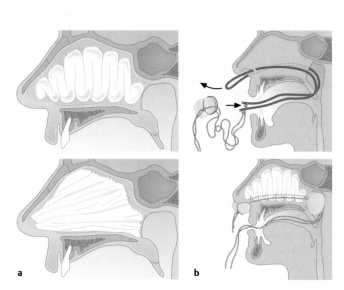

Abb. 2.11 ▪ **Nasentamponaden. a** vordere Tamponade, **b** Bellocq-Tamponade.

Therapie

Erstmaßahmen bei Nasenbluten sind:
- Zusammendrücken der Nasenflügel für einige Minuten,
- aufrechte Position einnehmen,
- den Kopf nach vorne beugen und
- einen Eisbeutel in den Nacken legen (was reflektorisch die Blutgefäße in der Nase engstellen soll).

So kommen die meisten Blutungen von selbst zum Stillstand. Der Blutdruck sollte mehrmals gemessen und evtl. ein blutdrucksenkendes Medikament gegeben werden. Obwohl der Patient meistens von einem großen Blutverlust ausgeht, sind die durch das Nasenbluten verlorenen Mengen eher gering und nicht bedrohlich. Dennoch sollte der Blutverlust kontrolliert werden (Hb, Hämatokrit).

Greifen die Erstmaßnahmen nicht, muss der HNO-Arzt die Blutung stillen. Dies geschieht meist mit einer Verätzung oder Verödung der Blutungsquelle. Nach Einlage von mit Privin getränkten Spitztupfern zum Abschwellen der Nasenschleimhaut kommen ebenfalls zahlreiche Blutungen durch den gefäßverängenden Effekt von Privin zum Stillstand. Nach einer Oberflächenanästhesie (z. B. Xylocain-Spray) kann ein blutendes Gefäß elektrokauterisiert oder z. B. mit Silbernitrat verätzt werden. Anschließend erfolgt die Einlage einer *vorderen Nasentamponade* für 2 Tage (z. B. Merocel, gesalbte fortlaufende Gaze oder geschichtete Nasenspitztupfer). Die Tamponade sollte auf beiden Seiten durchgeführt werden, um einen genügenden Druck ausüben zu können **(Abb. 2.11)**.

Nur in wenigen Fällen gelingt mit diesen Maßnahmen keine effektive Blutstillung, da die Blutungsquelle in den hinteren Abschnitten der Nase liegt. Dann wird eine *hintere Nasentamponade* notwendig. Hierzu kann ein Ballonkatheter eingeführt werden, dessen Ballon den Nasenrachen abdichtet, die Nasenhaupthöhle wird wiederum austamponiert. Eine andere Möglichkeit ist die *Bellocq-Tamponade*: durch die Nase werden die Enden eines dünnen Gummischlauches geführt und zum Mund wieder ausgeleitet. Anschließend wird ein großer Tupfer mit zwei kräftigen Fäden an den Enden verknotet. Die Gummischlauchenden werden nun wieder zurückgezogen und dabei der Tupfer mit dem Finger in den Nasenrachen platziert. Nach der beidseitigen Tamponade der Nasenhaupthöhle werden die Haltefäden über dem Nasensteg, geschützt durch einen Tupfer, fest verknotet. Der Faden der am Tupfer im Nasenrachen befestigt ist, wird zum Mund herausgeführt, um später die Tupfer entfernen zu können.

Ist eine Nasentamponade wegen einer starken Scheidewandverkrümmung nicht möglich, so ist eine Septumplastik mit gleichzeitiger Blutungsstillung durchzuführen.

Bei heftigen arteriellen Blutungen sind evtl. operativ Gefäßunterbindungen nötig: A. ethmoidalis (im medialen Augenwinkel), A. sphenopalatina (vor der Keilbeinhöhle) oder A. maxillaris (von außen über einen Hautschnitt oder transnasal hinter der Kieferhöhle). In solchen Situationen sollte vorher eine CT der Nasennebenhöhlen durchgeführt werden. Alternativ kann auch eine Embolisation des blutenden Gefäßes über eine Angiographie versucht werden.

Die zugrunde liegenden Erkrankungen (arterielle Hypertonie, Gerinnungsstörungen) müssen nach der Blutungsstillung weiter untersucht und therapiert werden.

Rhinophym

D Als ein Rhinophym („Knollennase") bezeichnet man eine gutartige Hyperthrophie der Talgdrüsen der Nase. Zum Rhinophym s. Buchteil Dermatologie, S. 189 ff.

Therapie
Die Behandlung dieser stark verunstaltenden Erkrankung besteht in einer chirurgischen Abtragung.

Basaliom, malignes Melanom ▪ ▪

Zur genaueren Beschreibung der Basaliome bzw. malignen Melanome s. Buchteil Dermatologie, S. 189 ff. Auf der Nasenhaut entwickeln sich ebenso wie an der Haut der Ohren häufig Basaliome und auch maligne Melanome. Die durch die Exzision dieser Hauttumoren entstehenden Defekte müssen mitunter aufwendig rekonstruiert werden.

Nasenschleimhautentzündung („Schnupfen", Rhinitis)

D Der Schnupfen (Rhinitis acuta) ist eine Virusinfektion der Nasenschleimhaut und wird vorwiegend durch Rhinoviren aber auch durch andere Viren (Adenoviren, RS-Viren, Paramyxoviren) hervorgerufen. Die Übertragung geschieht durch Tröpfcheninfektion. Begünstigt wird die Infektion durch eine allgemeine Auskühlung mit reflektorischer Durchblutungsänderung der Nasenschleimhaut, einer Verminderung der Aktivität des Flimmerepithels und einer somit gesteigerten Anfälligkeit für virale Infekte. Die Inkubationszeit beträgt wenige Stunden bis Tage.

Symptome und Diagnostik
Ein Kitzeln in der Nase verbunden mit einem Niesreiz sind die ersten Symptome. Die Nase schwillt zu und es beginnt eine wässrig-seröse Sekretion. Später dickt sich das Sekret ein und wird schleimig-eitrig. Schließlich wird die Nasenschleimhaut trocken. Bei der HNO-ärztlichen Untersuchung zeigt sich eine hochrote Nasenschleimhaut mit wässrigem oder eitrigem Sekret. Die Haut am Naseneingang ist ebenfalls rötlich entzündet.

Therapie
Bisher gibt es keine kausale Therapie. Symptomatisch werden abschwellende Nasentropfen gegeben (z. B. Otriven) oder orale Schnupfenmittel, die abschwellende und antiallergische Substanzen enthalten (z. B. Rhinopront).

M Abschwellende Nasentropfen sollten nicht über einen längeren Zeitraum (ca. 3 Wochen) eingenommen werden, weil ansonsten eine Gewöhnung an das abschwellende Medikament eintritt und der Patient ständig Nasentropfen benötigt („Privinismus").

Chronische Rhinitis

D Man spricht von einer chronischen Rhinitis, wenn der Schnupfen länger als 3 Monate besteht.

Ursache
Die Ursachen sind vielfältig. Sie reichen von bakteriellen Entzündungen der Schleimhaut der Nasennebenhöhlen, einer Hyperplasie der Adenoide bei Kindern bis hin zu Nasenseptumdeviationen und der fortdauernden Exposition mit Stäuben oder ständigen starken Temperaturschwankungen.

Symptome und Diagnostik
Es zeigt sich zäher, eitriger Schleim auf der Nasenschleimhaut, verdickte Nasenmuscheln mit einer Schleimhauthyperplasie und eine behinderte Nasenatmung.

Therapie
Die Therapie besteht in der Beseitigung der zugrunde liegenden Ursachen, das heißt in einer antibiotischen Therapie, der Gabe von antibiotikahaltigen Nasensalben, der operativen Entfernung der Adenoide, einer Verkleinerung der Nasenmuscheln oder einer Begradigung einer Septumdeviation (S. 35).

Atrophische Rhinitis

D Die atrophische Rhinitis ist eine besondere Form der chronischen Rhinitis mit einer dünnen, ausgetrockneten Nasenschleimhaut und sehr zähem Schleim, der Krusten auf der Schleimhaut bildet. Mitunter wird die Nase sehr weit, die Krusten entzünden sich und führen zu einem üblen Geruch (Ozaena, „Stinknase").

Ursache
Als Ursachen werden einerseits ethnisch-konstitutionelle Dispositionen diskutiert andererseits sind Substanzdefekte der Schleimhaut nach Trauma, wiederholten Nasennebenhöhleneingriffen und Tumoroperationen im Nasennebenhöhlenbereich die Ursache.

Therapie
Zur Behandlung können Nasenöle oder fettende Nasensalben gegeben werden. Die Nase soll mit Salzwasser gespült werden. Auch kann das Nasenlumen durch Unterfütterung mit Knorpelstückchen unter die Schleimhaut verkleinert werden.

Allergische Rhinitis

D Als allergische Rhinitis bezeichnet man eine durch eine allergische Reaktion vom Soforttyp ausgelöste Entzündung der Nasenschleimhaut.

Symptome und Diagnostik

Am bekanntesten ist der „Heuschnupfen", eine *saisonale* (nur zu einer Jahreszeit auftretende) Rhinitis bei Pollenflug während der Baumblüte im Frühjahr oder der Gräserblüte im Frühsommer. Dagegen sind die Symptome bei einer Hausstauballergie das ganze Jahr über vorhanden (*perienniell*) und besonders ausgeprägt am Morgen (ausgelöst durch die Ausscheidungen der Hausstaubmilbe, die während der Nacht eingeatmet werden).

Die Patienten klagen über ständigen Niesreiz, eine verstopfte Nase, wässrige Nasensekretion und Juckreiz in Nase und Augen. Bei der Untersuchung der Nase finden sich zumeist große, livide verfärbte Muscheln mit wässrig-glasigem Schleim. Die Diagnose wird durch eine gezielte Anamnese, einen Hauttest (Pricktest) sowie der Bestimmung der spezifischen IgE-Antikörper und einen nasalen Provokationstest gestellt.

Therapie

Um die allergische Rhinitis zu behandeln, sollte der Patient zunächst gut über seine Krankheit aufgeklärt werden. Das erste und wichtigste Ziel ist die Vermeidung des auslösenden Allergens (Allergenkarenz). So kann die Trennung von einem Haustier bei einer Tierhaarallergie schon alle Symptome beseitigen. Auch für den Hausstauballergiker gibt es spezielle Verhaltensmaßregeln, die eine Sanierung seiner Wohnverhältnisse bedeuten: Teppichböden müssen entfernt werden und spezielle Bettbezüge sollen das nächtliche Einatmen von Milbenexkrementen aus der Matratze verhindern. Die Patienten mit Heuschnupfen können sich allerdings nur schwer gegen das auslösende Allergen schützen.

Die medikamentöse Therapie besteht in der lokalen Gabe von Antihistaminika (z. B. Livocab), Chromoglycinsäure zur Verhinderung einer Histaminfreisetzung (z. B. Irtan) oder Glukokortikoiden (z. B. Nasonex) zur Hemmung der Entzündungsreaktion als Nasensprays. Die genannten Medikamente können auch zusätzlich systemisch per os gegeben werden.

Die einzige kausale Therapie besteht in der *spezifischen Immuntherapie* (*Hyposensibilisierung*). Hierbei werden ansteigende Mengen eines für den Patienten zusammengestellten stark verdünnten wässrigen Allergenextraktes subkutan injiziert. Die Behandlung soll zu einer Immunität gegenüber dem Allergen füh-

ren und die Beschwerden nachhaltig bessern. Nach jeder Injektion, die zunächst wöchentlich, später einmal im Monat durchgeführt wird, muss der Patient für 30 min überwacht werden, da neben einer Lokalreaktion (Quaddeln, Schnupfen, Bindehautentzündung) die Gefahr einer Allgemeinreaktion mit Asthma und anaphylaktischer Reaktion besteht. Beim Auftreten einer anaphylaktischen Reaktion (Atemnot, Blutdruckabfall bis hin zum Kreislaufstillstand) muss ein intravenöser Zugang gelegt und es müssen Adrenalin, Antihistaminika, Kortikoide und Flüssigkeit gegeben werden.

P **Maßnahmen bei einer Hyposensibilisierung.** Wird in der HNO-Ambulanz eine Hyposensibilisierung durchgeführt, so muss der Patient anschließend für mindestens 30 min überwacht werden. Lokalreaktionen wie Quaddeln können gekühlt oder mit Antihistaminika behandelt werden. Bei einer schweren Allgemeinreaktion müssen i. v. Adrenalin, Kortikoide und Antihistaminika zusammen mit Flüssigkeit gegeben werden.

Nasale Hyperreaktivität (vasomotorische Rhinitis)

D Als nasale Hyperreaktivität bezeichnet man wässriges Nasenlaufen und Niesreiz, die ohne ersichtliche Auslöser auftreten und denen keine Allergie zugrunde liegt.

Ursache

Man führt die nasale Hyperreaktivität auf eine vegetative Funktionsstörung der Nasenschleimhaut zurück, die durch äußere Reize wie Staub, Rauch oder Kälte zu besonders heftigen Reaktionen der Nasenschleimhaut führt.

Therapie

Die Therapie besteht in einer Behandlung mit Salzwasserspülungen, kortikoidhaltigen Nasensprays und ggf. einer operativen Verbesserung der Nasenatmung.

Wegner-Granulomatose

D Die Wegner-Granulomatose ist eine nekrotisierende Entzündung der Gefäße (Vaskulitis), die die oberen und unteren Luftwege befällt.

Symptome und Diagnostik

Anfänglich kommt es zu Beschwerden im HNO-Bereich mit einer Rhinitis, Sinusitis und Otitis. Typischerweise bilden sich Ulzera am Septum, die den Nasenseptumknorpel zerstören können und zu einer Sattelnase führen. Später kommt es zu einer Beteiligung der Trachea, Lunge, Leber, Nieren und der Gelenke. Die Diagnose wird durch den Nachweis von antinukleären Antikörpern im Serum (ANCA) und einer Gewebeprobe aus der Nasenschleimhaut gestellt.

Therapie
Als therapeutische Maßnahme zur Behandlung der Wegner-Granulomatose werden systemisch Gluko- kortikoide und Immunsuppressiva verabreicht.

2.3.2 Erkrankungen der Nasennebenhöhlen

Akute Sinusitis ▪

> **D** Als akute Sinusitis (Sinusitis acuta) wird eine meist bakte-
> rielle akute (eitrige) Entzündung der Schleimhaut einer
> oder mehrerer Nasennebenhöhlen bezeichnet. Die Entzündung
> aller Nasennebenhöhlen heißt Pansinusitis.

Ursache
Die Sinusitis acuta entsteht meist durch eine Fortlei- tung einer akuten Rhinitis über die Ausführungsgänge der Nasennebenhöhlen. Insbesondere die Verschwel- lung der Ausführungsgänge (Ostien) der Nasenneben- höhlen lässt den natürlichen Abtransport des Sekretes aus den Nasennebenhöhlen nicht mehr zu. Es kommt zu einem Sekretstau, einer Schleimhautschwellung in der Nebenhöhle und nachfolgend zu einer bakteriellen Keimbesiedelung über die Ausführungsgänge. Meist sind die Kieferhöhlen (Sinusitis maxillaris) und die Siebbeinzellen (Sinusitis ethmoidalis) befallen, selten auch die Stirnhöhle (Sinusitis frontalis) und die Keil- beinhöhle (Sinusitis sphenoidalis).

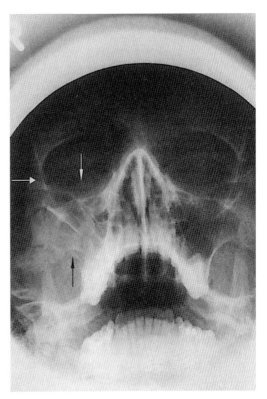

Abb. 2.12 ▪ **Nasennebenhöhlen:** Verschattung der rechten Kieferhöhle.

Symptome
Die Patienten klagen über Schmerzen und ein Druck- gefühl im Bereich der Kieferhöhle bei einer Enzün- dung der Kieferhöhle (Sinusitis maxillaris), der Stirn bei einer Entzündung der Stirnhöhle (Sinusitis fronta- lis) und zwischen den Augen bei einer Entzündung der Siebbeinzellen (Sinusitis ethmoidalis), die sich je- weils beim Bücken verstärken. Eine Entzündung der Keilbeinhöhle (Sinusitis spenoidalis) hat eher uncha- rakteristische Kopfschmerzen über der Schädeldecke zur Folge. Fieber und allgemeine Abgeschlagenheit sind weitere Begleitsymptome.

Diagnostik
Bei der HNO-ärztlichen Untersuchung finden sich druckschmerzhafte Stirn- und/oder Kieferhöhlen. Bei der Rhinoskopia anterior ist die Schleimhaut gerötet und unterhalb der mittleren Muschel läuft meistens Eiter aus den Ausführungsgängen. Die Sonographie zeigt im A-Mode ein Vorder- und Rückwandecho. In den konventionellen Röntgenbildern der Nasenne- benhöhlen sind in den Nebenhöhlen, die z. T. mit Eiter oder Sekret gefüllt sind, Flüssigkeitsspiegel zu sehen.

Sind die Nebenhöhlen völlig mit Eiter gefüllt, sind sie auf dem Röntgenbild gänzlich verschattet **(Abb. 2.12)**.

Therapie
Für eine Heilung ist eine ausreichende Abflussmög- lichkeit des eitrigen Sekrets aus den Nebenhöhlen Vo- raussetzung. Daher werden abschwellende Nasen- tropfen oder -spray und schleimlösende Medikamente (z. B. ACC 600) verordnet und Antibiotika (z. B. Unacid) gegeben. Lässt sich trotz abschwellender Nasentrop- fen kein Eiter in der Nase nachweisen, wird der mitt- lere Nasengang mit einer „hohen Einlage" abgeschwol- len. Dazu wird ein kleiner mit einem Faden armierter Wattetupfer in Privin gelegt und unter optischer Kon- trolle mit einer 30°-Optik unter die mittlere Muschel gelegt. Nach 10 min kann der Tupfer gezogen werden. Dieses Vorgehen bewirkt ein maximales Abschwellen derjenigen Region in der die meisten Nebenhöhlen ih- ren Ausführungsgang haben.

Bei unzureichender Besserung der Symptome kann bei einer Sinusitis maxillaris auch eine sog. *scharfe Kie- ferhöhlen-Spülung* oder eine *Becksche Bohrung* der

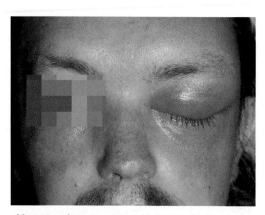

Abb. 2.13 ■ Akute Sinusitis. Orbitale Komplikationen einer akuten Sinusitis.

Stirnhöhle bei einer Sinusitis frontalis vorgenommen werden, um den Eiter abzulassen.

Komplikationen

Trotz der antibiotischen Behandlung kann es zu einem Fortschreiten der Entzündung kommen und weitere Strukturen des Kopfes können in Mitleidenschaft gezogen werden: Die Komplikationen der akuten Sinusitis betreffen einerseits die Augenhöhle, andererseits das Gehirn und den Gesichtsknochen selber. Die Komplikationen, die die Augenhöhle betreffen (orbitale Komplikationen) kommen recht häufig insbesondere bei Kindern vor (**Abb. 2.13**). Sie gehen meist von einer akuten Sinusitis der Stirnhöhle oder der Siebbeinzellen aus und werden in 4 Grade eingeteilt:

- Grad 1: *Lidödem.* Über der Stirnhöhle zeigt sich eine Schwellung mit Rötung. Der Patient hat meist geringe Beschwerden, gibt keine Doppelbilder, Sehstörungen oder Schmerzen beim Druck auf den Augapfel an. Im CT der Nasennebenhöhlen findet sich kein Anhalt für ein Fortschreiten der Entzündung von den Nasennebenhöhlen in die Augenhöhle.
- Grad 2: *Periostitis (Entzündung der Knochenhaut).* Zu den unter Grad 1 genannten Symptomen kommt eine ausgeprägt Druckschmerzhaftigkeit des Knochens über der Stirnhöhle oder des Siebbeins hinzu. Im CT lässt sich weiterhin kein Anhalt für einen Subperiostalabszess (s. Grad 3) finden. Die Entzündung hat aber schon den Knochen durchwandert.
- Grad 3: *Subperiostalabszess (Abszess zwischen Knochen und Knochenhaut).* Der Augapfel ist meist nach unten-außen verdrängt und sehr druckschmerzhaft. Die Schwellung und Rötung des Oberlides und des Auges haben zugenommen.

Eventuell lässt die Sehkraft nach. Im CT der Nasennebenhöhlen findet sich ein Subperiostalabszess, der sich zwischen Knochen und Knochenhaut gebildet hat.

- Grad 4: *Intraorbitaler Abszess.* Es zeigt sich eine starke Schwellung und Verdrängung des Bulbus nach vorne oder unten. Der Patient sieht Doppelbilder und leidet unter verminderter Sehkraft. Im CT wird der orbitale Abszess ggf. mit Lufteinschlüssen sichtbar.
- Grad 5: *Orbitalphlegmone.* Diese Komplikation stellt die schwerste Augenhöhlenkomplikation einer akuten Entzündung der Nasennebenhöhlen dar. Der Inhalt der Augenhöhle ist diffus entzündet und das Auge ist akut durch eine drohende Entzündung des Sehnervs gefährdet. Das Auge steht stark vor (Protrusio bulbi) und weist zunehmende Beweglichkeitseinschränkungen auf. Die Sehkraft ist eingeschränkt bis hin zur Blindheit.

Bei allen Stadien der orbitalen Komplikation muss ein augenärztliches Konsil durchgeführt werden, um die Beeinträchtigung der Sehkaft (Visus) zu überprüfen. Die Therapie bei der orbitalen Komplikation Grad 1 und 2 besteht in einer hoch dosierten antibiotischen Therapie (z. B. Unacid) i. v. und der Gabe von abschwellenden Nasentropfen und einem schleimlösenden Medikament. Kommt es trotz der konservativen Therapie innerhalb von 24 Stunden zu einer Verschlechterung, sollte sofort operiert werden.

Bei der orbitalen Komplikation Grad 3 und 4 ist immer die sofortige operative Sanierung indiziert. Das operative Vorgehen richtet sich nach der Lage des Abszesses und/oder der Ausdehnung der akuten Sinusitis. In der Regel werden die Nebenhöhlen eröffnet, es wird ein ausreichender Abfluss zur Nasenhaupthöhle hin angelegt und der Abszess wird eröffnet. Über mehrere Tage muss intravenös ein Antibiotikum hoch dosiert gegeben werden.

Die Entzündung der Nasennebenhöhlen kann sich aber auch nach intrakraniell ausbreiten (kranielle Komplikationen) und über eine Meningitis zu einer Enzephalitis oder einem Epidural-, Subdural- oder Hirnabszess führen. Insbesondere am Knochen des Stirnbeins kann es zu einer Infektion der Knochenmarkräume kommen (Osteomyelitis). Auch in diesen Fällen muss der Entzündungsherd operativ saniert, ein ausreichender Abfluss geschaffen und ggf. erkrankter Knochen reseziert werden.

P **Krankenbeobachtung bei akuter Sinusitis.** *Orbitale oder kranielle Komplikationen von akuten Entzündungen der Nasennebenhöhlen können sich innerhalb weniger Stunden entwickeln. Es ist daher Aufgabe auch der Pflegepersonen, Komplikationen rechtzeitig zu erkennen: Zunehmende Lidschwellung, Dop-*

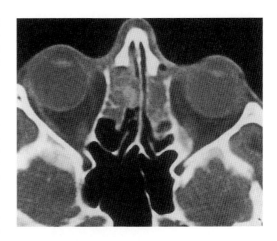

pelbilder und nachlassende Sehkraft müssen dem behandelnden Arzt unverzüglich gemeldet werden. Ebenso müssen neu auftretende Nackenschmerzen, Kopfschmerzen und steigendes Fieber, was auf eine intrakranielle Komplikation (Meningitis) hindeutet, unverzüglich dem Arzt berichtet werden.

Chronische Sinusitis ■ ■

D Von einer chronischen Sinusitis spricht man, wenn für mindestens 8 Wochen Symptome und Beschwerden (Druckgefühl über den Nasennebenhöhlen, Sekretfluss) bestehen oder 4 Episoden einer akuten Sinusitis im Jahr auftreten und sich Veränderungen im CT auch nach medikamentöser Vorbehandlung finden.

Ursache
Durch Engstellen in den Ausführungsgängen der Nasennebenhöhlen oder durch eine starke Septumdeviation kommt es zu einer Behinderung des Sekretabflusses aus den Nebenhöhlen und zur sekundären Keimbesiedlung mit Bakterien, Viren oder Pilzen. Heilt das akute Stadium nicht aus, geht es in ein chronisches Stadium über, welches mit einer hyperplastischen Schleimhaut einhergeht.

Symptome und Diagnostik
Ähnlich wie bei der akuten Sinusitis klagen die Patienten über Schmerzen und ein Druckgefühl im Bereich der Nasennebenhöhlen, jedoch mit geringerer Intensität. Begleitsymptome sind das Gefühl der behinderten Nasenatmung und ein chronischer Schleimfluss im Rachen, besonders in den Morgenstunden. Mitunter kann auch das Geruchsvermögen eingeschränkt sein.

In der Nase finden sich keine Auffälligkeiten. Die Diagnose wird vorwiegend durch die bildgebenden Untersuchungsverfahren gestellt. Typischerweise findet sich eine verdickte Schleimhaut, die in der konventionellen Röntgenaufnahme und besser sichtbar im CT der Nasennebenhöhlen eine wolkige, wandständige oder rahmenförmige Schleimhautschwellung zeigt, die bisweilen auch einige oder alle Nasennebenhöhlen vollständig verlegen kann **(Abb. 2.14)**.

Therapie
Zunächst sollte ein konservativer Therapieversuch unternommen werden mit der Gabe eines kortikoidhaltigen Nasensprays (z. B. Nasonex oder Pulmicort) in Kombination mit einem Sekretolytikum wie z. B. ACC 600 oder Sinupret. Bei einer zusätzlich vorhandenen akuten Entzündung wird auch eine kurzzeitige Therapie mit einem Antibiotikum durchgeführt.

Sollte auch nach mehreren Wochen der konservativen Therapie keine Besserung eingetreten sein, wird eine endoskopische Nasennebenhöhlenoperation vorgenommen, die die Ausführungsgänge der Nasen-

nebenhöhlen erweitert. Zusätzlich sollte eine Septumdeviation korrigiert werden.

Nasenpolypen

D Bei den Nasenpolypen (Polyposis nasi) handelt es sich um polypöse Schleimhautwucherungen, die durch die Ostien der Nasennebenhöhlen in die Nase vorwachsen und deren Ursache bisher nicht geklärt ist **(Abb. 2.15)**.

Symptome und Diagnostik
Neben einem Druckgefühl über den Nebenhöhlen klagen die Patienten über Geruchsstörungen oder dem völligen Fehlen des Geruchsinns, einer verstopften Nase und einem veränderten Stimmklang. Bei der HNO-ärztlichen Untersuchung zeigen sich glasige Polypen, die meist aus dem mittleren Nasengang kommen und die Nasenhaupthöhle ganz verlegen können. Eine Sonderform ist der *Choanalpolyp*, bei dem es sich um einen großen Polypen handelt, der meist aus der Kieferhöhle oder dem Siebbein kommend bis in den Nasenrachen vorwächst.

Therapie
Kleine Polypen können versuchsweise mit einem kortikoidhaltigen Nasenspray alleine behandelt werden. Ansonsten müssen Polypen operativ über eine endonasale Nasennebenhöhlenoperation entfernt und mit einem kortikoidhaltigen Nasenspray nachbehandelt werden.

Mukozele, Pyozele

D Eine Mukozele ist eine mit Schleim, eine Pyozele eine mit Eiter gefüllte Nebenhöhle, deren knöchernen Wände ausgedünnt oder zum Teil sogar aufgebraucht sind und es somit zu ei-

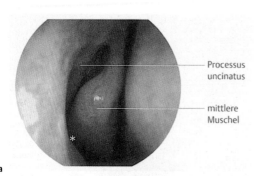

Processus uncinatus

mittlere Muschel

a

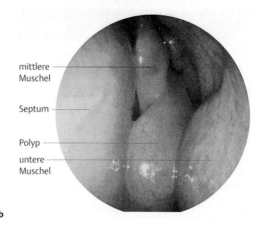

mittlere Muschel

Septum

Polyp

untere Muschel

b

Abb. 2.15 ■ **Polyposis nasi. a** Normaler mittlerer Nasengang, **b** bei Polyposis nasi.

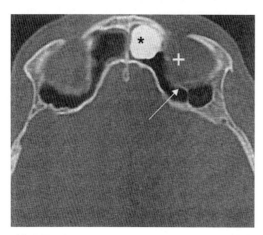

Abb. 2.16 ■ **Osteom.** Computertomogramm eines Stirnhöhlenosteoms.

ner Schwellung und zum Bruch nach außen kommt. Beides beruht auf einem Verschluss des Ausführungsganges (Ostium) durch Vernarbung (postoperativ oder nach Trauma) und nachfolgendem Sekretstau in der Nasennebenhöhle.

Symptome und Diagnostik

Typischerweise zeigt sich bei einer Mukozele eine Vorwölbung über der Nasennebenhöhle zum Teil kombiniert mit Doppelbildern (bei Mukozelen der Stirnhöhle) und der Verlagerung des Augapfels nach unten. Schmerzen finden sich eigentlich nur bei Pyozelen. Im CT zeigt sich eine weichteildichte Verschattung der Nasennebenhöhle mit ausgedünnter oder aufgebrauchter knöcherner Wand.

Therapie

Die Therapie besteht in der operativen Sanierung von endonasal oder einem Zugang von außen und der Schaffung eines ausreichenden Abflusses zur Nasenhaupthöhle.

Osteom

D *Ein Osteom ist eine gutartige Wucherung des Knochens (meist im Siebbein), welche den Sekretabfluss aus der betroffenen Nasennebenhöhle behindern kann **(Abb. 2.16)**.*

Symptome und Diagnostik

Über längere Zeit können allmählich zunehmende Kopfschmerzen oder rezidivierende Sinusitiden auftreten. Bei der Nasenendoskopie findet sich meist kein pathologischer Befund. Die Verdachtsdiagnose wird in den meisten Fällen durch eine CT der Nasennebenhöhlen gestellt.

Therapie

Das Osteom wird durch einen operativen Eingriff vollständig entfernt. Der Zugang bei der Operation erfolgt meist von außen.

Invertiertes Papillom

D *Das invertierte Papillom ist ein semimaligner Tumor der Nasennebenhöhlen, der lokal destruierend wächst und in seltenen Fällen in ein Plattenepithelkarzinom übergehen kann **(Abb. 2.17)**.*

Symptome und Diagnostik

Die Symptome sind ähnlich denen der chronischen Sinusitis. In der CT findet sich eine meist einseitige Verschattung der Nasennebenhöhlen. Die endgültige Diagnose wird allerdings erst histologisch nach der Entnahme von Gewebe gestellt.

Therapie

Eine vollständige operative Entfernung durch eine endonasale oder extranasale Nasennebenhöhlenoperation ist notwendig, da der Tumor zwar selten entartet aber häufig rezidiviert.

Bösartige Tumoren

Im Bereich der Nase und der Nasennebenhöhlen kommen bösartige Tumoren relativ selten vor. Am häufigsten sind Karzinome (Plattenepithelkarzinome, Adenokarzinome), selten kommen aber auch andere Tumoren wie z. B. Sarkome vor.

Symptome und Diagnostik

Einseitiges Nasenbluten, einseitiger eitriger Ausfluss, Vorwölbung von Wangenweichteilen, Geruchsstörungen, plötzlich auftretende Doppelbilder bzw. Sehstörungen oder untypische Gesichtsschmerzen können erste Symptome eines malignen Tumors in den Nasennebenhöhlen sein.

Bei der Nasenendoskopie kann ein Tumor aus dem mittleren Nasengang kommend beobachtet werden. Es kann sich allerdings auch eine völlig unauffällige Nasenhaupthöhle zeigen. Meist wird die Diagnose erst durch eine Probeentnahme aus dem Tumor (z. B. endoskopisch) gesichert. Wichtig ist die bildgebende Diagnostik mit CT und MRT, um die genaue Ausdehnung des Tumors und Infiltrationen des Knochens und umliegender Organe zu erkennen (Abb. 2.**17**).

Therapie

Je nach Sitz und Ausdehnung des Tumors wird eine chirurgische Entfernung angestrebt, der meist eine Strahlentherapie folgt. Bei zu ausgedehnten Befunden wird die alleinige Strahlentherapie evtl. in Kombination mit einer Chemotherapie durchgeführt. Die Indikation zur chirurgischen Therapie richtet sich zum einen nach der Lokalisation und Ausdehnung des Tumors, sollte aber auch die zu erwartenden kosmetischen Defekte berücksichtigen. Infiltriert der Tumor den Oberkiefer, so muss ein Teil des Oberkiefers reseziert werden (Oberkieferteilresektion). Bei einem Einbruch in die Augenhöhle muss der gesamte Augenhöhleninhalt entfernt werden (Exenteratio orbitae). Beim Einbruch in die Schädelbasis muss in Zusammenarbeit mit dem Neurochirurgen eine Resektion der Schädelbasis durchgeführt werden. Die kosmetisch zum Teil stark entstellenden Eingriffe (z. B. Entfernung des Augenhöhleninhalts) müssen vor einem Eingriff sorgfältig und behutsam mit dem Patienten besprochen und auch die Möglichkeiten der späteren Defektbehandlung aufgezeigt werden. So wird bei Oberkieferteilresektionen nach dem Eingriff das Anpassen einer speziellen Prothese, die den Defekt ausfüllt (Obturatorprothese), durch einen Zahnarzt oder MKG-Chirurgen notwendig.

Die ausgeräumte Augenhöhle nach Exenteratio orbitae kann durch eine Defektepithese (z. B. knochenverankerte Epithese) versorgt werden. Trotz dieser

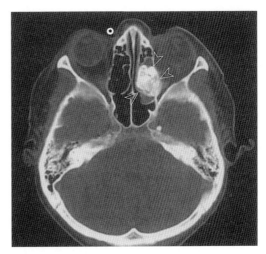

Abb. 2.17 ▪ **NNH-Tumor.** Computertomogramm eines Nasennebenhöhlentumors.

Maßnahmen stellt ein solcher Eingriff für den Patienten eine sehr große Belastung dar.

Die Prognose von Karzinomen der Nasennebenhöhlen ist schlecht. Die mittlere 5-Jahres-Überlebenszeit beträgt ca. 30 %.

M *Adenokarzinome der Nase und Nasennebenhöhlen werden als Berufserkrankungen durch Holzstäube bei der Verarbeitung von Harthölzern beobachtet (Schreiner, Sägewerkarbeiter).*

P **Entstellende Defekte.** *Bösartige Tumoren der Nasennebenhöhlen sind selten, stellen aber mitunter für den Patienten eine große psychische Belastung dar, da operativ z. T. entstellende Defekte resultieren können. Insbesondere in der postoperativen Phase müssen daher die Pflegepersonen zusammen mit dem HNO-Arzt den Patienten langsam an den veränderten Anblick seines Gesichtes gewöhnen. Da der Defekt erst Wochen nach der Operation z. B. epithetisch versorgt werden kann, sollte ein entsprechender Verband getragen werden, der es dem Patienten ermöglicht, sich in der Öffentlichkeit bewegen zu können.*

2.3.3 ┊ Erkrankungen des Nasenrachens

Rachenmandelhyperplasie

D *Als Rachenmandelhyperplasie bezeichnet man eine Vergrößerung der Rachenmandel, die in den ersten Lebensjahren auftritt (auch adenoide Vegetationen oder im Volksmund „Polypen" genannt).*

Symptome und Diagnostik

Die jungen Patienten atmen chronisch durch den Mund und schnarchen im Schlaf, da die Nasenatmung durch die Rachenmandel stark eingeschränkt ist. Durch die Verlegung der Tubeneingänge im Nasenrachen ist die Belüftung des Mittelohres behindert und es kommt zu rezidivierenden Mittelohrentzündungen und Paukenergüssen. Durch die dadurch entstandene Schwerhörigkeit (Schallleitungsschwerhörigleit) besteht die Möglichkeit einer verzögerten Sprachentwicklung.

Bei der Otoskopie zeigt sich meist ein verdicktes, milchiges Trommelfell. Im Nasenrachen lassen sich große adenoide Polster feststellen. Das Tympanogramm zeigt ein nicht schwingungsfähiges Trommelfell.

Therapie
Die Therapie besteht in der operativen Entfernung der adenoiden Vegetationen (*Adenotomie*), ggf. mit einer Ohrmikroskopie und Parazentese kombiniert.

Juveniles Nasenrachenfibrom

> **D** *Beim juvenilen Nasenrachenfibrom handelt es sich um einen gutartigen, gefäßreichen Tumor (Angiofibrom) im Bereich des Nasendachs, der besonders bei männlichen Jugendlichen ab dem 10. Lebensjahr auftritt.*

Symptome und Diagnostik
Eine behinderte Nasenatmung und rezidivierendes Nasenbluten finden sich als Hauptsymptome. Zusätzlich kann es durch die Verlegung der Tubeneingänge zu Paukenergüssen kommen. Bei der Postrhinoskopie zeigt sich ein knolliger, roter Tumor mit glatter Oberfläche im Nasenrachen mit Ausläufern in die Nasenhaupthöhlen. Durch die CT kann die genaue Tumorausdehnung festgestellt werden. Da der Tumor lokal verdrängend wächst, kann es auch zu Knochendestruktionen und einem Einwachsen nach intrazerebral kommen.

Therapie
Bei ausgedehnten Befunden mit der Verlegung der Nasenatmung wird der Tumor operativ entfernt. We-gen der starken Blutungsgefahr sollte präoperativ eine Embolisation der versorgenden Gefäße über eine Angiographie durchgeführt werden.

> **M** *Eine Probeexzision aus einem Nasenrachenfibrom stellt eine erhebliche Blutungsgefahr dar! Die Patienten müssen daher entsprechend überwacht werden.*

Nasopharynxkarzinom

> **D** *Der häufigste bösartige Ttumor des Nasenrachens ist das undifferenzierte Nasopharynxkarzinom (lymphoepithelialer Tumor vom Schincke-Typ). Der Tumor tritt besonders häufig in Ostasien auf.*

Symptome und Diagnostik
Anfangs kommt es zu Tubenfunktionsstörungen und Paukenergüssen, selten auch zur Behinderung der Nasenatmung. Im Spätstadium fallen den Patienten die meist beidseitigen großen Halslymphknotenmetastasen auf. Bei der HNO-ärztlichen Untersuchung fällt der z. T. schmierig belegte Tumor im Nasenrachen auf. Meist finden sich am Hals tastbare, vergrößerte Lymphknoten. Bei den Patienten kann im Serum ein erhöhter Titer von IgA gegen das Capsid-Antigen und das Early-Antigen von Ebstein-Barr-Viren nachgewiesen werden. Die Diagnose wird histologisch durch eine Probe aus dem Tumor gesichert. Zur Ausdehnungsbestimmung des Tumors wird eine CT von Kopf und Hals durchgeführt.

> **M** *Jeder länger anhaltende Paukenerguss beim Erwachsenen erregt den Verdacht auf ein Nasopharynxkarzinom und muss entsprechend abgeklärt werden!*

Therapie
Da das Nasopharynxkarzinom sehr strahlensensibel ist, wird meist eine alleinige Radiochemotherapie durchgeführt. Nur bei einem Nichtansprechen der Lymphknotenmetastasen auf die Therapie kann eine Neck-dissection durchgeführt werden. In allen Stadien beträgt die 5-Jahre-Überlebensrate nur 15 %.

P Pflegeschwerpunkt Operation der Nasennebenhöhlen

Operationsverfahren

Operationen der Nasennebenhöhlen werden heute minimal-invasiv entweder endoskopisch oder mikroskopisch jeweils durch die Nase (endonasaler Zugang) durchgeführt, ohne äußerliche Narben im Gesicht zu hinterlassen. Nur noch selten werden Zugangswege von außen gewählt. Diese Technik findet meist bei ausgedehnten Eingriffen, bei Komplikationen und Tumoren Verwendung, bei denen der Hautschnitt im Bereich des medialen Augenwinkels, der Augenbrauen (z. B. Stirnhöhlen-Operation von außen), entlang des seitlichen Nasenrückens, unter der Oberlippe im Mundvorhof (z. B. transfaziale Kieferhöhlen-Operation) oder quer über den Kopf (sog. Bügelschnitt) angelegt wird **(Abb. 2.18)**.

Die Sicherheit bei der endoskopischen Nasennebenhöhlenoperation kann durch den Einsatz von CTgesteuerten Navigationsgeräten (z. B. Brainlab) erhöht werden. Die präoperative CT wird dabei in ein Computersystem eingelesen und der Patient mit dem Datensatz abgeglichen. Infrarotkameras orten dann die Spitze des Instruments im Raum und projezieren die entsprechende Position des Operationsinstruments in das dreidimensional rekonstruierte CT des Patienten auf dem Monitor, so dass der Operateur während der Operation die Position seiner Instrumente im CT ständig auf dem Bildschirm angezeigt bekommt (**Abb. 2.19**).

Diese neue Technologie wird die Sicherheit komplizierter Eingriffe insbesondere an der Schädelbasis verbessern helfen.

Prä- und postoperative Pflege

Für die präoperative Vorbereitung durch die Pflegepersonen ist folgendes zu beachten: Der Patient sollte vor der Operation nochmals duschen, da – um einer Nachblutung vorzubeugen – das Duschen mit heißem Wasser und das Haarewaschen in den ersten 5 Tagen nach dem Eingriff zu vermeiden ist. Wird ein Zugangsweg von außen gewählt, muss evtl. der Bart rasiert werden.

Nach der Operation ist die Operationshöhle mit einer entsprechenden Nasentamponade vor frischen Nachblutungen geschützt. Dennoch kann es zu Nachblutungen kommen. Daher ist in der postoperativen Phase stärkeres Bluten durch die Tamponade oder im Rachen (Inspektion des Rachens durch die Pflegeperson) dem Operateur zu melden. Erstmaßnahmen sind dieselben wie beim Nasenbluten: Der Patient sollte in einer halb sitzenden Position im Bett liegen, eine Eiskrawatte in den Nacken gelegt bekommen, außerdem muss der Blutdruck kontrolliert werden. Eine hypertensive Phase ist evtl. medikamentös zu behandeln.

Die postoperative Kontrolle durch die Pflegeperson sollte auch Sehstörungen und Störungen der Augenbeweglichkeit sowie Schwellungen oder Einblutungen im Bereich der Augenlider oder des Auges beinhalten. Durch Eingriffe in den Nasennebenhöhlen können leicht Verletzungen des Auges oder des Augenhöhleninhalts vorkommen. Sowohl Augapfel als auch Sehnerv können geschädigt werden. Verletzungen der Augenhöhle kann man an einem beginnenden Bluterguss im Bereich des Auges erkennen. In all diesen Fällen sollte der Operateur verständigt und ein augenärztliches Konsil durchgeführt werden.

Beginnende Kopfschmerzen und Nackensteifigkeit können ein erstes Warnsymptom einer intraoperativen Verletzung der Schädelbasis und einer beginnenden Meningitis sein. Auch diese Warnsymptome müs-

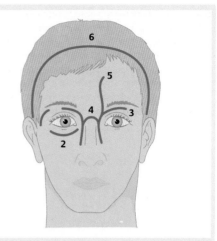

Abb. 2.18 ▪ **NNH-OP.** Mögliche Zugangswege zu den Nasennebenhöhlen von außen.

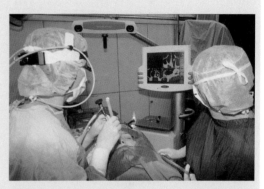

Abb. 2.19 ▪ Workstation eines Vector-vision-computerassisted-surgery-Geräts im Operationssaal.

sen dem Operateur umgehend gemeldet werden, damit entsprechende Maßnahmen eingeleitet werden können.

Da die Nasentamponade meist für 2 Tage belassen wird und der Patient in dieser Zeit nur durch den Mund atmen kann, besteht die Gefahr, dass der Mund stark austrocknet und es zu Halsentzündungen kommt. Daher sind eine gute Flüssigkeitszufuhr und Inhalationen wichtig. Mit einem Kaltluftvernebler wird die Raumluft angefeuchtet. Der Patient erhält direkt nach der Operation Glyzerinstäbchen mit Zitronengeschmack zum Lutschen. Sobald er wieder trinken darf, muss auf eine ausreichende Flüssigkeitszufuhr geachtet werden.

Am 2. Tag nach der Operation wird in aller Regel die Tamponade aus der Nase entfernt. Nach der Entfernung der Nasentamponade kann es kurzfristig noch-

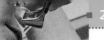

mals zu stärkerem Nasenbluten kommen, daher sollte hier vorsorglich eine Eiskrawatte in den Nacken gelegt und dem Patienten eine Nierenschale ausgehändigt werden. Um auch in der Zeit nach der Entfernung der Tamponade eine Nachblutung zu vermeiden, wird der Patient angehalten, in den ersten 5 Tagen nach der Operation nicht zu Schneuzen. Da die Nasenatmung in der Phase der postoperativen Wundheilung durch eine reaktive Schleim- und Sekretbildung verlegt ist, wird mindestens einmal täglich in den ersten Tagen die Nasenhaupthöhle durch den HNO-Arzt abgesaugt. Für die weitere Pflege erhält der Patient rückfettende Nasensalben, die auch abschwellende Wirkstoffe enthalten. Diese sollten in den ersten 8 Tagen nach der Entfernung der Tamponade 3-mal täglich angewandt werden.

3 Lippen, Mundhöhle, Mundrachen (Oropharynx), Speicheldrüsen

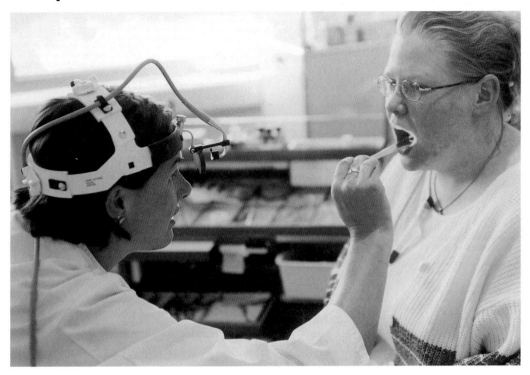

X **Examenswissen** *Speicheldrüsen (S. 48), Mundhöhlenkarzinom (S. 53 f.), Akute Mandelentzündungen (S. 54 f.), Pfeiffersches Drüsenfieber (S. 55), Chronische Tonsillitis (S. 56), Tonsillektomie (S. 61 ff.)*

3.1 Anatomie und Physiologie

3.1.1 Anatomie

Lippen, Mundvorhof und Mundhöhle

Zwischen Lippen bzw. Wangen und den Alveolarfortsätzen mit den Zahnreihen befindet sich der *Mundvorhof* (Vestibulum oris, **Abb. 3.1**). Die Zahnreihen trennen den Mundvorhof vom Raum der *Mundhöhle* ab. In der Mundhöhle liegt die Zunge dem Mundboden auf, der aus mehreren Schichten Muskulatur besteht. Die Zunge enthält an der Seite Geschmacksknospen (Papillen), die über die zum Gehirn ziehenden Geschmacksfasern die Geschmacksempfindungen vermitteln. Nach oben wird die Mundhöhle durch

D *Definition* M *Merke* P *Pflege* W *Wissen* X *Examenswissen* **I Hals-Nasen-Ohren-Heilkunde** ▪ 47

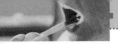

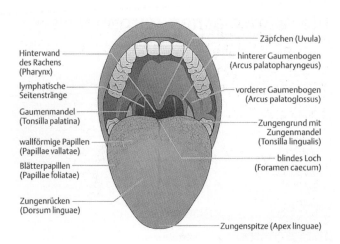

Abb. 3.1 ▪ **Mundhöhle.** Blick in die Mundhöhle bei herausgestreckter Zunge.

Hinterwand des Rachens (Pharynx)

lymphatische Seitenstränge

Gaumenmandel (Tonsilla palatina)

wallförmige Papillen (Papillae vallatae)

Blätterpapillen (Papillae foliatae)

Zungenrücken (Dorsum linguae)

Zäpfchen (Uvula)

hinterer Gaumenbogen (Arcus palatopharyngeus)

vorderer Gaumenbogen (Arcus palatoglossus)

Zungengrund mit Zungenmandel (Tonsilla lingualis)

blindes Loch (Foramen caecum)

Zungenspitze (Apex linguae)

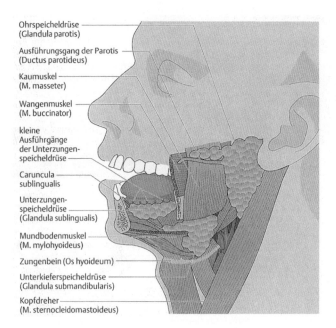

Abb. 3.2 ▪ **Speicheldrüsen.**

Ohrspeicheldrüse (Glandula parotis)

Ausführungsgang der Parotis (Ductus parotideus)

Kaumuskel (M. masseter)

Wangenmuskel (M. buccinator)

kleine Ausführgänge der Unterzungenspeicheldrüse

Caruncula sublingualis

Unterzungenspeicheldrüse (Glandula sublingualis)

Mundbodenmuskel (M. mylohyoideus)

Zungenbein (Os hyoideum)

Unterkieferspeicheldrüse (Glandula submandibularis)

Kopfdreher (M. sternocleidomastoideus)

den harten Gaumen, der Trennwand zwischen Mundhöhle und Nasenhaupthöhle, begrenzt. Nach hinten schließt sich der weiche Gaumen mit dem Zäpfchen (Uvula) an und bildet die Grenze zum *Mundrachen* (Oropharynx). In die Mundhöhle oder den Mundvorhof münden die Ausführungsgänge der 3 doppelseitig angelegten Kopfspeicheldrüsen: Der *Ohrspeicheldrüse* (Glandula parotis), der *Unterkieferspeicheldrüse* (Glandula submandibularis) und der *Zungenspeicheldrüse* (Glandula sublingualis).

Speicheldrüsen

Die Ohrspeicheldrüse liegt vor dem Ohr **(Abb. 3.2)**. Ihr Ausführungsgang mündet im Mundvorhof gegenüber dem 2. oberen Backenzahn in die Wangenschleimhaut. Durch den Gesichtsnerv (N. facialis) wird sie einen tiefen (medialer Anteil) und einen oberflächlichen Lappen (lateraler Anteil) unterteilt. Durch diese sehr enge Beziehung zum Drüsengewebe kann daher der Gesichtsnerv bei Speicheldrüsenoperationen leicht verletzt werden, was zu einer Lähmung der Gesichtsmuskulatur führt.

Die Unterkieferspeicheldrüse kann man unter dem Unterkiefer tasten. Ihr langer Ausführungsgang zieht durch den Mundboden und mündet auf beiden Seiten des Zungenbändchens. Die Zungenspeicheldrüsen liegen zwischen der Zungenunterseite und dem Mundboden, der Ausführungsgang mündet in den Ausführungsgang der Unterkieferspeicheldrüse.

Mundrachen

Der Mundrachen (Oropharynx) schließt sich nach unten an den Nasenrachen an (**Abb. 3.3**). Er wird seitlich durch die Gaumenmandeln (Tonsilla palatina), die zwischen vorderen und hinteren Gaumenbogen eingebettet sind, sowie der seitlichen Rachenwand begrenzt. Die Gaumenmandeln sitzen mit ihrer Kapsel im Bindegewebe der Gaumenbögen. Tiefe verzweigte Gänge (Krypten) ziehen von der Oberfläche in die Tiefe des Mandelgewebes. Unter dieser Oberfläche liegt lymphatisches Gewebe. Die Vorderwand des Mundrachens besteht zum größten Teil aus dem Zungengrund, der bis zum Ansatz des Kehldeckels reicht.

M *Der Rachen (Pharynx) wird in Nasenrachen (Nasopharynx), Mundrachen (Oropharynx) und Kehlkopfrachen (Hypopharynx) unterteilt*

3.1.2 ⋮ Physiologie

Im Rachen kreuzen sich *Schluckweg* (Mund – Rachen – Speiseröhre) und *Atemweg* (Nase – Rachen – Kehlkopf). In der Mundhöhle erfolgt die Vorbereitung der Nahrung für den Schluck- und Verdauungsvorgang: Sie wird von den Lippen und Zähnen ergriffen, zerkleinert, eingespeichelt und durch den Schluckakt weiter in die Speiseröhre befördert. Beim Schlucken schließt sich der Nasenrachen durch Anheben des weichen Gaumens gegen die Rachenhinterwand ab. Anschließend wird der Speisebrei am Kehlkopf vorbei in die Speiseröhre geschluckt. Zum Schutz des Kehlkopfes legt sich dabei der Kehldeckel über die Stimmbänder und verschließt den Eingang in die Luftröhre, um ein „verschlucken" zu verhindern.

Mundhöhle, Mund- und Nasenrachen, sowie die Nasenhöhle sind als *Resonanzraum* für den Klang der im Kehlkopf gebildeten Laute wichtig. Für die richtige Lautbildung sind die Zunge, die Zungenstellung und die richtige Funktion des Gaumensegels notwendig. Durch die Einbeziehung der Nase und des Nasenrachens in den Resonanzraum werden z. B. die nasalen Laute gebildet (z. B. „m" und „n"). Für die Gaumenlaute („k" und „g") muss der Nasenrachen durch den

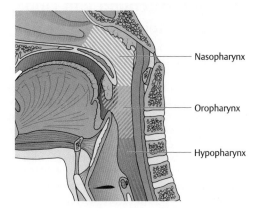

Abb. 3.3 ▪ **Mundrachen.** Der Mundrachen (Oropharynx) befindet sich unterhalb des Nasenrachens (Nasopharynx) und oberhalb des Kehlkopfrachens (Hypopharynx).

weichen Gaumen abgedichtet werden. Eine Störung dieser Verschlussfunktion durch Defekte oder Lähmung, kann ein sog. offenes Näseln hervorrufen (z. B. bei der Gaumenspalte).

Die *Gaumenmandel* ist ähnlich wie die Rachenmandel aus lymphatischem Gewebe aufgebaut und gehört zum *lymphatischen Rachenring*. Zum lymphatischen Rachenring gehören die beiden Gaumenmandeln (Tonsillen), die Rachenmandel (Adenoide) und lymphatisches Gewebe im Zungengrund (Zungengrundtonsillen). Aufgabe dieses lymphatischen Gewebes ist die Immunabwehr z. B. durch Antikörperbildung. Durch die Krypten bekommt das lymphatische Gewebe besonders engen Kontakt zu Bakterien und anderen Fremdstoffen der Mundhöhle. Vor allem in den ersten Lebensjahren sind die Mandeln für den Aufbau einer immunspezifischen Schutz -und Abwehrfunktion wichtig. Diese Funktion scheint sich im Laufe des Lebens zu verlieren.

Auf der Zunge befinden sich *Geschmacksknospen* für die 4 verschiedenen Geschmacksqualitäten salzig, süß, bitter und sauer. Die jeweiligen Geschmacksknospen sind dabei unterschiedlich verteilt: Die Papillen für die Empfindung süß finden sich an der Zungenspitze, die für sauer am Zungenrand, für salzig an Zungenspitze und Zungenrand und für bitter im hinteren Anteil der Zunge am Übergang zum Zungengrund.

M *Zum lymphatischen Rachenring gehören die beiden Gaumenmandeln (Tonsillen), die Rachenmandel (Adenoide) und lymphatisches Gewebe im Zungengrund (Zungengrundtonsillen).*

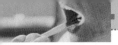

3.2 Untersuchung von Lippe, Mundhöhle, Mundrachen, Speicheldrüsen

3.2.1 Körperliche Untersuchung

Die Anamnese bei Erkrankungen der Mundhöhle, des Mundrachens und der Speicheldrüsen sollte insbesondere Fragen nach der Dauer von Schmerzen, Schluckschwierigkeiten und Sprechproblemen, Alkohol- und Nikotinabusus enthalten.

Bei der Inspektion werden zunächst äußerlich die Schleimhaut der Lippen betrachtet und Auffälligkeiten getastet. Ebenso sollten die Speicheldrüsenregionen getastet werden, um eventuelle Vergrößerungen oder schmerzhafte Stellen zu bemerken. Die Inspektion des Mundvorhofes und der Mundhöhle geschieht mit 1 oder 2 Mundspateln. Beide Wangen und die Lippen werden von den Zahnreihen abgehoben.

Die Schleimhaut von Mundvorhof und Mundhöhle als auch die Ausführungsgänge der Speicheldrüsen werden bei der sog. *direkten Pharyngoskopie* begutachtet (**Abb. 3.4**). Beim Druck auf die Speicheldrüsen sollte sich klares Sekret entleeren. Bei dem Verdacht auf einen Stein im Ausführungsgang kann der Gang mit einer feinen Sonde untersucht werden.

Die Zunge wird auf Oberflächenveränderungen hin untersucht und ihre Beweglichkeit geprüft. Anschließend erfolgt die Untersuchung der Tonsillen und des weichen Gaumens. Auch hier können durch Lähmungen die Gaumenbögen verzogen sein. Weiterhin werden die Beschaffenheit der Tonsillenoberfläche und die Schleimhaut des Mundrachens beurteilt. Bei verdächtigen Schleimhautveränderungen kann nach lokaler Anästhesie mit Xylocain-Spray mit Hilfe eines Biopsiezängelchens eine Schleimhautprobe entnommen werden. Die Inspektion des Zungengrundes wird mit einem Kehlkopfspiegel vorgenommen und wird

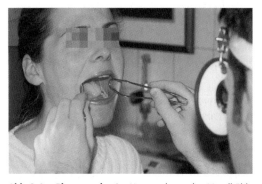

Abb. 3.4 ■ Pharyngoskopie. Untersuchung der Mundhöhle und des Oropharynx.

in Kap. 4 beschrieben (S. 66). Alle verdächtigen Schleimhautveränderungen sollten nicht nur inspiziert sondern auch getastet werden, um z. B. eine Ausbreitung eines Tumors unter der Schleimhautoberfläche (submuköses Wachstum) zu erkennen.

3.2.2 Funktionsuntersuchung (Geschmacksprüfung)

Die Prüfung der Geschmacksempfindung erfolgt mit wässrigen Lösungen, die die 4 verschiedenen Geschmacksqualitäten süß, sauer, bitter und salzig hervorrufen. Die Lösungen werden mit einer Pipette oder einem Watteträger auf die seitlichen Zungenränder auf ein möglichst trockenes Schleimhautareal aufgebracht. Der Patient gibt an, ob und welche Wahrnehmung er macht. Zwischen den einzelnen Prüfungen sollte der Mund mit Wasser gespült werden. Man bezeichnet den völligen Verlust des Geschmacks als *Ageusie*.

3.2.3 Bildgebende Untersuchungen

Bei verdächtigen Raumforderungen im Bereich des Mundbodens, der Zunge oder der Speicheldrüsen wird eine *Sonographie* im B-Mode-Verfahren durchgeführt (**Abb. 3.5**). Durch die Sonographie können Zysten von soliden Tumoren unterschieden oder Steine in den Speicheldrüsen identifiziert werden. Inzwischen gibt es auch die Möglichkeit der enoralen Sonographie mit Hilfe spezieller Schallköpfe, mit der die Tumorausdehnung im Schleimhautniveau bestimmt werden kann.

Falls ein Speichelstein vermutet wird, können in einer Leeraufnahme des Halses röntgendichte Steine sichtbar gemacht werden.

Eine *Sialographie* gibt Auskunft über das Speichelgangsystem. Bei der Sialographie wird ein Kontrastmittel in den Ausführungsgang injiziert und anschließend eine Röntgenaufnahme angefertigt.

Zur genaueren Diagnostik und Ausdehnung von Raumforderungen in der Mundhöhle bzw. im Mundrachen sowie zur genauen Lokalisation von Abszessen wird eine Computertomographie (CT) oder eine Magnetresonanztomographie (MRT) des Halses durchgeführt. Die Schichtbilder der CT oder der MRT geben die beste Darstellung solcher Prozesse und ermöglichen eine exakte anatomische Zuordnung.

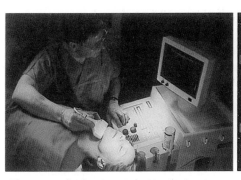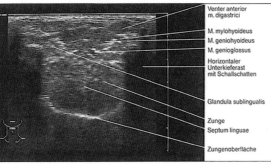

Venter anterior
m. digastrici

M. mylohyoideus
M. geniohyoideus
M. genioglossus

Horizontaler
Unterkieferast
mit Schallschatten

Glandula sublingualis

Zunge
Septum linguae

Zungenoberfläche

Abb. 3.5 Mundboden. Sono-B des Mundbodens.

3.3 Erkrankungen von Lippe, Mundhöhle, Mundrachen, Speicheldrüsen

3.3.1 Erkrankungen der Lippen und der Mundhöhle

Lippen-, Kiefer-, Gaumenspalten ■

D *Bei Lippen-, Kiefer- oder Gaumenspalten handelt es sich um Missbildungen mit einer Spaltbildung an Lippe und/oder Kiefer und Gaumen in unterschiedlicher Ausprägung. Lippenspalten sind häufiger als Gaumenspalten. Die Missbildungen sind auf genetische Defekte und auf Viruserkrankungen der Mutter während der Schwangerschaft zurückzuführen.*

Symptome
Beim Säugling ist manchmal die Nahrungsaufnahme unmöglich, da die Nahrung aus der Nase austreten kann. Das Sprechen ist durch den fehlenden Abschluss im Nasenrachen durch ein offenes Näseln (Rhinophonia aperta) gekennzeichnet. Ein häufiges Problem sind Tubenfunktionsstörungen mit rezidivierenden Paukenergüssen und einer Schallleitungsschwerhörigkeit. Die daraus resultierende Schwerhörigkeit kann die Sprachentwicklung des Kindes verlangsamen. Die äußere Entstellung ist für die Patienten belastend.

Therapie
Die Therapie wird interdisziplinär zwischen HNO-Arzt, MKG-Chirurgen, Kieferorthopäden, Phoniater und dem Logopäden organisiert.
Unmittelbar nach der Geburt wird eine Trinkplatte angepasst, um die Nahrungsaufnahme des Säuglings zu ermöglichen. In den ersten Lebensmonaten erfolgt der Lippenverschluss, in den ersten Lebensjahren werden der weiche und der harte Gaumen verschlossen. Bei rezidivierenden Paukenergüssen ist ferner die Einlage von Paukenröhrchen indiziert. Die Lautbil-

dung wird, falls erforderlich, durch logopädische Therapien verbessert.

Gingivostomatitis herpetica

Ursache
Auslöser dieser Infektion, welche v. a. die Haut und die Mundschleimhaut betrifft, ist das Herpes-simplex-Virus Typ I. Die Übertragung erfolgt vorwiegend durch Tröpfcheninfektion. Durch körperliche Anstrengung, Sonneneinwirkung oder psychischen Stress kann es zu einer Reaktivierung kommen. Neben der Mundschleimhaut können auch andere Hautstellen betroffen sein, so z. B. Lippen, Ohrläppchen und Augenlider.

Symptome und Diagnostik
Auf der Mundschleimhaut treten kleine Bläschen auf. Zusätzlich bestehen Fieber und Abgeschlagenheit. Bei der HNO-ärztlichen Untersuchung zeigen sich einzelne Bläschen mit z. T. schmierigen Ulzera und rotem Randsaum.

Therapie
Meist ist eine symptomatische Therapie für 5–7 Tage mit Kamille- und Salbeispülungen und der Gabe von Analgetika ausreichend. Im Frühstadium ist auch eine lokale antivirale Therapie mit Aciclovir möglich. Nur bei Störungen des Immunsystems kann eine systemische Therapie mit Aciclovir notwendig werden

P **Maßnahmen bei einer Stomatitis.** *Eine Stomatitis ist oft sehr schmerzhaft, so dass den Patienten die Nahrungsaufnahme schwerfällt und eine normale orale Ernährung unmöglich wird. Neben antiseptischen Mundspülungen (z. B. Betaisadonna-Lösung) schmerzlindernden Lutschtabletten (z. B. Dolodobendan)*

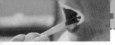

und Schmerzmedikamenten kann sogar eine vorübergehende parenterale Ernährung notwendig werden.

Soor (Candidiasis)

D Bei einem Soor handelt es sich um eine Infektion der Schleimhäute mit dem Pilz Candida albicans. Normalerweise gehört der Pilz zur physiologische Besiedlung der Mundschleimhaut. Bei Resistenzschwäche oder Kachexie (pathologischer Gewichtsverlust, z. B. bei Tumorleiden) nach Bestrahlungs-, Chemo- oder Antibiotikatherapie, bei Patienten mit einer Immunschwäche wie Diabetes, Leukämie oder einer HIV-Infektion kann sich der Pilz stark vermehren und dem Patienten Beschwerden bereiten.

Symptome und Diagnostik
Die Patienten leiden unter Schluckschmerzen, Zungen- oder Mundhöhlenbrennen und Geschmacksstörungen. Bei der HNO-ärztlichen Untersuchung finden sich weiße abwischbare Beläge mit rotem Randsaum, die zu Membranen zusammenfließen können.

Therapie
Die Behandlung erfolgt durch die Gabe von Antimykotika (Nystatin). Eine lokale Mundpflege mit Salbeilösung und Bepanthenol lindert die allgemeinen Entzündungsreaktionen. Zusätzlich sollte die Behandlung der Grunderkrankung erfolgen (z. B. die Behandlung einer diabetischen Stoffwechsellage).

Zungenentzündung (Glossitis)

Ursache
Ursachen einer Zungenentzündung können Traumen (z. B. scharfe Zahnkanten), Vitaminmangel, Eisenmangelanämie, bakterielle Infektionen und Pilzinfektionen sein.

Symptome und Diagnostik
Zeichen einer Glossitis sind Zungenbrennen und Schmerzen besonders an der Zungenspitze und den Zungenrändern sowie Sensibilitäts- und Geschmacksstörungen. Bei der HNO-ärztlichen Untersuchung findet sich eine Zungenoberfläche mit roten Flecken oder streifigen Veränderungen. Die Papillen sind hochrot und vergrößert. Weitere diagnostische Schritte richten sich nach der Verdachtsursache (Blutbild, Allergietest).

Therapie
Die Therapie der Glossitis besteht in der Behandlung der Grundkrankheit.

Mundbodenabszess

D Unter einem Mundbodenabszess versteht man eine eitrig-einschmelzende bakterielle Infektion der Muskulatur des Mundbodens. Die Infektion, die meist von den Zähnen (dentogener Abszess) des Unterkiefers, von der Unterkieferspeicheldrüse oder Verletzungen (Fraktur Unterkiefer, Fremdkörpereinspießung) ausgeht, führt zur Abszedierung, welche sich in die tiefen Halsweichteile und das Mediastinum erstrecken kann.

Symptome und Diagnostik
Die Patienten haben hohes Fieber und leiden an einer harten Schwellung, die sich unter der Zunge im Bereich des Mundbodens ausbreitet. In schweren Fällen kann es zu einer kloßigen Sprache mit Atemnot kommen. Bei der HNO-ärztlichen Untersuchung zeigt sich eine schmerzhafte Schwellung des Mundbodens mit geröteter Haut bzw. Schleimhaut in der Region des Abszesses. Bisweilen zeigt sich austretender Eiter unter einem kariösen Zahn oder aus dem Ausführungsgang der Unterkieferspeicheldrüse. Bei der Sonographie kann eine aufgelockerte Gewebestruktur mit Einschmelzungen beobachtet werden. Zum Ausschluss einer dentogenen Ursache empfiehlt sich eine OPG-Aufnahme und zur Ausdehnungsbestimmung evtl. noch eine CT des Halses.

Komplikationen
Es besteht die Gefahr, dass sich die Entzündung über die tiefen Bindegewebsfaszien des Halses bis ins Mediastinum ausbreitet (Mediastinitis). Die Mediastinitits stellt für den Patienten eine lebensbedrohliche Erkrankung dar.

Therapie
Die Therapie der Wahl ist eine chirurgischen Inzision und Entlastung des Abszesses, sowie die hoch dosierte intravenöse Gabe eines Antibiotikums. Bei einer dentogenen Ursache muss der Entzündungsherd – meist im entzündungsfreien Intervall – saniert werden.

P Patienten mit einem Mundbodenabszess. Patienten mit einem Abszess im Mundboden sind bei der Aufnahme in einem deutlich schlechten Allgemeinzustand. Oft können sie den Mund nur noch sehr schwer und eingeschränkt öffnen. Häufig haben sie in den Tagen vor der Aufnahme wenig oder überhaupt nicht gegessen und getrunken. Sie fühlen sich daher schwach, die Haut ist kaltschweißig und die Patienten haben z. T. hohes Fieber. Vor und nach der operativen Eröffnung des Abszesses sind regelmäßig die Vitalzeichen einschließlich der Sauerstoffsättigung und die Temperatur zu kontrollieren. Gleichzeitig sind das Schmerzbefinden und die Flüssigkeitszufuhr zu überwachen, ggf. muss vorübergehend eine parenterale Ernährung durchgeführt werden. In die eröffnete Abszesshöhle werden intraoperativ Laschen eingelegt, um ein Abfließen des eitrigen Sekretes und ein Spülen der Abszesshöhle zu ermöglichen. In den ersten Tagen nach der Abszesseröffnung muss die Wunde 2-mal täglich mit Wasserstoffperoxyd und Braunol gespült werden. Nach heftigen Fieberschüben und damit verbundenen Schweißausbrüchen sollte der Patient rasch wieder trockene Bettwäsche und ein frisches Nachthemd bzw. einen frischen Schlafanzug erhalten, um Pneumonien vorzubeugen. Ein Temperaturanstieg trotz antibiotischer Therapie, zunehmende Schmerzen und Schwellungen am Hals als mögliche Zeichen einer Ausbreitung des Abszesses sind sofort dem Arzt mitzuteilen.

Leukoplakie

D Als Leukoplakie bezeichnet man eine nicht abstreifbare, weißliche Epithelverdickung mit meist nur geringer Erhebung über das Niveau der Schleimhautoberfläche. Zurückzuführen sind Leukoplakien auf mechanische Reize, Rauchen und den regelmäßigen Genuss von Alkohol.

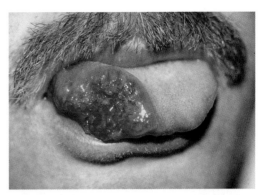

Abb. 3.6 ▪ **Mundhöhlenkarzinom.** Tumor des rechten Zungenrandes.

Symptome und Diagnostik
Die meisten Patienten haben keine Beschwerden. Es finden sich weißliche Auflagerungen auf der Schleimhaut. Im Gegensatz zum Candidabefall können die Beläge bei der Leukoplakie nicht abgewischt werden.

Therapie
Die Therapie besteht in der operativen Entfernung, um dem Übergang in ein Plattenepithelkarzinom vorzubeugen.

M Die Leukoplakie stellt eine Präkanzerose dar. Das heißt, dass sich aus ihr bei Nichtbehandlung ein bösartiger Tumor entwickeln kann.

Lippenkarzinom

D Bei den bösartigen Tumoren der Lippen handelt es sich meist um Plattenepithelkarzinome, die wiederum am häufigsten an der Unterlippe lokalisiert sind. Pfeifenraucher sind häufiger betroffen. Auch intensive Sonnenbestrahlung gilt als begünstigender Faktor. Männer sind häufiger als Frauen betroffen. Der Altersgipfel der Erstdiagnose liegt zwischen dem 5. und 6. Lebensjahrzehnt.

Symptome und Diagnostik
Zeichen des Lippenkarzinoms sind Ulzerationen im Lippenrotbereich mit hartem Rand und einer Infiltration der Lippe. Bei der Palpation der Lippe kann die Tiefenausdehnung des Tumors gefühlt werden. Am Hals sollte nach vergrößerten Lymphknoten getastet werden. Die Probeexzision aus dem Ulkus mit anschließender histologischer Untersuchung sichert die Diagnose. Mittels der Sonographie bzw. der Hals-CT wird der Lymphknotenstatus endgültig erhoben.

Therapie
Die radikale operative Entfernung mit der Deckung des entstandenen Defektes primär oder mit Hilfe von Hautlappentechniken ist die Therapie der Wahl. Bei größeren Tumoren erfolgt gleichzeitig eine Ausräumung der Halslymphknoten (Neck dissection) und ggf. eine Nachbestrahlung. Je nach Stadium liegt die 5-Jahres-Überlebensrate zwischen 40 und 90 %.

Mundhöhlenkarzinom ▪

D Auch in der Mundhöhle ist der häufigste Tumor das Plattenepithelkarzinom **(Abb. 3.6)**. Bei der Mehrzahl der Patienten besteht langjähriger Nikotin- und Alkoholabusus und ein ungepflegter Zahnstatus. Männer sind häufiger betroffen als Frauen. Der Altersgipfel der Erstdiagnose liegt zwischen dem 5. und 6. Lebensjahrzehnt.

Symptome und Diagnostik
Je nach Ausdehnung des Tumors leiden die Patienten an Schmerzen besonders bei der Nahrungsaufnahme und unter üblem Mundgeruch. Häufig jedoch zeigen die Patienten auch keinerlei Beschwerden. Bei der HNO-ärztlichen Untersuchung finden sich meist ulzerierende z. T. blutende Tumoren am Zungenrand übergehend auf den Mundboden oder den Alveolarkamm. Durch die Tastuntersuchung muss auch die Infiltration in die Tiefe der Muskulatur überprüft werden. Am Hals müssen verdächtige Halslymphknoten ertastet werden. Zur Ausdehnungsbestimmung des Tumors und zur Erhebung des Lymphknotenstatus wird neben der Sonographie und der Computertomographie auch die Kernspintomographie eingesetzt. Mit der Computertomographie kann zudem eine Aussage über mögliche Knocheninfiltrationen im Bereich des Unterkiefers gemacht werden.

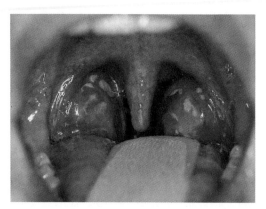

Abb. 3.7 ■ Akute Tonsillitis. Mit Eiterstippchen besetzte entzündete Gaumenmandeln

Therapie

Bei entsprechender Tumorgröße ist die radikale operative Entfernung die Therapie der Wahl. Die entstandenen Defekte im Bereich der Mundhöhle werden durch verschiedene lokale Lappentechniken oder freie Transplantate wieder gedeckt. Je nach Ausdehnung erfolgt zusätzlich eine ein- oder beidseitige Ausräumung der Halslymphknoten (Neck dissection). Bei größeren Tumoren mit Metastasen in den Halslymphknoten ist häufig eine Nachbestrahlung erforderlich. Bei sehr großen inoperablen Tumoren wird eine primäre Bestrahlungstherapie in Kombination mit einer Chemotherapie durchgeführt. Die Prognose hängt von der Lokalisation und dem Tumorstadium ab. Die 5-Jahres-Überlebensrate variiert zwischen 30 und 80 %.

3.3.2 ⋮ Erkrankungen des Mundrachens

Akute Rachenentzündung (akute Pharyngitis)

D *Bei der akuten Pharyngitis handelt es sich um eine akute Infektion der Rachenschleimhaut im Rahmen eines allgemeinen Infektes der oberen Luftwege.*

Symptome und Diagnostik

Die Patienten klagen über Brennen oder Kratzen im Hals verbunden mit Schluckbeschwerden. Bei der HNO-ärztlichen Untersuchung zeigt sich die Schleimhaut an der Rachenhinterwand gerötet, einzelne Lymphfollikel und die Seitenstränge (Lymphfollikel an der seitlichen Rachenhinterwand) sind verdickt und gerötet. Bisweilen finden sich zusätzlich weiße Stippchen als Zeichen einer Streptokokkeninfektion auf den Seitensträngen (Seitenstrangangina).

Therapie

Da es sich in aller Regel um eine Virusinfektion handelt, kann nur symptomatisch mit Lutschtabletten (Bepanthen, Dolodobendan) und Diclofenac-Tabletten behandelt werden.

Chronische Rachenentzündung (chronische Pharyngitis)

Ursache

Ursachen der chronischen Rachenentzündung sind trockene Atemluft, chronische Mundatmung (Septumdeviation, chronische Sinusitis, Adenoide), Rauchen und eine Strahlentherapie.

Symptome und Diagnostik

Zeichen der Erkrankung sind ein ständiges Trockenheitsgefühl im Rachen mit Räusperzwang, die Absonderung von zähem Schleim und Reizhusten. Die HNO-Untersuchung zeigt eine atrophische, blasse Rachenschleimhaut mit verdickten Lymphfollikeln.

Therapie

Die Behandlung besteht in Inhalationen, ausreichender Flüssigkeitszufuhr, der Verbesserung der Nasenatmung (Septumplastik, Adenotomie) und der Nikotinkarenz.

Akute Mandelentzündungen (akute Tonsillitis, Angina lacunaris) ■ ■

D *Die akute Tonsillitis ist eine durch Bakterien ausgelöste Entzündung der Mandeln (**Abb. 3.7**). Am häufigsten sind β-hämolysierende Streptokokken der Gruppe A. Seltenere bakterielle Erreger der akuten Tonsillits sind Pneumokokken, Staphylokokken und Hämophilus influenzae.*

Symptome und Diagnostik

Es treten akut Halsschmerzen, besonders beim Schlucken, in die Ohren ausstrahlende Schmerzen, kloßige Sprache und vermehrter Speichelfluss auf, ferner bestehen ein allgemeines Krankheitsgefühl und Fieber. Bei der Untersuchung der Mundhöhle sieht man kleine weißliche Stippchen auf der Schleimhaut der Gaumenmandeln. Die Halslymphknoten sind druckschmerzhaft geschwollen. Zusätzlich sollte die Bestimmung des Differenzialblutbildes und eine Abstrichuntersuchung zur Bestimmung des Erregers erfolgen.

Komplikationen

Folgeerkrankungen einer Streptokokkeninfektion (Poststreptokokkenerkrankungen) der Tonsillen können die Endo-, Myo- und Perikarditis, das rheumatische Fieber und die akute Glomerulonephritis sein.

Therapie

Es erfolgt eine antibiotische Therapie für mindestens 4 Tage zur Verhinderung von Folgeerkrankungen (s. o.). Da die häufigsten Erreger Streptokokken sind, ist das Mittel der Wahl Penicillin (oral 3 x 1 Mio I.E.), bei Penicillinallergie Erythromycin 2 x 1 g oral. Zusätzlich kann gegen die Schluckschmerzen Diclofenac gegeben werden.

Peritonsillarabszess ▪ ▪

Ursache

Bei fortbestehender oder verschleppter akuter Tonsillitis kann es zur Ausbreitung der Entzündung in das umliegende Gewebe (Peritonsillitis) und anschließender Einschmelzung mit Ausbildung eines Peritonsillarabszesses kommen.

Symptome und Diagnostik

Die Patienten leiden an starken, einseitigen Schluckschmerzen mit Ausstrahlung ins Ohr, die Mundöffnung ist nur eingeschränkt möglich (Kieferklemme) und das Schlucken ist stark behindert. Es entwickelt sich ein erneuter Fieberanstieg. Bei der HNO-ärztlichen Untersuchung zeigt sich eine Rötung, Schwellung und Vorwölbung des Gaumenbogens der betroffenen Seite. Die Uvula ist ödematös geschwollen und zur Gegenseite verdrängt. Am Hals finden sich auf der betroffenen Seite vergrößerte Lymphknoten. Der Laborbefund weist deutlich erhöhte Entzündungsparameter auf (Leukozytose und erhöhtes CRP).

Therapie

Bei Beginn der Entzündungsausbreitung ohne Einschmelzung (Peritonsillitis) ist ein Therapieversuch mit einem intravenös applizierten Antibiotikum (Penicillin oder Ampicillin) gerechtfertigt.

Bei einem Peritonsillarabszess muss der Abszess eröffnet und die Wunde mehrere Tage hintereinander immer wieder nachgespreizt werden. Liegt der Abszess tief hinter der Tonsille, kann auch die sofortige Entfernung der Mandel (Tonsillektomie) durchgeführt werden („Tonsillektomie à chaud"). Für mindestens 7 Tage wird hochdosiert antibiotisch therapiert (z. B. Penicillin 3 x 10 Mio I.E.). Nachdem der Abszess ausgeheilt ist, sollten die Mandeln im infektfreien Intervall entfernt werden.

Ein Peritonsillarabszess kann sich in die Halsweichteile ausdehnen und zu einer Halsphlegmone mit Thrombosierung der V. jugularis interna führen. In solchen Situationen muss der Hals von außen eröffnet werden, die V. jugularis interna wird reseziert, eine Tonsillektomie wird durchgeführt. Außerdem muss hochdosiert antibiotisch behandelt werden, um eine Sepsis zu vermeiden.

P **Eröffnung eines Peritonsillarabszesses.** *Die Eröffnung und Entleerung eines Peritonsillarabszesses kann in Oberflächenanästhesie im HNO-Untersuchungsstuhl vorgenommen werden. Die Pflegeperson sollte hierzu Xylocain-Spray, eine Spritze mit Punktionsnadel, einen Zungenspatel, eine schlanke Kornzange und eine Nierenschale bereithalten. Nachdem die Schleimhaut des Gaumenbogens mit dem Spray betäubt wurde, wird der Abszess punktiert. Wenn Eiter gefunden wurde, wird ein Abstrich entnommen. Anschließend erfolgt ein Einschnitt auf Höhe der Vorwölbung und mit Hilfe einer schlanken Kornzange wird die Wunde aufgespreizt. Hierbei entleert sich aus der Abszesshöhle massiv Eiter, der vom Patienten in die Nierenschale ausgespuckt wird. Der Eingriff ist für den Patienten kurz schmerzhaft, schafft aber schnell Erleichterung und führt zu einem raschen Rückgang der Beschwerden. Um ein Verkleben der Wunde zu verhindern, muss am nächsten Tag mit der Kornzange noch einmal die Abszesshöhle aufgespreizt werden. Eine Pflegeperson sollte bei diesem kurzen Eingriff anwesend sein, die benötigten Instrumente anreichen und die anschließende Überwachung gewährleisten.*

Pfeiffersches Drüsenfieber (infektiöse Mononukleose)

D *Bei der infektiösen Mononukleose handelt es sich um eine akute Viruserkrankung mit dem Epstein-Barr-Virus, die mit einer Entzündung der Gaumenmandeln und einer generalisierten Lymphknotenschwellung sowie einer Milzschwellung einhergeht.*

Symptome und Diagnostik

Es bestehen hohes Fieber mit Halsschmerzen und Schluckbeschwerden. Die Mandeln zeigen dicke, zusammenfließend schmierige weiße Beläge. Am Hals finden sich beidseits ausgeprägte Lymphknotenschwellungen. Mittels einer Blutuntersuchung sollte ein *Mononukleose-Schnelltest* zur Diagnosesicherung durchgeführt werden. Das Differenzialblutbild zeigt typischerweise Monozyten. Daneben sollte eine Bestimmung der Leberwerte und die Veranlassung einer Sonographie des Oberbauches zum Ausschluss einer Leberbeteiligung erfolgen.

Therapie

Da es sich um eine Viruserkrankung handelt, erfolgt eine symptomatische Therapie mit Lutschtabletten und Diclofenac gegen die Schluckbeschwerden. Zur Verhinderung einer bakteriellen Superinfektion kann eine antibiotische Abschirmung mit Doxycyclin erfolgen. Auf keinen Fall sollte bei einem Verdacht auf Mononukleose Ampicillin verordnet werden, da Ampicillin bei Mononukleose ein flächenhaftes Arzneimittelexanthem auslöst.

M *Bei Verdacht auf Mononukleose sollte kein Ampicillin gegeben werden, da dieses zu einem Arzneimittelexanthem führen kann.*

P ***Isolierung bei Mononukleose.*** *Da die Mononukleose eine ansteckende Viruserkrankung ist, sollten Patienten nach Möglichkeit isoliert untergebracht werden.*

Scharlach-Angina

D *Bei der Scharlach-Angina handelt es sich um eine Sonderform einer Infektion mit hämolysierenden Streptokokken der Gruppe A. Häufig sind Kinder davon betroffen.*

Symptome und Diagnostik
Die Erkrankung beginnt plötzlich mit Fieber, Schüttelfrost, Hals- und Schluckschmerzen. Man erkennt tiefrote, geschwollene Tonsillen, evtl. mit Stippchen oder Belägen. Ein typisches Merkmal ist die „Himbeerzunge", mit einer purpurroten Verfärbung der Uvula, des Gaumens und der Rachenschleimhaut. Nach 24 Stunden tritt ein typisches Scharlachexanthem auf, welches am Oberkörper beginnt. Eine weitere Besonderheit ist eine blasse Aussparung der Haut um den Mund bei sonst gerötetem Gesicht („Milchbart"-Gesicht).

Therapie
Die Erkrankung wird antibiotisch behandelt. Es erfolgt die Gabe von Penicillin 3 x 10 Mio I.E. für 10 Tage.

Rachendiphterie

D *Es handelt sich bei der Rachendiphterie um eine bakterielle Erkrankung mit dem Erreger Corynebacterium diphteriae. Insgesamt ist diese Erkrankung extrem selten aufgrund der regelmäßig durchgeführten Impfung im Rahmen der Diphterie-Tetanus-Pertussis-Prophylaxe (DTP-Impfung).*

Symptome und Diagnostik
Die Krankheit beginn akut mit Schluckbeschwerden, Kopfschmerzen und allgemeinem Unwohlsein. Im HNO-Status sind die Tonsillen beidseitig stark geschwollen und mit dicken, weißen Belägen bedeckt. Bei dem Versuch der Entfernung des Belages kommt es zu leichten Blutungen. Die zusammenhängenden Beläge überschreiten meist die Grenzen der Tonsillen. Zudem besteht ein süßlich fauliger Mundgeruch nach Aceton. Es wird ein Abstrich zum Erregernachweis durchgeführt.

Therapie
Die Patienten werden bereits bei Diphterieverdacht isoliert. Noch bevor das Abstrichergebnis vorliegt, muss Diphterieantitoxin gespritzt werden. Zusätzlich erfolgt die hoch dosierte Gabe von Penicillin. Schon bei Verdacht ist die Erkrankung meldepflichtig.

Eine gefährliche Komplikation ist der Befall des Larynx (Krupp) und des Herzens, was bei ungünstiger Situation auch zum Tode führen kann.

Rachentuberkulose

D *Bei der Rachentuberkulose handelt es sich um eine Infektion mit dem Tuberkulosebakterium (Mykobakterium tuberculosis) und äußert sich in Ulzerationen der Tonsillenschleimhaut. Zu den Risikopatienten zählen Alkoholiker, Arbeitslose, Ausländer, alte Menschen, AIDS-Patienten und Gefängnisinsassen. Diese Risikogruppen weisen eine vergleichsweise stärkere Schwächung des Immunsystems auf.*

Symptome und Diagnostik
Die Patienten leiden an Müdigkeit, Mattigkeit, Appetitlosigkeit, Gewichtsverlust, Husten, Auswurf und Nachtschweiß. Typischerweise werden schmierig belegte Ulzerationen der Tonsillenschleimhaut bei bestehender Lungentuberkulose beobachtet. Der Nachweis der Erkrankung erfolgt durch den Nachweis säurefester Stäbchen in Abstrich, Sputum und Bronchialsekret. Zum Ausschluss eines Lungenbefalls erfolgt eine Röntgen-Thorax-Aufnahme und ein Intrakutantest nach Mantoux.

Therapie
Als therapeutische Maßnahme zur Behandlung der Rachentuberkulose erfolgt die Gabe von Tuberkulostatika und ggf. die Tonsillektomie.

Chronische Tonsillitis

D *Als chronische Tonsillitis bezeichnet man die ständig wiederkehrende bakterielle Entzündung der Gaumenmandeln. Die Erkrankung wird durch β-hämolysierende Streptokokken hervorgerufen.*

Symptome und Diagnostik
Die Patienten beklagen immer wiederkehrende Halsschmerzen und Mandelentzündungen, häufige Infekte und ein allgemeines Krankheitsgefühl. Im HNO-Status können sich kleine, vernarbte und schwer luxierbare oder hyperplastisch vergrößerte Tonsillen zeigen. Der Antistreptolysin-Titer ist häufig erhöht.

Therapie
Die chronische Tonsillitis wird als Herd (Fokus) für unterschiedliche Erkrankungen gesehen (rheumatisches Fieber, Glomerulonephritis, entzündliche Herz- und Gefäßerkrankungen, Augenkrankheiten, Urtikaria). Daher sollte bei dem Verdacht auf eine chronische Tonsillitis die Tonsillektomie durchgeführt werden, um einen eventuellen Entzündungsherd im Körper zu beseitigen.

Mundrachenkarzinom (Oropharynxkarzinom) ▪

D *Mundrachenkarzinome sind überwiegend Plattenepithelkarzinome. Sie gehen meistens von den Mandeln (Tonsillenkarzinom) oder vom Zungengrund (Zungengrundkarzinom) aus. Genau wie beim Mundhöhlenkarzinom besteht bei der Mehrzahl der Patienten langjähriger Nikotin- und Alkoholabusus. Männer sind weit häufiger als Frauen betroffen. Der Altersgipfel der Erstdiagnose liegt im 7. Lebensjahrzehnt.*

Symptome und Diagnostik
Frühe Stadien können völlig ohne Beschwerden sein und werden dann zufällig diagnostiziert. Die Patienten leiden an Schluckschmerzen, Kratzen im Hals und üblem Mundgeruch. Bei fortgeschrittenen Stadien tritt eine Kieferklemme durch das Einwachsen des Tumors in die Kaumuskulatur auf. Häufig fällt den Patienten auch als erstes Symptom eine vergrößerte Halslymphknotenmetastase auf. Bei der HNO-ärztlichen Untersuchung kann die ungefähre Ausdehnung des Tumors beurteilt werden. Das Tonsillenkarzinom wächst ulzerierend und kann auf den Unterkiefer und die Kaumuskulatur übergehen. Zungengrundtumoren sind schwer zu sehen und können durch die Palpation in ihrem Ausmaß weit besser beurteilt werden.

Vor einer Therapie wird die Panendoskopie zum Ausschluss eines Zweitkarzinoms im Fachgebiet sowie zur exakten Bestimmung der Tumorausdehnung vorgenommen. Bei einer Erstdiagnose sind meist schon Absiedlungen in den Halslymphknoten des Kieferwinkels vorhanden. Die Sonographie des Halses ist daher bei Oropharynxkarzinomen wichtig, um den Lymphknotenstatus zu erheben. CT und Kernspintomographie geben eine exakte Auskunft über die Ausdehnung des Tumors und die Infiltration von Nachbarorganen als auch über metastasenverdächtige Lymphknoten.

Therapie
Die Therapie richtet sich nach dem Tumorstadium. Beim frühen Tonsillenkarzinom reicht die Tonsillektomie mit einer Ausräumung der Halslymphknoten aus. Bei fortgeschritteneren Stadien müssen Teile des weichen Gaumens oder sogar des Unterkiefers mit reseziert werden. Auch beim Zungengrundkarzinom können Teile des Zungengrundes entfernt werden (z. B. transoral), wenn der Tumor die Mittellinie nicht überschreitet, da ansonsten keine Schluckfunktion mehr erhalten bleibt. Defekte können mit lokalen Lappenplastiken oder freien Transplantaten gedeckt werden.

Bei ausgedehnten Tumoren schließt sich immer eine Ausräumung der regionären Lymphknoten an (Neck dissection) sowie eine postoperativer Bestrahlung. Nur bei inoperablen Tumoren oder Patienten mit stark erhöhtem Narkoserisiko wird eine alleinige kombinierte Strahlentherapie und Chemotherapie (primäre Radio-Chemotherapie) durchgeführt. Abhängig vom Tumorstadium beträgt die 5-Jahres-Überlebensrate ungefähr 45 % beim Tonsillenkarzinom und 26 % beim Zungengrundkarzinom.

P *Strahlentherapie im Kopf-Hals-Bereich. Die Strahlentherapie im Kopf-Hals-Bereich wird über mehrere Wochen täglich mit kleinen Dosen durchgeführt. Sie ist meistens bei inoperablen Tumoren oder als Nachbehandlung nach einer chirurgischen Entfernung eines sehr großen Tumors notwendig. Dabei stellen sich nach mehreren Sitzungen die für den Patienten unangenehmen Nebenwirkungen ein. Die äußere Haut wird gerötet und die obersten Hautschichten können sich zum Teil ablösen. Da die Speicheldrüsen meist im Bestrahlungsgebiet liegen, werden sie durch die Strahlentherapie zum Großteil zerstört, so dass eine äußerst trockene Schleimhaut in Mundhöhle und Rachen entsteht. Dadurch wird das Schlucken von fester Nahrung fast unmöglich. Die Schleimhaut selbst entzündet sich und es kommt zu starken Schmerzen in der Mundhöhle. Die Patienten vermeiden aus diesem Grunde meist unter der Strahlentherapie die Nahrungsaufnahme, so dass deutliche Gewichtsverluste zu beobachten sind. Deswegen kann vorbeugend die Anlage einer PEG (perkutane endoskopische Gastrostomie) notwendig sein, um eine ausreichende Ernährung zu gewährleisten und einen weiteren Gewichtsverlust zu vermeiden.*

Die Speichelproduktion bleibt auch nach Beendigung der Strahlentherapie meist ungenügend. Einer Mundtrockenheit und der Mukositis wird mit Mundspülungen z. B. mit Betaisadonna und Wasserstoffperoxyd vorgebeugt. Bei bleibender ungenügender Speichelproduktion kann ein künstlicher Speichelersatz als Spray verschrieben werden.

Eine gefürchtete Langzeitnebenwirkung ist die Osteoradionekrose des Unterkiefers. Sie kann noch Jahre nach einer Strahlentherapie entstehen. Durch die Strahlentherapie kommt es dabei zu einer Mangelernährung des Unterkiefers. Durch kariöse Zähne und Paradontose können Keime in den Knochen eindringen und eine fortschreitende Osteomyelitis auslösen.

3.3.3 Erkrankungen der Speicheldrüsen ▪

Ranula („Fröschleingeschwulst")

D *Bei einer Ranula handelt es sich um eine Retentionszyste unter der Zunge, die angeboren oder durch die Verlegung eines Ausführungsganges der Zungenspeicheldrüse entsteht* **(Abb. 3.8)**.

Symptome und Therapie
Bei der Palpation ist eine zarte, prallelastische Schwellung unter der Zunge zu tasten. Die Zyste wird durch einen operativen Eingriff entfernt.

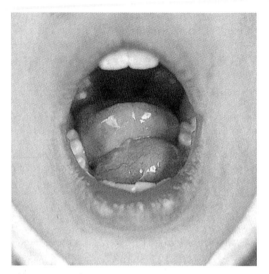

Abb. 3.8 ■ Ranula.

Akute Entzündung einer Speicheldrüse (akute Sialadenitis)

Ursache
Eine akute Sialadenitis beruht meist auf einer über den Ausführungsgang aufgestiegenen bakteriellen Infektion bei einer Abflussbehinderung oder bei verminderter Speichelproduktion. Besonders häufig betroffen sind ältere Patienten mit reduziertem Speichelfluss und ungenügender Flüssigkeitszufuhr (insbesondere ist dann die Ohrspeicheldrüse betroffen) und Patienten mit Speichelsteinen (Sialolithiasis meist der Unterkieferspeicheldrüse, s. u.). Weitere Ursachen können Tumoren und die Speichelproduktion hemmende Medikamente (Antidepressiva, Antihistaminika) sein.

Symptome
Schwellungen der entprechenden Drüsen mit Schmerzen, Hautrötung und Fieber. Man tastet eine verdickte, harte Drüse. Der Ausführungsgang ist gerötet und es kann Eiter aus dem entsprechenden Ausführungsgang durch Druck auf die Speicheldrüse entleert werden.

Therapie
Die Therapie besteht in der intravenösen oder oralen Gabe von Antibiotika (z. B. Unacid) entsprechend dem mikrobiologischen Abstrichergebnis sowie in der Verabreichung von Analgetika zur Schmerzbekämpfung. Der Patient sollte viel Flüssigkeit zu sich nehmen und die Speicheldrüse mit Hilfe von Kaugummis oder sauren Drops zur Sekretion anregen. Bei einem Abszess

muss zusätzlich eine Abszesseröffnung und Eiterentleerung erfolgen. Bei einer Abflussbehinderung durch einen Stein oder Tumor muss entsprechend der Abfluss operativ wiederhergestellt oder die gesamte Drüse entfernt werden (Submandibulektomie, s. u.)

> **P** **Prophylaxe einer Sialadenitis.** *Da häufig ältere Patienten mit unzureichender Nahrungs- und insbesondere unzureichender Flüssigkeitsaufnahme an einer akuten Sialadenitis erkranken können, ist bei älteren Menschen immer auf eine ausreichende Flüssigkeitszufuhr zu achten. Typisch ist auch – aus dem gleichen Grunde – die Parotitis während einer parenteralen Ernährung.*

Parotitis epidemica (Mumps, „Ziegenpeter")

> **D** *Bei der Parotitis epidemica handelt es sich um ein akute Virusinfektion durch Mumpsviren, die zu einer akuten, meist beidseitigen nicht eitrigen Entzündung der Ohrspeicheldrüsen führt. Betroffen sind v. a. Kinder im 5.–9. Lebensjahr, aber auch ältere Patienten können erkranken.*

Symptome
Zeichen ist eine meist schmerzhafte beidseitige Ohrspeicheldrüsenschwellung mit Fieber. Im ungünstigen Verlauf kann es zur Entzündung der Hoden (Orchitis), des Pankreas (Pankreatitis), des Gehirns (Meningoenzephalitits) und des Innenohres (Labyrinthitis) kommen.

Therapie
Als therapeutische Maßnahmen bei Mumps werden Bettruhe, Schonkost und Schmerzmittel verordnet. In den meisten Fällen heilt die Erkrankung folgenlos ab.

> **P** **Isolierung bei Mumps.** *Das Mumps-Virus besitzt eine hohe Infektiosität und kann durch Tröpfcheninfektion 1–2 Tage vor Erkrankung und während der akuten Krankheitsphase übertragen werden. Daher sollten Patienten möglichst im Einzelzimmer isoliert werden und die Pflegepersonen die entsprechenden Hygienemaßnahmen zu ihrem Schutz einhalten.*

Chronische Speicheldrüsenentzündung (chronische Sialadenitis)

> **D** *Wiederholt auftretende Entzündungen der Speicheldrüsen bezeichnet man als chronische Speicheldrüsenentzündung oder chronische Sialadenitis.*

Ursache
Es kann eine angeborene Störung der Speichelproduktion zugrunde liegen, die im Laufe der Zeit zu einer Zerstörung der Läppchenstruktur der Drüse führt und anfällig für bakterielle Superinfektionen ist. Auch eine Verlegung des Ausführungsganges durch Narben oder Steine kann nach wiederholten Entzündungen in eine chronische Entzündung münden.

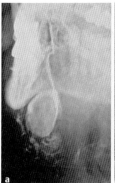
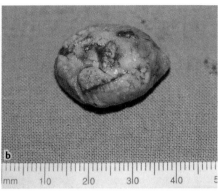

Abb. 3.9 ▪ Speichelstein im Ausführungsgang. a Sialogramm, **b** OP-Präparat.

Symptome und Diagnostik

Der Patient leidet an wiederholten mäßig schmerzhaften Speicheldrüsenschwellungen bei wenig eingeschränktem Allgemeinzustand. Die Drüse ist im Tastbefund derb und wenig vergrößert.

Therapie

Als therapeutische Maßnahme erfolgt die langfristige Gabe von Antibiotika und ggf. die operative Entfernung der betroffenen Speicheldrüse.

Strahlensialadenitis

> **D** *Die Strahlensialadenitis ist eine durch eine Strahlentherapie im Kopf-Hals-Bereich induzierte Speicheldrüsenentzündung. Hierbei kommt es zur Atrophie des Drüsenparenchyms und zu einem bindegewebigen Umbau der Drüse.*

Symptome

Die Patienten leiden unter einer verminderten Speichelproduktion und einer damit verbundenen Mundtrockenheit mit Schwierigkeiten beim Essen.

Therapie

Durch „künstlichen" Speichel (z. B. Glandosane-Spray) und ausreichender ständiger Flüssigkeitszufuhr kann die Mundtrockenheit gebessert werden.

> **P** **Strahlensialadenitis.** *Die Strahlensialadenitis mit der Folge einer extrem starken Mundtrockenheit stellt für viele Patienten nach Bestrahlung eines Tumors im HNO-Bereich ein bleibendes großes Problem dar. Vielfach werden die Folgen der Bestrahlung daher als schwerwiegender empfunden als der vorher durchgeführte operative Eingriff.*

Immunsialadenitis

> **D** *Unter einer Immunsialadenitis versteht man eine im Rahmen von Autoimmunerkrankungen auftretende chronische Speicheldrüsenentzündung. Dabei werden 2 Syndrome unterschieden: das Sjörgren-Syndrom und das Heerfordt-Syndrom.*

Symptome und Diagnostik

Sjörgren-Syndrom: Erkrankung mit chronischen Gelenkentzündungen, Mundtrockenheit, Ceratoconjunctivitis sicca und wiederholten Speicheldrüsenschwellungen.

Heerfordt-Syndrom: Erkrankung mit Fieber, Gesichtsnervlähmung, Mundtrockenheit, Uveitis und wiederholten Speicheldrüsenschwellungen.

Neben einer HNO-ärztlichen Untersuchung sollte im Blutserum nach Autoantikörpern gefahndet, eine Biopsie aus dem Mundvorhof (Gewebe der kleinen Speicheldrüsen) gewonnen und ein augenärztliches Konsil durchgeführt werden.

Therapie

Die medikamentöse Therapie der Immunsialadenitis erfolgt mit Glukokortikoiden.

Speicheldrüsensteine (Sialolithiasis)

> **D** *Speicheldrüsensteine treten in 80 % der Fälle in der Glandula submandibularis auf, nur in 10 % der Fälle in der Ohrspeicheldrüse* **(Abb. 3.9)**. *Bei den Konkrementen handelt es sich meist um Kalziumphosphat und Kalziumkarbonatkristalle. Die Konkremente befinden sich meist im Gangsystem, weniger im Drüsenparenchym selbst. Ursächlich liegt der Erkrankung eine Eindickung des Speichels und eine Abnahme der Viskosität mit einer Ausbildung von Ca^{2+}-Muzin-Komplexen zugrunde.*

Symptome und Diagnostik

Die Drüse ist anfangs nur beim Essen geschwollen und schmerzhaft. Später ist sie bleibend vergrößert und durch wiederholte Entzündungen verändert im Sinne einer chronischen Sialadenitis.

Die Drüse ist als verdickt zu tasten. Gelegentlich kommt es zur Eiterentleerung aus dem Ausführungsgang bei einer bakteriellen Superinfektion. Durch das vorsichtige Einführen einer Silbersonde in den Ausführungsgang kann möglicherweise das Konkrement getastet werden. Durch die Sonographie können

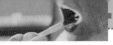

Steine durch Schallauslöschung und die Bildung eines Schallschattens erfasst werden. Die Röntgen-Leeraufnahme des Mundbodens und die Sialographie können ebenfalls zum Steinnachweis verwendet werden, kommen heute aber nur noch selten zum Einsatz.

Therapie
Steine, die im Ausführungsgang sitzen, können durch eine Gangschlitzung entfernt werden. Bei Steinen, die innerhalb der Drüse liegen, wird die operative Entfernung der Drüse (Submandibulektomie) notwendig. Alternativ kann eine Steinzertrümmerung durch Ultraschallwellen (Stoßwellenlithotripsie) versucht werden.

P *Vorbereitung zur Gangschlitzung.* Die Gangschlitzung ist ein Eingriff, der in örtlicher Betäubung in der HNO-Ambulanz erfolgen kann. Vorzubereiten ist neben einer Spritze mit Ultracain und Injektionsnadel ein Mundspatel, eine feine Sonde, eine Knopfschere oder Skalpell und ein Sauger. Dem HNO-Arzt sollte während des Eingriffes assistiert werden (z. B. regelmäßiges Absaugen von Speichel und Blut).

Die Entfernung der Unterkieferspeicheldrüse (Submandibulektomie) wird in Narkose durchgeführt. Gefährdet ist bei dem Eingriff der Mundast des Gesichtsnervs. Eine Schädigung dieses Nervs würde zu einer Lähmung des gleichseitigen Mundwinkels führen. Zur Vermeidung einer Schädigung wird der Hautschnitt 2 Querfinger unterhalb des Unterkiefers angelegt. Bartträger müssen sich dementsprechend vor der Operation rasieren.

Gutartige Speicheldrüsentumoren

Etwa 70 % aller Speicheldrüsentumoren sind gutartige Tumoren. Unter ihnen ist das *pleomorphe Adenom* der häufigste Tumor. Selten kann sich innerhalb eines pleomorphen Adenoms ein Karzinom entwickeln (5 %). Ein weiterer häufiger, gutartiger Speicheldrüsentumor ist das *Zystadenolymphom*. Meistens entwickeln sich diese Tumoren in der Ohrspeicheldrüse.

Symptome und Diagnostik
Zeichen ist ein einseitiger Tumor in der Ohrspeicheldrüse (sehr selten in der Unterkieferspeicheldrüse), der langsam meist über Monate bis Jahre wächst und keine Schmerzen und keine Gesichtslähmung verursacht. Bei der HNO-ärztlichen Untersuchung zeigt sich ein meist rundlicher Tumor, der sich gut von der Umgebung abgrenzen lässt. Die Sonographie zeigt einen glatt begrenzten echoarmen homogenen (beim pleomorphen Adenom) oder septierten Tumor unterschiedlichen Echomusters (beim Zystadenolymphom). Bei der MRT finden sich ebenfalls ähnliche Be-

funde. Es sollte keine Probebiopsie aus einem Parotistumor entnommen werden, um eine Gefährdung des Gesichtsnervs zu vermeiden. Eine ultraschallgestützte Feinnadelbiopsie hingegen kann bei unsicherem klinischen Befund eine zusätzliche Sicherung der Verdachtsdiagnose erbringen.

Therapie
Die Therapie des gutartigen Speicheldrüsentumors besteht in einer operativen Entfernung des Tumors.

P *Maßnahmen bei Parotidektomie.* Zur Entfernung eines Tumors der Ohrspeicheldrüse wird eine partielle oder laterale Parotidektomie durchgeführt. Der Hautschnitt verläuft direkt vor dem Ohr, um das Ohrläppchen herum auf den Warzenfortsatz übergehend und entlang des M. sternocleidomastoideus. Die präoperative Vorbereitung muss daher neben einer Rasur des Bartes auch eine Entfernung von Haaren hinter dem Ohr beinhalten. Ziel der Operation ist die Entfernung des Tumors unter Erhalt des Gesichtsnervs (N. facialis). Der Gesichtsnerv teilt die Ohrspeicheldrüse in einen größeren oberflächlichen Anteil (lateraler Anteil), der über dem Gesichtsnerv liegt, und einen tieferen kleineren Anteil unter dem Nerv. Der Parotistumor wird erst nach der Darstellung aller Äste des Gesichtsnervs sicher entfernt. Bei Tumoren, die auch in den tiefen Parotisanteil reichen, kann eine totale Parotidektomie nötig sein. Ist durch den operativen Eingriff der Gesichtsnerv dennoch zumindest vorübergehend geschädigt, so sollte der Patient postoperativ in ein Gesichtsnervtraining eingewiesen werden, um die Gesichtsmuskulatur möglichst frühzeitig zu trainieren. Darüber hinaus muss die Hornhaut des Auges durch einen Uhrglasverband und durch Augentropfen oder Augensalbe geschützt werden.

Bösartige Tumoren der Speicheldrüse

D 30 % aller Speicheldrüsentumoren sind bösartig. Hierzu zählen Plattenepithelkarzinome, adenoidzystische Karzinome, Adenokarzinome, Azinuszellkarzinome und Mukoepidermoidkarzinome.

Symptome und Diagnostik
Bösartige Speicheldrüsentumoren wachsen schnell, sind palpatorisch wenig verschieblich und häufig mit der Umgebung verbacken. Je nach Ausdehnung leiden die Patienten an einer Kieferklemme durch den Einbruch in das Kiefergelenk. Eine Fazialislähmung ist ein Zeichen für einen bösartigen Parotistumor mit Infiltration des N. fazialis. Entzündungen und Hautulzerationen können lokal im Bereich des Tumors auftreten. Je nach Stadium der Erkrankung können Halslymphknotenschwellungen hinzukommen. Neben dem Tastbefund zeigt sich bei der Sonographie ein unregelmäßig begrenzter Tumor mit unscharfen Rändern. Mitunter sind vergrößerte Halslymphknoten nachweisbar. Zur genaueren Ausdehnungsbestimmung und der fraglichen Infiltration von benachbarten Strukturen sollte eine MRT angefertigt werden.

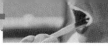

Therapie

Die operative Entfernung im Gesunden evtl. mit Resektion des Gesichtsnervs und eine Neck dissection ist die Therapie der Wahl. Gegebenfalls wird eine postoperative Strahlentherapie angeschlossen. Speicheldrüsenmalignome haben je nach Typ und Stadium eine eher schlechte Prognose (20–40 % 5-Jahres-Überlebensrate).

P **Operationsvorbereitung.** *Muss der Gesichtsnerv im Rahmen des operativen Eingriffes mit entfernt werden, so kann intraoperativ eine Nervenrekonstruktion mit einem Interponat aus N. auricularis magnus oder N. suralis erfolgen. Im letzteren Fall muss auch die untere Extremität für die Operation entsprechend vorbereitet werden.*

P Pflegeschwerpunkt Entfernung der Mandeln

Die Mandelentfernung (Tonsillektomie) stellt heute immer noch einen der häufigsten durchgeführten chirurgischen Eingriffe dar. Bei der Tonsillektomie werden die Gaumenmandeln aus ihrem Bett zwischen den Gaumenbögen scharf herausgeschält **(Abb. 3.10)**.

In Vollnarkose oder in örtlicher Betäubung werden die Mandeln mit einer Fasszange gefasst und mit einer Schere sowie einem stumpfen Instrument (Raspatorium) aus ihrer Umgebung herausgelöst. Zum Abtragen des unteren, an die Zunge angrenzenden Tonsillenpoles wird eine Schlinge verwendet. Anschließend erfolgt eine sorgfältige Blutstillung mit einer bipolaren Elektropinzette. Spritzende Blutungen können auch unterbunden oder umstochen werden. Am Ende des Eingriffs zeigen sich zwischen vorderem und hinterem Gaumenbogen im Durchmesser ca. 2 cm große Wundflächen, die sich in den folgenden Tagen mit einem weißlichen Wundschorf (Fibrinbelag) bedecken. Dieser Wundbelag stößt sich am 4.–6. Tag ab und es setzt allmählich die narbige Abheilung ein. Da nach der Tonsillektomie die Wundflächen offen bleiben und nicht vernäht werden, kann es leicht zu postoperativen Nachblutungen kommen.

Der Patient wird durch die betreuende Pflegeperson am Vorabend der Operation über die zu erwartenden postoperativen pflegerischen Maßnahmen informiert. Nach der Operation sollte der Patient mit erhöhtem Oberkörper gelagert werden. In den ersten Stunden nach der Operation ist sehr sorgfältig auf eine Nachblutung zu achten. Ganz besonders wichtig ist diese Aufgabe bei dem noch nicht aus der Narkose vollständig erwachten Patienten. In dieser Situation kann es zur Aspiration von Blut und Blutkoageln kommen und damit zur akuten Atemnot. Die Patienten müssen in den ersten Stunden nach der Operation aufgefordert werden, die sich im Mund sammelnde Flüssigkeit in eine bereitgestellte Nierenschale zu spucken, um eine Blutung erkennen zu können. Wird über eine längere Zeit unbemerkt Blut verschluckt, so

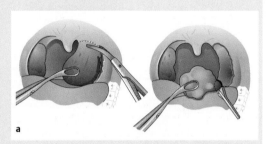

a

Abb. 3.10 ▪ Tonsillektomie.

wird dem Patienten bald übel und er erbricht das aus dem Magen kommende schwarz gefärbte Blut.

Bei jedem Zeichen einer Nachblutung ist der Arzt zu verständigen, der dann die Blutstillung vornimmt. Häufig genügt es, eine kühlende Eiskrawatte in den Nacken zu legen und den Patienten mit Eiswasser den Mund ausspülen zu lassen. Bei stärkeren Blutungen kann es notwendig werden, in einer erneuten Narkose das Gefäß zu unterbinden oder eine Umstechung vorzunehmen.

Nach 24 Stunden sinkt die Gefahr der Nachblutung. Erst um den 4. bis 6. Tag kann es wieder zu kleineren Blutungen kommen, wenn sich die Wundbeläge ablösen. Deswegen wird den Patienten empfohlen, ca. 5 Tage nach der Tonsillektomie im Krankenhaus unter klinischer Beobachtung zu bleiben. Als weitere Verhaltensmaßregeln sollte nicht zu heiß geduscht und starke körperliche Anstrengung vermieden werden.

Der Wundschmerz dauert in aller Regel bei erwachsenen Patienten länger an als bei Kindern. Er ist in den ersten 24 Stunden am heftigsten und kann noch einmal um den 5. Tag herum zunehmen, wenn sich die Wundbeläge abstoßen. Gegen die Wundschmerzen kann z. B. Diclofenac als Zäpfchen gegeben werden. Die Nahrungsaufnahme ist anfänglich ebenfalls schmerzhaft. Deswegen sollte die Kost langsam

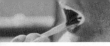

von flüssiger Kost über breiige hin zur Normalkost aufgebaut werden. Dabei sind scharfe Gewürze, heiße Speisen und säurehaltige Säfte zu vermeiden, da sie erfahrungsgemäß Schmerzen auslösen können.

M *Das Nachblutungsrisiko nach Tonsillektomie ist in den ersten 24 Stunden und am 4.–6. postoperativen Tag am größten.*

Nach dem Krankenhausaufenthalt wird dem Patienten noch für weitere 10 Tage körperliche Ruhe empfohlen, da selten auch noch nach 7 Tagen Nachblutungen auftreten können.

4 Kehlkopfrachen (Hypopharynx), Kehlkopf (Larynx), Luftröhre, Hals

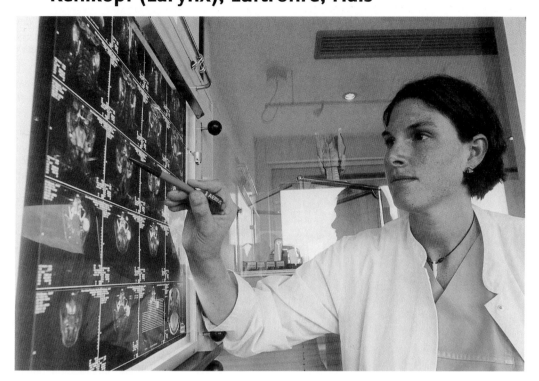

4.1 Anatomie und Physiologie

4.1.1 Anatomie

Kehlkopfrachen

Der *Kehlkopfrachen* (Hypopharynx) schließt sich dem Mundrachen (Oropharynx) nach unten an. Er umfasst den Rachen von Höhe des Kehldeckels (Epiglottis) bis hinab zur Ringknorpelhinterkante, wo er am Ösopha-

gusmund in die Speiseröhre (Ösophagus) übergeht. Da er zum größten Teil hinter dem Kehlkopf liegt, ist er als Schleimhautfalte ausgebildet, die sich seitlich zu einer birnenförmigen Tasche (Sinus piriformis) ausbuchtet.

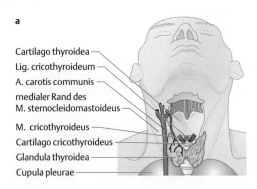

a

Cartilago thyroidea
Lig. cricothyroideum
A. carotis communis
medialer Rand des
M. sternocleidomastoideus

M. cricothyroideus
Cartilago cricothyroidea
Glandula thyroidea
Cupula pleurae

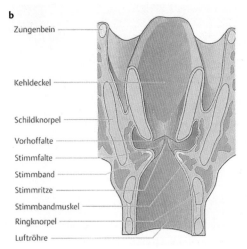

b

Zungenbein

Kehldeckel

Schildknorpel
Vorhoffalte
Stimmfalte
Stimmband
Stimmritze
Stimmbandmuskel
Ringknorpel
Luftröhre

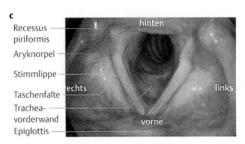

c

Recessus piriformis
Aryknorpel
Stimmlippe
Taschenfalte
Trachea-vorderwand
Epiglottis

hinten

rechts

links

vorne

Abb. 4.1 ▪ **Kehlkopf (Larynx). a** Kehlkopfgerüst, **b** Larynx im Querschnitt, **c** endoskopisches Bild in der indirekten Laryngoskopie

Kehlkopf

Der Kehlkopf (Larynx) besteht aus druckstabilem Knorpel und ist mit Schleimhaut ausgekleidet **(Abb. 4.1)**. Er ist eine Art Verbindungsrohr, das sich oben zum Mundrachen öffnet und sich nach unten in die Luftröhre (Trachea) fortsetzt. Das knorpelige

Stützgerüst wird vom Schildknorpel (Cartilago thyroidea) und vom Ringknorpel (Cartilago cricoidea) gebildet. Die obere Spitze des sich nach vorn wölbenden Schildknorpels kann man bei Männern als „Adamsapfel" gut unter der Halshaut sehen. Unterhalb des Schildknorpels liegt der Ringknorpel, der durch ein Band, das Ringknorpelband (Ligamentum conicum), mit dem Schildknorpel verbunden ist.

M *In respiratorischen Notfällen kann der Kehlkopf zwischen Schildknorpel und Ringknorpel schnell von außen eröffnet werden (Koniotomie).*

An den Ringknorpel schließen sich die Knorpelspangen der Luftröhre an. Zum Kehlkopf gehört weiter der Kehldeckel (Epiglottis, Cartilago epiglottica), der sich über der Rachenöffnung des Kehlkopfes befindet und den Kehlkopf beim Schluckvorgang verschließt.

Im Inneren des Kehlkopfes sind die Stimmlippen (Plica vocalis) von vorn nach hinten verlaufend eingespannt. Die Stimmlippen bestehen aus einem Muskel (M. vocalis) und einem darüber liegenden Faserband, dem Stimmband (Ligamentum vocale). Die Stimmlippen verengen den Kehlkopf zu einem schmalen schlitzförmigen Raum, der Stimmritze (Glottis). Mit ihrem hinteren Anteil enden die Stimmlippen an den kleinen beweglichen Stellknorpeln oder Aryknorpeln (Cartilago arytenoidea), die dem Ringknorpel gelenkig aufsitzen. Durch den Zug der an diesem Stellknorpel angreifenden Muskeln können die Stimmlippen bewegt werden. Während der Atmung (Respiration) werden die Stimmlippen in Seitenstellung gebracht, wodurch die Stimmritze weit geöffnet wird und die Atemluft durch den Kehlkopf in die Luftröhre strömen kann. Während der Tongebung (Phonation) und beim Schlucken werden die Stimmlippen aneinander gelegt, so dass die Stimmritze zu einem feinen Spalt verengt oder völlig verschlossen ist.

Oberhalb der Stimmlippen befindet sich eine zweite Schleimhautfalte, die Taschenfalte. Zwischen Taschenfalte und Stimmlippen gibt es eine Ausbuchtung, den Kehlkopfventrikel (Ventriculus laryngeus, Sinus morgani). Taschenfalte und Kehlkopfventrikel haben keine funktionelle Bedeutung.

Die Kehlkopfmuskeln, die die Beweglichkeit der Stimmlippen bewirken, werden nahezu vollständig durch den „Rekurrens" (N. laryngeus recurrens oder N. recurrens), einem Ast des N. vagus, innerviert. Der N. recurrens tritt erst im Brustraum aus dem N. vagus aus und zieht dann zwischen Luft- und Speiseröhre nach oben in den Kehlkopf.

M *Seine Lage und seine Länge machen den N. recurrens besonders verwundbar. Erkrankungen der Brustorgane, der Speiseröhre und der Schilddrüse können seine Funktion beeinträchtigen und zu Lähmungen im Kehlkopf führen.*

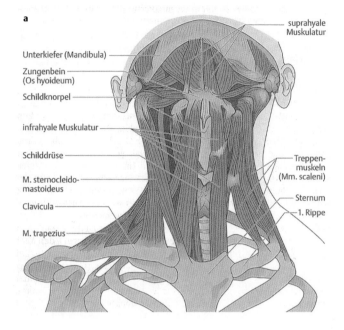

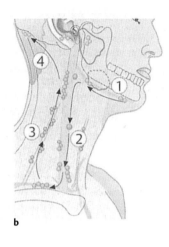

a

suprahyale
Muskulatur

Unterkiefer (Mandibula)

Zungenbein
(Os hyoideum)

Schildknorpel

infrahyale Muskulatur

Schilddrüse

M. sternocleido-
mastoideus

Clavicula

M. trapezius

Treppen-
muskeln
(Mm. scaleni)

Sternum

1. Rippe

b

Abb. 4.2 ▪ **Hals. a** Anatomie, **b** Lymphknoten im Kopf-Hals-Bereich

Da der N. recurrens als einziger Nerv die Stimmritze öffnet, tritt bei einer einseitigen Lähmung Heiserkeit und bei einer beidseitigen Lähmung Atemnot (bei guter Stimme) auf, weil dann eine Öffnung der Stimmritze nicht mehr möglich ist.

Luftröhre

Unterhalb des Ringknopels schließt sich die Luftröhre (Trachea) dem Kehlkopf an. Bedeckt durch die Halsmuskulatur und einen Teil der Schilddrüse zieht sie in die Brusthöhle. 15–20 halbmondförmige Knorpelspangen stützen die Luftröhrenwand und halten sie offen. Die Schleimhaut ist mit Flimmerepithel bedeckt, welches das Sekret nach oben transportiert. Unmittelbar hinter der Luftröhre liegt die Speiseröhre, seitlich von ihr verlaufen die großen Halsgefäße. Nach einer Länge von 10–13 cm in der Höhe des 4.–5. Brustwirbels teilt sich die Luftröhre in einen rechten und einen linken Hauptbronchus. Die Teilungsstelle nennt man Bifurkation. Die Hauptbronchien zweigen sich wiederum in Lappen- und Segmentbronchien auf.

M *Unterhalb des Kehlkopfes liegen im oberen Abschnitt der Trachea die Seitenlappen der Schilddrüse der Luftröhre an. Durch Kropfbildung der Schilddrüse (Struma) kann die Luftröhre so eingeengt werden, dass starke Luftnot auftritt.*

Hals

Seitlich des Kehlkopfes, der Luft- und der Speiseröhre liegt geschützt unter dem Kopfnickermuskel (M. sternocleidomastoideus) die große Hals-Nerven-Gefäßscheide mit der Halsschlagader (A. carotis communis) und der großen Halsvene (V. jugularis interna). Die A. carotis communis teilt sich in Höhe des oberen Kehlkopfrandes in die das Gehirn versorgende A. carotis interna und die mit zahlreichen Ästen den Gesichtsschädel versorgende A. carotis externa. Unter der A. carotis communis liegt der N. vagus. Die Hals-Nerven-Gefäßscheide liegt eingebettet in ein lockeres Bindegewebe und Fettgewebe, in dem sich Lymphknoten befinden.

Die *Halslymphknoten* sind kettenartig oder in Haufen von der Schädelbasis bis zum Schlüsselbein beidseits entlang der Halsgefäßscheide angeordnet (**Abb. 4.2**). Lymphknoten dienen der immunologischen Abwehr von Krankheitserregern und drainieren das Gebiet von Nase, Nasennebenhöhlen, Wangen, Lippen, Mundhöhle, Kehlkopfrachen, Speiseröhre und Schilddrüse. Bei entzündlichen oder malignen Erkrankungen im Kopf-Hals-Bereich kommt es auch zu Veränderungen oder Erkrankungen dieser Lymphknoten (Lymphadenitis, Lymphknotenmetastasen). Durchzogen wird das Halsfettgewebe vom N. acessorius, der für die Schulterbeweglichkeit wichtig ist.

4.1.2 ┊ Physiologie

Der Kehlkopf trennt den *Atemweg* vom *Speiseweg*. Er hat seine zentralen Aufgaben in der Regelung des Atemstroms, bei der Stimmbildung und in der Verhinderung des Verschluckens.

Beim Schluckvorgang muss der Kehlkopf ein Eindringen von Flüssigkeiten und Speisen in die tieferen Atemwege verhindern („Verschlucken" oder Aspiration). Hierzu wird während des Schluckvorgangs der gesamte Kehlkopf angehoben, die Epiglottis legt sich über die Stimmritze und die Stimmlippen legen sich aneinander und verschließen die Stimmritze. Sollte dennoch ein Fremdkörper in den Kehlkopf oder Rachen gelangen, so wird ein heftiger Hustenreflex ausgelöst. Gleichzeitig wird der Speisebrei im Rachen nach unten in den Kehlkopfrachen befördert. Am Ende des Kehlkopfrachens wird dann der Speiseröhrenmund geöffnet und der Speisebrei gelangt in die Speiseröhre.

P *Aspirationsgefahr.* Unterschiedliche Störungen im Kehlkopf bzw. Kehlkopfrachen können zu einer Aspiration (Eindringen von Flüssigkeiten oder Nahrung in die Atemwege) führen: Neurologische Störungen wie Lähmungen der Gefühlsnerven im Kehlkopfbereich, Lähmungen der Muskulatur im Rachen und am Speiseröhrenmund oder Lähmungen der Stimmlippen können ebenso zur Aspiration führen wie Zustände nach Entfernung der Epiglottis und Anteilen des Kehlkopfes bei Patienten mit Tumorerkrankungen. Eine Aspiration stellt eine ernste Gefahr für den Patienten dar und muss entsprechend der Ursache schnellstmöglich beseitigt werden.

Der Kehlkopf ist ein Teil des Atemrohres und zugleich seine engste Stelle. Durch die Stimmlippen kann diese Enge verändert werden. Verengungen (Stenosen) oder Lähmungen der Stimmlippen haben demzufolge starke Auswirkungen auf die Atmung. Stenosen im Kehlkopfbereich führen zu einem pfeifenden Atemgeräusch beim Einatmen (inspiratorischen Stridor).

Die Hauptfunktion des Kehlkopfes besteht allerdings in der *Stimmbildung* (Phonation). Bei der Tonbildung wird der Luftstrom beim Ausatmen durch eine nahezu geschlossene Stimmritze (Stimmlippen in Phonationsstellung, also aneinandergelegt) hindurchgepresst. Die menschliche Stimme kann einen durchschnittlichen Tonumfang von $2^1/_2$ Oktaven abdecken. Die Tonhöhe wird durch die Anzahl der Stimmlippenschwingungen pro Sekunde und durch eine unterschiedlich starke Anspannung der Stimmlippen durch die Kehlkopfmuskulatur bestimmt. Durch die Geschwindigkeit und durch den Anblasdruck der Atemluft wird die Lautstärke reguliert. Die verschiedenen Sprachlaute werden nach der Tonerzeugung im Kehlkopf durch die Bewegungen der Sprechmuskulatur in Lippe, Zunge, Gaumensegel und der Klang der Stimme durch die Resonanzräume des sog. Ansatzrohres (Rachen, Mundhöhle, Nase und Nasennebenhöhlen) gebildet. Durch das Wachstum, insbesondere in der Pubertät, wird der Kehlkopf länger und die Stimme tiefer. Während des Stimmbruchs (Mutation) wird bei Jungen die Stimme um eine Oktave und bei Mädchen um eine Terz tiefer. Störungen der Stimme, der Sprache und des Sprachverständnisses werden von spezialisierten Ärzten (Phoniatern) behandelt.

4.2 ┊ Untersuchung von Kehlkopfrachen, Kehlkopf, Luftröhre, Hals

4.2.1 ┊ Körperliche Untersuchung

Bei der Anamnese sind die Patienten mit Erkrankungen des Kehlkopfes oder des Hypopharynx insbesondere nach der Dauer und Stärke von Heiserkeit, Husten, Atemnot, Schmerzen oder Schwierigkeiten beim Schlucken (Dysphagie) oder Fremdkörpergefühl im Rachen, sowie nach Alkohol- und Nikotinabusus zu befragen.

Bei der *indirekten Spiegeluntersuchung* des Kehlkopfes und des Hypopharynx (indirekte Laryngoskopie) wird ein Spiegel in den Rachen eingeführt **(Abb. 4.3)**. Als Lichtquelle dient entweder ein Stirnspiegel, der das Licht auf den Spiegel wirft oder eine Stirnlampe. Durch Zug an der Zunge wird der Kehlde-

ckel aufgerichtet und der Blick in den Kehlkopf wird frei. Lässt man den Patienten „hi" sagen, so legen sich die Stimmlippen aneinander (Phonationsstellung). Dadurch entfaltet sich der obere Teil des Hypopharynx und kann so beurteilt werden. In der Atemstellung (Respirationsstellung) gehen die Stimmlippen auseinander und man kann den obersten Teil der Tracheavorderwand einsehen.

Bei einem starken Würgereflex muss die Schleimhaut mit einem anästhesierenden Spray (z. B. Xylocain-Spray) betäubt werden. Zur genaueren Beurteilung des Kehlkopfes und des Hypopharynx kann ein 90 °-Lupenendoskop benutzt werden, das eine Vergrößerung der Kehlkopfstrukturen ermöglicht. Der gesamte Nasen-, Mund- und Kehlkopfrachen inklusive Kehlkopf

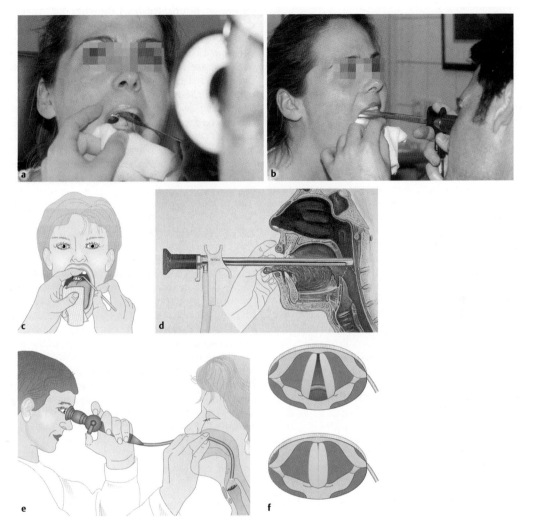

Abb. 4.3 ▪ **Indirekte Laryngoskopie. a, c** mit Kehlkopfspiegel, **b, d** mit Lupenendoskop, **e** mit flexiblem Endoskop, **f** Untersuchungsbild des Larynx in Atemstellung und Phonationsstellung.

und Hypopharynx kann auch durch eine dünne flexible Optik, die durch Nase oder Mund eingeführt wird (Rhino-Pharyngo-Laryngoskop), untersucht werden.

Bei der *direkten Laryngoskopie* kann nur der oberste Abschnitt der Trachea eingesehen werden. Zur genaueren Inspektion kann eine *Bronchoskopie* in Oberflächenanästhesie mit einem flexiblen Fiberendoskop vorgenommen werden.

Raumforderungen in der Halsgefäßscheide, im Kehlkopf und in der Schilddrüse werden am äußeren Hals getastet und beurteilt.

Eine genauere Inspektion von Kehlkopf und Hypopharynx sowie Speiseröhre und Trachea wird im Rahmen einer Spiegeluntersuchung in Narkose mit starren Rohren durchgeführt (*„Panendoskopie"*). Dabei werden z. B. zur Tumorsuche oder Fremdkörperentfernung eine starre Tracheobronchoskopie und eine starre Ösophagoskopie vorgenommen. Die Inspektion erfolgt durch das Ösophagoskop oder Bronchoskop mit langen Geradeaus- oder Winkeloptiken. Insbesondere die direkte Laryngoskopie ermöglicht durch eine unmittelbaren Aufsicht auf den Kehlkopf über ein starres Rohr (z. B. Kleinsasserrohr) und der Zuhilfenahme eines Mikroskops eine sehr genaue Untersuchung des Kehlkopfes („Mikrolaryngoskopie") im Rahmen der Panendoskopie **(Abb. 4.4)**.

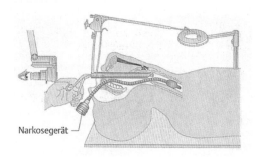

Abb. 4.4 ■ Mikrolaryngoskopie (direkte Laryngoskopie).

Durch das Einführen von Spateln und Rohren in den Rachen des auf dem Rücken liegenden, mit dem Kopf nach hinten überstreckten Patienten, können mit speziellen Instrumenten mikrochirurgische Operationen am Kehlkopf durchgeführt, Gewebeproben zur Histologiesicherung entnommen oder Fremdkörper entfernt werden.

Besondere Bedeutung hat die Panendoskopie zur Operationsplanung von malignen Erkrankungen des Rachens. Neben der Bestimmung der Tumorausdehnung ist der Ausschluss von Zweitkarzinomen im oberen Schluck- und Atemweg wichtig.

4.2.2 ⋮ Funktionsuntersuchungen (Stroboskopie)

Die Stimmlippenschwingungsfähigkeit und ihre Funktionsstörungen werden in der Stroboskopie beurteilt. Hierbei werden die schnellen Schwingungen der Stimmlippen, die mit dem bloßen Auge nicht zu sehen sind, sichtbar gemacht. Mit einem 90°-Lupenendoskop wird der Kehlkopf inspiziert. Anschließend wird anstelle des normalen Lichtes eine schnelle Abfolge von Lichtblitzen, die über ein Kehlkopfmikrophon mit den Schwingungen der Stimmlippen synchronisiert oder leicht phasenverschoben sind, erzeugt. Mit dieser Technik kann die Stimmlippenschwingung in einem scheinbar verlangsamten Ablauf beurteilt werden. So können z. B. kleinste Veränderungen der Stimmlippe bei einem Stimmlippentumor frühzeitig erkannt werden. Im Rahmen der Stroboskopie werden Schwingungsamplitude und Bewegungsablauf der Stimmlippenschwingung im Seitenvergleich beurteilt.

4.2.3 ⋮ Bildgebende Untersuchungen

Die *Sonographie* des Halses wird zur Beurteilung und zum Nachweis von vergrößerten Lymphknoten, zur Abgrenzung von Abszessen und Zysten im Bereich des Halses, zur Diagnostik des Gefäßzustandes und zur Beurteilung der Schilddrüse routinemäßig eingesetzt. In der *Röntgennativaufnahme* des Halses in seitlicher Aufnahmetechnik sind meist der Kehlkopfknorpel, das Zungenbein und die Wirbelkörper der Halswirbelsäule gut sichtbar. In sehr „weichen" Aufnahmen können sich auch die Weichteile darstellen. Die Computertomographie (CT) des Halses zeigt dagegen sehr genau die einzelnen Strukturen des Halses und des Kehlkopfes. Sie wird z. B. bei Verdacht auf einen Tumor oder Abszess zur genauen Größenausdehnungsbestimmung eingesetzt. Die präziseste Darstellung der Weichteile des Halses und der Kehlkopfstrukturen gelingt allerdings erst mit der Magnetresonanztomo-

Abb. 4.5 ■ Röntgen-Breipassage.

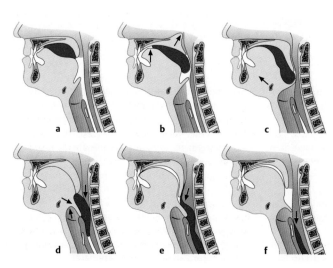

graphie (MRT). Bei unklarer Ausdehnung von Tumoren bringt die MRT meist die entscheidenden Informationen.

Die Beurteilung der Schluckpassage kann durch eine *Röntgenbreipassage* oder mittels einer *Kinematographie* erfolgen **(Abb. 4.5)**. Bei beiden Verfahren wird der Patient aufgefordert, ein Röntgenkontrastmittel zu schlucken. Anschließend werden in einem Durchleuchtungsverfahren einzelne Phasen des Schluckak-

tes dargestellt und analysiert. Hierdurch können Wandunregelmäßigkeiten des Hypopharynx und der Speiseröhre als Hinweis auf einen Tumor, Fremdkörper und Leckagen aufgedeckt werden. Der besondere Vorteil der Kinematographie ist die Beurteilung von funktionellen Störungen des Schluckvorgangs (z. B. die Aspiration von Speise in die Trachea oder ein unzureichender Schluckreflex).

4.3 Erkrankungen von Kehlkopfrachen, Kehlkopf, Luftröhre, Hals

4.3.1 Erkrankungen des Kehlkopfrachens

Fremdkörper im Kehlkopfrachen

Ursache
Fremdkörper können im Sinus pirifomis des Kehlkopfrachens oder in der Speiseröhre stecken bleiben. Dabei ist die oberste Enge der Speiseröhre, der Ösophagusmund, meist der Ort an dem z. B. unzerkaute Fleischbrocken bei zahnlosen Patienten, verschluckte Knochen, Zahnprothesen oder ähnliche Dinge festsitzen.

Symptome und Diagnostik
Die Patienten leiden meist an Schmerzen und Druckgefühl hinter dem Kehlkopf oder dem Brustbein. Das Schlucken von Speisen und Flüssigkeiten ist teilweise nicht mehr möglich. Bei der Spiegeluntersuchung des Kehlkopfes können Fremdkörper im Bereich des Kehlkopfes oder des Sinus piriformes erkannt werden. Indirekt weisen auch Speichelseebildungen im Hypopharynx auf eine Verlegungen der Speiseröhre durch Fremdkörper hin.

Röntgendichte Gegenstände können durch Röntgenaufnahmen des Thorax und des Halses erkannt werden. Zusätzlich erfolgt die Darstellung der Speiseröhre (Röntgenbreipassage) Die Fremdkörper zeigen sich als Kontrastmittelaussparungen.

Komplikationen
Durch die z. T. scharfen Fremdkörper selbst oder bei ihrer Entfernung kann eine Perforation des Ösophagus mit der möglichen Folge einer schweren *Mediastinitis* auftreten. Daher sollte nach einer Fremdkörperentfernung eine Kontrolle mittels Röntgenbreipassage durchgeführt werden.

Therapie
Die Entfernung von Fremdkörpern aus Hypopharynx oder Ösophagus erfolgt über eine starre oder flexible Endoskopie. Mit der starren Endoskopie können auch größere Fremdkörper problemlos entfernt werden, allerdings ist für diesen Eingriff eine Vollnarkose erforderlich.

P ***Überwachung nach Fremdkörperentfernung.*** *Nach jeder ösophagoskopischen Fremdkörperentfernung muss der Patient wegen der Gefahr einer Mediastinitis sehr sorgfältig überwacht werden (Temperaturmessung, Beachten von Schmerzangaben im Rücken zwischen den Schulterblättern oder unter dem Brustbein). Außerdem sollte eine radiologische Kontrolle (Röntgenbreipassage) erfolgen.*

Hypopharynxdivertikel (Zenkerdivertikel)

D *Hypopharynxdivertikel sind sackartige Ausstülpungen der Schleimhautwand des Hypopharynx am Übergang von Hypopharynx zur Speiseröhre* **(Abb. 4.6)**. *Durch Druck von Innen (hastiges Essen) entsteht die Aussackung an einer Schwachstelle der Muskelwand, zwischen Pars obliqua und Pars fundiformis des M. cricopharyngeus hinter dem Kehlkopf (Pulsionsdivertikel).*

Symptome und Diagnostik
Anfangs sind meist keine Symptome vorhanden. Bei großen Divertikeln kommt es zu Schluckbeschwerden und zum Hochwürgen von unverdauter Nahrung (Regurgitation). Die Röntgenbreipassage zeigt den Divertikelsack mit Kontrastmittel gefüllt.

Therapie
Symptomlose Divertikel müssen nicht behandelt werden. Große Divertikel werden operativ abgetragen. Dies kann konventionell von außen oder endoskopisch-mikrochirurgisch geschehen.

Abb. 4.6 ▪ Divertikel.

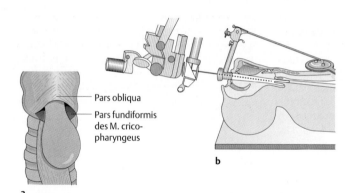

Pars obliqua

Pars fundiformis
des M. crico-
pharyngeus

b

a

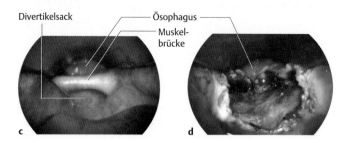

Divertikelsack

Ösophagus

Muskel-
brücke

c

d

Tumoren des Hypopharynx ▪

D *Gutartige Tumoren im Kehlkopfrachen wie Hämangiome, Zysten oder Lipome werden selten beobachtet. Meist handelt es sich um Zufallsbefunde, die im Rahmen einer Endoskopie oder CT oder MRT gesehen werden. Nach bioptischer Sicherung und Klärung der Ausdehnung können diese Tumoren bei Beschwerden (z. B. Dysphagie) endoskopisch abgetragen werden. Die häufigsten Tumoren des Hypopharynx sind bösartige Plattenepithelkarzinome.*

Symptome und Diagnostik
Die Patienten klagen über geringe Schluckbeschwerden oder ein Fremdkörpergefühl im Rachen. Bei einem Übergreifen des Tumors auf den Kehlkopf kommt es zur Heiserkeit. Häufig wird aber zuerst eine größer werdende Lymphknotenmetastase in der Hals-Gefäß-Nervenscheide bemerkt. Im HNO-Spiegelbefund zeigt sich ein exulzerierender Tumor im Sinus piriformis an der aryepiglottischen Falte oder an der Seitenwand. Die Tumoren können schon in den Kehlkopf eingewachsen sein und führen dann zu einer Stimmlippenlähmung. Am Hals lassen sich meist vergrößerte Lymphknoten tasten. Im CT oder MRT können die Ausdehnung des Tumors, die Infiltration von Schildknorpel und Muskulatur sowie verdächtige Lymphknoten beurteilt werden. Zur genaueren Therapieplanung wird eine Panendoskopie durchgeführt, in der etwaige Zweittumoren ausgeschlossen werden und die Größenausdehnung des Tumors bestimmt wird.

Therapie
Kleinere Tumoren können gelegentlich mit dem Laser endoskopisch entfernt werden und der Kehlkopf kann dadurch erhalten bleiben. Bei größeren Tumoren muss meist eine Entfernung des Kehlkopfes (Laryngektomie, S. 76, 82) mit einer Teilresektion des Hypopharynx und einer Halslymphknotenausräumung (Neck dissection) durchgeführt werden. Anschließend erfolgt in aller Regel eine Bestrahlung des Halses. Das Hypopharynxkarzinom hat eine schlechte Prognose mit einer 5-Jahre-Überlebenszeit von ca. 20 %.

P *Funktionsstörungen und Stimmrehabilitation. Da beim ausgedehnten Hypopharynxkarzinom meist der Kehlkopf mit entfernt wird, muss der Patient genauso wie beim Kehlkopf-Tumor über die postoperativen Funktionsstörungen und z. B. die Stimmrehabilitation aufgeklärt werden (S. 74, 83).*

4.3.2 ⋮ Erkrankungen des Kehlkopfs

Epiglottisfehlbildung

D *Die Fehlbildung der Epiglottis ist die häufigste Missbildung des Larynx. Diese kann hufeisenförmig, rinnenförmig oder sehr schmal angelegt sein. Bei zusätzlich besonders weich angelegtem Knorpelgewebe kommt es bereits im Säuglingsalter zum sog. inspiratorisch kongenitalen Stridor.*

Therapie
Es wird abgewartet, bis sich der Kehlkopfknorpel festigt. Eine vorübergehende Intubation kann unter Umständen notwendig sein.

Segelbildung

> **D** *Angeborene Segelbildungen (Diaphragma, „Web") im Bereich der vorderen Kommissur der Stimmbänder können zum kongenitalen inspiratorischen Stridor führen.*

Therapie
Das Segel kann häufig laserchirurgisch durchtrennt oder nach Eröffnung des Kehlkopfes von außen reseziert und ein Kunststoffplatzhalter, der die Glottis offen hält, eingesetzt werden.

Laryngozele

> **D** *Laryngozelen sind innere (innerhalb des Kehlkopfes) oder äußere (Aussackung tritt zwischen Schild- und Ringknorpel nach außen in die Halsweichteile) zystische Aussackungen des Sinus morgagni. Sie können angeboren oder erworben sein (Pressen, Husten, besonders häufig bei Trompetenspielern). Die Zysten sind mit Schleim oder Luft gefüllt.*

Symptome und Diagnostik
Die Patienten leiden unter Stimmstörungen und evtl. auch unter Atemnot. Durch eine MRT kann die Ausdehnung der sackartigen Ausstülpung bestimmt werden.

Therapie
Kleinere innere Laryngozelen können von innen endoskopisch entfernt werden. Große Laryngozelen müssen von außen exstirpiert werden.

Fremdkörper

> **D** *Versehentlich geschluckte Fremdkörper wie Fischgräten oder kleine Knochenstücke können im Bereich des Kehlkopfeingangs zum Liegen kommen. Es besteht die Gefahr, dass die Fremdkörper die Glottis oder – nach Abrutschen in die tieferen Atemwege – die Trachea verlegen und zur Atemnot führen.*

Symptome und Diagnostik
Es kommt zu starken Hustenanfällen, Schmerzen beim Schlucken und Atemnot. Ein plötzlicher vollständiger Verschluss der Glottis kann zum Tode führen (Bolustod). Bei der indirekten Laryngoskopie kann der Fremdkörper gefunden und mit entsprechenden Zangen auch entfernt werden. Falls der Fremdkörper z. B. verhakt ist, wird evtl. eine direkte Laryngoskopie in Narkose notwendig.

> **M** *Bei akuter Luftnot kann als Erstmaßnahme versucht werden, den Bolus über den sog. „Heimlich-Griff" herauszupressen. Beim stehenden Patienten wird dabei von hinten der untere Brustkorb umfasst und ruckartig zusammengepresst, so dass sich der Fremdkörper löst und abgehustet werden kann. Bei Kindern kann auch der Versuch unternommen werden, den Kopf nach unten zu halten und durch Schläge auf den Oberköper, den Fremdkörper herauszuschütteln. Falls der Bolus nicht primär entfernt werden kann, muss der Patient bei Atemnot notfallmäßig tracheotomiert werden (S. 76 f.).*

Kehlkopftraumen

Ursache
Durch stumpfe oder scharfe Gewalteinwirkungen, häufig bei Verkehrsunfällen mit Aufprall auf das Lenkgrad, im Sport, in suizidaler Absicht durch Strangulationen, aber auch durch Stich- und Schussverletzungen kommt es zu Verletzungen des knorpeligen Kehlkopfgerüstes mit einem Weichteilödem und mit Schleimhauteinblutungen.

Symptome und Diagnostik
Die Patienten klagen über Heiserkeit und je nach Schwere der Verletzung auch über Atemnot. Vorsicht geboten ist bei stumpfen Traumen, hier kann zunächst nur eine Heiserkeit bestehen, im weiteren Verlauf kann jedoch durch Einblutungen eine zunehmende Atemnot eintreten. Am äußeren Hals finden sich entsprechende Schwellungen, Würgemale oder offene Weichteilverletzungen, die Hinweise auf eine Gewaltursache durch Fremdeinwirkung oder Suizidversuch geben. Bei Frakturen des Kehlkopfgerüstes lässt sich ein Halsemphysem als Zeichen einer verletzungsbedingten, offenen Verbindung der oberen Atemwege zum umgebendem Halsweichteilgewebe feststellen. Dabei kann Luft ins subkutane Fettgewebe treten, was sich palpatorisch als „Hautknistern" nachweisen lässt.

Bei der Laryngoskopie kann das Ausmaß der Verletzung der Weichteile beurteilt werden. Meist finden sich Einblutungen in die Stimmlippen und die übrige Kehlkopfschleimhaut. Bei scharfen, blutenden Weichteilverletzungen des Halses sollten bei einem Verdacht auf die Verletzung der Halsgefäße keine zeitraubende Diagnostik betrieben werden, sondern der Patient sollte intubiert oder tracheotomiert und operativ versorgt werden.

Therapie
Nach der Sicherstellung der Atemfunktion (intensive Überwachung mit Sauerstoffgabe oder Intubation bzw. Tracheotomie) hängt das weitere Vorgehen vom Ausmaß der Verletzungen ab. Geringe Einblutungen oder Weichteilödeme müssen nur überwacht werden. Frakturen des Kehlkopfknorpels müssen hingegen ge-

schient, Wanddefekte im Bereich des Pharynx, der Speiseröhre und Verletzungen von Gefäßen operativ verschlossen werden.

Intubationsschäden

> **D** Als Intubationsschäden bezeichnet man Schädigungen des Schleimhautepithels des Kehlkopfes bzw. der Trachea, die auf eine Intubation zurückzuführen sind. Insbesondere bei Langzeitintubationen kann es durch die Blockermanschette (Cuff) des Beatmungstubus, welche durch den Druck eine verminderte Durchblutung des dem Cuff anliegenden Schleimhautareals verursacht, zu Ulzerationen kommen. So entwickeln sich Intubationsgranulome im Bereich der Stimmlippen und narbige Stenosen mit Segelbildungen in Höhe der Glottis oder des Ringknorpels oder Verwachsungen der Stimmlippen (Synechien).

Symptome und Diagnostik

Nach der Extubation bemerken die Patienten eine bleibende Heiserkeit und möglicherweise später auch einen Stridor mit Luftnot. Bei der Laryngoskopie werden die Stimmlippenbeweglichkeit und die Schleimhautverhältnisse des Kehlkopfes beurteilt. Beim Intubationsgranulom finden sich im hinteren Anteil der Stimmlippen umschriebene Granulationen. In Höhe der Stimmlippen oder subglottisch können Segel, Synechien oder Stenosen sichtbar werden.

Therapie

Bei Intubationsgranulomen ist eine Spontanremission möglich. Eine Entscheidung zum Abwarten der Rückbildung hängt jedoch von der Allgemeinsituation des Patienten ab, bei Größenzunahme der Granulome muss eine operative Abtragung erfolgen. Bei narbigen Stenosen, Synechien oder Segeln, die mit einer Dyspnoe einhergehen, erfolgt die chirurgische Abtragung über eine Mikrolaryngoskopie.

Akute Laryngitis ■ ■

> **D** Als akute Laryngitis bezeichnet man eine akute Entzündung des Kehlkopfes. Es kann sich dabei um eine virale oder bakterielle Infektion handeln und in jedem Lebensalter auftreten. Nicht selten geht die Entzündung mit einem Infekt der oberen Atemwege (Sinusitis, Bronchitis) einher. Gelegentlich können auch eine falsche Stimmbelastung und ungünstige klimatische Verhältnisse (trockene, staubige Luft) zur entzündlichen Veränderung der Larynxschleimhaut führen.

Symptome und Diagnostik

Das wichtigste Symptom der akuten Laryngitis ist die Heiserkeit. Sie kann von einer geringgradigen Veränderung des Stimmklanges bis hin zur völligen Tonlosigkeit (Aphonie) reichen. Darüber hinaus klagen die Patienten über Hustenreiz, Brennen und Kratzen im

Hals. Daneben können Fieber und ein reduzierter Allgemeinzustand vorliegen.

Bei der Laryngoskopie zeigt sich eine starke Rötung und Schwellung der Schleimhäute. Die Stimmbandbeweglichkeit ist jedoch normal.

Therapie

Es wird, je nach Stärke der Entzündung, zu Stimmschonung, regelmäßigen Inhalationen z. B. mit Salbeiaufguss oder Emser Sole und ausreichender Flüssigkeitszufuhr geraten. Bei einem nachgewiesenen bakteriellen Infekt können Antibiotika gegeben werden. Bei starker Schwellung der Larynxschleimhaut ist eine einmalige Gabe von Kortison hilfreich. Eine fortbestehende Heiserkeit sollte logopädisch behandelt werden.

Laryngitis subglottica (Pseudokrupp)

> **D** Die Laryngitis subglottica ist eine akute, entzündliche Schwellung überwiegend der subglottischen Weichteile, die fast nur Kinder betrifft. Sie beruht auf einer viralen Entzündung durch Parainfluenza- und Influenzaviren.

Symptome und Diagnostik

Die Patienten werden meist nachts von einem bellenden Husten mit einem inspiratorischen Stridor befallen. 50 % der Patienten entwickeln Fieber. In schweren Fällen kommt es zu Atemnot mit Zyanose, Unruhe und Eintrübung des Bewusstseins. Endoskopisch zeigt sich eine subglottische Schleimhautschwellung, die wulstartig das Lumen verlegen kann. Die übrige Atemwegsschleimhaut ist meist reizlos.

Abzugrenzen ist diese Erkrankung von der Diphterie (Krupp), bei der es sich um eine bakterielle Infektionserkrankung handelt. Diphterie-Patienten haben eine süßlichen Foetor, die Gaumenmandeln sind von einem gräulichen Fibrinbelag bedeckt.

> **M** Pseudokrupp kann wegen der akut auftretenden Atemnot lebensbedrohlich verlaufen und ist entsprechend ernst zu nehmen.

Therapie

Zum schnellen Abschwellen wird Kortison intravenös gegeben, zur Verhinderung eines zusätzlichen bakteriellen Infektes kann antibiotisch behandelt werden. Darüber hinaus werden Inhalationen verordnet. Bei einer Zunahme der subglottischen Schwellung erfolgt die Intubation und ggf. die Tracheotomie.

> **P** **Überwachung bei Pseudokrupp.** Die engmaschige Kontrolle der Atmung ist bei Pseudokrupp besonders wichtig. Als mindeste Überwachungsmaßnahme sollte ein Pulsoxymeter angelegt werden.

Epiglottitis, Epiglottisabszess

D *Bei der Epiglottitis handelt es sich um eine bakterielle Infektion des Kehlkopfdeckels, ausgelöst durch Streptokokken oder Hämophilus influenzae.*

Symptome und Diagnostik
Der Patient befindet sich meist in einem eingeschränkten Allgemeinzustand. Es bestehen eine kloßige Sprache, stärkste Schluckschmerzen, Fieber, Atemnot und ein inspiratorischer Stridor. Wegen der massiven Schluckstörungen kommt es zum vermehrten Speichelfluss. Endoskopisch zeigt sich eine hochrot gefärbte Schleimhaut des Kehldeckels und des gesamten Kehlkopfes. Die Epiglottis ist bei einer Abszessbildung verdickt und kugelig aufgetrieben.

Therapie
Es erfolgt die hoch dosierte Gabe von Antibiotika intravenös und Kortison einmalig zum Abschwellen sowie eine ausreichende Schmerzbehandlung. Bei einer Abszessbildung muss über eine Stichinzision der Abszess operativ eröffnet werden. Je nach Ausmaß der Kehlkopfschwellung muss der Patient ggf. vorübergehend intubiert oder gar tracheotomiert werden.

Larynxödem

D *Beim Larynxödem handelt es sich um eine entzündliche, allergische, toxische, verletzungsbedingte (Intubation) oder durch eine Strahlentherapie bedingte ödematöse Schwellung der Kehlkopfschleimhaut.*

Symptome und Diagnostik
Der Patient klagt über Schluckschmerzen, Luftnot und ein Fremdkörpergefühl im Kehlkopf. Bei der Laryngoskopie sieht man eine glasige Schleimhautschwellung v. a. der Epiglottis, der Stimmlippen und der Aryregion.

Therapie
Die medikamentöse Therapie besteht in der Gabe von Kortison, Antiphlogistika (z. B. Diclofenac), Antihistaminika und Antibiotika. Inhalationen und eine ausreichende Flüssigkeitszufuhr unterstützen die Behandlung.

Chronische Laryngitis

D *Bei der chronischen Laryngitis handelt es sich um eine durch vielfältige Ursachen (z. B. Rauchen, toxische Stäube, chronische Mundatmung bei behinderter Nasenatmung) ausgelöste chronische Entzündung der Kehlkopfschleimhaut. Auch können eine ungenügend behandelte akute Laryngitis oder eine Stimmfehlbelastung eine chronische Laryngitis mitverursachen.*

Symptome und Diagnostik
Es bestehen v. a. Heiserkeit, Trockenheitsgefühl, Hustenreiz und Räusperzwang. Bei der Laryngoskopie finden sich verdickte, trockene und gerötete Stimmlippen.

Therapie
Im Vordergrund der Therapie steht die Stimmschonung und das Vermeiden der Noxen. Inhalationen mit Salzlösungen und sekretlösende Medikamente (z. B. ACC 600) wirken unterstützend. Bei einer falschen Stimmbenutzung sollte eine logopädische Therapie durchgeführt werden.

M *Bei einer mehr als 4-wöchigen Heiserkeit muss auch an ein Karzinom, an Tuberkulose oder an Pilzbefall gedacht und dies durch eine Probebiopsie abgeklärt werden.*

Kehlkopflähmungen (Stimmlippenlähmungen)

D *Unter einer Kehlkopflähmung oder Stimmlippenlähmung versteht man einen ein- oder beidseitigen Bewegungsstillstand oder eine Beweglichkeitseinschränkung der Stimmlippen. Hervorgerufen ist die Lähmung durch eine Nervenlähmung des N. vagus bzw. N. recurrens.*

Ursache
Ursachen für Lähmungen des Kehlkopfes können Tumoren, Entzündungen, Operationen oder Verletzungen sein, die die Funktion des N. recurrens bzw. N. vagus beeinträchtigen. Je nachdem, wo die Läsion lokalisiert ist, lassen sich *zentrale* von *peripheren* Lähmungen unterscheiden. Zentrale Lähmungen betreffen Funktionsstörungen des N. vagus im Bereich des zentralen Nervensystems, wogegen die peripheren Läsionen durch Pathologien im Verlauf des N. vagus nach dem Durchtritt durch die Schädelbasis hervorgerufen werden. Zentrale Kehlkopflähmungen treten meist gleichzeitig mit anderen Hirnnervenlähmungen auf, wie Lähmungen des N. hypoglossus, N. glossopharyngeus und N. accessorius z. B. bei Schädelbasisverletzungen. Periphere Lähmungen betreffen dagegen meist nur den N. vagus oder N. reccurens.

Lähmungen des Kehlkopfes ohne erkennbare Ursache werden als *idiopathische Stimmlippennlähmungen* bezeichnet.

Zentrale Lähmungen. Blutungen oder Infarkte im Hirnstamm führen zu *zentralen Stimmlippenlähmungen*. Meist kommt es zur gleichzeitigen Lähmung von verschiedenen anderen Hirnnerven, wie N. trigeminus, N. vagus, N. glossopharyngeus und N. acessorius. Neben der Heiserkeit steht bei diesem schweren neurologischen Krankheitsbild auch das Verschlucken durch die Funktionsstörung des N. glossopharyngeus im Vordergrund.

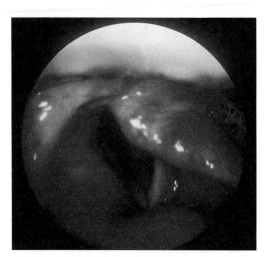

Abb. 4.7 ▪ **Linksseitige Rekurrensparese.** Die linke Stimm-lippe bleibt beim Einatmen in der Mittelstellung

Periphere Nervenlähmungen. Die häufigste peri-phere Nervenlähmung ist die des N. laryngeus inferior (= N. laryngeus recurrens oder „Rekurrens"), die sog. *Rekurrensparese*. Die häufigste Ursache für eine Re-kurrensparese ist ein Zustand nach Entfernung der Schilddrüse (Strumektomie). Durch den chirurgi-schen Eingriff kann der Nerv verletzt werden, was zu vorübergehenden oder bleibenden Paresen führen kann. Eine weitere Ursache sind Prozesse im Media-stinum wie Bronchilakarzinome, Lymphome, Öso-phaguskarzinome, die den N. recurrens infiltrieren.

Einseitige Rekurrensparese

Symptome und Diagnostik
Bei einer *einseitigen Lähmung* steht das entsprechende Stimmband still, die Stimme klingt schwach und er-müdet leicht **(Abb. 4.7)**. Eine Atemnot besteht nicht. Zum Ausschluss eines Tumors oder einer Verletzung im Verlauf des N. vagus wird meist eine CT oder MRT von Kopf und Hals, ein Schilddrüsenszintigramm und eine Sonographie des Halses durchgeführt.

Therapie
Die einseitige Stimmlippenparese wird zunächst lo-gopädisch behandelt. Bleibt eine gute Stimmbildung aus, so kann eine sog. *Thyreoplastik* durchgefürt wer-den, bei der die gelähmte Stimmlippe nach medial verlagert wird. Die Thyreoplastik sollte frühestens ein Jahr nach Auftreten der Lähmung vorgenommen wer-den, wenn mögliche Ursachen für eine Lähmung aus-geschlossen worden sind und eine Erholung nicht mehr wahrscheinlich ist.

Beidseitige Rekurrensparese

Symptome
Die beidseitige Parese führt zum beidseitigen Stimm-lippenstillstand mit ausgeprägter Luftnot und inspira-torischem Stridor bei kräftiger Stimme.

Therapie
Wegen der zu engen Glottis bei einer beidseitigen Re-kurrensparese muss zunächst ein Tracheostoma an-gelegt werden. Besteht die beidseitige Parese ein Jahr, so ist mit einer Rückkehr der Funktion nicht mehr zu rechnen und es können glottiserweiternde Eingriffe vorgenommen werden (Laterofixation eines Stimm-bandes oder Resektion eines Teils eines Stimmbandes mit dem Laser). Je stärker die Stimmritze vergrößert und damit die Atmung verbessert wird, desto schlechter wird allerdings die Stimme.

Stimmlippenpolypen

> **D** *Stimmlippenpolypen sind gutartige Schleimhauthyperpla-sien der Stimmlippen, die auf einer entzündlichen Grund-lage entstehen.*

Symptome und Diagnostik
Die Patienten klagen über Heiserkeit. Bei der Laryngo-skopie zeigen sich gestielte oder breitbasig aufsit-zende, meist glasige, von den Stimmlippen ausge-hende Polypen.

Therapie
Die Therapie der Stimmlippenpolypen besteht in der operativen Abtragung während einer Mikrolaryngo-skopie.

Stimmlippenknötchen

> **D** *Stimmlippenknötchen (Sänger- oder Schreiknötchen) sind durch Stimmfehlbelastungen entstehende und meist im Übergang vom vorderen zum mittleren Stimmlippenbereich wachsende gutartigeTumoren.*

Therapie
Die Therapie der Stimmlippenknötchen besteht in der konsequenten Stimmschonung und im logopädischen Sprachtraining.

Juvenile Larynxpapillomatose

> **D** *Die juvenile Larynxpapillomatose ist eine durch Papilloma-viren (HPV) hervorgerufene blumenkohlartige Wucherung der Kehlkopfschleimhaut. Die Erkrankung kommt überwiegend bei Kindern vor.*

Symptome

Die Patienten klagen über Heiserkeit. Mitunter tritt bei Betroffenen auch Atemnot auf.

Therapie

Die Papillome können laserchirurgisch problemlos abgetragen werden. Es besteht jedoch eine Neigung zu Rezidiven.

Reinke-Ödem

> **D** Das Reinke-Ödem ist ein Stimmlippenödem mit Flüssig-keitseinlagerung zwischen Schleimhautepithel und Liga-mentum vocale (Reinkescher Raum). Die Ursache ist unklar, Men-schen mit starker Stimmbelastung und Nikotinabusus sind häufi-ger betroffen

Symptome und Diagnostik

Die Patienten klagen über Heiserkeit. Bei der Laryngo-skopie zeigen sich lappige, glasige Polster einer oder beider Stimmlippen.

Therapie

Zunächst sind konservative Maßnahmen wie Stimm-schonung, Nikotinkarenz und logopädisches Training anzuraten. Bei ausbleibendem Erfolg wird das Ödem mikrochirurgisch von endolaryngeal abgetragen.

Leukoplakie

> **D** Die Leukoplakie der Stimmlippe ist eine Präkanzerose des Kehlkopfes. Unter einer Präkanzerose versteht man Vorstu-fen von malignen Tumoren, die noch nicht alle Kriterien eines bös-artigen Prozesses aufweisen, aber das Potenzial einer malignen Entartung besitzen.

Symptome und Diagnostik

Mitunter klagen Patienten über Heiserkeit, die Leuko-plakie kann aber auch ohne Symptome vorkommen. Bei der Laryngoskopie zeigt sich eine weißliche Aufla-gerung auf der Stimmlippenschleimhaut.

Therapie

Die Leukoplakie sollte im Rahmen einer Mikrolaryn-goskopie entfernt werden, um eine eindeutige Histo-logie des suspekten Areals zu gewinnen. Bisweilen versteckt sich hinter einer leukoplakischen Verände-rung bereits ein Karzinoma in situ.

Larynxkarzinom ▪ ▪

> **D** Das Larynxkarzinom ist der häufigste Tumor im Kopf-Hals Bereich (40–50 % aller bösartigen Tumoren in der HNO-Heilkunde) **(Abb. 4.8)**. Histologisch betrachtet handelt es sich dabei in 95 % der Fälle um ein Plattenepithelkarzinom. Männer

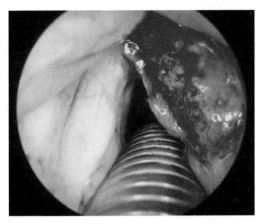

Abb. 4.8 ▪ **T1-Larynxkarzinom links.** Tumor der linken Stimmlippe.

sind ungefähr 9-mal häufiger betroffen als Frauen und der Alters-gipfel liegt zwischen dem 4. und 7. Lebensjahrzehnt. Als Risikofak-toren sind hauptsächlich ein hoher Zigaretten- und Alkoholkon-sum bekannt. Rund 2/3 der Larynxkarzinome nehmen ihren Ur-sprung in der Stimmritze (Glottiskarzinome), ein weiteres 1/3 der Tumoren bilden sich im supraglottischen Anteil des Larynx (supra-glottische Larynxkarzinome).

Symptome und Diagnostik

Die Symptome bei Larynxkarzinomen hängen vom Sitz der Tumoren ab. Patienten mit glottischen Karzi-nomen entwickeln anfangs Heiserkeit, später Atem-not mit inspiratorischem Stridor, wenn der Tumor die Glottis verlegt. Patienten mit supraglottischen La-rynxkarzinomen haben meist Schluckbeschwerden und eine kloßige Sprache. Erst später tritt eine Heiser-keit hinzu. Auch Ohrenschmerzen oder blutiger Aus-wurf können Symptome eines Larynxkarzinoms sein.

Bei der Laryngoskopie wird neben der genauen Be-stimmung der Größenausdehnung und der Lokalisa-tion der Tumoren auch die Stimmlippenbeweglich-keit geprüft, die ein wichtiger Hinweis für die Tiefe-ninfiltration des Tumors darstellt. Am äußeren Hals sollten mögliche vergrößerte Lymphknoten (insbe-sondere beim supraglottischen Larynxkarzinom) ge-tastet werden.

Im Rahmen einer direkten Laryngoskopie (Mikro-laryngoskopie) können Probebiopsien gewonnen, die Ausdehnung bestimmt und das therapeutische Vorge-hen festgelegt werden. Bisweilen können kleinere Tu-moren dabei sofort reseziert werden. Zusätzlich wer-den die oberen Atem- und Speisewege zum Aus-schluss eines Zweitkarzinoms untersucht (durch die sog. Panendoskopie).

Die CT oder MRT sowie die Ultraschalluntersu-chung des Halses bieten weitere Informationen über

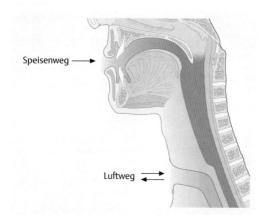

Speiseweg →

Luftweg ⇄

Abb. 4.9 ▪ Laryngektomie. Zustand nach Laryngektomie: Atemweg und Schluckweg sind getrennt.

die Ausdehnung der Tumoren, mögliche Tumoreinbrüche in Nachbarorgane oder mögliche Lymphknotenmetastasen.

Therapie

Je nach Tumorausdehnung wird ein therapeutisches Konzept festgelegt, wobei die operative Entfernung des Tumors die Therapie der Wahl darstellt. Bei Operationsunfähigkeit aufgrund schwerwiegender kardiovaskulärer oder pulmonaler Begleiterkrankungen kommt eine alleinige Strahlentherapie (primäre Strahlentherapie) als Alternative in Frage. Bei ausgedehnten Tumoren mit Metastasierung der Halslymphknoten wird meist nach dem operativen Eingriff (Laryngektomie) eine postoperative Strahlentherapie angeschlossen. Der Erhalt der Funktion des Kehlkopfes (Ton- bzw. Sprachbildung und intakte Schluckfunktion) steht im Vordergrund jeglicher Therapie, soweit es onkologisch vertretbar ist.

Ein Tumor, der alleine auf die Stimmlippen beschränkt ist, kann über eine Stimmlippenentfernung (*Chordektomie*) operativ entfernt werden. Diese Patienten haben meist nur eine bleibende Heiserkeit als Nebenwirkung des Eingriffs. Der Eingriff kann sowohl von außen (transzervikal), als auch von innen (endolaryngeal mit dem Laser, s. u.) erfolgen.

Tumoren, die Teile des Kehlkopfes erfasst haben, können mit *Kehlkopfteilresektionen* chirurgisch beherrscht werden. Diese Eingriffe ermöglichen wiederum den Erhalt einer zwar eingeschränkten Stimmbildung, haben jedoch hartnäckige Schluckprobleme zur Folge. In den letzten 15 Jahren werden diese Teilresektionen von außen zunehmend durch die endolaryngeale Laserchirurgie abgelöst.

W *Die* endolaryngeale *Laserchirurgie hat sich in den letzten 20 Jahren ihren festen Platz in der operativen Therapie von Kehlkopftumoren und Tumoren des Kehlkopfrachens erobert. Die Vorteile gegenüber dem transzervikalen Vorgehen, also der konventionellen Chirurgie von außen, liegen in der kürzeren postoperativen Rehabilitationsphase und den besseren funktionellen Ergebnissen in Bezug auf die Stimm- und Schluckfunktion. Allein die Tatsache, dass bei endolaryngealen laserchirurgischen Eingriffen eine vorübergehende Tracheotomie meistens vermieden werden kann, macht den großen Vorteil deutlich.*

Bei der endolaryngealen Chirurgie wird der Kehlkopf mit einem Laser über ein starres Laryngoskop durch den Rachen operiert (wie bei der direkten Laryngoskopie). Der Zugangsweg von außen wird dementsprechend dem Patienten erspart und es gibt keine sichtbaren Narben. Auch größere Tumoren können von endolaryngeal sicher entfernt werden. Die Frage, ob ein Tumor von endolaryngeal angegangen werden kann, hängt von der Ausdehnung, von den mit einer Entfernung zu erwartenden Nebenwirkungen (bleibende Schluckbeschwerden mit Aspiration?) und auch von der prinzipiellen „Einstellbarkeit" des Tumors mit einem starren Laryngoskop ab. Daher ist als wichtiger diagnostischer Schritt eine direkte Laryngoskopie in Narkose der eigentlichen Therapieplanung vorgeschaltet.

Bei sehr ausgedehnten Kehlkopftumoren muss die Totalentfernung des Kehlkopfes (*Laryngektomie*) durchgeführt werden **(Abb. 4.9)**. Hierbei werden Luft- und Speiseweg getrennt und der abgesetzte Stumpf der Luftröhre als Tracheostoma in die Halshaut eingenäht. Der Verlust der sprachlichen Kommunikation ist für den Patienten die schwerwiegendste Folge des Eingriffs. Durch die Einführung von Sprechprothesen (z. B. Provox-Sprechprothesen) konnte inzwischen die postoperative Rehabilitation für die laryngektomierten Patienten entscheidend verbessert werden.

Bei ausgedehnten Tumoren finden sich häufig Halslymphknotenmetastasen. Wird der Kehlkopftumor chirurgisch entfernt, so schließt sich in aller Regel eine Ausräumung der Halslymphknoten (*Neck dissection*) in gleicher Sitzung oder zweizeitig nach einer Woche an.

Luftröhrenschnitt (Tracheotomie)

D *Eine Tracheotomie ist eine operative Eröffnung der Luftröhre in Höhe zwischen zweitem und drittem Trachealknorpel zur Schaffung einer Verbindung zwischen Luftröhre und Raumluft (Tracheostoma).*

Indikationen

Durch eine Verlegung der oberen Atemwege z. B. durch Fremdkörper oder Verletzungen im Kehlkopf-

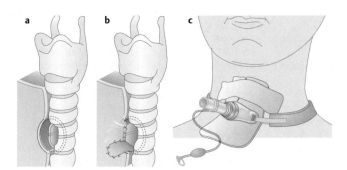

Abb. 4.10 ▪ **Tracheostoma. a** Konventionelles Tracheostoma, **b** epithelisiertes Tracheostoma, **c** eingesetzte blockbare Kanüle.

bereich, bei allergischen Reaktionen, bei Kehlkopflähmungen oder bei Tumoren des Kehlkopfes kann es zur akuten oder langsam fortschreitenden Atemnot kommen. Falls in einer solchen Situation eine Intubation nicht möglich ist oder die Situation voraussichtlich länger bestehen wird (bei Tumoren), muss ein Luftröhrenschnitt (Tracheotomie) durchgeführt werden, um das Atemwegshindernis zu umgehen und ein Tracheostoma anzulegen. Im Notfall kann beim bewusstlosen Patienten die Notfalltracheotomie oder Notfallkoniotomie ohne Betäubung durchgeführt werden, ansonsten wird die Tracheotomie in örtlicher Betäubung oder – falls eine kurzfristige Intubation möglich ist – auch in Narkose vorgenommen.

Weitere Indikationen für einen Luftröhrenschnitt liegen bei langzeitbeatmeten Patienten vor (z. B. nach Schädelhirntrauma oder Schlaganfall). Um Schädigungen der Luftröhre durch die Druckmanschette des Tubus zu vermeiden (s. u.), wird bei beatmeten Patienten nach ca. 14 Tagen eine Tracheotomie notwendig. Bei Patienten mit einer starken Schluckstörung (z. B. im Rahmen einer neurologischen Schluckstörung bei einem Hirninfarkt) und einer ständigen schweren Aspiration, müssen die tieferen Atemwege vor dem Sekret, das ständig durch den Kehlkopf in die Luftröhre läuft, geschützt werden. Auch solche Patienten werden tracheotomiert und dann mit einer blockbaren Kanüle versorgt.

Vorgehen

Der Patient befindet sich in Rückenlage, bei überstrecktem Kopf wird der Kehlkopfknorpel getastet.

Im Notfall kann eine *Koniotomie* durchgeführt werden: Nach einem Querschnitt über dem Unterrand des Kehlkopfknorpels wird das Ligamentum conicum zwischen Schildknorpel und Ringknorpel getastet und quer eingeschnitten. An dieser Stelle ist der untere Luftweg besonders gut zugänglich. Anschließend wird die Öffnung der Luftröhre durch eine Kanüle so lange offen gehalten, bis eine reguläre Tracheotomie

oder Intubation durchgeführt wurde und die Koniotomie verschlossen werden kann.

M *Da es bei der Koniotomie zu Schädigungen des Kehlkopfes kommen kann, sollte der geübte Arzt möglichst die Trachea notfallmäßig eröffnen, um somit den Kehlkopf sicher zu schonen.*

Die *Tracheotomie* wird ähnlich ausgeführt: Tasten des Ringknorpels und Längsschnitt unterhalb des Ringknorpels. Die Luftröhre wird vom Schilddrüsenisthmus verdeckt. Daher muss nach dem Auseinanderdrängen der Weichteile die Tracheotomie ausgeführt werden entweder nachdem der Schilddrüsenisthmus durchtrennt (mittlere Tracheotomie) oder nach oben (obere Tracheotomie) oder unten (untere Tracheotomie) verlagert wurde. Anschließend kann die Trachea quer eingeschnitten, ein Trachealfenster ausgeschnitten und eine Kanüle oder eine Tubus in die Luftröhre eingeführt werden. Anfänglich wird eine Kanüle mit einem aufblasbaren Gummiballon (Cuff) eingesetzt, welcher die Luftwege abdichtet und das Eindringen von z. B. frischem Blut vom Wundrand in die Luftröhre verhindert. Beim nicht gesicherten Tracheostoma granuliert der Wundrand, sodass eine bleibende Öffnung zur Luftröhre entsteht (*konventionelles Tracheostoma*) **(Abb. 4.10 a)**. Die Haut um das Tracheostoma wird mit einer geschlitzten Metalline-Kompresse geschützt und die Kanüle mit einem Halsbändchen gesichert.

Da beim Kanülenwechsel beim konventionellen Tracheostoma die Kanüle an der Trachea vorbei in das Mediastinum geschoben werden kann und die Granulationen am Wundrand zu späteren Trachealstenosen führen können, sollte nach Möglichkeit immer ein *epithelisiertes* oder *plastisches Tracheostoma* angelegt werden **(Abb. 4.10 b)**. Nach der Tracheotomie wird dabei ein Fenster aus der Trachea ausgeschnitten bzw. ein gestielter Trachealwandlappen angelegt und die äußere Haut so an den Trachealknorpel genäht, dass der Tracheostomakanal mit Haut oder Trachelwand ausgekleidet ist und das Wechseln der Kanüle sofort problemlos und sicher möglich ist.

Tracheostomaverschluss. Bei einem konventionellen Tracheostoma wird, wenn das Atemhindernis beseitigt wurde und der Kehlkopf ausreichend weit ist, die Kanüle entfernt (*Décanulement*). Die Wundöffnung in der Halshaut verschließt sich in aller Regel innerhalb weniger Tage von alleine. So lange wird das Tracheostoma mit einem Verband abgeklebt. Wurde ein epithelisiertesTracheostoma angelegt, so muss das Tracheostoma operativ verschlossen werden. Dazu wird in örtlicher Betäubung der Hautzylinder ausgeschnitten und die Wundöffnug mehrschichtig vernäht (eigentlicher Tracheostomaverschluss).

4.3.3 ⋮ Erkrankungen der Luftröhre

Tracheitis ▪ ▪

> **D** Unter einer Tracheitis versteht man eine bakterielle oder virale Entzündung der Luftröhrenschleimhaut. Meist ist es eine fortgeleitete Infektion der oberen Luftwege (Nasennebenhöhlenentzündung, Pharyngitis oder Laryngitis).

Symptome
Die Patienten leiden an sehr schmerzhaftem Husten bei einer bakteriellen Infektion. Der abgehustete Auswurf ist eitrig.

Therapie
Die Therapie besteht in der Verflüssigung des eingedickten Sekrets mit Hilfe von schleimlösenden Medikamenten (z. B. Acetylcystein), der regelmäßigen Anwendung von Inhalationen und der Luftbefeuchtung. Bei bakteriellen Infekten ist zusätzlich die Gabe von Antibiotka erforderlich.

> **P** **Luftbefeuchtung.** Patienten nach einer Kehlkopfentfernung haben ihre physiologische Klimatisierung der Atemluft durch die Nase verloren. Die Luft wird direkt über das Tracheostoma eingeatmet, ohne durch die Nasenschleimhaut angewärmt, angefeuchtet oder gereinigt zu werden. Diese Situation kann die Luftröhrenschleimhaut reizen und gegenüber Infektionen anfällig machen. Daher sollten laryngektomierte Patienten angewärmte und angefeuchtete Luft (Luftbefeuchter, Vernebler) zumindest in der ersten postoperativen Phase einatmen.

Fremdkörper

Ursache
Häufig sind Kinder betroffen, die Fremdkörper wie Spielzeuge, Münzen oder Erdnüsse verschlucken und aspirieren. Bei Erwachsenen sind Tabletten häufig verschluckte Fremdkörper. Gefährlich sind aufquellende Fremdkörper, die zu einer Verlegung der Atemwege mit der Gefahr des Erstickens führen können.

Symptome und Diagnostik
Die Patienten leiden an Erstickungsangst, Hustenattacken mit Luftnot und Schmerzen hinter dem Kehlkopf. Bei länger bestehender Aspiration und beginnender Bronchitis oder Lungenentzündung kann Fieber hinzutreten. Bei der Auskultation kann eine minderbelüftete Lunge auffallen. Der Fremdkörper kann sich im Röntgenbild des Thorax darstellen.

Therapie
Die Therapie der Wahl ist die *Tracheobronchoskopie* mit einem starren Endoskop, durch die eine operative Entfernung des Fremdkörpers erfolgt. Scharfe Fremdkörper können dabei zu Verletzungen der Trachea führen. Bei stark entzündlichen Reaktionen kann die Gabe von Antibiotika und Glukokortikoiden zum Abschwellen der Schleimhaut erforderlich sein.

Trachealstenose und Tracheomalazie

> **D** Die Trachealstenose ist eine meist narbige Verengung der Trachea, während die Tracheomalazie eine Erweichung der Knorpelspangen der Luftröhre darstellt, die bei verschärftem Einatmen zu einem Kollaps der Trachea führt.

Ursache
Trachealstenosen entstehen v. a. nach Langzeitbeatmungen, Verletzungen oder Verätzungen. So kann die Blockermanschette bei einem länger liegenden Tubus zu einer Drucknekrose der Trachealschleimhaut führen. Durch Entzündungsprozesse entsteht ein narbiger Umbau des freiliegenden Knorpels und daraus eine narbige Eingengung des Tracheallumens.

Die Tracheomalazie ist meist durch Druck von außen z. B. bei einer Struma (vergrößerte Schilddrüse) verursacht.

Um eine Trachealstenose bei Langzeitbeatmung zu verhindern, wird in solchen Fällen routinemäßig ein vorübergehendes Tracheostoma (s. u.) angelegt, das das regelmäßige Wechseln der Trachealkanüle ermöglicht und damit die Schleimhaut schont. Nach Beendigung der Langzeitbeatmung kann das Tracheostoma wieder verschlossen werden.

Symptome und Diagnostik
Der Patient leidet unter Atemnot mit einem inspiratorischen Stridor. Bei der indirekten Laryngoskopie zeigt sich bei einer direkt unter den Stimmbändern liegenden Stenose eine segelartige Einengung der oberen Trachea. Liegt die Stenose tiefer, kann sie in der HNO-ärztlichen Untersuchung nicht gesehen werden. Erst durch die flexible oder starre Tracheobronchoskopie kann das genaue Ausmaß der Stenose beurteilt werden. Mit der sog. Tracheazielaufnahme können ebenfalls Stenosen im Röntgenbild sichtbar gemacht werden.

Therapie

Je nach Ursache muss die Entscheidung für eine operative oder eine konservative Maßnahme getroffen werden.

Bei einer Tracheomalazie, die durch eine Strumaerkrankung verursacht wurde, kann die Malazie durch eine Entfernung der Schilddrüse gebessert werden. Bei Trachealstenosen gibt es unterschiedliche Verfahren: Neben einer endotrachealen Entfernung mit dem Laser können Stenosen auch von außen reseziert werden. Dieses Vorgehen macht meist eine vorübergehende Tracheotomie und den Einsatz eines endotrachealen Platzhalters nötig, der die Luftröhre offen hält. Bei ausgedehnten Stenosen und bei Rezidiven kann auch eine Resektion des gesamten Trachealabschnittes vorgenommen werden. Die Trachea wird dann wieder mit einer anschließenden End-zu-End-Verbindung verschlossen.

Trachealstenosen sind schwierig zu behandeln und es kommt häufig zu Restenosierungen.

P *Cuffdruck. Moderne Tuben weisen einen mehr zylindrisch geformten Cuff auf. Diese werden auch als „high-volume-low-pressure-Cuffs" (großvolumige Niederdruckmanschetten) bezeichnet. Diese Cuffs ermöglichen eine Abdichtung der Trachea bei wesentlich geringeren Drücken, ohne die Trachea zu verformen. Auch bei deren Verwendung ist dem Cuff-Druck besondere Beachtung zu widmen, der Druck sollte mit einem Cuffdruckmanometer überwacht werden, so dass die Manschette generell nur mit dem geringstmöglichen Druck ausgefüllt ist und gerade noch die Trachea abdichtet. Das Gleiche gilt für blockbare Trachealkanülen, die ebenfalls über ein Cuffdruckmanometer mit dem geringstmöglichen Druck geblockt werden sollten, um Schädigungen des Kehlkopfes und der Trachealschleimhaut und damit die Bildung von Granulationen und Stenosen zu vermeiden.*

4.3.4 ⋮ Erkrankungen des Halses

Halszyste, Halsfistel

D *Die mediane oder laterale Halszyste oder Halsfistel sind Fehlbildungen der mittleren Halsregion, die ihren Ursprung in der embryonalen Anlage der Schilddrüse (mediane Zyste, Fistel) oder des zweiten Kiemenbogens (laterale Zyste, Fistel) haben, der sich vom seitlichen Hals durch die Karotisgabel bis in die Tonsillenregion erstreckt.*

Symptome und Diagnostik

Bei der Halszyste zeigt sich eine kugelige Raumforderung. Im entzündeten Zustand ist sie schmerzhaft und die darüber liegende Haut gerötet. Bei der Halsfistel besteht eine kleine Hautöffnung in der Halsmitte oberhalb des Kehlkopfes oder am seitlichen Hals, aus dem sich ständig Sekret entleert. Meistens kann man die mediane Halszyste als eine prall-elastische Raumforderung unter der Haut oberhalb des Kehlkopfes gut

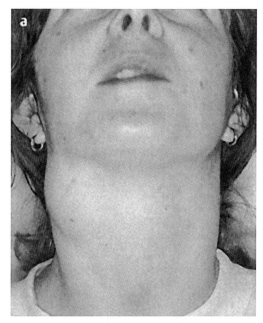

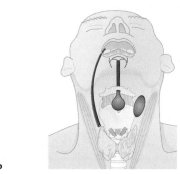

Abb. 4.11 ▪ **Laterale Halszyste. a** Laterale Halszyste rechts, **b** Schema der lateralen/medialen Halszysten/-fisteln.

tasten. Im Ultraschallbild zeigt sich eine glatt begrenzte echoleere Raumforderung. Die Halsfistel ist im Ultraschall meist nicht nachweisbar.

Therapie

Die Therapie von Zyste und Fistel besteht in der vollständigen chirurgischen Entfernung.

Laterale Halszyste, laterale Halsfistel

D *Die laterale Halszyste bzw. Halsfistel sind Fehlbildungen der seitlichen Halsregion, die ihren Ursprung in der embryonalen Anlage des zweiten Kiemenbogens haben, der sich vom seitlichen Hals durch die Karotisgabel bis in die Tonsillenregion erstreckt* (**Abb. 4.11**).

Symptome und Diagnostik

Bei der lateralen Halszyste zeigt sich eine Vorwölbung am seitlichen Hals. Im entzündeten Zustand ist sie schmerzhaft und die darüber liegende Haut gerötet. Bei der lateralen Halsfistel besteht eine kleine Hautöffnung am Vorderrand des M. sternocleidomastoideus, aus dem sich ständig Sekret entleert. Meistens kann man die laterale Halszyste als eine prallelastische Raumforderung im Kieferwinkel tasten. Im Ultraschallbild zeigt sich eine glatt begrenzte echoleere Raumforderung. Die laterale Halsfistel ist im Ultraschall meist nicht nachweisbar.

Therapie

Die Therapie besteht in der vollständigen chirurgischen Entfernung, bei der lateralen Halsfistel unter Mitnahme der Tonsille auf der selben Seite.

Unspezifische Lymphknotenentzündung (Lymphadenitis colli)

D *Die Lymphadenitis colli ist eine schmerzhafte, sich rasch vergrößernde Schwellungen eines oder mehrerer Lymphknoten in den seitlichen Halsabschnitten. Hervorgerufen wird sie durch bakterielle oder virale Infektionen im Bereich des Kopfes.*

Komplikationen

Selten kommt es zu einer eitrigen Einschmelzung des Lymphknotens und damit zur Abszessbildung. In diesem Fall muss der Abszess von außen eröffnet werden.

Therapie

Die Therapie der unspezifischen Lymphknotenentzündung besteht in der Behandlung des jeweiligen Infektionsherdes.

Spezifische Lymphknotenentzündung

Halslymphknoten können auch im Rahmen spezieller Erkrankungen von einer Infektion befallen sein: z. B. Tuberkulose, M. Boeck (Sarkoidose), Lues, Toxoplasmose oder AIDS.

Lymphknotenmetastasen

D *Metastasen von Halslymphknoten sind (vergrößerte) Lymphknoten mit Absiedlungen von bösartigen Tumoren. Die Metastasen haben ihren Ursprungsort (Primärtumor) meist im Kopf-Hals-Bereich.*

Symptome und Diagnostik

Die Lymphknoten sind langsam an Größe zunehmend und selten schmerzhaft. Lymphknotenmetastsen tasten sich derb und nicht verschieblich. Bei der Sonographie zeigen sich vergrößerte Lymphknoten entlang der Halsvene. Bei dem Verdacht auf eine Metastase wird entweder eine Punktion mit anschließender zytologischer Untersuchung oder besser eine Lymphknotenentfernung mit anschließender histologischer Untersuchung vorgenommen.

M *Grundsätzlich sollte jede länger bestehende Lyphknotenschwellung durch eine Biopsie abgeklärt werden.*

Therapie

Liegt bei einer Tumorerkrankung im Kopf-Hals-Bereich bereits eine Lymphknotenmetastase vor, so verschlechtert sich die Prognose der Tumorerkrankung erheblich. Die Behandlung der Metastasen richtet sich nach der Ausdehnung des Primärtumors und der Ausdehnung der Metastasen. Angestrebt wird die operative Sanierung, die durch eine vollständige Entfernung der Halslymphknoten im seitlichen Halsbereich besteht (Neck dissection). Die Neck dissection bei Tumoren des Kopf-Hals-Bereiches umfasst normalerweise die Level I–V nach Robbins (sog. *modifizierte radikale Neck dissection* oder *funktionelle Neck dissection*). Sind die Lymphknotenmetastasen mit Nerven, Muskeln oder Gefäßen verwachsen, so werden diese Strukturen mit entfernt (*radikale Neck dissection*)

Maligne Lymphome ▪ ▪ ▪

D *Maligne Lymphome sind bösartige Erkrankungen des lymphatischen Systems. Sie werden nach der Art der Erkrankung in Hodgkin- und Non-Hodgkin-Lymphome unterteilt.*

Symptome und Diagnostik

Typische Symptome maligner Lymphome sind Nachtschweiß, Müdigkeit, Juckreiz, vergrößerte Lymphknoten am Hals, den Achselhöhlen oder in der Leiste. Die Diagnose wird über die histologische Untersuchung eines vergrößerten Lymphknotens gestellt.

Therapie

Die Therapie richtet sich nach der Art der Erkrankung (Hodgkin- bzw. Non-Hodgkin-Lymphom). Sie besteht entweder in einer Strahlen- oder einer Chemotherapie.

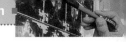

P Pflegeschwerpunkt Postoperative Pflege nach Kehlkopfeingriffen

Bei Kehlkopfeingriffen (endolaryngeal oder transfazial) ist eine engmaschige Überwachung in den ersten Stunden nach dem Eingriff notwendig. Auch bei kleinen Eingriffen kann es zu Schwellungen der Schleimhaut im Kehlkopfbereich und damit zu Atemnot kommen. Bei ausgedehnten Eingriffen bleibt deswegen als Vorsichtsmaßnahme der Patient 24 Stunden intubiert. Er wird auf einer Intensivstation überwacht oder vorübergehend tracheotomiert. Postoperativ sollte in den ersten Stunden der Sauerstoffgehalt des Blutes mit einem Pulsoxymeter monitorisiert werden. Bei einsetzender Atemnot oder sinkendem Sauerstoffgehalt des Blutes ist umgehend der Arzt zu informieren.

Neben der Gefahr einer Atemnot sind Schluckbeschwerden bei vielen Kehlkopfeingriffen zu erwarten. Meist wird in solchen Fällen eine nasogastrale Ernährungssonde gelegt, um in den ersten Tagen die Ernährung auf diesem Wege zu sichern. Mitunter muss nach der ersten Wundheilung ein intensives Schlucktraining mit einem Logopäden durchgeführt werden, bevor die Ernährungssonde gezogen werden kann.

Die Tracheotomie bereitet den Patienten meist nur in den ersten Tagen Probleme. Falls möglich sollte die blockbare Kanüle, die wegen der Blutungsgefahr für den ersten Tag nach einer Tracheotomie eingesetzt wird, durch eine Sprechkanüle ersetzt werden, um dem Patienten die Möglichkeit zur Kommunikation wiederzugeben. Wird die Tracheotomie für einen längeren Zeitraum erforderlich sein, so muss der Patient in die Pflege und Handhabung der Kanüle sorgfältig eingeführt werden.

Die totale Kehlkopfentfernung (Laryngektomie) hat einen tief greifenden Einfluss auf das gesamte Leben des Patienten: Insbesondere durch die postoperativ gestörte Kommunikationsfähigkeit wird die normale soziale Interaktion massiv gestört. Wenn sich ein Patient einer Laryngektomie unterzieht, ist deswegen eine ausführliche Vorbereitung des Betroffenen und seiner familiären Umgebung durch die behandelnden Fachdisziplinen (HNO-Arzt, Phoniater, Logopäde) notwendig. Der Patient sollte in vollem Umfang über die körperlichen und psychosozialen Folgen des Eingriffes und die möglichen Rehabilitationsmöglichkeiten aufgeklärt werden. Insbesondere alle Aspekte der Stimmrehabilitation sollten mit dem Patienten besprochen werden. Hierzu ist es wünschenswert, wenn sich Operateur, Phoniater, Logopäde und nach Möglichkeit auch ein Vertreter des Kehlkopflosen-Verbandes an dem Aufklärungsgespräch mit dem Patienten beteiligen.

In den ersten Tagen nach einer Laryngektomie wird die Kommunikation mit dem Patienten schriftlich bzw. über Zeichensprache erfolgen. Im Rahmen der eigentlichen Stimmrehabilitation stehen verschiedene Möglichkeiten zur Verfügung: Die einfachste Möglichkeit ist die Elektroakustische Sprechhilfe (Elektrolarynx, z. B. Servox). Durch den Apparat, den sich der Patient an die Halshaut hält, werden Schallschwingungen über die Haut in den Mundraum übertragen. Durch Sprechbewegungen des Mundes kann damit eine leise Ersatzstimme erzeugt werden.

Ein besseres Ergebniss ist durch das Erlernen der Ösophagusersatzstimme zu erwarten: Da beim Kehlkopflosen die für die Tonerzeugung benötigte Atemluft durch das Tracheostoma ungenutzt entweicht, muss der Patient lernen, Luft in den Magen zu verschlucken und diese anschließend zum Sprechen willkürlich in den Rachen zu pressen. Dies ist im Grunde genommen nichts anderes als ein Rülpsen, wobei die Tonerzeugung durch die Schwingungen der Schleimhautfalten im Bereich des Ösophaguseingangs erfolgt. Mit viel Training wird der Rülpston einem Kehlkopfton immer ähnlicher. Die Ösophagusersatzstimme hat zwar nicht die Kraft, Tondauer und Klangfarbe der Kehlkopfstimme, reicht aber aus, um eine gut verständliche Sprache zu ermöglichen.

Die beste Möglichkeit, eine Ersatzstimme zu bilden, wird durch Shuntprothesen (Sprechprothesen, z. B. Provox) erreicht. Hierzu wird intraoperativ eine tracheo-ösophageale Fistel gebildet, d. h. eine Verbindung zwischen Luft- und Speiseröhre angelegt. In diese Öffnung wird dann ein Shuntventil aus Silikon eingesetzt. Dieses Ventil ermöglicht es, dass die über das Tracheostoma in die Lungen eingeatmete Luft anschließend beim Ausatmen und gleichzeitigem Zuhalten des Tracheostomas durch das Ventil in den Ösophagus gelangt. Hier wird die Luft, ähnlich wie bei der Ösophagusersatzstimme, zur Stimmbildung benutzt. Da das gesamte Atemvolumen nun zur Stimmbildung zur Verfügung steht, können lange Sätze ohne Unterbrechung gesprochen werden.

Nach der Operation klagen die Patienten über eine vermehrte Sputumproduktion, ein vermehrtes Abhusten von Schleim und nasalen Ausfluss. Durch die Trennung der oberen von den unteren Atemwegen fehlt die Filterfunktion für Schmutzpartikel als auch die Erwärmung und Befeuchtung der Atemluft durch

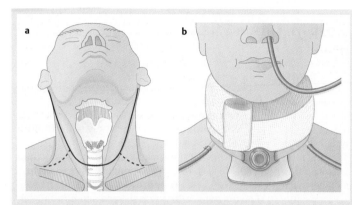

Abb. 4.12 ■ **Laryngektomie. a** Schürzenlappen, **b** Abschlusssituation nach Operation.

die Nase, was zu einer Irritation der Schleimhaut im Rachen und der Luftröhre führt. Deshalb ist die tägliche, regelmäßige Inhalation, z. B. mit Kochsalzlösung, und eine konsequente Tracheostomapflege erforderlich.

Dieses Wissen muss in die Pflege des laryngektomierten Patienten einfließen. Da wichtige Aktivitäten des täglichen Lebens, wie die Ernährung, die Atmung und die Kommunikation, nach der Operation zumindest teilweise gestört sein werden, sollte eine intensive Vorbereitung des Patienten auch von Seiten der Pflegepersonen erfolgen. Die schwerwiegende Tatsache, den Kehlkopf zu verlieren, sollte zumindest durch das Gefühl erleichtert werden, dass das Ärzte- und Pflegeteam mit den Problemen vertraut ist und jederzeit bei Schwierigkeiten helfen wird, auch wenn anfänglich die Kommunikation gestört ist. Im Folgenden sollen exemplarisch wichtige Teilaspekte der Pflege des laryngektomierten Patienten besprochen werden:

Pflegeproblem Wundheilung

Außer der Operationswunde (Schürzenlappen) wird beim laryngektomierten Patienten ein permanentes Tracheostoma angelegt **(Abb. 4.12)**.

Die Wunddrainagen (Redondrainagen) verbleiben in aller Regel 2–4 Tage. Das Tracheostoma liegt offen und stellt somit eine potenzielle Infektionsquelle für die umliegende Haut dar. Für die Wundpflege ist zu beachten:

- der Wundverband muss stets sauber sein,
- die Wunddrainagen müssen regelmäßig kontrolliert werden,
- die Tracheostomapflege wird steril durchgeführt.

Eine Komplikationen der Wundheilung ist die pharyngo-kutane Fistel. Aufgrund einer Wunddehiszenz im Bereich der Pharynxnaht fließt der Speichel durch die Halsweichteile nach außen. Der Wundheilungsprozess wird dadurch erheblich verzögert. Es ist daher wichtig, dass der Arzt anfänglich beim Verbandwechsel anwesend ist oder beim Austreten von Speichel aus den Wundnähten informiert wird. Meist verschließt sich die Fistel nach einigen Tagen von alleine.

Pflegeproblem Atmung

Das Atmen wird durch das Anlegen eines Tracheostomas zunächst erheblich gestört. Der natürliche Atemweg ist unterbrochen und die physiologische Funktion der Nase, das Anfeuchten, Erwärmen und Reinigen der eingeatmeten Luft, ist nicht mehr möglich. Die Luft wird ungefiltert über das Stoma eingeatmet. Die Trachea kann daher schnell austrocknen und sich entzünden (Tracheitis). Meist bestehen Probleme beim Abhusten von Trachealsekret, denn der Druckaufbau zum Abhusten ist durch den fehlenden Kehlkopf nicht mehr möglich. So kann sich durch eine unzureichende Bronchialtoilette Sekret ansammeln, bakteriell infizieren und zu einer Pneumonie führen. Die Pflegepersonen müssen daher bei der Pflege folgende Punkte beachten:

- Für eine ausreichende Bronchialtoilette sorgen: Im Zimmer wird ein Heißluftvernebler aufgestellt, damit die Zimmerluft erwärmt und befeuchtet und so ein Austrocknen der Schleimhäute verhindert wird. Eine ausreichende Flüssigkeitszufuhr lässt das Trachealsekret nicht eindicken, so dass es gut abgesaugt werden kann. Es sollen regelmäßig Atemgymnastik und Pneumonieprophylaxe durchgeführt werden, der Patient ist nach Möglichkeit entsprechend zu beraten und anzuleiten.

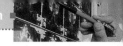

- Steriles endotracheales Absaugen: Das Absaugen ist für den Patienten immer eine unangenehme Prozedur und sollte deshalb nur so oft wie nötig durchgeführt werden. Es muss unter sterilen Bedingungen durchgeführt werden. Die Patienten werden möglichst schnell zum selbstständigen Absaugen angeleitet, da sie diese Pflegemaßnahme später zu Hause selbst übernehmen müssen.

Pflegeproblem Trachealkanüle

Postoperativ hat der Patient eine geblockte Trachealkanüle, die das Lumen des Tracheostomas in den ersten 2 Tagen offen hält. Durch den Cuff kann kein Blut aus den frischen Wundrändern in die Luftröhre sickern. Beim laryngektomierten Patienten muss das Trachestoma ein Leben lang offengehalten werden. Bei der Kanüle ist anfangs besonders darauf zu achten, dass sie sich nicht durch trockenen Schleim oder Borken zusetzt. Um Druckstellen in der Trachea zu vermeiden, muss der Druck mit einem Cuffdruckmanometer eingestellt werden. Die blockbare Kanüle wird nach 2–3 Tagen durch eine einfache Silberkanüle mit Innenstück („Seele") oder eine weichere Kunststoffkanüle ausgetauscht. Die Patienten werden möglichst rasch zur selbstständigen Handhabung und Pflege der Kanülen angeleitet, um später zu Hause sicher damit umgehen zu können.

Pflegeproblem Ernährung

Zur Unterstützung des Wundheilungsprozesses im Bereich der Pharynxnaht wird der Patient ca. 10 Tage über eine Magensonde ernährt, die intraoperativ gelegt wurde. Die Patienten erhalten einen Kostaufbau mit Sondennahrung, die über eine Ernährungspumpe entsprechend dosiert gegeben wird. Durch die Sondennahrung können einerseits Obstipation andererseits Diarrhö auftreten, Letzteres besonders im Zusammenhang mit der erforderlichen Antbiotikagabe. Die Gewichts- und die Stuhlkontrolle sind daher wichtig.

Der Sitz der Sonde am Naseneingang muss täglich kontrolliert und verändert werden, da Druckstellen entstehen können. Die Sonde muss so fixiert werden, dass sie nicht herausrutscht. Ein erneutes Einlegen im frischen Operationsgebiet birgt die Gefahr, die Pharynxnähte einzureißen. Bevor die Ernährungssonde entfernt werden kann, wird mit einer Röntgenkontrastuntersuchung die Dichtigkeit der Pharynxnähte geprüft. Nach dem Ziehen der Sonde erfolgt der orale Kostaufbau.

Pflegeproblem Kommunikation

Die Betreuung von Patienten nach einer Laryngektomie stellt eine besondere Herausforderung an die Pflegepersonen dar. Die Probleme der Patienten können nicht einfach besprochen werden, sondern müssen durch gute Beobachtung und nonverbale Kommunikation (z. B. mit Schreibtafeln) gelöst werden. Das bedeutet, dass sich Pflegepersonen viel Zeit für den Patienten nehmen müssen und ihm mit Ruhe und Ausgeglichenheit gegenübertreten. Es ist von großer Wichtigkeit, die Angehörigen in die Pflege mit einzubeziehen, damit der Patient nie das Gefühl bekommt, aus seiner gewohnten Umgebung durch seine Sprachlosigkeit ausgegrenzt zu werden. Die schnelle Stimmrehabilitation ist daher für den laryngektomierten Patienten besonders wichtig.

5 ⋮ Pflege in der HNO-Heilkunde

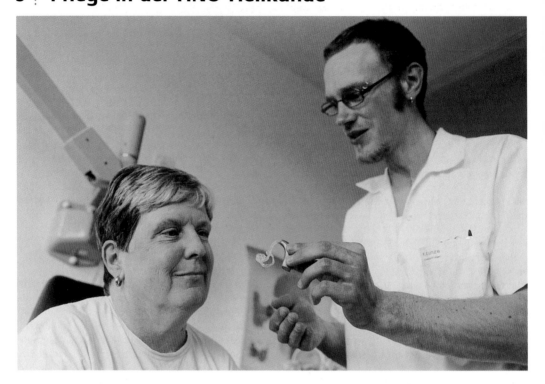

Vorbemerkung

Die Pflege in der HNO-Heilkunde weist je nach Arbeitsbereich – Station oder Ambulanz – sehr spezielle Eigenheiten auf. Aus diesem Grund sollen hier beide Bereiche getrennt voneinander dargestellt werden. Über die Beschreibung dieser Arbeitsfelder hinaus finden sich in dem vorliegenden Buchteil zur HNO-Heilkunde die folgenden Pflegeschwerpunkte:

- Pflegeschwerpunkt Ohroperationen, S. 23,
- Pflegeschwerpunkt Gehörlosigkeit, S. 25,
- Pflegeschwerpunkt Operation der Nasennebenhöhlen, S. 44,
- Pflegeschwerpunkt Entfernung der Mandeln, S. 61,
- Pflegeschwerpunkt Postoperative Pflege nach Kehlkopfeingriffen, S. 81.

5.1 ⋮ HNO-Ambulanz

In der HNO-Ambulanz sind meistens mehrere Behandlungsplätze mit einer Untersuchungseinrichtung vorhanden, die es dem Arzt ermöglichen, den Patienten zu untersuchen und meistens auch eine Reihe von Funktionstests sowie kleine Eingriffe durchzuführen **(Abb. 5.1)**.

In der Untersuchungseinheit befinden sich neben einer Absaugeinrichtung, einer integrierten Kaltlichtquelle für die Endoskopie, einem Druckluftanschluss (um Substanzen in Nase oder Mund zu sprühen) auch Schläuche für kaltes und warmes Wasser (um einen kalorischen Test durchführen oder Fremdkörper aus dem Gehörgang spülen zu können). Meist ist ein Mikroskop für eine Ohrmikroskopie an der Wand befes-

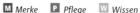 **D** *Definition* **M** *Merke* **P** *Pflege* **W** *Wissen* **X** *Examenswissen*

tigt. Auf einem Instrumententisch liegen die gebräuchlichsten Instrumente. Die Pflegeperson in der Ambulanz muss mit den wichtigsten Instrumenten und ihrer Pflege vertraut sein, denn nur ein sachgerechter Umgang erlaubt ein einwandfreies Funktionieren der mitunter sehr teuren Geräte. Neben der Assistenz am Behandlungsplatz und der Bereitstellung des Instrumentariums kommen notwendige organisatorische Aufgaben (Terminvereinbarungen, Anmeldung von speziellen Untersuchungen usw.) hinzu.

Bei der HNO-ärztlichen Untersuchung ist die Ausleuchtung des Untersuchungsgebietes sehr wichtig. Entweder wird hierfür eine Lichtquelle verwendet, deren Licht mit Hilfe eines Stirnreflektors auf das Untersuchungsgebiet gespiegelt wird oder der Arzt trägt einen Stirnkranz mit eingebauter Lichtquelle. In beiden Fällen muss die Funktionstüchtigkeit der Lichtquelle regelmäßig überprüft werden.

Die bei der Untersuchung eingesetzten Spiegel werden angewärmt, um nicht zu beschlagen. Die Optiken der Endoskope müssen mit einer speziellen Antibeschlaglösung vor dem Einsatz abgewischt werden. Für das Vorhandensein und die Funktionstüchtigkeit dieser Dinge sind die in der Ambulanz arbeitenden Pflegepersonen zuständig.

Da sich in der Untersuchungseinheit der HNO-Arzt mit dem Patienten zumeist in einem sehr beengten Raum befindet, ist er auf die Assistenz der Pflegeperson angewiesen. Dies betrifft insbesondere die Anreichung von seltenen Instrumenten, die nicht griffbereit ausgelegt sind. Mitunter ist Hilfe bei der Untersuchung und Behandlung, insbesondere von Kindern und ängstlichen Patienten notwendig. Die Pflegeperson muss dann den Kopf des Patienten festhalten, um z. B. Verletzungen des Ohres durch die Instrumente zu verhindern oder die Untersuchung überhaupt erst zu ermöglichen. Kinder werden am besten von Vater oder Mutter so festgehalten, dass sowohl der Kopf als auch die Hände sicher fixiert sind **(Abb. 5.4)**.

Auch bei der Untersuchung von Patienten mit Schwindel ist die Unterstützung durch eine Pflegeperson nötig, da z. B. das Befreiungsmanöver nach Semont beim gutartigen Lagerungsschwindel zunächst erneut heftigen Schwindel auslösen kann. Bei Patienten, bei denen ein Allergietest durchgeführt wird, ist in der ersten Stunde die Überwachung und Dokumentation der Vitalzeichen notwendig.

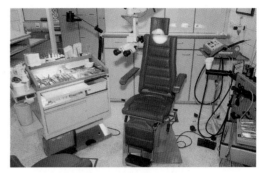

Abb. 5.1 ▪ **Untersuchungseinheit.** HNO-ärztliche Untersuchungseinheit der Fa. Otopront mit Mikroskop.

5.1.1 Spezielle Situationen in der HNO-Ambulanz

Einige spezielle Situationen im Alltag einer HNO-Ambulanz erfordern ein routiniertes Handeln der Pflegeperson:

Nasenbluten. Zunächst gilt es, die Patienten zu beruhigen, den Blutdruck zu messen, eine Eiskrawatte in den Nacken zu legen und die Untersuchungseinheit für eine Nasentanponade und Elektrokoagulation der Blutungsquelle vorzubereiten. Auch hierbei benötigt der HNO-Arzt die Unterstützung der Pflegeperson, da häufig die Elektrokoagulation nur durch ein gleichzeitiges Absaugen des Blutes aus der Nasenhöhle gelingt. Als Alternative kann die blutende Stelle auch geätzt werden. Ist dieses nicht ausreichend, muss die Pflegeperson beim Legen einer Tamponade assistieren (S. 36).

Kieferhöhlenpunktion, Sinusskopie. Für die Kieferhöhlenpunktion **(Abb. 5.2)** wird der Patient zunächst lokal betäubt, was durch die Einlage von xylocaingetränkten Spitztupfern in die Nasenhöhle und gelegentlich auch durch die Injektion eines Lokalanästhetikums unter die untere Nasenmuschel geschieht. Für die Punktion sind bereitzuhalten: Eine scharfe Spülnadel oder ein Trokar (bei der Sinuskopie), handwarme physiologische NaCl-Lösung und eine 10 ml-Spritze sowie ein Abstrichröhrchen. Nachdem die scharfe Spülnadel in die Kieferhöhle eingeführt wurde, wird das vorhandene Sekret mit einer Spritze abgesaugt, ein Abstrich entnommen und anschließend die Kieferhöhle mit der NaCl-Lösung gespült. Wurde ein entsprechend großer Trokar eingeführt, kann mit einer Optik eine Sinuskopie durchgeführt werden

Nasenbeinaufrichtung (Nasenbeinreposition). Wenn eine Nasenbeinfraktur diagnostiziert wurde, kann eine sofortige Nasenbeinaufrichtung in örtlicher Betäubung in der HNO-Ambulanz durchgeführt werden

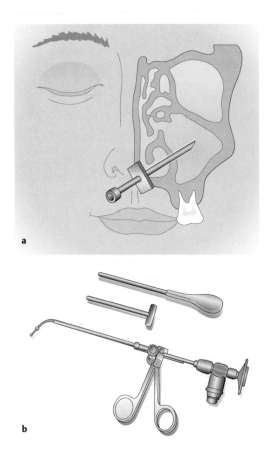

a

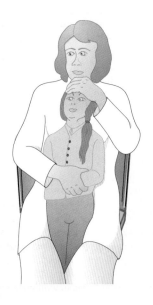

b

Abb. 5.2 ■ **Sinusskopie. a** Punktion der Kieferhöhle zur Kieferhöhlenendoskopie, **b** Instrumente.

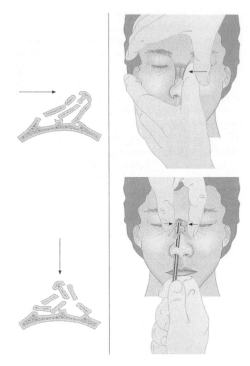

Abb. 5.3 ■ **Nasenbeinaufrichtung.**

(**Abb. 5.3**). Der Patient wird auf einen Operationstisch für ambulante Eingriffe gelagert. Anschließend erfolgt die Lokalanästhesie mit dem Einbringen von xylocaingetränkten Spitztupfern in beide Nasenhaupthöhlen. Zusätzlich wird das Gebiet der Nasenscheidewand und des Nasenrückens über eine Infiltrationsanästhesie betäubt. Nachdem der HNO-Arzt das Nasenbein reponiert hat, wird die Nase tamponiert und ein Gipsverband angelegt.

Kleinere Verletzungen, kleine Tumoren. Auch kleinere Verletzungen der Gesichtsweichteile oder Tumoren können in der HNO-Ambulanz versorgt werden. Hierzu wird ein Standard-Wundversorgungsset von der Pflegeperson vorbereitet. Das Operationsgebiet wird nach sorgfältiger Hautdesinfektion steril abgedeckt. Der Eingriff sollte immer mit einer assistierenden Pflegekraft durchgeführt werden.

Parazentese, Trommelfellschienung. Die Parazentese mit oder ohne Einlage von Paukenröhrchen und die Trommelfellschienung nach traumatischer Trommelfellperforation sind häufig in der HNO-Ambulanz

◁ **Abb. 5.4** ■ **HNO-Untersuchung.** Richtiges Festhalten eines Kindes bei der HNO-ärztlichen Untersuchung.

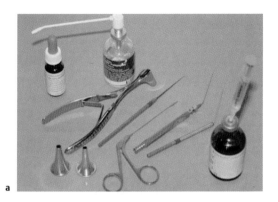

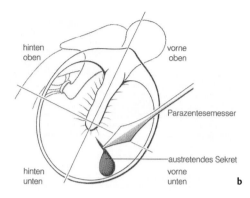

a

hinten
oben

vorne
oben

Parazentesemesser

hinten
unten

vorne
unten

austretendes Sekret

b

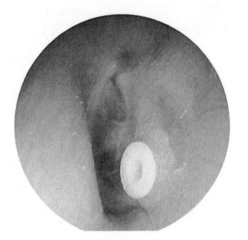

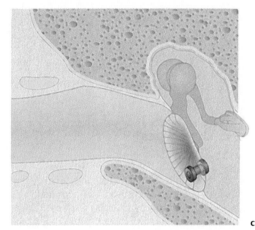

c

Abb. 5.5 ▪ **Paukenröhrchen. a** Instrumente für eine Paukenröhrcheneinlage, **b** u. **c** Prinzip der Paukenröhrcheneinlage.

durchgeführte Eingriffe **(Abb. 5.5)**. Von der Pflegeperson bereitzuhalten sind: Oberflächenanästhetikum (z. B. in DMSO gelöstes Lidocain als Ohrentropfen), Parazentesemesser, Ohrtrichter, Ohrsauger, Paukenröhrchen bzw. Silikon, ein Ohrzängelchen und eine geschweifte Nadel. Falls die alleinige Anästhesie des Trommelfells mit Lidocaintropfen nicht ausreicht, muss eine Infiltrationsanästhesie des Ohres durchgeführt werden.

Akute Atemnot. Immer wieder kommt es zu Situationen, in denen ein Patient in der HNO-Ambulanz plötzlich unter Atemnot leidet oder mit Atemnot eingeliefert wird. Hier muss sofort gehandelt werden. Der Patient wird von der Pflegeperson beruhigt und erhält Sauerstoff. Eine Laryngoskopie bringt Aufschluss über die Ursache der Atemnot. Ist die Atemnot mit einem Stridor (pfeifendes Geräusch beim Einatmen) verbunden, so spricht dies für eine Enge im Kehlkopfbereich. Mögliche Ursachen sind Fremdkörper, die den Kehl-

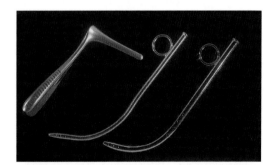

Abb. 5.10 ▪ **HNO-Instrumente.** Kilian-Spekulum und Brünings-Beatmungsrohr für den Notfall. Eine plötzliche Verengung des Tracheostomas kann mit dem Kilianspekulum aufgeweitet und ein Beatmungsrohr nach Brünnings zur Erstversorgung und Sicherung der Atemwege eingesetzt werden.

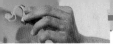

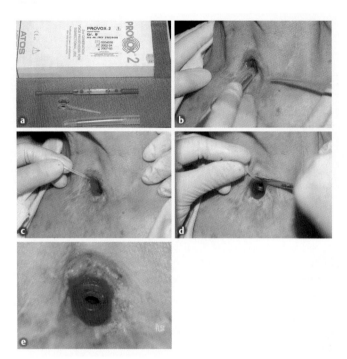

Abb. 5.6 ▪ **Sprechprothese.** Wechsel einer Sprechprothese. **a** Sprechprothese Typ Provox 2, **b-d** Einsetzen in die ösophageale Fistel, **e** Prothese in situ.

kopf verlegen, akute Schwellungen des Kehlkopfes (entzündlich und/oder allergisch), Tumoren und Einblutungen. Je nach Ursache kann die Entfernung des Fremdkörpers oder die medikamentöse Therapie mit Kortison (zum Abschwellen) Abhilfe schaffen. Ist der Kehlkopf jedoch durch einen Tumor verlegt oder greift eine abschwellende Therapie mit Kortison nicht rasch genug, wird die Intubation oder eine Nottracheotomie durchgeführt.

Wechsel von Kanülen und Sprechprothesen. Tracheotomierte Patienten, die auf längere Sicht eine Tracheotomiekanüle tragen müssen, werden immer wieder mit unterschiedlichen Problemen die HNO-Ambulanz aufsuchen. Die in der HNO-Ambulanz arbeitende Pflegeperson muss sich daher auch mit den gängigen Kanülentypen auskennen. Häufig weist die Pflegeperson die Patienten bzw. die Angehörigen in die Handha-

bung, Pflege und Säuberung der entsprechenden Kanüle ein.

Die bei laryngektomierten Patienten operativ eingesetzten Sprechprothesen müssen von Zeit zu Zeit gewechselt werden. Der Wechsel einer solchen Sprechprothese erfolgt im Untersuchungsstuhl durch den HNO-Arzt **(Abb. 5.6)**. Bereitzuhalten sind hierfür, neben einem Sauger, mehrere kleine Klemmen, um die Prothese zu entfernen. Falls die tracheoösophagale Fistel zu groß geworden ist, muss vor dem erneuten Einsatz einer Sprechprothese vom Arzt eine Tabaksbeutelnaht angebracht werden.

Neben den oben angeführten Aufgaben von Pflegepersonen in der HNO-Ambulanz sind mitunter auch die selbstständige Durchführung von Allergietests, Geruchstests oder der Rhinomanometrie Bestandteil der Tätigkeit.

5.2 ⋮ HNO-Pflegestation

5.2.1 ⋮ Visite und Untersuchung am Bett

Bei der Visite werden eine Frenzel-Brille, mehrere Einmalmundspatel, eine Stimmgabel sowie eine kleine Handlampe mitgenommen. So können die meisten Befunde am Krankenbett erhoben werden.

Die Untersuchungen und Verbandwechsel werden in aller Regel im Untersuchungszimmer der Station, welches die gleiche Einrichtung wie eine Untersuchungseinheit in der Ambulanz enthält, durchgeführt.

Nur in Ausnahmesituatiuonen ist ein Verbandwechsel im Patientenzimmer notwendig.

5.2.2 ⋮ Besondere Pflegeaspekte bei Trachealkanülenträgern

Trachealkanülen haben den wesentlichen Zweck, das Tracheostoma offen zu halten. Die Kanülen können aus unterschiedlichen Materialien bestehen (Silber, verschiedene Kunststoffe) und werden in unterschiedlichen Durchmessern, Längen und Krümmungen angeboten, um sie den individuellen anatomischen Gegebenheiten anzupassen. In manchen Fällen sollen Trachealkanülen die Luftröhre abdichten, um das Einsickern von Blut, Speichel oder Sekret in die Trachea zu verhindern (blockbare Kanülen). Blockbare Kanülen besitzen einen Cuff, der das Tracheallumen dicht abschließt und so ein Eindringen von Speichel oder Nahrung in die Trachea verhindert (Aspirationsschutz) (Abb. 5.7). Mit diesen Kanülen kann der Patient nicht sprechen, da die ausgeatmete Luft wieder über die Kanüle ausströmt und nicht durch den Kehlkopf austreten kann.

Sprechkanülen wiederum haben ein Öffnung innerhalb der Kanüle, so dass die Luft beim Ausatmen, wenn der Kanülenausgang mit einem Ventil oder dem Finger verschlossen wird, durch den Kehlkopf gelangt und somit die Stimmbildung ermöglicht.

Alle Kanülen besitzen ein Kanülenschild, das bei eingeführter Kanüle der Haut aufliegt und an dem das Kanülenbändchen befestigt ist. Das Kanülenbändchen wird um den Nacken gebunden und so die Kanüle sicher fixiert. Beim Wechsel von einer geblockten Kanüle auf eine Sprechkanüle muss zunächst das Sekret endotracheal abgesaugt und anschließend der Cuff entblockt werden (Abb. 5.7b). Danach kommt es meist zu einem starken Hustenreiz, da das oberhalb des Cuffs gestaute Sekret nun in die Trachea gelangt. Es muss daher erneut über das Tracheostoma abgesaugt und die Kanüle vollständig entfernt werden.

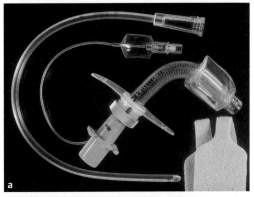

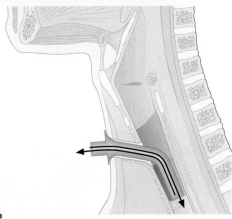

b

Abb. 5.7 ▪ **Blockbare Kanüle. a** Blockbare Trachealkanüle aus Kunststoff. **b** Luftweg beim Ein- und Ausatmen bei eingesetzter blockbarer Trachealkanüle. Der Kuff (rot) verhindert das Eindringen von Flüssigkeit (blau) in die Trachea. Da die Luft nicht durch den Kehlkopf gelangt, kann mit einer blockbaren Kanüle nicht gesprochen werden.

Erst danach kann die neue Sprechkanüle in das Tracheostoma eingesetzt werden (Abb. 5.9).

Am Bett eines frisch tracheotomierten Patienten sollte für den Notfall immer eine saubere Austauschkanüle und ein langes Kilianspekulum zum Offenhalten des Tracheostomas bereitstehen. Außerdem muss eine Absaugvorrichtung und ein Inhalationsgerät im Raum vorhanden sein. In den ersten Stunden nach der Tracheotomie wird eine geblockte Kanüle eingesetzt, um die Luftröhre vor einsickerndem Blut aus dem Rand des Tracheostomas zu schützen. Anfänglich wird der Patient vermehrt Schleim und Sekret produzieren, welches regelmäßig abgesaugt werden muss,

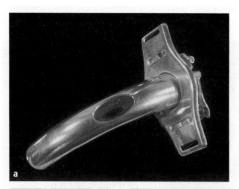

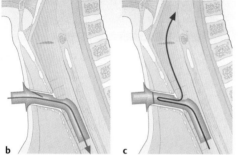

damit sich die Kanüle nicht zusetzt und es nicht zu Atemnot kommt.

M *Bei einem tracheotomierten Patienten muss bei plötzlicher Atemnot sofort die Kanüle entfernt werden. Meist hat eingetrocknetes Sekret die Kanüle verlegt.*

Da die anwärmende und anfeuchtende Funktion des oberen Atemwegs beim tracheotomierten Patienten fehlt, muss auf eine ausreichend erwärmte und angefeuchtet Luft (durch einen Vernebler oder ein Inhalationsgerät) geachtet werden. Der Verband um die Kanüle wird abhängig vom Sekretfluss gewechselt. Die Kanüle selbst wird täglich gewechselt, bei Kanülen mit einer Innenkanüle kann diese öfters gewechselt

Abb. 5.8 ▪ **Sprechkanüle aus Silber. a** Sprechtrachealkanüle aus Silber mit einem „Fenster". **b** Luftweg beim Einatmen bei eingesetzter Sprechtrachealkanüle: Die Atemluft (blau) gelangt durch die Kanüle in die Trachea. **c:** Luftweg beim Ausatmen bei eingesetzter Sprechtrachealkanüle: Ein Ausströmen der Atemluft (rot) aus der Kanüle wird durch ein Ventil oder den aufgesetzten Finger verhindert. So gelangt die Atemluft durch das Fenster der Kanüle in den Kehlkopf und es kann gesprochen werden.

Abb. 5.9 ▪ **Kanülenwechsel eines frisch Operierten. a** u. **b** Entfernen des Verbandes und der Kanüle. **c** Einsetzen der Silberkanüle. **d** Die Haut um das Tracheostoma wird mit einer Metalline-Kompresse geschützt. **e** Zum Schluss wird die Kanüle mit einem Bändchen fixiert.

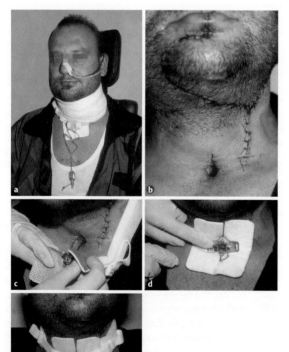

werden. Am zweiten Tag nach einer Tracheotomie sollte – falls keine Aspirationsgefahr besteht – eine Sprechkanüle eingesetzt werden. Dauerkanülenträger bzw. deren Angehörige werden von der betreuenden Pflegeperson in die Pflege der Kanüle und das selbstständige Einsetzen und Herausnehmen eingewiesen.

Das Wechseln der Kanüle ist bei einem gesicherten Tracheostoma leicht, da die Haut mit dem Trachealknorpel vernäht wird. Bei einer ungesicherten Tracheotomie kann es beim Kanülenwechsel zu Schwierigkeiten kommen, wenn sich die Halsweichteile vor die Öffnung in der Luftröhre schieben. Dann ist ein Kilian-Spekulum hilfreich, mit dem das Tracheostoma offengehalten und bei akuter Atemnot auch ein Brünings-Beatmungsrohr eingeführt werden kann **(Abb. 5.10)**.

Bei der Körperpflege sollte ein spezieller Tracheostomaschutz angelegt werden, um das Eindringen von Wasser in die Trachea beim Duschen oder Baden zu verhindern. Sollte die Kanüle längere Zeit nicht getragen werden, kann das Tracheostoma mitunter schnell schrumpfen. Ist dies der Fall, muss das Tracheostoma mit einem langen Spekulum aufgeweitet und eine zunächst kleinere Kanüle eingesetzt werden. Indem die Öffnung täglich aufgedehnt wird, kann wieder die alte Kanülenstärke erreicht werden.

Die Pflegepersonen sollten mit den unterschiedlichen Kanülentypen vertraut sein und ihre Einsatzmöglichkeiten kennen, um die Patienten professionell betreuen und beraten zu können. Muss die Tracheotomie für eine längere Zeit bestehen bleiben, wird der Patient evtl. mit Kanüle nach Hause entlassen. In diesem Fall wird der Patient von der betreuenden Pflegeperson zum selbstständigen Wechseln, Säubern und Handhaben der Kanüle angeleitet. Der Patient benötigt zudem einen Luftbefeuchter und eine Absaugvorrichtung für zu Hause, um Sekret aus der Kanüle entfernen zu können.

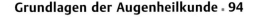

II Augenheilkunde

Annelie Burk und Reinhard Burk

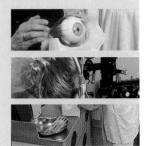

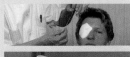

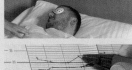

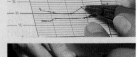

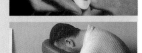

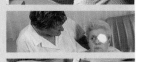

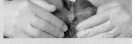

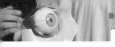
6 ⋮ Anatomie und Physiologie

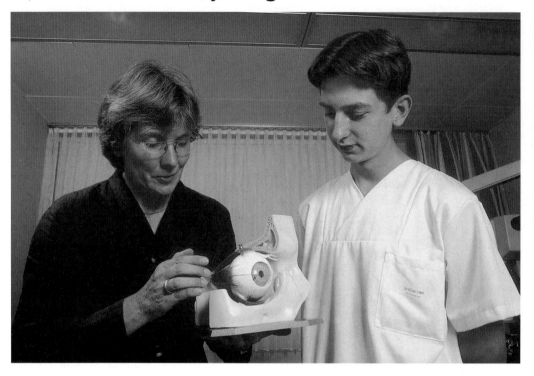

X **Examenswissen** *Auge: Aufbau und Funktion (S. 95–103),*
Augenhäute (S. 95), Akkommodation (S. 97), Gelber Fleck
(S. 98)

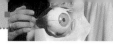

6.1 ⋮ Aufbau und Funktion des Auges

6.1.1 ⋮ Überblick

Das Auge **(Abb. 6.1)** wird aus dem kugelförmigen Augapfel (Bulbus oculi), der ungefähr 23 mm Durchmesser aufweist, und dem Sehnerv (N. opticus) gebildet. Als Anhangsgebilde des Auges werden die Augenmuskeln, die Faszien der Augenhöhle, die Augenlider, die Bindehaut (Konjunktiva) und der Tränenapparat bezeichnet. All dies zusammen bildet das Sehorgan, das in Fettgewebe eingebettet in der Augenhöhle (Orbita) liegt.

Die Wand des Augapfels baut sich aus 3 Schichten auf:
1. Äußere Schicht: Sie besteht aus Hornhaut (Kornea) und Lederhaut (Sklera)
2. Mittlere Augapfelhülle: Sie setzt sich zusammen aus Regenbogenhaut (Iris), Ziliarkörper (Strahlenkörper, Corpus ciliare) und Aderhaut (Choroidea)
3. Innere Schicht: Sie ist mit der Netzhaut (Retina) identisch.

Das Augapfelinnere lässt sich in 3 Räume unterteilen:
▪ Die *vordere Augenkammer* wird von Kammerwasser ausgefüllt und weist als vordere Begrenzung die Hornhaut, als hintere die Regenbogenhaut und die zentrale Linsenvorderfläche auf. Ihre seitliche Begrenzung wird vom Kammerwinkel mit dem Trabekelwerk gebildet.
▪ Die *hintere Augenkammer* liegt zwischen der Rückfläche der Regenbogenhaut, der von der Iris bedeckten Linsenvorderfläche, der Vorderfläche der Zonulafasern und der Außenseite des Ziliarkörpers. Zwischen den Zonulafasern und dem vorderen Glaskörper befindet sich der sog. Petit-Kanal. Die hintere Augenkammer enthält ebenfalls Kammerwasser, das durch die Pupille in die vordere Augenkammer gelangt.
▪ Der *Glaskörperraum* umfasst etwa zwei Drittel des Augapfelinnenraums und wird vom Glaskörper ausgefüllt.

6.1.2 ⋮ Lederhaut (Sklera)

Die mattweiße und derbe Sklera (Sclera) bildet das Stützgewebe des Auges **(Abb. 6.1)**. Bündel von Kollagenfibrillen, die filzartig verwoben sind, verleihen ihr eine große Zugfestigkeit, Dehnbarkeit und Flexibilität. Ihre Dicke variiert von 0,3–1,35 mm. Vorn geht sie in die Hornhaut über, hinten bildet sie die Lamina cribrosa, ein siebartiges Areal für den Durchtritt des Sehnervs.

M *Entzündungen und andere Veränderungen der Sklera (z. B. Gelbfärbung) können ein Hinweis auf eine schwere Allgemeinerkrankung sein (S. 152).*

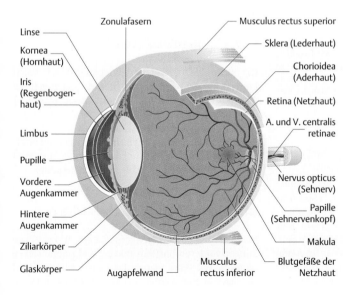

Abb. 6.1 ▪ Augapfel. Die Bulbuswand wird von außen nach innen aus Lederhaut, Aderhaut und Netzhaut gebildet. Der durchsichtige Glaskörper füllt den zwei Drittel des Augapfelvolumens ausmachenden Glaskörperraum aus.

Linse — Zonulafasern — Musculus rectus superior
Kornea (Hornhaut) — Sklera (Lederhaut)
Iris (Regenbogenhaut) — Chorioidea (Aderhaut)
Limbus — Retina (Netzhaut)
— A. und V. centralis retinae
Pupille —
Vordere Augenkammer — Nervus opticus (Sehnerv)
Hintere Augenkammer — Papille (Sehnervenkopf)
Ziliarkörper — Makula
Glaskörper — Augapfelwand — Musculus rectus inferior — Blutgefäße der Netzhaut

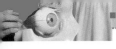

6.1.3 Hornhaut (Kornea)

Die Hornhaut des Auges ist durchsichtig, mit glatter spiegelnder Oberfläche, und enthält normalerweise keine Blutgefäße **(Abb. 6.1)**. Sie ist wie ein leicht gewölbtes Uhrglas in die Sklera eingefügt. Die zirkuläre, etwas furchenförmige Übergangszone der Hornhaut in die Lederhaut wird als Limbus bezeichnet. Vorn wird die Kornea (Cornea) vom Tränenfilm benetzt, hinten vom Kammerwasser der vorderen Augenkammer umspült. Die Hornhaut weist von außen nach innen 5 Schichten auf: 1. Hornhautepithel, 2. Bowman-Membran, 3. Hornhautstroma, 4. Descemet-Membran und 5. Hornhautendothel.

P **Hornhauttrübung.** *Die Hornhaut ist im Normalfall durchsichtig, glatt, klar und spiegelnd. Jede Hornhauttrübung muss abgeklärt werden. Achten Sie besonders bei bettlägerigen und bewusstlosen Patienten auf solche Veränderungen.*

6.1.4 Kammerwinkel

Der Kammerwinkel der vorderen Augenkammer wird von der Iriswurzel und der peripheren Hornhaut gebildet (siehe **Abb. 6.5**). In seinem Bereich läuft durch das Trabekelwerk ein großer Teil des Kammerwassers ab. Das Kammerwasser wird im Ziliarkörper produziert und in die hintere Augenkammer abgegeben, anschließend gelangt es durch die Pupille in die vordere Augenkammer. In der Kammerwinkelspitze, hinter dem Trabekelwerk, liegt der ringförmige Schlemm-Kanal, über den das Kammerwasser die Kammerwasservenen und von dort die abführenden Bindehautvenen erreicht. Ein normaler Winkel zwischen Iriswurzel und peripherer Hornhaut, der als weit und offen bezeichnet wird, beträgt ungefähr 20–45°.

M *Bei älteren Patienten, die nach chirurgischen Eingriffen, z. B. nach einem Schenkelhalsbruch, ein rotes Auge haben und über Schmerzen im Augenbereich und Übelkeit klagen, muss ein Glaukomanfall ausgeschlossen werden. Dieser kann durch einen akuten Verschluss des Kammerwinkels verursacht werden (S. 147).*

6.1.5 Regenbogenhaut (Iris)

Die Regenbogenhaut ist der bei bloßer Betrachtung sichtbare Anteil der mittleren Augenhaut **(Abb. 6.1)**. Sie bestimmt die Augenfarbe. Mit ihrem schwammartigen Gewebe bildet sie die Blende des Auges. In ihrer Mitte liegt das schwarz erscheinende, kreisrunde Sehloch, die Pupille. Durch die Aktivität der Irismuskeln wird die Pupille enger oder weiter. Der M. sphincter pupillae zieht die Iris zusammen, die Folge ist eine Pu-

pillenverengung. Er wird von parasympathischen Nervenfasern innerviert, die mit dem dritten Hirnnerven, dem N. oculomotorius, den Augapfel erreichen. Der M. dilatator pupillae erweitert die Pupille. Er wird von sympathischen Nervenfasern versorgt.

P **Weiße Pupille.** *Fallen Ihnen bei der Betreuung eines Säuglings ein- oder beidseitig weiße Pupillen auf, so ist dies immer als krankhaft einzustufen. Ein gefährlicher Netzhauttumor, das Retinoblastom, kann die Ursache sein. Am häufigsten liegt aber eine Katarakt, eine Trübung der Augenlinse, vor.*

6.1.6 Pupillenreaktionen

Im Normalfall sind die Pupillen beider Augen rund und etwa gleich weit. Der Unterschied beträgt höchstens 0,5 mm. Bei Beleuchtung zieht sich der M. sphincter pupillae zusammen und die Pupillen werden gleichmäßig eng. Bei Abdunklung wird der M. dilatator pupillae aktiviert und die Pupillen erweitern sich gleichmäßig.

D *Die Miosis ist das Engwerden der Pupille, die Mydriasis die Erweiterung. Als direkte Lichtreaktion wird die Verengung einer Pupille bei Beleuchtung bezeichnet, als indirekte oder konsensuelle Lichtreaktion die gleichzeitig zu beobachtende Verengung der Pupille des anderen Auges. Bei einer Anisokorie sind die rechte und die linke Pupille unterschiedlich weit.*

M *Wenn eine Anisokorie plötzlich auftritt, muss die Ursache notfallmäßig geklärt werden. Insbesondere nach Unfällen mit Kopfverletzungen können die parasympathischen Fasern des N. oculomotorius, die den M. sphincter pupillae innervieren, durch einen erhöhten Hirndruck infolge einer Hirnblutung beeinträchtigt werden. Die Pupille wird weit und reagiert nicht mehr auf den Lichtreiz.*

6.1.7 Augenlinse (Lens)

Die bikonvexe, transparente Augenlinse hat vorne Kontakt mit dem Pupillenrand der Iris und grenzt mit ihrer Rückfläche den Glaskörperraum ab **(Abb. 6.1)**. Der Aufhängeapparat der Linse, die Zonulafasern, nimmt seinen Ursprung im Ziliarkörper (s. u.) und endet an der Linsenkapsel. Die Linsenkapsel umgibt die Linsenrinde und den zentralen Linsenkern. Nur unter der vorderen Kapsel befindet sich Linsenepithel.

6.1.8 Ziliarkörper (Corpus ciliare)

Der Ziliarkörper (Strahlenkörper) besteht aus einem faltigen vorderen Teil (Pars plicata) und einem flachen hinteren Teil (Pars plana) der in die Aderhaut und Netzhaut übergeht **(Abb. 6.1)**. Der Ziliarkörper produziert das Kammerwasser und ermöglicht die Akkommodation (s. u.). Der Aufhängeapparat der Augenlinse, die Zonulafasern gehen vom Ziliarkörper aus. Wenn sich der Ziliarmuskel, der vorwiegend in den vorderen zwei Dritteln des Ziliarkörpers liegt, zusammenzieht, erschlaffen die Zonulafasern und die Augenlinse wird kugeliger. Die Linse weist dann eine stärkere Brechkraft auf und das Sehen in der Nähe wird besser. Entspannt sich der Ziliarmuskel, spannen sich die Zonulafasern an. Die Linse ist jetzt weniger stark gewölbt und damit für das Sehen in der Ferne eingestellt.

Akkommodation und Presbyopie

D *Die Akkommodation ist die Fähigkeit des Auges, unter Zunahme der Brechkraft der Augenlinse nahe gelegene Objekte auf der Netzhaut scharf abzubilden.*

Die Akkommodationsfähigkeit wird in Brechkrafteinheiten (Dioptrien, abgekürzt: dpt) gemessen, sie nimmt mit dem Alter ab. Während bei einem 10-Jährigen die Möglichkeit der Brechkraftänderung noch etwa 15 dpt beträgt, hat der 40-Jährige nur noch etwa 4,5 dpt zur Verfügung, der 50-Jährige 2,5 dpt und der 60-Jährige 1 dpt.

Der 40-Jährige mit 4,5 dpt Akkommodationsfähigkeit (Akkommodationsbreite) erkennt kleinste Schrift noch in einer Leseentfernung von 22 cm, der 50-Jährige nur noch bei 40 cm und der 60-Jährige bei 1 m. Zwischen dem 40. und 50. Lebensjahr kann infolgedessen kleine Schrift in 30–35 cm nicht mehr erkannt werden. Das Schriftstück muss zunehmend weiter vom Auge weggehalten werden, um gelesen werden zu können. Letztendlich sind die Arme zu kurz. Um weiterhin in angenehmer Entfernung (35 cm) gut lesen zu können, wird die erste Lesebrille benötigt. Gegenstände in der Ferne werden dagegen unverändert scharf auf der Netzhaut abgebildet. Diese natürliche Gegebenheit wird als Alterssichtigkeit oder Presbyopie bezeichnet.

M *Wenn jüngere Menschen plötzlich angeben, beim Lesen nicht mehr scharf sehen zu können, kann eine Akkommodationslähmung vorliegen. Viele vom Augenarzt zur Pupillenerweiterung applizierte Augentropfen, wie z. B. Atropin oder Cyclopentolat, führen auch zu einer vorübergehenden Akkommodationslähmung. Der Kontakt mit giftigen Pflanzen, wie z. B. Tollkirsche oder Engelstrompete, kann neben einer Pupillenerweiterung auch mit einer Lesestörung verbunden sein. Selten sind eine offene Augenverletzung (sympathische Ophthalmie, S. 185), eine Lebensmittelvergiftung mit dem Botulinustoxin oder auch Zeckenbisse die Ursache einer Akkommodationslähmung.*

(sympathische Ophthalmie, S. 185)

6.1.9 Normalsichtigkeit (Emmetropie) und Fehlsichtigkeit (Ametropie)

D *Normalsichtig oder emmetrop ist ein Auge, wenn parallel aus der Ferne einfallende Lichtstrahlen von der Hornhaut und der Augenlinse so gebrochen werden, dass sie sich auf der Netzhaut zu einem scharfen Bild vereinen* (**Abb. 6.2a**). *Als Ametropie (Refraktionsanomalie, Brechungsanomalie) wird die Fehlsichtigkeit, die durch ein Ungleichgewicht zwischen der Augenlänge und der Brechkraft von Hornhaut und Linse entsteht, bezeichnet.*

Formen einer Ametropie sind z. B. die Myopie und die Hyperopie:
- Das *myope* (kurzsichtige) Auge ist länger als normal. Es vereint parallel aus der Ferne einfallende Strahlen vor der Netzhaut (**Abb. 6.2b**). Das Bild auf der Netzhaut ist daher unscharf.
- Das *hyperope* (übersichtige oder weitsichtige) Auge ist kürzer als normal. Parallel aus der Ferne einfallende Strahlen werden hinter der Netzhaut vereint (**Abb. 6.2c**). Auch in diesem Fall ist das Bild auf der Netzhaut unscharf.

Eine *Anisometropie* liegt vor, wenn beide Augen eine unterschiedliche Brechkraft aufweisen, beispielsweise ein Auge myop und das andere hyperop ist. Werden hierdurch Bilder unterschiedlicher Größe vom rechten und linken Auge an das Gehirn zur Verarbeitung geschickt werden, besteht zusätzlich eine *Aniseikonie*.

Myopie-Korrektur mit Minuslinsen

Mit sphärischen konkaven Linsen (Minusgläser, Zerstreuungsgläser) werden die aus der Ferne parallel auftreffenden Lichtstrahlen gestreut. So kann das beim myopen Auge vor der Netzhaut gelegene scharfe Bild auf die Netzhaut verlagert werden (**Abb. 6.2b**).

Hyperopie-Korrektur mit Plusgläsern

Mit sphärischen konvexen Linsen (Pluslinsen, Sammellinsen), welche die aus der Ferne parallel auftreffenden Strahlen bündeln, kann das hinter der Netzhaut gelegene scharfe Bild auf die Netzhaut gebracht werden (**Abb. 6.2c**).

Astigmatismus-Korrektur mit Zylindergläsern

Eine weitere Ursache für Fehlsichtigkeit ist ein Astigmatismus (Stabsichtigkeit, Brennpunktlosigkeit, „Hornhautverkrümmung"). Die normale Hornhaut lässt sich mit einer Halbkugel vergleichen, die das

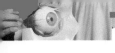
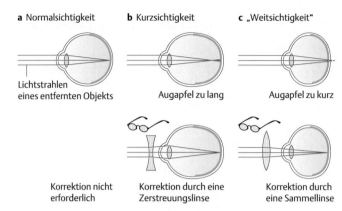

a Normalsichtigkeit   **b** Kurzsichtigkeit   **c** „Weitsichtigkeit"

Lichtstrahlen
eines entfernten Objekts   Augapfel zu lang   Augapfel zu kurz

Korrektion nicht
erforderlich   Korrektion durch eine
Zerstreuungslinse   Korrektion durch
eine Sammellinse

Abb. 6.2 ▪ Emmetropie und Fehlsichtigkeit. a Strahlengang im emmetropen (normalsichtigen) Auge: der Brennpunkt von einem entfernten Gegenstand parallel auf das Auge auftreffender Strahlen liegt in der Netzhautebene. **b** Strahlengang im myopen (kurzsichtigen) Auge: der Brennpunkt liegt vor der Netzhautebene; mit einem Minusglas (Zerstreuungsglas) wird der Brennpunkt in die Netzhautebene verlagert. **c** Strahlengang im hyperopen (übersichtigen, „weitsichtigen") Auge; der Brennpunkt liegt hinter der Netzhautebene; mit einem Plusglas (Sammelglas) wird der Brennpunkt in die Netzhautebene verlagert.

auftreffende Licht in allen Längenkreisen (Meridianen) gleichmäßig bricht. Liegt ein Astigmatismus vor, werden parallel einfallende Strahlen in einem Meridian durch eine stärkere Hornhautkrümmung verstärkt gebrochen. Gegenstände der Außenwelt, z. B. zwei nebeneinander liegende Punkte, werden dann nicht mehr Punkt für Punkt getrennt und scharf, sondern verzerrt, ineinander verschwommen und als unscharfe Linie (Stab) gesehen. Ein Astigmatismus wird in der Brille mit einem Zylinderglas korrigiert, das die stärkere Hornhautkrümmung in dem betreffenden Meridian, der zwischen 0 und 180° liegen kann, ausgleicht.

> **P** *Fehlsichtigkeit und Pflegeanamnese. Besonders bei einem immobilen oder einem geistig verwirrten Patienten ist es wichtig, in der Pflegeanamnese zu erfahren, ob er Brillenträger ist. Bitten Sie ggf. die Angehörigen, die Brille(n) zu besorgen. Kennzeichnen Sie die Fernbrille sowie die Lesebrille bzw. bringen Sie in Erfahrung, ob es sich um eine kombinierte Brille für die Fernsicht und für das Lesen (Bifokal- oder Gleitsichtbrille) handelt. Ein myoper Patient, mit z. B. -5,0 dpt kann ohne Fernbrille keine scharfen Bilder in der Ferne erkennen, er kann aber ohne Brille Schrift in 20 cm Entfernung lesen.*

Bei über 60-jährigen Patienten ist davon auszugehen, dass sie in der Mehrzahl der Fälle presbyop sind und im Nahbereich ohne Lesebrille nicht scharf sehen. Es erhöht die Lebensqualität, insbesondere bei einer allgemeinen Immobilität, wenn diese Patienten Zeitschriften und Bücher mit ihrer Lesebrille lesen können.

Mitunter verwechseln ältere Patienten ihre Fern- und Lesebrille, sodass eine akute Sehverschlechterung auch einfach auf das Tragen der falschen Brille zurückzuführen sein kann.

6.1.10 ⋮ Aderhaut (Choroidea)

Die Aderhaut wird vorwiegend aus Gefäßen gebildet, daneben enthält sie Melanozyten und Bindegewebe (**Abb. 6.1**). Außen befinden sich größere Gefäße, an die sich eine innere Schicht kleinerer Gefäße (Choriokapillaris) anschließt. Nach innen zur Netzhaut hin liegt die Bruch-Membran. Im hinteren Augapfelbereich weisen Aderhaut und Lederhaut eine Aussparung für den Durchtritt des Sehnervs auf.

6.1.11 ⋮ Netzhaut (Retina)

Die Netzhaut oder Retina ist ein dünnes, zellophanartiges Häutchen, das den lichtempfindlichen, bildaufnehmenden Teil des Auges darstellt (**Abb. 6.1**). Sie bedeckt die hinteren zwei Drittel des Augapfelinneren. Ihre vordere Begrenzung ist eine Linie mit Buchten und Vorsprüngen, die Ora serrata. Nur hier und an der Durchtrittsstelle für den Sehnerv ist die Netzhaut fest mit ihrer Unterlage verbunden.

Die *Makula* ist eine grubenförmige Vertiefung in der hinteren Netzhaut, schläfenwärts (temporal) vom Sehnerv gelegen. Sie erscheint gegen die übrige rötliche Netzhaut gelblich („gelber Fleck"), da sie ein gelbes Pigment, das Xanthophyll enthält. In der Mitte der Makula befindet sich die Sehgrube (Fovea) mit dem Sehgrübchen, der *Foveola*, welche die Stelle des schärfsten Sehens darstellt (**Abb. 6.3**).

Die Netzhaut ist mehrschichtig aufgebaut. Außen, d. h. an die Aderhaut angrenzend, liegen die Sinneszellen der Netzhaut, die Photorezeptoren. Sie lassen sich in *Zapfen* mit flaschenförmigen Fortsätzen und *Stäbchen* mit etwas schlankeren Fortsätzen unterteilen. Die Zapfen sind für das Farbensehen und das Sehen bei Tag und die Stäbchen für das Dämmerungssehen zuständig. Weitere Zellen, z. B. Bipolarzellen und Amakrine, bilden die mittleren Netzhautschichten. Innen, d. h. zum Glaskörper hin, liegt die Nervenfaserschicht der Ganglienzellen.

Sehvorgang

Elektromagnetische Strahlen der Wellenlänge von 400–700 µm werden vom Auge als Licht wahrgenommen. Lichtstrahlen, die von einem Gegenstand reflektiert auf das Auge treffen, werden durch die optischen Anteile des Auges, das sind Hornhaut (Brechkraft 43 dpt), Kammerwasser, Augenlinse (Brechkraft 19 dpt) und Glaskörper, gebrochen und zu einem umgekehrten, verkleinerten Bild auf der Netzhaut gesammelt. Die Akkommodation (s. o.) ermöglicht durch Zunahme der Brechkraft der Augenlinse die scharfe Abbildung nahe gelegener Objekte auf der Netzhaut.

Alle Lichtstrahlen, die auf die Makula auftreffen, werden scharf gesehen, am schärfsten in der Foveola. Hier sind die Zapfen, die das Sehen bei Tag (hohe Umgebungsleuchtdichte) und das Farbensehen vermitteln, am dichtesten angeordnet. Die Zapfendichte nimmt mit zunehmender Entfernung von der Foveola ab, wodurch sich auch die Sehschärfe verringert. Alle Lichtstrahlen, die auf andere Netzhautstellen als die Makula fallen, werden deshalb unscharf gesehen.

Die hochlichtempfindlichen Stäbchen ermöglichen das farblose Sehen in der Dämmerung und bei Dunkelheit (geringe Umgebungsleuchtdichte). Die Anzahl der Stäbchen nimmt mit der Entfernung von der Makula zu. Die Seheindrücke des rechten und linken Auges werden im Gehirn zu einem einzigen aufrechten Bild verarbeitet. Dort entsteht auch der räumliche Seheindruck, das stereoskopische Sehen oder Tiefensehen.

Farbensehen

Ein normaler Farbsinn ist nicht nur im Straßenverkehr wichtig (z. B. dürfen rote und grüne Lichter nicht verwechselt werden), sondern wird auch für bestimmte Führerscheine und Berufe (z. B. in der Luft- oder Seefahrt) gefordert. Nach der Theorie des trichromatischen Sehens von Young und Helmholtz besitzt die normale Netzhaut 3 verschiedene Zapfenarten, die rot-, grün- und blau- bzw. violettempfindliche Sehpigmente enthalten. Ein normaler Farbtüchtiger wird deshalb als Trichromat bezeichnet. In der Bevölkerung gibt es jedoch etwa 8 % Männer und etwa 0,4 % Frauen mit angeborenen Farbsinnstörungen. Hierbei sind Anomalien (z. B. Rot- oder Grün*schwäche)* viel häufiger als der vollständige Ausfall eines Sehpigments (z. B. Rot- oder Grün*blindheit).*

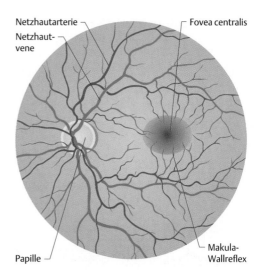

Netzhautarterie
Netzhaut-vene
Fovea centralis
Papille
Makula-Wallreflex

Abb. 6.3 ▪ Netzhaut. Zentrale Netzhaut mit Makula und in ihrem Zentrum gelegener Fovea centralis sowie Papille und Hauptstammgefäße der V. und A. centralis retinae.

M *Eine Störung des Farbensehens kann bei Patienten mit Multipler Sklerose einen neuen Schub ankündigen. Bei älteren Patienten mit Hypertonus und Arteriosklerose kann die Wahrnehmung von Farben und Farbphänomenen, die nicht vorhanden sind (Chromatopsie), auf einen drohenden Schlaganfall hinweisen.*

6.1.12 Sehnerv (Nervus opticus) und Sehbahn (Tractus opticus)

Die Nervenfasern der Ganglienzellen der Netzhaut vereinigen sich am Sehnervenkopf zum Sehnerv (N. opticus). Der Sehnervenkopf (Papille) ist leicht oval und ungefähr 1,5 mm breit. Er liegt nasenwärts (nasal) und etwas oberhalb der Makula **(Abb. 6.3)**. Die Nervenfasern des Sehnervs verlassen das Auge durch Aussparungen in der Lederhaut, die Lamina cribrosa, und werden anschließend von Hirnhäuten umgeben (Pia mater, Arachnoidea und Dura mater). Sie verlaufen weiter durch die Augenhöhle. Das Gehirn erreichen sie über den knöchernen Sehnervenkanal. Nach dessen Passage kreuzen die nasalen Anteile des rechten und linken Sehnervs im Chiasma opticum (Sehnervenkreuzung) auf die Gegenseite, während die temporalen Anteile jeweils auf derselben Seite bleiben. Als Sehnerv wird der Abschnitt der Ganglienzellnervenfasern von der Papille bis zum Chiasma opticum bezeichnet. Seine Gesamtlänge beträgt zwischen 35 und 55 mm. Nach dem Chiasma opticum bilden

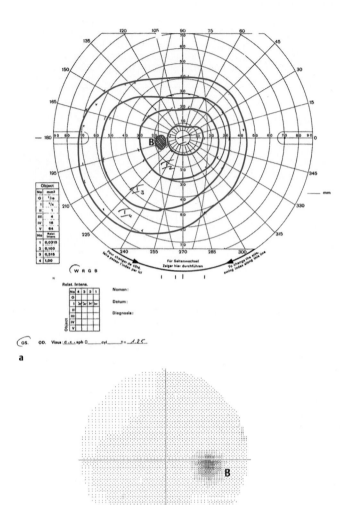

Abb. 6.4 ■ **Normale Gesichtsfelder. a** Goldmann-Gesichtsfeld des linken Auges (Testmarken I4–I1). **b** Octopus-Gesichtsfeld (30 Grad, Graustufenausdruck) des rechten Auges. B = blinder Fleck.

der temporale Anteil derselben Seite und der nasale Nervenfaseranteil der Gegenseite zusammen den Tractus opticus, der am seitlichen Kniehöcker (Corpus geniculatum laterale) im Thalamus mit Synapsen endet. Im Corpus geniculatum laterale erfolgt die Verschaltung auf die Sehstrahlung (Radiatio optica), das sind gefächert durch den Temporallappen (Schläfenlappen) verlaufende Axone, die in der primären Sehrinde (primärer viuseller Kortex, Area striata = Area 17) im Hinterhauptlappen der Großhirnrinde enden. Weitere Verbindungen bestehen zur sekundären (Area 18) und tertiären Sehrinde (Area 19) sowie zur oberen Vierhügelplatte (Colliculi superiores).

6.1.13 Gesichtsfeld

D *Das Gesichtsfeld ist das Wahrnehmungsfeld des Auges bei unbewegtem Geradeausblick. Es umfasst die Gesamtheit aller Punkte (Gegenstände, Flächen) im Raum, die bei Fixation eines Punktes gleichzeitig vom Auge gesehen werden. Dabei werden nur diejenigen Strukturen scharf gesehen, die in unmittelbarer Nähe des Fixierpunktes liegen.*

Das normale, einäugig wahrgenommene Gesichtsfeld reicht schläfenwärts etwa bis 100°, nach nasal und oben etwa bis 60° und nach unten etwa bis 70° **(Abb. 6.4)**. Im Bereich der Austrittsstelle des Sehnervs aus dem Auge, der Papille, gibt es keine Sinneszellen. Infolgedessen entsteht schläfenwärts im Gesichtsfeld

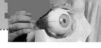

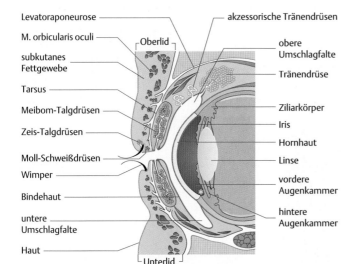

Levatoraponeurose

M. orbicularis oculi

Oberlid

subkutanes
Fettgewebe

Tarsus

Meibom-Talgdrüsen

Zeis-Talgdrüsen

Moll-Schweißdrüsen

Wimper

Bindehaut

untere
Umschlagfalte

Haut

Unterlid

akzessorische Tränendrüsen

obere
Umschlagfalte

Tränendrüse

Ziliarkörper

Iris

Hornhaut

Linse

vordere
Augenkammer

hintere
Augenkammer

Abb. 6.5 ▪ **Querschnitt.** Lider mit Tränendrüse und vorderem Augenabschnitt im Querschnitt. Die blaue Linie kennzeichnet die Bindehaut, der * den Kammerwinkel.

ein absoluter Gesichtsfelddefekt, der als *blinder Fleck* bezeichnet wird.

Einschränkungen des Gesichtsfeldes sind bei Augenerkrankungen (z. B. Glaukom), Erkrankungen des Sehnervs (z. B. Neuritis nervi optici bei Multipler Sklerose) und Erkrankungen des Gehirns (z. B. Hypophysentumor) möglich. Die Form einer Einschränkung des Gesichtsfeldes, der Gesichtsfelddefekt (Skotom), lässt häufig Rückschlüsse auf Sitz und Art der Ursache zu.

6.1.14 ⋮ Bindehaut (Konjunktiva)

Die Bindehaut ist die Schleimhaut des Auges. Sie ist feucht, glänzend und durchsichtig und bedeckt den vorderen Teil des Augapfels (Conjunctiva bulbi) und die Rückfläche der Lider (Conjunctiva tarsi). Die dem Augapfel locker aufliegende und gut bewegliche Conjunctiva bulbi lässt die weiße Sklera durchscheinen. Medial, im inneren Lidwinkel, befinden sich die Karunkel und die Plica semilunaris, eine halbmondförmige Bindehautfalte. Jeweils am Übergang zu den Lidern bildet die Bindehaut eine obere Umschlagsfalte (oberer Fornix) bzw. eine untere Umschlagsfalte (unterer Fornix), die erst nach vorsichtigem Zurückziehen des Unterlides bzw. Umstülpen des Oberlides sichtbar werden **(Abb. 6.5)**. Histologisch besteht die Bindehaut aus einem mehrschichtigen Plattenepithel mit schleimsezernierenden Becherzellen. Unter dem Epithel liegt die Substantia propria, eine Bindegewebsschicht mit einer oberflächlichen, Lymphozyten enthaltenden Lage.

P **Bindehautentzündung.** *Eine Rötung der Bindehaut kann durch eine mitunter hochgradig ansteckende Entzündung hervorgerufen werden. Zur Begrenzung der weiteren Ausbreitung der Krankheit auf andere Personen sind schärfere und konsequent durchgeführte Hygienemaßnahmen erforderlich (S. 138).*

6.1.15 ⋮ Lider (Palpebrae)

Die Augenlider **(Abb. 6.5)** stellen spezialisierte, bewegliche Hautfalten dar. Sie bestehen aus 4 Schichten:
1. der äußeren Haut (verhornendes Plattenepithel) mit wenig darunter gelegenem (subkutanem) Gewebe,
2. einem ringförmig orientierten Muskel (M. orbicularis oculi),
3. dem aus derbem Bindegewebe bestehenden Tarsus mit eingeschlossenen Meibom-Talgdrüsen und
4. der innersten Schicht aus fest mit dem Tarsus verbundener Bindehaut.

Am Oberlidrand befinden sich ca. 150 und am Unterlidrand ca. 75 Wimpern. Die Zeis-Talgdrüsen und die Moll-Schweißdrüsen liegen im Lidrandbereich, während die Aponeurose (flächenhafte Sehne) des Oberlidhebers (M. levator palpebrae) am oberen Tarsus inseriert.

6.1.16 ⋮ Tränenapparat

Der Tränenapparat besteht aus einem tränenbildenden und einem tränenableitenden Teil. Der tränenbildende Teil **(Abb. 6.5 u. 6.6)** setzt sich aus der am obe-

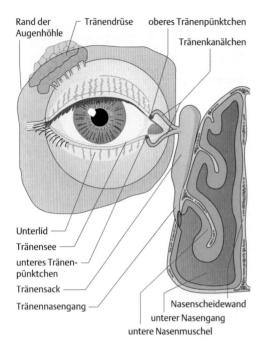

Abb. 6.6 ■ **Tränenapparat.**

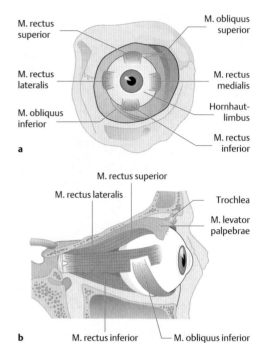

Abb. 6.7 ■ **Augenmuskeln.** Lage des Augapfels in der Augenhöhle mit geraden und schrägen Augenmuskeln (Faszien und Fettgewebe, die den Augapfel in die Orbita einbetten, sind aus Gründen der Übersicht nicht eingezeichnet); **a** von oben und **b** von der Seite.

ren, äußeren Augenhöhlenrand gelegenen Haupttränendrüse und den kleineren akzessorischen (zusätzlichen) Tränendrüsen zusammen. Die Krause-Drüsen liegen im subkonjunktivalen (unter der Bindehaut gelegenen) Gewebe der Umschlagsfalten der Bindehaut **(Abb. 6.5)**. Die Wolfring-Drüsen befinden sich am oberen Tarsusrand. Die Haupttränendrüse wird durch den seitlichen Teil der Aponeurose des M. levator palpebrae in einen oberen und einen unteren Lappen unterteilt. Sie hat mehrere Ausführungsgänge, die in die obere, äußere Umschlagsfalte der Bindehaut münden.

Der tränenableitende Teil **(Abb. 6.6)** besteht aus:

- den an den Lidern im inneren Lidwinkel gelegenen oberen und unteren Tränenpünktchen (Punctum lacrimalis),
- dem oberen und unteren Tränenkanälchen (Canaliculus),
- den gemeinsamen Tränenkanälchen,
- dem Tränensack (Sacccus lacrimalis) und
- dem Tränennasenkanal (Ductus nasolacrimalis), der in den unteren Nasengang mündet.

P ***Verschluss des Tränennasengangs.*** *Bei Neugeborenen kann die Öffnung des Tränennasengangs in den unteren Nasengang noch verschlossen sein und den normalen Abfluss der Tränenflüssigkeit verhindern. Etwa 2–6 Wochen nach der Geburt kommt es bei diesen Kindern zu Tränenträufeln und Absonderungen in den Bindehautsack. Es ist eine sorgfältige Augenpflege (S. 117) durch die betreuende Pflegeperson oder die Eltern erforderlich, um eine Keimbesiedelung des gestauten Sekrets zu verhindern.*

6.1.17 Äußere Augenmuskeln

Sechs äußere Augenmuskeln bewegen den Augapfel in Abhängigkeit von der Augenstellung **(Abb. 6.7)**, ihre Hauptfunktionen sind:

- Bewegung des Augapfels nach außen (Abduktion) durch den M. rectus lateralis (seitlicher gerader Augenmuskel),
- Bewegung des Augapfels nach innen (Adduktion) durch den M. rectus medialis (mittlerer gerader Augenmuskel),
- Hebung des Augapfels (Elevation) in erster Linie durch den M. rectus superior (oberer gerader Augenmuskel),

- Senkung des Augapfels (Depression) in erster Linie durch den M. rectus inferior (unterer gerader Augenmuskel),
- Einwärtsdrehung des Augapfels (Inzykloduktion) durch den M. obliquus superior (oberer schräger Augenmuskel) und
- Auswärtsdrehung des Augapfels durch den M. obliquus inferior (unterer schräger Augenmuskel).

Die Nervenversorgung der äußeren Augenmuskeln erfolgt durch 3 Hirnnerven:
- Der N. oculomotorius (3. Hirnnerv) innerviert den M. rectus superior, den M. rectus medialis, den M. rectus inferior und den M. obliquus inferior.
- Der N. trochlearis (4. Hirnnerv) versorgt den M. obliquus superior.
- Der N. abducens (6. Hirnnerv) innerviert den M. rectus lateralis.

6.1.18 Blut- und Nervenversorgung des Auges

Die arterielle Blutversorgung des Auges erfolgt über Äste der A. ophthalmica. Der erste Ast ist die Zentralarterie (A. centralis retinae), die etwa 10–15 mm hinter dem Augapfel in den Sehnerv eintritt (Abb. 6.1). In der Nähe der Papillenoberfläche verzweigt sich die Zentralarterie in mehrere Netzhautarterien (Abb. 6.3). Die Zentralarterie versorgt einen Teil der Netzhaut und des Sehnervs. Weitere Äste der A. ophthalmica erreichen die übrigen Augapfelstrukturen einschließlich der Augenmuskeln.

Die venöse Drainage der Aderhaut und des größten Teils des Ziliarkörpers und der Iris erfolgt über die 4 Vortexvenen (Strudelvenen), die in die Augenhöhlenvenen münden. Die Netzhautvenen vereinigen sich in der Papille zur Zentralvene (Abb. 6.3), die parallel zur Zentralarterie im Sehnerv verläuft und diesen 10–15 mm hinter dem Augapfel verlässt (Abb. 6.1). Die Zentralvene mündet entweder direkt in den Sinus cavernosus im Gehirn oder (seltener) in eine V. ophthalmica.

Die Nervenversorgung des Augapfels erfolgt über die Ziliarnerven. Sie treten hinten in den Augapfel ein und bilden 2 Gruppen. Die 10–20 kurzen hinteren Ziliarnerven entstammen dem Ganglion ciliare und die beiden langen Ziliarnerven entspringen direkt aus dem N. nasociliaris in der Orbita. Sie enthalten auch die sympathischen Nervenfasern für die Pupillenweitstellung.

6.1.19 Augenhöhle (Orbita)

Die Augenhöhle wird aus 7 Knochen in der Form eines nach vorn offenen Trichters gebildet. In der Tiefe liegt der Durchtrittskanal für den Sehnerv (Canalis opticus). Außerdem gibt es Öffnungen für verschiedene Nerven, Arterien und Venen zur Versorgung des Augenhöhleninhalts. Die Orbita wird ausgefüllt vom Augapfel mit einem Teil des Sehnervs, den sechs äußeren Augenmuskeln, dem M. levator palpebrae (Lidheber), der vom N. oculomotorius innerviert wird, dem Ringmuskel der Lider (M. orbicularis oculi) und fetthaltigem Bindegewebe. Die Tränendrüse liegt vorn, oben und seitlich in einer flachen Grube in der Augenhöhle (Fossa lacrimalis).

7 ⋮ Untersuchungsmethoden

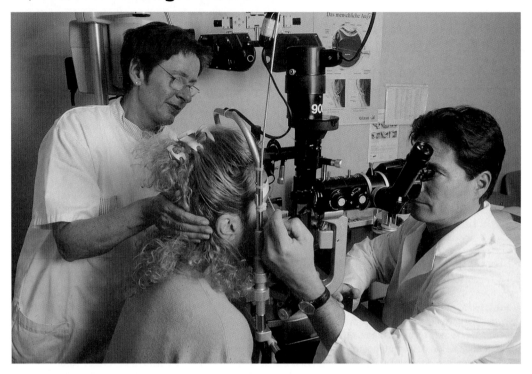

X **Examenswissen** *Pupillenerweiterung (S. 109), Abstrich-
technik (S. 112)*

Vorbemerkung

Die Augenheilkunde benötigt eine Vielzahl spezieller
Untersuchungsmethoden, deren Anzahl mit der Wei-
terentwicklung feinster Geräte und Laser ständig zunimmt. Allerdings kann ein Teil der Untersuchungs-

methoden wegen der hohen Kosten nur in Zentren für
Augenheilkunde angeboten werden. In diesem Kapitel wird ein Auszug wichtiger Basisuntersuchungen
dargestellt.

   Definition   *Merke*   *Pflege*   *Wissen*   **X** *Examenswissen*

7.1 ⋮ Bestimmung der Sehschärfe

7.1.1 ⋮ Bestimmung der Sehschärfe ohne Korrektionsgläser

D *Die Sehschärfe (Visus, V) ist gleich 1,0, wenn das Normseh-zeichen, der Landolt-Ring (Abb. 7.1), dessen Lücke und Balkenbreite unter dem Winkel einer Bogenminute erscheint, er-kannt wird.*

Ein Visus von 1,0 entspricht nicht der normalen Seh-schärfe, diese liegt bei Augengesunden für Landolt-Ringe nach der DIN-Norm 58 220 bei bis zu 2,0 und höher.

Die Bestimmung der Sehschärfe ist Bestandteil je-der Augenuntersuchung. Jedes Auge wird einzeln ge-prüft und hierzu jeweils das andere Auge abgedeckt. Zur Ermittlung der Sehschärfe eines Patienten sollen nach der DIN-Norm 58 220 in 5 m Abstand als Sehzei-chen (Optotypen) Landolt-Ringe einer bestimmten Größe und mit einem festgelegten Abstand bei einer vorgegebenen Beleuchtung dargeboten werden. Die einzelnen Visusstufen unterscheiden sich dabei um den Faktor 1,2589.

Der Patient soll von mindestens 4 angebotenen Landolt-Ringen einer Visusstufe, deren Öffnungen je-weils in eine andere Richtung weisen, 3 innerhalb ei-ner Sekunde erkennen. Die kleinste unter diesen Be-dingungen erkannte Landolt-Reihe entspricht seiner Sehschärfe ohne Korrektion (Visus s.c. = Visus sine correctione). **Abb. 7.1** zeigt verschiedene Visusstufen und die dazugehörigen Landolt-Ringe.

Die Sehzeichen werden über einen Sehzeichenpro-jektor auf eine Tafel projiziert. Viele dieser Projekto-ren enthalten noch keine Landolt-Ringe, sondern Zah-lenreihen einer bestimmten Größe, die jeweils einer Visusstufe zugeordnet werden. Die vom Augengesun-den unter diesen Bedingungen zu erreichende Seh-schärfe liegt zwischen 1,25 und 1,6.

Sehbehinderte Patienten können oft nur noch Handbewegungen (HB) in einem bestimmten Ab-stand (z. B. „HB in 1 m") oder nur noch das Licht einer Lampe („Lichtwahrnehmung") erkennen. Wenn der Patient noch lokalisieren kann, ob das Licht einer Lampe das Auge von oben, unten und von der Seite aus beleuchtet, wird dies als „Lichtprojektion intakt" („LP intakt") notiert. Kann der Patient noch erkennen, wie viele Finger in einem bestimmten Abstand vor sein Auge gehalten werden, entspricht dies der Seh-schärfe „Fingerzählen (FZ)" (z. B. „FZ in 1 m").

Zur Bestimmung der Sehschärfe in der Nähe (Nah-visusbestimmung) werden meist Lesetafeln (z. B. Le-setafeln nach Birkhäuser oder Nieden) mit Texten un-terschiedlicher Schriftgröße eingesetzt. Neben der

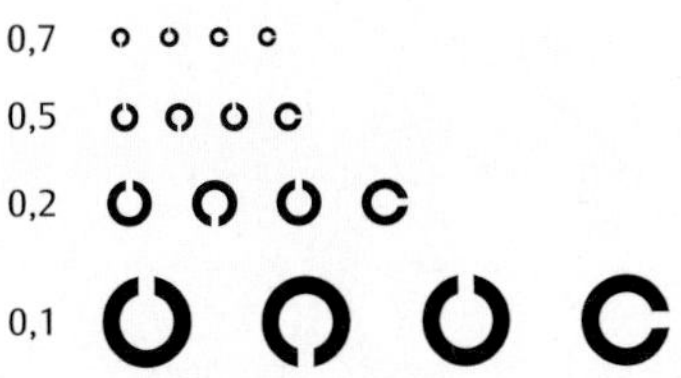

Abb. 7.1 ▪ **Visusstufen.** Verschiedene Visusstufen und Bei-spiele für zugehörige Landolt-Ringe.

Angabe der Nummer des kleinsten, eben noch flüssig gelesenen Textes ist die Notierung der Prüfentfernung nötig, z. B. „Birkhäuser 1 in 35 cm" oder „Nieden 3 in 30 cm". Außerdem muss bei der Untersuchung auf eine optimale Ausleuchtung der Lesetafel geachtet werden (meist kann eine Leselampe eingeschaltet werden).

Die Sehschärfebestimmung wird für die Ferne und Nähe zunächst ohne Korrektionsgläser durchgeführt und als „Visus s. c." angegeben (s. c. = sine correctione = ohne Korrektion), z. B. Visus s. c. = 0,8/Birkhäuser 2 in 30 cm.

7.1.2 ⋮ Überprüfung der Sehschärfe mit Korrektionsgläsern (Refraktionsbestimmung)

Erreicht der Patient nicht die volle Sehschärfe, ist eine Sehschärfebestimmung mit vorhandener Brille und/ oder Korrektionsgläsern erforderlich. Die damit er-reichte Visusstufe wird als „Visus c.c." notiert (c. c. = cum correctione = mit Korrektion).

Als Probiergläser stehen Minusgläser zum Aus-gleich einer Myopie, Plusgläser zum Ausgleich einer Hyperopie, Zylindergläser zum Ausgleich eines Astig-matismus sowie Spezialgläser entweder in einem Probierglaskasten oder einem Phoropter zur Verfü-gung. Die Probiergläser aus dem Kasten müssen ein-zeln in ein Probiergestell gesteckt werden, das der Patient wie eine Brille aufsetzt. Der Phoropter ist meistens in die augenärztliche Untersuchungseinheit integriert und kann vorgeklappt oder vorgezogen werden. **Abb. 7.2** zeigt einen manuellen Phoropter, bei dem die Gläser noch mit der Hand vorgeschaltet werden müssen. Zunehmend werden diese Phorop-ter allerdings durch solche ersetzt, die von einem Be-dienungspult oder einem Computer aus verstellt werden können.

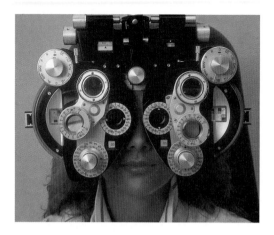

Abb. 7.2 ▪ **Phoropter.** Zur Bestimmung der Brillenglasstärke können mit dem Phoropter verschiedene Probiergläser vor das untersuchte Auge geschaltet werden.

7.2 ⋮ Untersuchung der Tränensekretion und der ableitenden Tränenwege

Die normale Tränendrüse ist bei hellhäutigen Personen weder sichtbar noch tastbar. Das obere und untere Tränenpünktchen sind reizfrei und als einzige Strukturen der ableitenden Tränenwege zu erkennen.

Der Tränenfilm schützt das Auge unter anderem vor Austrocknung. Er weist vorn eine Lipidschicht (Fettschicht) auf, in der Mitte eine wässrige Schicht mit Lysozymen (bakterienabtötende Stoffe) und direkt an das Hornhautepithel angrenzend eine Muzinschicht (Schleimschicht).

Tränenwegspülung

Eine Tränenwegspülung wird bei dem Verdacht auf eine Verengung oder einen Verschluss der ableitenden Tränenwege und zur Operationsvorbereitung durchgeführt. Die hierzu benötigten Gegenstände können auf einem Pflegetablett gerichtet werden:

- zur Tropfanästhesie z. B. Oxybuprocain 0,4 % Augentropfen,
- sterile 2 ml-Spritze mit physiologischer Kochsalzlösung,
- sterile konische Tränenwegsonde,
- sterile stumpfe, feine Tränenwegkanüle.

Der Untersucher steht hinter dem sitzenden Patienten und zieht den seitlichen Lidwinkel zur Darstellung des Tränenpünktchens nach außen. Er sondiert mit der konischen Sonde vorsichtig das untere Tränenpünktchen. Anschließend führt er dem anatomischen Verlauf des Kanalikulus folgend, die Kanüle ca. 2 mm senkrecht und anschließend 6 mm waagerecht

ein. Vorsichtig wird etwas Flüssigkeit injiziert. Bei Durchgängigkeit nimmt der Patient Flüssigkeit im Rachen war. Es erfolgt kein Reflux der physiologischen Kochsalzlösung und der Tränensack schwillt nicht an.

Prüfung der Tränensekretion (Schirmer-Test)

Die Tränensekretion ist beispielsweise beim Krankheitsbild des Trockenen Auges (Sicca-Syndrom, S. 135) vermindert.

Nach dem Abtupfen überschüssiger Tränenflüssigkeit wird ein 3,5 cm langer und 0,5 cm breiter Lackmuspapierstreifen abgeknickt und zwischen äußerem und mittlerem Drittel über die Unterlidkante gehängt. Der Patient soll während der Untersuchung ruhig geradeaus blicken. Im Normalfall sind nach 5 min mehr als 15 mm des Lackmusstreifens angefeuchtet.

Wird 60 sek vor der Untersuchung zusätzlich ein Lokalanästhetikum instilliert, kann die Tränen-Basissekretion bestimmt werden. Im Normalfall sind dann nach 5 min mehr als 10 mm des Lackmusstreifens angefeuchtet.

7.3 ⋮ Untersuchung der Lider

Das Oberlid bedeckt den oberen Hornhautrand etwa 2 mm. Oberhalb des Tarsus ist die lidkantenparallele Deckfalte zu erkennen. Das Unterlid lässt einen schmalen, weißen Streifen Bindehaut mit durchscheinender weißer Lederhaut unterhalb des Hornhautrandes frei. Die Lidspalte ist etwa 9 mm weit. Im nasenwärts gelegenen Lidwinkel (medialer Kanthus) sind eine halbmondförmige Bindehautfalte (Plica semilunaris) und ein warzenartiger Schleimhauthöcker, die Karunkel, zu erkennen. Außerdem liegen hier das obere und das untere Tränenpünktchen. Temporal (schläfenwärts) treffen sich Oberlid und Unterlid im seitlichen Lidwinkel (lateraler Kanthus).

Ektropionieren

Das Ektropionieren (Umstülpen) der Lider ist z. B. bei dem Verdacht auf einen Fremdkörper unter dem Lid erforderlich.

Das Unterlid kann mit dem Finger vorsichtig durch nach unten gerichteten Zug an der Haut unter der Unterlidkante umgestülpt werden und ermöglicht so die Beurteilung des unteren Bindehautsacks **(Abb. 7.3)**.

Das Ektropionieren des Oberlids erfolgt durch den Arzt. Der Patient wird aufgefordert, mit beiden Augen nach unten zu blicken. Der Arzt fasst vorsichtig mit einer Hand die Wimpern, während er mit der anderen Hand mit einem Glasstab oder einem ähnlichen geeigneten Gegenstand das Lid am Tarsusoberrand (zu erkennen an der Deckfalte) nasenwärts des äußeren Liddrittels vorsichtig eindrückt. Anschließend zieht er die Lidkante herum und kann nun die Lidunterseite betrachten. Der Glasstab kann entfernt werden, während der Patient weiterhin nach unten blickt. Soll die Untersuchung beendet werden, nimmt der Arzt die

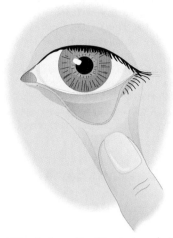

Abb. 7.3 ▪ **Ektropionieren.** Das Ektropionieren des Unterlids zur Darstellung des unteren Bindehautsacks. Mit dem Finger wird vorsichtig durch nach unten gerichteten Zug an der Haut unter der Unterlidkante das Unterlid umgestülpt.

Hand weg und lässt den Patienten nach oben schauen. Das Oberlid nimmt hierdurch sofort wieder seine normale Position ein. Mit einem speziellen Desmarres-Lidhaken kann das Oberlid zur Betrachtung des oberen Bindehautsacks doppelt ektropioniert werden. Mitunter lassen sich verrutschte Kontaktlinsen nur auf diese Weise entfernen.

7.4 ⋮ Untersuchung der Augenvorderabschnitte

Eine Vielzahl von Veränderungen der Lider, Bindehaut, Lederhaut, Hornhaut, Augenvorderkammer und Augenlinse sind durch die Inspektion bei Tageslicht oder mit einer einfachen Handlampe zu erkennen. Teilweise ist es erforderlich, die Lider zu ektropionieren (s. o.) oder aufzuhalten.

P **Aufhalten der Lider.** *Zum Aufhalten der Lider wird der Patient zunächst aufgefordert, die Augen zu öffnen. Mit sterilisierten Zellstofftupfern als Unterlage und beiden Zeigefingern werden dann von einer Pflegeperson Ober- und Unterlid dicht am Wimpernrand auseinandergezogen oder mit einem Wattestäbchen vorsichtig zurückgehalten* **(Abb. 7.4)**.

Untersuchung an der Spaltlampe

In die Untersuchungseinheit des Augenarztes (s. Kapitelfoto, S. 104) ist in der Regel eine Spaltlampe integriert. Diese ermöglicht es dem Untersucher, Verän-

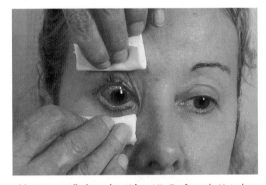

Abb. 7.4 ▪ **Aufhalten der Lider.** Mit Tupfern als Unterlage werden Ober- und Unterlid auseinandergezogen und dann offengehalten.

derungen des vorderen Augenabschnitts mit einem binokularen Mikroskop zu betrachten. Mit Zusatzoptiken (z. B. dem Kontaktglas, S. 110) ist auch die Inspektion des Kammerwinkels und des Augenhintergrundes möglich.

Untersucht wird mit einem Lichtspalt, der in Breite und Höhe verstellbar ist. Der Patient sitzt auf einem in der Höhe verstellbaren Stuhl. Sein Kopf wird in einer über einen Drehknopf in der Höhe verstellbaren Kinn- und Stirnstütze gelagert. Mitunter, besonders bei verwirrten Patienten und Kindern, ist zur Untersuchung die Hilfe einer Pflegeperson erforderlich: Bei kleinen Kindern ist die Spaltlampenuntersuchung oft erst dadurch möglich, dass das Kinn des Kindes mit der Hand der Pflegekraft abgestützt wird. Die Tiefenschärfe ist häufig erst ausreichend, wenn die Stirn des Patienten sanft gegen die Stirnstütze gehalten wird. Kleine Kinder müssen zur Untersuchung oft auf dem Schoß der Mutter sitzen oder sich auf den Untersuchungsstuhl stellen oder knien.

7.5 Messung des Augeninnendrucks

Die Augeninnendruckmessung sollte Bestandteil jeder augenärztlichen Untersuchung von über 40-jährigen Patienten sein. Sie kann den Hinweis auf ein primär chronisches Offenwinkelglaukom geben (S. 146), das zunächst keinerlei Beschwerden verursacht. Bei jüngeren Patienten wird der Augeninnendruck gemessen, wenn Augenerkrankungen bestehen oder Veränderungen vorliegen, bei denen ein erhöhtes Glaukomrisiko besteht (z. B. höhere Myopie) oder Glaukomerkrankungen in der Familie des Patienten vorkommen.

Im Normalfall beträgt der Augeninnendruck 15 ± 3 mmHg (nach internationaler Einheit: 1,995 kPa, wobei 1 mmHg = 0,133 kPa entspricht). Tageszeitliche Schwankungen von bis zu 4 mmHg innerhalb des Normbereichs gelten als normal. Neben dem gemessenen Augeninnendruckwert wird auch die Uhrzeit notiert.

Es gibt verschiedene Geräte, mit denen der Augeninnendruck bestimmt werden kann. Zur Zeit gilt die Applanationstonometrie nach Goldmann an der Spaltlampe als Standardmethode, alle anderen Geräte werden hiermit verglichen und in ihrer Messgenauigkeit beurteilt. Mit einem Applanationstonometer wird die Kraft gemessen, die erforderlich ist, um die zentralen 7,35 mm^2 der Hornhaut abzuflachen (zu applanieren).

Das Applanationstonometer nach Goldmann ist ein Spezialaufsatz an der Spaltlampe (Abb. 7.5) mit einer Halterung für einen auswechselbaren Messkolben und einer Messtrommel. Der Messkolben weist eine Skala von 0–180° auf.

Folgende Materialien werden zur Augeninnendruckmessung benötigt:
■ Ein (Kombinationspräparat aus einem Lokalanästhetikum und Fluoreszein),
■ sterile Zellstofftupfer,
■ ein Messkolben,
■ ein Desinfektionsmittel.

Voraussetzungen für die Durchführung der Augeninnendruckmessung sind die Oberflächenanästhesierung der Hornhaut und die Applikation von Fluoreszein in den Bindehautsack (Kontaktlinsen müssen vorher entfernt worden sein). Hierzu wird jeweils 1 Tropfen Thilorbin in beide Augen appliziert. Die Wirkung setzt nach ungefähr 30 sek ein, ist aber individuell unterschiedlich. Der Patient hält die Augen in dieser Zeit am besten geschlossen. Einige Patienten empfinden ein brennendes Gefühl, bis der anästhesierende Effekt einsetzt. Über die Lidränder mit vermehrter Tränenflüssigkeit austretendes Fluoreszein wird mit einem Zellstofftupfer vorsichtig abgetupft.

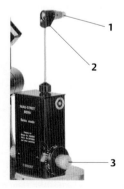

Abb. 7.5 ■ **Applanation.** Applanationstonometer nach Goldmann zur Messung des Augeninnendrucks an der Spaltlampe. Der Messkolben wird zur Applanation vorsichtig an die Hornhaut herangeführt. 1 = Messkolben; 2 = Halterung mit Markierungsstrich; 3 = Messtrommel.

M Der Patient soll nach der Gabe lokal anästhesierender Augentropfen die Augen etwa 1 Stunde lang nicht reiben. Ungefähr für diesen Zeitraum ist die Empfindlichkeit der Hornhaut herabgesetzt, woraus sich eine erhöhte Verletzungsgefahr ergibt.

Der Arzt führt zur Messung den Messkolben des Applanationstonometers an die Hornhaut des Patienten heran und dreht so lange an der Messtrommel, bis sich 2 im Okular der Spaltlampe erkennbare, fluoreszeingefärbte Halbringe innen berühren. Der Augeninnendruck ist jetzt an der Skala der Messtrommel ablesbar.

P *Mithilfe bei der Untersuchung.* Kann der Patient die Augen nicht ausreichend öffnen, werden sie unter Vermeidung jeglichen Drucks von einer Pflegeperson wie auf S. 107 beschrieben und in **Abb. 7.4** gezeigt, aufgehalten. Bei den Patienten, denen es schwer fällt, aktiv die Stirn an der Stirnstütze zu halten, kann die Pflegeperson den Kopf des Patienten durch leichten Druck am Hinterhaupt an die Kopfstütze der Spaltlampe heran-

führen und dort bis zu Beendigung des Messung halten. Zur Desinfektion wird der Messkolben nach der Messung z. B. mit einem Alkoholtupfer gründlich abgewischt und anschließend mit einem sterilen, fusselfreien Zellstofftupfer getrocknet.

Ein weiteres, transportables Applanationstonometer ist das Gerät nach Dräger, das nach dem Goldmann-Prinzip arbeitet und auch im Liegen schwerkraftunabhängig angewandt werden kann. Andere transportable Tonometer sind z. B. das Tonometer nach Perkins und der Tonopen. Das Non-contact-Tonometer misst den Augeninnendruck am sitzendem Patienten mit einem Luftimpuls. Die genauen Desinfektionsvorschriften sind den jeweiligen Geräteanleitungen zu entnehmen.

Bei Säuglingen und Kleinkindern erfolgt die Augeninnendruckmessung mit solchen transportabeln Tonometern in Lokalanästhesie während des Fütterns oder in Narkose.

7.6 Untersuchung des Augenhintergrundes (Fundusuntersuchung)

Wird Licht direkt auf die Pupille gerichtet, leuchtet sie im Normalfall gleichmäßig rot auf („rote Augen" auf Fotografien mit Blitzlicht oder von Tieren nachts im Scheinwerferlicht). Unregelmäßigkeiten dieses Rotreflexes der Netzhaut, z. B. schwarze Flecken, sind pathologisch und können durch Trübungen der vorgelagerten Medien oder Veränderungen der Netz- und Aderhaut hervorgerufen werden, z. B. durch Hornhauttrübungen, Katarakt, Netzhautablösung oder einen Netzhauttumor (Retinoblastom).

Die einzelnen Strukturen des Augenhintergrundes können nur mit speziellen Geräten sichtbar gemacht werden. Außerdem wird meistens eine medikamentöse Pupillenerweiterung (Mydriasis) angeordnet, da andernfalls der Netzhautrandbereich nicht ausreichend zu überblicken ist.

M Bei vielen Erkrankungen des Augenhinterabschnitts, die zur Erblindung führen können, zeigt der durch Inspektion beurteilbare Augenvorderabschnitt keinerlei Veränderungen. Ein plötzlicher Sehverlust ist deshalb immer sehr ernst zu nehmen und muss notfallmäßig abgeklärt werden.

Die Applikation pupillenerweiternder Augentropfen darf nur erfolgen, wenn der Patient kein Glaukom (insbesondere Engwinkelglaukom, S. 147) hat. Sind die Angaben des Patienten hierzu unklar, muss zunächst durch eine augenärztliche Untersuchung ein zu enger Kammerwinkel ausgeschlossen werden. Ein enger Kammerwinkel kann sich durch die Pupillener-

weiterung verschließen und zu einem akuten, sehr schmerzhaften Augeninnendruckanstieg, einem Glaukomanfall, führen. Wenn der Patient bei einer Augenoperation eine Kunstlinse erhalten hat, kann sich diese durch die Pupillenerweiterung verlagern. Auch in diesem Fall sollte die Tropfenapplikation erst nach einer augenärztlichen Spaltlampenuntersuchung erfolgen. Kontaktlinsen werden vor der Applikation der Tropfen herausgenommen und in den Aufbewahrungsbehälter gegeben.

M Bei einem Glaukom oder nach einer Kunstlinsenimplantation darf ohne vorherige augenärztliche Untersuchung keine medikamentöse Pupillenerweiterung erfolgen.

Zur diagnostischen Pupillenerweiterung wird in der Regel Tropicamid (z. B. Mydrum, Mydriaticum Stulln) einmal in beide Augen getropft (mitunter auch zusätzlich Phenylephrin 5 oder 10 % oder Cyclopentolat). Die Untersuchung soll nach 20 min erfolgen.

Der Patient wird darüber informiert, dass erweiterte Pupillen das Sehvermögen beim Autofahren beeinträchtigen, weshalb für ca. 4 Stunden ein Fahrverbot besteht (bei anderen pupillenerweiternden Augentropfen, wie z. B. Atropin, kann die Fahruntüchtigkeit sehr viel länger bestehen).

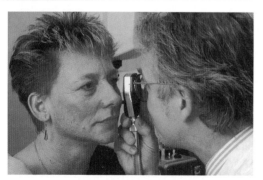

Abb. 7.6 ■ Augenspiegel. Untersuchung mit dem Augenspiegel. Die Annäherung an das Auge des Patienten erfolgt etwas von der Seite, während der Untersucher durch das Sichtfenster des Augenspiegels blickt.

Untersuchung mit dem Augenspiegel (Ophthalmoskop)

Mit dem Augenspiegel **(Abb. 7.6)** ist eine Spiegelung der Netzhaut im aufrechten Bild möglich. Eine im Gerät eingebaute Lichtquelle sendet Lichtstrahlen auf die Retina, die von dieser reflektiert werden. Die Brechung der reflektierten Lichtstrahlen im Gerät erfolgt derart, dass der durch die Beobachtungsoptik des Augenspiegels blickende Betrachter ein nicht seitenverkehrtes Bild sieht. Bei diesem Verfahren der *direkten* Ophthalmoskopie erscheint die Makula temporal und die Papille nasal, die oberen Gefäße liegen oben und die unteren unten.

Indirekte Ophthalmoskopie

Für das indirekte Augenspiegeln werden als Lichtquelle ein indirektes Ophthalmoskop und Lupen mit Stärken von 14–30 dpt oder die Spaltlampe und Lupen von 60–90 dpt benötigt. Eine stärkere Lupe ermöglicht zwar eine größere Übersicht über den Augenhintergrund, die Details werden aber kleiner.

Die Technik des indirekten Ophthalmoskopierens erfordert sehr viel Übung. Das Bild des Augenhintergrundes ist invertiert (auf dem Kopf stehend) und seitenverkehrt (z. B. liegt ein Befund, der im Lupenbild bei 8 Uhr erscheint, in Wirklichkeit bei 2 Uhr). Vorteile dieses Verfahrens sind der bessere Überblick und die geringere Beeinträchtigung der Bildqualität durch Trübungen von Hornhaut, Linse oder Glaskörper.

Kontaktglasuntersuchung

Die Kontaktglasuntersuchung erfolgt an der Spaltlampe. Nach ausreichender Tropfanästhesie der Hornhaut und Applikation eines Kontaktgels auf die Kontaktfläche des Dreispiegelkontaktglases, wird es direkt auf die Hornhaut des Patienten aufgesetzt. Durch vorsichtiges Drehen und Ausrichtung der Spaltlampe auf die 3 verschiedenen, in das Kontaktglas eingearbeiteten Spiegel kann bei weit gestellter Pupille nahezu der gesamte Augenhintergrund beurteilt werden. Auch die Untersuchung des Kammerwinkels (Gonioskopie) ist möglich. Die in den Spiegeln erscheinenden Befunde befinden sich jeweils auf der gegenüberliegenden Seite (z. B. liegt eine kleine Netzhautblutung, die im Kontaktglasspiegel bei 11 Uhr erscheint, tatsächlich am Augenhintergrund bei 5 Uhr). Nach Beendigung der Untersuchung wird das Kontaktgel mit einem weichen, fusselfreien Tuch vorsichtig vom Kontaktglas abgerieben und dieses dann desinfiziert. Vor der erneuten Verwendung muss es unter fließendem Leitungswasser gründlich abgespült und mit einem weichen, fusselfreien Tuch getrocknet werden.

Weitere Untersuchungen zur Augenhintergrund- und Sehnervendiagnostik

Veränderungen der Arterien und Venen des Augenhintergrundes, z. B. bei Diabetes mellitus, erfordern mitunter *Gefäßdarstellungen* (Angiographien) mit intravenösen Farbstoffen, deren Ausbreitung im Auge auf Filmen oder digitalen Bildspeichern festgehalten werden kann (Fluoreszenzangiographie, Indozyanin-Grün-Angiographie).

Bei der *Elektroretinographie* (ERG) werden durch Lichtstimulation der Retina ausgelöste elektrische Spannungsschwankungen aufgezeichnet, die bei bestimmten Netzhauterkrankungen verändert sind oder fehlen (z. B. erloschenes ERG bei fortgeschrittener Retinitis pigmentosa, S. 165).

Der Verdacht auf eine Sehnerventzündung (Neuritis nervi optici, S. 173) bei Multipler Sklerose kann häufig durch eine Veränderung der Ableitung der *visuell evozierten Potenziale* (VEP) erhärtet werden. Die VEP stellen eine über der Sehrinde am Hinterkopf des Patienten mit Elektroden ableitbare Reizantwort des Zentralnervensystems auf eine optische Reizung der Netzhaut dar.

7.7 Untersuchung des Farbsinns

Zur Untersuchung einer Rot-Grün-Farbsinnstörung werden neben dem Anomaloskop, einem Spektralfarbenmischapparat zur Diagnostik von Rot-Grün-Störungen, auch die pseudoisochromatischen Ishihara-Tafeln eingesetzt. Auf einer bestimmten Anzahl von Tafeln erscheint hierbei jeweils eine Zahl, die aus vielen verschiedenen Farbtupfen zusammengesetzt ist, auf einem Untergrund aus andersfarbigen oder grauen Farbtupfern. Die Farben von Zahl und Untergrund sind so gewählt, dass sie für den Farbuntüchtigen schwer zu unterscheiden sind, da sie auf Verwechslungslinien liegen. Sie sind für ihn scheinbar gleichfarbig (pseudoisochromatisch), weshalb der Farbuntüchtige keine oder eine verkehrte Zahl liest. Der Farbtüchtige erkennt die Zahl dagegen richtig.

7.8 Gesichtsfelduntersuchung (Perimetrie)

Geräte zur Untersuchung des Gesichtsfeldes werden als Perimeter bezeichnet. Neben dem von Hand zu bedienenden Goldmann-Perimeter werden heute meist computergesteuerte, vollautomatische Geräte eingesetzt (z. B. **Abb. 7.7**). Die Gesichtsfelduntersuchung erfolgt für beide Augen getrennt, das nicht untersuchte Auge wird abgedeckt. Der Patient legt seinen Kopf auf eine Stütze und blickt während der ganzen Untersuchung, die für ein Auge etwa 10–20 min dauert, eine zentrale Fixiermarke in einer Halbkugel an. Er darf die Augen nicht bewegen.

Bei der *kinetischen* Perimetrie wird nun eine Prüfmarke mit konstanter Geschwindigkeit an verschiedenen Stellen im Abstand von 15–30° von außen nach innen an das Zentrum der Perimeterhalbkugel herangeführt. Wenn der Patient die Prüfmarke wahrnimmt, betätigt er einen Knopf. Die Punkte, an denen die Prüfmarke jeweils das erste Mal vom Patienten erkannt worden ist, werden miteinander verbunden. Diese Verbindungslinie wird als Isoptere bezeichnet. Es wird mit Prüfmarken unterschiedlicher Helligkeit und Größe untersucht. Je kleiner und/oder weniger hell die Prüfmarke ist, umso später wird sie erkannt und die Isoptere rückt näher an das Zentrum heran.

Im Gegensatz hierzu wird die Prüfmarke bei der *statischen* Perimetrie nicht bewegt, sondern leuchtet an definierten Stellen in der Halbkugel auf und wird in der Helligkeit solange gesteigert bis sie wahrgenommen wird.

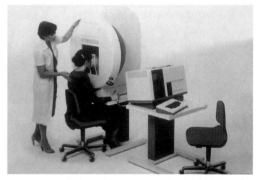

Abb. 7.7 ▪ **Octopus-Perimeter.** Computergesteuertes, vollautomatisches Octopus-Perimeter. Die Patientin hat den Kopf bereits auf der Stütze gelagert und blickt die zentrale Fixiermarke im Innern der Halbkugel an. Mit der rechten Hand hält sie den Knopf, mit dem sie das Erkennen der Prüfmarke signalisieren wird.

Für die Gesichtsfelduntersuchung mit kleinen Prüfmarken ist die optimale Brillenkorrektion erforderlich, bei altersichtigen Patienten die Nahkorrektion (ungefähr ab einem Alter von 45 Jahren). Je nach Gerät kann die entsprechende Brille getragen werden oder die erforderlichen Gläser werden vorgesteckt.

P *Untersuchungsplanung.* Bei der Planung der Untersuchung ist zu berücksichtigen, dass die Gesichtsfelduntersuchung nicht mit weiter Pupille und nicht nach einer Augeninnendruckmessung durchgeführt wird. Beides kann das Ergebnis verfälschen.

D *Als Skotom (Gesichtsfelddefekt) wird ein Ausfall des Gesichtsfeldes bezeichnet. Im Bereich eines absoluten Skotoms wird selbst der stärkste und größte Lichtreiz nicht wahrgenommen, während im Bereich eines relativen Skotoms nur kleinere und schwächere Lichtreize nicht gesehen werden, die im Normalfall erkannt werden müssten.*

7.9 ⋮ Ultraschalldiagnostik und Laserscanning-Tomographie

7.9.1 ⋮ Ultraschalldiagnostik (Sonographie)

Die Ultraschalluntersuchung wird in der Augenheilkunde zur Augenlängenmessung (Biometrie) und zur Darstellung von Veränderungen des Augenvorderabschnitts (z. B. enger Kammerwinkel), des Augenhinterabschnitts (z. B. malignes Melanom), des Sehnervs (z. B. Meningeom) und der Augenhöhle (z. B. Augenmuskelvergrößerung bei endokriner Orbitopathie) eingesetzt.

7.9.2 ⋮ Laserscanning-Tomographie des Augenhinterabschnitts

Durch Abtasten des Augenhintergrundes mit einem Laserstrahl können bei der Laserscanning-Tomographie tiefengeschichtete Bildserien in einem datenverarbeitenden System gespeichert und quantitativ ausgewertet werden. Zur Zeit können der Sehnervenkopf und die umgebende Nervenfaserschicht (insbesondere für Verlaufsbeobachtungen bei Glaukom) sowie Makulaveränderungen mit dieser Technik beurteilt werden (Abb. 7.8).

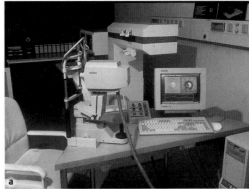

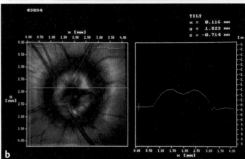

Abb. 7.8 ▪ **Laserscanning-Tomographie. a** Heidelberg-Retina-Tomograph (HRT). **b** HRT-Bild einer Papillenveränderung mit kalkhaltigen Einlagerungen (Drusenpapille) mit Höhenprofilschnitt (rechte Bildhälfte).

7.10 ⋮ Abstrichtechnik für die Labordiagnostik

Mit einem Abstrich wird Material für die Labordiagnostik zur Keimbestimmung und Resistenzprüfung bei unklaren entzündlichen Erkrankungen des Augenvorderabschnitts oder auch als operationsvorbereitende Maßnahme gewonnen.

M *Der bakteriologische Abstrich erfolgt vor Therapiebeginn, da insbesondere vom Patienten bereits instillierte Antibiotika die Keimzusammensetzung am Auge sofort ändern.*

Für einen Bindehautabstrich wird folgendes Material benötigt, das auf einem Pflegetablett gerichtet werden kann:

- steril verpackter Watteträger,
- Kulturette (Röhrchen mit Nährlösung) mit Patientenetikett (Vor- und Zuname, Geburtsdatum, Station),
- sterile Zellstofftupfer,
- Händedesinfektionsmittel.

Der Patient wird vor der Entnahme des Bindehautabstrichs über den Zweck und die Vorgehensweise der durchzuführenden Maßnahmen informiert. Anschließend wird er gebeten, eine sitzende oder liegende Position einzunehmen. Nach erfolgter Händedesinfektion unter Beachtung der erforderlichen Einwirkzeit, wird der Patient gebeten, den Kopf in den Nacken zu legen und nach oben zu blicken. Beim sitzenden Patienten muss sichergestellt sein, dass der Hinterkopf dabei noch dem Untersuchungsstuhl anliegt. Mit dem sterilen Zellstofftupfer wird das Unterlid in der Nähe des Wimpernrandes etwas nach unten gezogen, so dass sich die untere Umschlagfalte der Bindehaut darstellt. Der sterile Watteträger wird aus der Verpackung genommen und dabei nur an seinem Ende angefasst. Er wird vorsichtig, ohne die Lidränder zu berühren, über die Bindehaut der unteren Umschlagfalte geführt und anschließend sofort in die Kulturette mit der Nährlösung eingebracht, wobei der hintere Teil, der mit der Hand gefasst wurde, abgeknickt und verworfen wird (der Watteträger kann auch in der Kulturette steril verpackt sein; in diesem Fall dient der Verschluss der Kulturette gleichzeitig als Festhaltepunkt für den Watteträger und muss nicht abgebrochen werden). Der Watteträger darf nur die Bindehaut berühren. Wird versehentlich etwas anderes gestreift (z. B. Lider, Außenseite der Kulturette), muss der Abstrich verworfen und mit neuem, sterilem Material wiederholt werden. Nach der Durchführung des Abstrichs ist eine erneute Händedesinfektion erforderlich.

Die Kulturette wird bruchsicher verpackt (z. B. mit Zellstoff umwickelt) und mit dem vollständig ausgefüllten Begleitzettel baldmöglichst an das zuständige mikrobiologische Labor geschickt. Bei Entzündungen, die auf eine bereits erfolgte Behandlung nicht angesprochen haben oder wahrscheinlich durch Akanthamöben, Pilze oder Adenoviren hervorgerufen werden, ist eine vorherige Rücksprache mit dem zuständigen Labor zu empfehlen, da besondere Nährlösungen und Transportbedingungen erforderlich sein können.

Das zuständige Labor legt zur Keimbestimmung *Kulturen* an und führt auf Anforderung eine *Resistenzprüfung* der bestimmten Keime durch, d. h. es testet die Empfindlichkeit gegen bestimmte Antibiotika/Chemotherapeutika. Das Ergebnis, das *Antibiogramm,* wird an die Station zurückgesandt. Aus ihm sind sowohl die festgestellten Keime als auch das wirksamste Antibiotikum/Chemotherapeutikum zu entnehmen. Außerdem ist vermerkt, gegen welche Medikamente keine Empfindlichkeit vorliegt (Resistenz besteht).

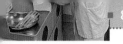
8 ⋮ Pflege in der Augenheilkunde

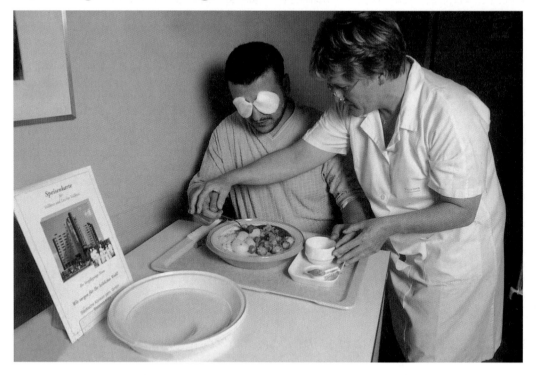

X **Examenswissen** *Augenpflege (S. 117), Instillation von Augenmedikamenten (S. 118–122), Uhrglasverband (S. 122, 124)*

8.1 ⋮ Besonderheiten in der Augenheilkunde

Um die speziellen Aufgaben einer Pflegeperson in der Augenheilkunde verstehen zu können, sollte man einmal bei völliger Dunkelheit oder mit verbundenen Augen ein Tablett mit einem Glas Wasser und einem Teller mit Speisen und Besteck vor sich hinstellen. Bereits das Glas Wasser unter diesen Umständen zu finden, ist nicht einfach, geschweige denn ordentlich mit Messer und Gabel zu essen.

Um spezifische Pflegemaßnahmen in der Augenheilkunde detaillierter darzustellen, wurden zu den verschiedenen Themengebieten einzelne Pflegeschwerpunkte formuliert. Für die Augenheilkunde finden Sie folgende Pflegeschwerpunkte:

- Pflegeschwerpunkt äußeres Auge (S. 138),
- Pflegeschwerpunkt Kataraktoperation (S. 142),
- Pflegeschwerpunkt Glaukom (S. 150),

 Definition *Merke* *Pflege* *Wissen* **X** *Examenswissen*

- Pflegeschwerpunkt Augenprothese (S. 157),
- Pflegeschwerpunkt Pflege nach einer Netzhautoperation (S. 169),
- Pflegeschwerpunkt Verletzungen (S. 185).

Das Besondere in der Augenheilkunde ist der Umgang mit zumindest vorübergehend sehbehinderten und blinden Menschen, die aber in der Mehrzahl der Fälle keine geistige und anderweitige körperliche Behinderung haben. Somit wird sowohl von der Patienten- als auch von der Pflegeseite größtmögliche Selbstständigkeit angestrebt. Beispielsweise verletzt es die Würde eines blinden Menschen erheblich, wenn er an einer vielbefahrenen Straße steht und ein Passant plötzlich auf ihn zustürzt, um ihn über die Straße zu führen. Der Blinde möchte gefragt werden, ob er überhaupt Hilfe benötigt und in welcher Form, denn vielleicht will er die Straße gar nicht überqueren.

Neben dem Umgang mit sehbehinderten und blinden Menschen sind spezielle Kenntnisse in der Augenpflege erforderlich sowie in der Versorgung internistischer und neurologischer Patienten. Denn einerseits haben Augenpatienten häufig ein fortgeschrittenes Alter und andererseits sind auch viele schwere Augenerkrankungen auf Erkrankungen wie beispielsweise Diabetes mellitus, Hypertonie, Arteriosklerose, Gefäßverschlüsse und Rheuma zurückzuführen.

Da die Verweildauer in den Krankenhäusern immer mehr verkürzt wird, muss die weitere Versorgung oft an ambulante Pflegedienste und Angehörige delegiert werden, die von den Pflegepersonen angelernt werden.

P *Selbstständigkeit des Patienten. Bereits im pflegerischen Aufnahmegespräch muss geklärt und anschließend dokumentiert werden, ob der Patient Augentropfen selbst instillieren kann bzw. wer dies später zu Hause übernehmen wird.*

Es werden in letzter Zeit zunehmend gemischte Stationen mit Patienten aus verschiedenen Fachrichtungen eingerichtet. Hier wird von einer Pflegeperson ein hohes Maß an Flexibilität verlangt. Speziell in der Augenheilkunde werden zudem viele Operationen in den ambulanten Bereich verlagert, sodass sich das Arbeitsfeld auch auf ambulante Operations- oder Diagnostikzentren erstreckt. Arbeitsmöglichkeiten gibt es außerdem in konservativen Praxen.

8.2 ⋮ Umgang mit Blinden und Sehbehinderten

Grundsätzlich gilt, dass ein sehbehinderter oder blinder Patient wie jeder andere Patient behandelt wird. Dazu gehört selbstverständlich jedes Mal die Vorstellung beim Betreten des Patientenzimmers (der Patient kann nicht erkennen, wer hereinkommt) und das Ansprechen des Patienten und nicht seines Angehörigen: Es wird mit dem Patienten und nicht über ihn gesprochen.

Während ein früh oder bereits lange erblindeter Mensch gelernt hat, seine anderen Sinne wie Gehör, Tast-, Geruchs- und Geschmackssinn vermehrt einzusetzen und sich in vertrauter Umgebung gut, in fremder Umgebung rasch zurechtzufinden, ist der neu Betroffene sehr unsicher. Er muss zunächst lernen, seine Situation zu akzeptieren. Viele ältere Patienten entwickeln nicht mehr die Bereitschaft, den Umgang mit Hilfsmitteln zu erlernen **(Abb. 8.1)**.

8.2.1 ⋮ Hilfsmittel und Hilfsangebote

Hilfreich für Sehbehinderte, Blinde und deren Angehörige ist die Telefonnummer 01805/666456 des Deutschen Blinden- und Sehbehindertenverbandes. Der Anrufer wird über diese Nummer automatisch mit dem zuständigen Landesverein seiner Region verbunden. Hier erhält er Informationen und weitere Telefonnummern und Adressen. Bewahren Sie diese Telefonnummer im Stationszimmer auf und geben Sie sie bei Bedarf an betroffene Personen weiter.

Es gibt eine ganze Reihe von praktischen Hilfsmitteln und Hifsangeboten für Blinde, hier einige Beispiele:

- Braille-Schrift **(Abb. 8.1c)**,
- Lang- bzw. Blindenstock zum Abtasten des Weges, hierzu wird ein spezielles Blindenstocktraining angeboten **(Abb. 8.1d)**,
- Blindenbinde,
- Uhren mit tastbarem Zifferblatt **(Abb. 8.1a)** oder Uhren mit Sprechansage,
- Spiele mit taktiler Markierung der Spielfiguren **(Abb. 8.1b)**,
- Waagen mit Sprechansage,
- Kassetten mit „Hörbüchern" aus Blindenhörbüchereien (hier gibt es auch ehrenamtliche Vorleser, die auf Wunsch sonst nicht erhältliche Bücher auf Tonkassette sprechen, Adresse: BIT-Zentrum, Arnulfstraße 22, 80335 München),
- spezielle Boxen zum Sortieren von Geldstücken,
- Blindenführhunde,
- elektronische Geräte, die Gegenstände in der Umgebung lokalisieren und akustische oder andere Signale an den Träger senden,

---

Krankheiten ■ *< 10 000* ■■ *< 50 000* ■■■ *> 50 000 Fälle pro Jahr*

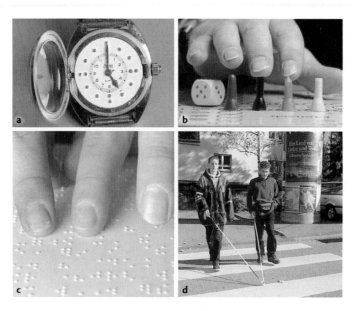

Abb. 8.1 ▪ **Hilfsmittel für blinde Menschen. a** Uhr zum Ertasten der Zeit (geöffnet). **b** Taktiles Brettspiel. **c** Buch in Braille-Schrift. **d** Zwei blinde Männer bei der Orientierung mit weißen Langstöcken.

- Personalcomputer (PC): Gedruckte Texte können gescannt, über den PC in Braille-Schrift umgesetzt und auf speziellen Braille-Druckern ausgedruckt oder über eine Sprachausgabe wiedergegeben werden,
- Spezialhotels für Blinde,
- (Leistungs-)Sport: beispielsweise Wasserball mit Klingelball, Lauf- und Skisport mit Führung am Band.

8.2.2 Der blinde oder stark sehbehinderte Patient auf der Station

Nach der persönlichen Ansprache und dem Aufnahmegespräch ist es wichtig, den Patienten und gegebenenfalls eine Begleitperson in den wichtigsten Räumen der Station herumzuführen. Falls die Zimmernummer des Patientenzimmers nicht ertastbar ist, kann ein taktiler Gegenstand zur Kennzeichnung angebracht werden. Der Patient sollte auch die Gelegenheit erhalten, die Gegenstände in seinem Zimmer zu ertasten. Hindernisse sind konkret zu beschreiben, z. B.: „Direkt rechts neben Ihnen steht ein Tisch mit einer Blumenvase in der Mitte!" und nicht: „Im Zimmer steht auch ein Tisch!" Die Rufanlage muss ohne Probleme erreich- und ertastbar sein.

Falls der blinde Patient mit seinen Kleidungsstücken nicht vertraut ist, kann die Pflegeperson Art und Farbe beurteilen und ihm bei der Zusammenstellung sowie beim Zurechtmachen assistieren. Ein Patient, der weiß, dass er in seinem Sinne ein korrektes Äußeres hat, ist selbstbewusster und fürchtet keine diesbezüglichen negativen Bemerkungen seines Umfeldes.

Zum Essen müssen dem Patienten alle Speisen, am besten im Uhrzeigersinn, beschrieben und auf Wunsch seine Hand durch die Pflegeperson an die entsprechenden Gegenstände herangeführt werden. Auf Wunsch des Patienten kann das Essen in mundgerechte Stücke zerkleinert werden.

Füllen Sie Gläser nur zur Hälfte. Im Haushalt von Sehbehinderten hat sich die Anschaffung bunter, schwerer Gläser, die besser zu erkennen sind und nicht so leicht umfallen, bewährt.

Der Patient wird geführt, indem er sich bei der Pflegeperson einhakt. Der Patient erhält jeweils eine aktuelle Beschreibung des geplanten Weges und von Hindernissen. Ein bereits längere Zeit Erblindeter benötigt bei einer Treppe meistens nur Hilfe bei der ersten Stufe und kann dann den Rest bewältigen. Möchte sich der Patient setzen, wird seine Hand an die Stuhllehne herangeführt, sodass er sich die Sitzfläche selbst ertasten kann.

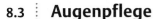

8.3 Augenpflege

Die Augenpflege stellt eine spezielle Reinigungsform des Auges dar, bei deren Durchführung u. a. Salben- und Tropfenreste von Ober- und Unterlidhaut des Auges entfernt werden. Sie erfolgt mindestens einmal täglich, z. B. vor der ärztlichen Visite. Besteht eine starke Wundsekretbildung und/oder erhält der Patient häufiger Augensalben, kann es notwendig sein, die Augenpflege öfter durchzuführen. Sie wird von den Patienten als sehr angenehme Pflegehandlung empfunden und ihre gewissenhafte Ausführung unter aseptischen Bedingungen stellt das Kernstück der Augenbehandlung überhaupt dar. Der postoperative Heilungsverlauf z. B. posttraumatischer Verletzungen (S. 179) oder aufwendiger Lidtransplantationen (S. 131) ist auch von der Augenpflege abhängig.

Material für die Augenpflege

Auf einem Pflegetablett werden gerichtet:
- Händedesinfektionsmittel,
- Schutzhandschuhe bei septischen Augen,
- sterile Pflaumentupfer (z. B. 5er-Packung) und sterile Kompressen,
- sterile 0,9 %ige Kochsalzlösung oder Ringer-Lösung mit Überlaufkanüle,
- Nierenschale (Pappschalen nur als Abwurfschalen).

Durchführung

Die Augenpflege darf nicht mit kalten Flüssigkeiten durchgeführt werden! Vor der Durchführung der Augenpflege wird der Patient über den Zweck und die Vorgehensweise informiert. Anschließend wird er gebeten, eine sitzende oder liegende Position einzunehmen. Nach der Händedesinfektion der Pflegeperson nach Hygieneplan und nach dem Überstreifen der Schutzhandschuhe werden die sterilen Pflaumentupfer über der Nierenschale mit der sterilen 0,9 %igen Kochsalzlösung befeuchtet und die Augen gereinigt (**Abb. 8.2a-d**). Die Reinigung der Ober- und Unterlidhaut des geschlossenen Auges erfolgt mit der unberührten Seite eines angefeuchteten Tupfers ohne Druck auszuüben. Der Tupfer wird dabei bogenförmig vom inneren zum äußeren Lidwinkel geführt, zunächst entlang des Unterlids, anschließend mit neuem Tupfer entlang des Oberlids. Es darf hierbei nicht gerieben werden (**Abb. 8.2b**). Bei stark verklebten Augenlidern ist es sinnvoll, den feuchten Tupfer für kurze Zeit auf dem Auge zu belassen, um die Verklebung aufzuweichen. Die gebrauchten, kontaminierten Tupfer werden in die bereitgestellte Nierenschale abgeworfen. Eine intensivere Reinigung des Unterlids ist möglich, wenn der Patient die Augen während des Waschvorgangs öffnet (**Abb. 8.2c**). Eine Wiederholung des Auswaschvorgangs erfordert jeweils die Verwendung frischer Tupfer. Anschließend werden die Augenlider mit Zellstofftupfern trocken getupft (**Abb. 8.2d**).

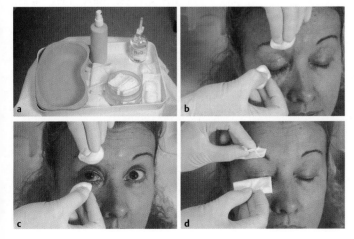

Abb. 8.2 ▪ **Augenpflege. a** Material: Abwurfschale, Händedesinfektionsmittel, Schutzhandschuhe, sterile Kochsalzlösung, sterile Tupfer, Zellstofftupfer. **b** Reinigung von Ober- und Unterlid bei geschlossenem Auge. **c** Reinigung des Unterlids bei geöffnetem Auge. **d** Trockentupfen der Lider.

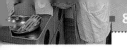
8.4 ⋮ Medikamentenapplikation

In der Augenheilkunde werden nur in Ausnahmefällen systemische Medikamente verabreicht, viel häufiger dagegen Augentropfen, Augensalben und Augengele.

8.4.1 ⋮ Die wichtigsten Augenmedikamente

Mydriatika und Zykloplegika

D *Mydriatika (Einzahl: Mydriatikum) sind pupillenerweiternde Augentropfen oder -salben, Zykloplegika (Einzahl: Zykloplegikum) erweitern die Pupille und führen außerdem zu einer Akkommodationslähmung. Als Mydriasis wird die Pupillenerweiterung bezeichnet, als Zykloplegie die Akkommodationslähmung.*

Mydriatika und Zykloplegika können diagnostisch und therapeutisch sowie vor, während und nach einer Operation eingesetzt werden. Die häufigste diagnostische Indikation für ein Mydriatikum ist die Augenhintergrunduntersuchung und für ein Zykloplegikum die objektive Refraktionsbestimmung (objektive Bestimmung der Brillenglasstärke). Mydriatika und Zykloplegika werden therapeutisch zur Ruhigstellung des Auges und zur Vermeidung von Verklebungen zwischen Iris und Augenlinse bei schweren Augenentzündungen appliziert.

M *Die wichtigste Kontraindikation für pupillenerweiternde und akkommodationslähmende Medikamente ist das Engwinkelglaukom bzw. eine flache Augenvorderkammer mit engem Kammerwinkel. Der Augenarzt muss bei entsprechenden anamnestischen Hinweisen klären, ob Mydriatika bzw. Zykloplegika gegeben werden dürfen.*

Vertreter dieser Medikamentengruppe können auch zu psychotischen Reaktionen und Herz-Kreislaufstörungen führen **(Tabelle 8.1)**. Patienten mit weiter Pupille sind sehr licht- und blendungsempfindlich.

Tabelle 8.1 ⋮ **Wichtige Nebenwirkungen von Mydriatika und Zykloplegika (Kontraindikation bei Engwinkelglaukom)**

Wirkstoff	Nebenwirkungen
Tropicamid (z. B. Ariclonin, Mydriaticum Stulln, Mydrum)	■ Lokal: Augenbrennen, Kontaktdermatitis, Steigerung des Augeninnendrucks bei Veranlagung, ■ systemisch: Mundtrockenheit, Wärmestau durch Abnahme der Schweißsekretion, Hautrötung, Tachykardie, psychische Störungen, ■ Frühgeborene: Bradykardie und Störungen der Blasen- und Stuhlentleerung. Achtung: Anwendungsbeschränkung bei Down-Syndrom.
Neosynephrin (z. B. Neo-Mydrial, Neosynephrin-POS)	■ Lokal: Augenbrennen, Augenrötung, Steigerung des Augeninnendrucks bei Veranlagung, Überempfindlichkeitsreaktionen, ■ systemisch: Herzklopfen, Blutdruckanstieg, Kopfschmerzen. Achtung: kontraindiziert bei Kindern unter 2 Jahren.
Cyclopentolat	■ Lokal: Steigerung des Augeninnendrucks, ■ systemisch: psychische Veränderungen. Achtung: kontraindiziert bei Frühgeburt oder zerebral geschädigten Kindern.
Scopolamin (Boro-Scopol)	■ Lokal: Steigerung des Augeninnendrucks bei Veranlagung, ■ systemisch: Mundtrockenheit, Wärmestau durch Abnahme der Schweißsekretion, Hautrötung, Tachykardie, psychische Störungen.
Homatropin	■ Lokal: allergische Reaktionen an Lid- und Bindehaut, Steigerung des Augeninnendrucks bei Veranlagung, ■ systemisch: Mundtrockenheit, Wärmestau durch Abnahme der Schweißsekretion, Hautrötung, Tachykardie, psychische Störungen.
Atropin	■ Lokal: allergische Reaktionen an Lid- und Bindehaut, Steigerung des Augeninnendrucks bei Veranlagung, ■ systemisch: Mundtrockenheit, Schluckstörungen, Störungen der Darmperistaltik, Wärmestau durch Abnahme der Schweißsekretion, Hautrötung, Tachykardie, psychische Störungen, Schwindel. Achtung: Die Sehleistung kann bis zu einer Woche beeinträchtigt sein.

Patienten mit weiter Pupille werden mit dem Rücken zur Sonne gesetzt. Morgens zum Aufwecken wird helles Licht vermieden (z. B. Beschränkung auf die Nachttischlampe, der Vorhang wird nicht plötzlich aufgezogen).

Miotika

 Miotika sind pupillenverengende Medikamente.

Der wichtigste Vertreter dieser Gruppe ist das Pilocarpin, das in der Glaukomtherapie als den Augeninnendruck senkendes Medikament getropft wird. Außerdem kann es zur prä-, intra und postoperativen Pupillenverengung sowie beim Glaukomanfall (S. 147) instilliert werden. Seine wichtigsten lokalen Nebenwirkungen sind Augenrötung, Sehstörungen (mit der Engstellung der Pupille ist auch eine verstärkte Akkommodation verbunden, weshalb der sonst normalsichtige Patient leicht kurzsichtig wird, der weitsichtige etwas weniger hyperop und der kurzsichtige etwas kurzsichtiger), Tränenfluss, Kontaktallergie und Augenschmerzen. Systemisch werden manchmal z. B. Übelkeit, Erbrechen, Schwitzen, Blutdrucksteigerung, verstärkter Harndrang sowie Bronchialspasmen beobachtet.

Glaukomtherapeutika

Zur Glaukomtherapie bzw. zur Behandlung des zu hohen Augeninnendrucks wird eine Vielzahl von Augentropfen eingesetzt, am häufigsten zur Zeit noch *Betarezeptorenblocker*. Sie senken den Augeninnendruck durch eine Verminderung der Kammerwasserproduktion. Beispiele aus dieser Gruppe sind Befunolol, Betaxolol, Carteolol, Levobunolol, Metipranolol, Pindolol, Timolol und Vistagan. Betarezeptorenblocker werden morgens und gelegentlich auch abends instilliert und sind kontraindiziert bei Bradykardie, AV-Block und obstruktiven Lungenerkrankungen, einschließlich Asthma bronchiale.

Lokale Karboanhydrasehemmer vermindern die Kammerwasserproduktion und senken so den Augeninnendruck. Beispiele hierfür sind Dorzolamid (Trusopt) und Brinzolamid (Azopt). Bei ca. 5 % der Patienten werden Allergien beobachtet.

Alpha2-Sympathomimetika senken den Augeninnendruck durch eine Verminderung der Kammerwasserproduktion und eine Verstärkung des Kammerwasserabflusses über die Aderhaut und die Sklera (uveoskleraler Abfluss). Beispiele aus dieser Gruppe sind Brimonidin (Alphagan), Apraclonidin (Iopidine) und Clonidin (Isoglaucon). Allergische Reaktionen werden noch etwas häufiger als bei den lokalen Karboanhydrasehemmern beobachtet. Insbesondere Clonidin kann zu einem Blutdruckabfall führen und muss deshalb sehr vorsichtig dosiert werden.

Die *Prostaglandin-Analoga* Latanoprost (Xalatan) und Bimatoprost (Lumigan) wirken augeninnendrucksenkend, indem sie den uveoskleralen Abfluss steigern. Sie können zu einer vermehrten Irispigmentierung führen, die bisher aber als unbedenklich eingestuft wird und mit einer Wimpernverlängerung assoziiert sind.

Auch das bereits oben als Miotikum erwähnte Pilocarpin, ein *Parasympathomimetikum*, senkt den Augeninnendruck. Es verstärkt den Kammerwasserabfluss über das Trabekelwerk.

Wenn sich der Augeninnendruck nicht mit einem Augentropfenpräparat zufriedenstellend senken lässt, werden die Medikamente kombiniert, auch in Form von Kombinationspräparaten. Außerdem werden seltener verordnete Wirkgruppen eingesetzt (z. B. Dipivefrin). Mitunter müssen *systemische Karboanhydrasehemmer*, wie Acetazolamid (Diamox, Duramid, Glaupax) oder Diclofenamid in Tablettenform verordnet werden, um den Augeninnendruck aus dem Gefahrenbereich zu senken.

Kortikoide

 Kortikoide (Kortikosteroide) sind in der Nebenniere gebildete Steroidhormone.

Natürliche Kortikoide sind z. B. Kortison und Kortisol, synthetische Präparate sind u. a. Prednison, Prednisolon und Dexamethason. Sie sind in zahlreichen Augentropfen und Augensalben enthalten, werden aber in der Regel nur bei schweren Augenerkrankungen wie der Uveitis anterior eingesetzt.

Kortikoide sind stark wirksam, können aber auch erhebliche Nebenwirkungen haben, z. B.:

- Bei der Augeninstillation kann es bei bis zu einem Drittel der Patienten zu Augeninnendruckerhöhungen kommen (Steroidglaukom), die nur durch regelmäßige Augeninnendruckmessungen während der Therapie erkannt werden.
- Die unangebrachte und zu lange Behandlung mit Kortikoiden kann die Infektion mit Keimen begünstigen.
- Die Langzeitbehandlung kann zu Linsentrübungen („Kortisonkatarakt") führen.
- Systemische Kortikoide (z. B. bei der Arteriitis temporalis) können latente Infektionen reaktivieren (z. B. Tuberkuloseherde in der Lunge) und die Glukosetoleranz bei Diabetikern herabsetzen.

Die beiden zuletzt genannten Nebenwirkungen erfordern vor jeder geplanten Kortikoidbehandlung in Tablettenform oder intravenös eine Röntgenaufnahme der Lunge sowie eine Blutzuckerbestimmung.

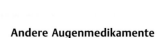

Andere Augenmedikamente

Antibiotika zur Behandlung bakterieller Entzündungen und *Virustatika* zur Therapie von durch Viren hervorgerufene Erkrankungen, werden als Augentropfen und -salben und seltener intravenös oder in Tablettenform verordnet. Zur Therapie allergischer Augenerkrankungen stehen zahlreiche *Antiallergika* als Augentropfen oder -salben zur Verfügung. Einige Patienten entwickeln aber auch Allergien gegen die in den Antiallergika enthaltenen Konservierungsmittel. Häufig können ihre Symptome mit in Einmaldosis-Ophthiolen enthaltenen konservierungsmittelfreien, antiallergischen Augentropfen beseitigt werden. *Antiseptisch und desinfizierend* wirkende Augentropfen und -salben wirken keimabtötend sowie entzündungs- und sekretionshemmend. Sie werden bei unspezifischen entzündlichen Erkrankungen des Auges appliziert. Selten kommen *Antimykotika*, die das Wachstum von Pilzen beeinflussen, zum Einsatz. *Immunsuppressiva*, welche die Immunantwort unterdrücken oder abschwächen und *Zytostatika*, die zusätzlich vorwiegend bösartig entartete Zellen schädigen, bleiben nur Erkrankungen vorbehalten, die das Sehvermögen bedrohen. Dies ist z. B. bei einer schweren Uveitis der Fall, wenn die Sehschärfe unter 0,4 liegt und Kortikoid-Tabletten keine Besserung bringen oder nicht vertragen werden. Lokal am Auge werden in der Glaukomchirurgie oder bei der Entfernung eines Pterygiums beispielsweise Ciclosporin A und Mitomycin C angewendet. Bei systemischer Gabe von Immunsuppressiva und Zytostatika ist wegen der möglichen lebensbedrohlichen Nebenwirkungen eine allgemeinärztliche bzw. internistische Betreuung erforderlich. Tränenersatzmittel siehe S. 135.

8.4.2 ⋮ Besonderheiten der Dokumentation

P **Genaue Dokumentation.** *Das rechte und das linke Auge eines Patienten können jeweils völlig unterschiedliche Therapien erhalten. Diese haben mitunter eine komplett gegensätzliche Wirkung. Auch aus diesem Grund ist eine genau Dokumentation in der Patientenakte äußerst wichtig.*

So können z. B. rechts zur Operationsvorbereitung einer Kataraktextraktion pupillenerweiternde Tropfen angeordnet sein, links aber Pilocarpin (ein pupillenverengendes Medikament) zur fortgesetzten Glaukomtherapie. Verwechselt die Pflegeperson in diesem Fall die Augen, ist die Linsenentfernung wegen einer zu engen Pupille nicht mehr möglich und die Operation muss abgesetzt werden. Erhält ein Patient mit einem Engwinkelglaukom versehentlich ein Mydriati-

kum, kann ein Glaukomanfall ausgelöst werden. Hieraus folgt, dass in der Patientenakte sowohl Diagnosen, die bereits Kontraindikationen für bestimmte Medikamente darstellen, als auch die Therapie des rechten und des linken Auges besonders gekennzeichnet werden müssen. Außerdem hat es sich bewährt, bestimmte Therapien mit Farben zu belegen, z. B. Medikamente zur Pupillenerweiterung rot und Glaukommedikamente grün.

8.4.3 ⋮ Instillation von Augenmedikamenten

Die für einen bestimmten Patienten vom Arzt verordneten Augenmedikamente sowie sterilisierte Zellstofftupfer (3,5 x 5 cm) werden in einer Dose, die mit dem Namen des Patienten versehen ist, gerichtet und auf sein Zimmer gebracht (Ausnahme: Kinder). Applikationen aus diesen Tropfflaschen bzw. Tuben erhält nur dieser Patient.

P **5-R-Regel.** *Bei der Applikation von Augenmedikamenten gilt die 5-R-Regel: **r**ichtiger Patient, **r**ichtiges Auge, **r**ichtiges Medikament zum **r**ichtigen Zeitpunkt und in der **r**ichtigen Darreichungsform (z. B. Tropfen oder Salbe? Konzentration korrekt?).*

Darüber hinaus muss das Verfallsdatum der Augenmedikamente kontrolliert werden, damit Wirksamkeit und Keimfreiheit gewährleistet sind. Bei Verfärbungen und Ausflockungen eines Medikaments wird es verworfen oder zur Ursachenklärung an die Apotheke zurückgegeben. Nach dem Öffnen der Originalverpackung sind viele Augenmedikamente nur sehr begrenzt haltbar, weshalb sie mit dem Öffnungsdatum versehen werden **(Abb. 8.3b)**.

Material

Neben den verordneten Medikamenten wird folgendes Material benötigt:

- Händedesinfektionsmittel,
- Schutzhandschuhe bei septischen Augen,
- sterilisierte Zellstofftupfer (3,5 x 5 cm),
- Nierenschale (Pappschalen nur als Abwurfschalen).

Durchführung

Der Patient wird über den Zweck und die Vorgehensweise informiert und gebeten, eine sitzende oder liegende Position einzunehmen.

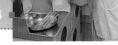

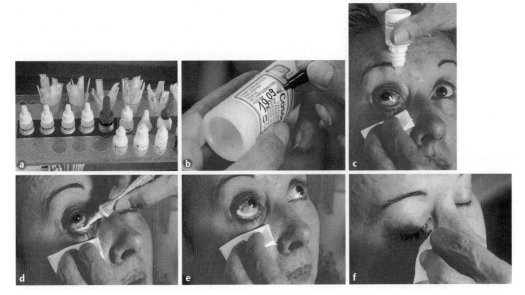

Abb. 8.3 ▪ **Instillation von Augentropfen und Augensalben. a** Verschiedene Augentropfen. **b** Eine neue Tropfen- oder Salbenpackung wird mit dem Anbruchdatum versehen. **c** Einträufeln von Augentropfen. **d** Applikation von Augensalbe. **e** Der Patient wird gebeten, nach rechts, links und unten zu blicken. **f** Abwischen überschüssiger Tropfen und Salbe.

M *Kontaktlinsen müssen bis auf wenige, ausdrücklich vom Arzt festgelegte Ausnahmen, vor der Gabe von Augenmedikamenten entfernt werden (vgl. S. 125). Die Kontaktlinsen könnten sich sonst verfärben.*

Nach der Händedesinfektion der Pflegeperson entsprechend des Hygieneplans und dem Überstreifen der Schutzhandschuhe bei septischen Augen, wird der Patient gebeten, den Kopf in den Nacken zu legen und nach oben zu blicken. Anschließend wird mit Hilfe des Tupfers das Unterlid nahe dem Wimpernrand leicht nach unten gezogen, so dass sich der untere Bindehautsack darstellt. Nun stützt die Pflegeperson die Hand, die das Tropffläschchen oder die Salbentube hält, an der Stirn des Patienten ab, um Verletzungen durch unkontrollierte Bewegungen des Patienten vorzubeugen. Die Augentropfen werden aus dem senkrecht gehaltenen Fläschchen in den unteren Bindehautsack geträufelt **(Abb. 8.3c)**. Die Tropfflasche bzw. die Salbentube darf weder Wimpern, Lidränder, Bindehaut noch Hornhaut berühren, da eine Kontamination mit Keimen oder Augenverletzungen die Folgen sein könnten. Sind sowohl Augentropfen als auch Augensalben zum selben Zeitpunkt verordnet worden, werden Augentropfen zuerst gegeben, da sie nach der Salbenapplikation nicht mehr gut vom Auge aufgenommen werden können. Zur Applikation der Augensalbe wird ein etwa 0,5 cm langer Salbenstrang direkt aus der Tube in den unteren Bindehautsack gegeben **(Abb. 8.3d)**. Nach der Instillation wird der Patient gebeten, bei noch zurückgezogenem Unterlid nach links und rechts zu blicken und abschließend nach unten **(Abb. 8.3e)**. Hierdurch verteilt sich die Salbe auf dem Auge und in der unteren Umschlagfalte und wird nicht aus dem Auge herausgepresst. Nach der Applikation wird die Salbentube sofort so geschlossen, dass die Spitze nur mit der Kappeninnenseite in Kontakt kommt.

Werden mehrere Augentropfen hintereinander verabreicht, sollten diejenigen, die vom Patienten als unangenehm empfunden werden, da sie beispielsweise ein „Brennen" verursachen, zuletzt instilliert werden. Andernfalls könnte ein Lidkrampf die weitere Applikation beeinträchtigen. Überschüssige Tropfen oder Salben werden vorsichtig mit einem sterilisierten Zellstofftupfer abgewischt und die gebrauchten, kontaminierten Tupfer in die Nierenschale abgeworfen **(Abb. 8.3f)**. Abschließend soll der Patient noch darauf hingewiesen werden, dass Nachwischen mit Fingern oder Taschentüchern zur Keimverschleppung führen kann.

Anleitung zur Selbstbehandlung mit Augenmedikamenten

Wenn der Patient nach der Entlassung noch medikamentös weiter behandelt werden muss, sollte er rechtzeitig mit der selbstständigen Anwendung vertraut gemacht werden. Hierzu erstellt die Pflegeperson mit dem Patienten oder bei Kindern oder pflegebedürftigen Patienten mit deren Angehörigen bzw. Betreuern einen „Tropfenplan". Dieser muss übersichtlich, sehr gut lesbar und verständlich sein. Zur besseren Übersicht kann mit Farbstiften gearbeitet werden. Beispielsweise werden die Augenmedikamente für das linke Auge rot und für das rechte Auge grün markiert. Für betagte und alleinstehende Patienten können auch die entsprechenden Tuben und Fläschchen in Übereinstimmung mit dem Tropfplan farblich gekennzeichnet werden.

Der Patient wird gebeten, vor der Anwendung von Augenmedikamenten die Hände zu waschen. Er wird darauf hingewiesen, dass Lider, Bindehaut und Hornhaut nicht mit den Salbentuben oder Tropffläschchen berührt werden sollten, da Verletzungsgefahr besteht und Keime verschleppt werden könnten.

Die Tropftechnik wird wie in **Abb. 8.3** dargestellt, erklärt, vorgeführt und begründet. Häufig ist es für den Patienten leichter, sie vor dem Spiegel einzuüben.

P ▪ *Kühle Tropfen.* Sie können dem Patienten folgenden Tipp mitgeben: Wenn er die Augentropfen zu Hause im Kühlschrank aufbewahrt, spürt er den Tropfen bei der Applikation und weiß sicher, dass er ins Auge gelangt ist.

Falls die Tropftechnik nicht erlernt wird und keine Angehörigen oder Betreuer die Instillation übernehmen können, wird auf die Möglichkeit hingewiesen, die Sozialstation einzuschalten bzw. Sozialdienste in Anspruch zu nehmen.

8.5 ⋮ Verbände

Das Anlegen von Augenverbänden dient der Fixierung von Wundauflagen und der Ruhigstellung der Augen. Die Form des Verbands bedarf immer einer ärztlichen Anordnung. Der Arzt trägt die Anordnungsverantwortung, die Pflegeperson die Durchführungsverantwortung (zu Verbänden in der Lidchirurgie s. S. 131 und bei Verletzungen S. 186).

M ▪ *Bei kleinen Kindern dürfen Augenverbände nur einen bis wenige Tage angelegt werden, bei Säuglingen sogar nur Stunden, da andernfalls die Gefahr einer bleibenden Sehschwäche (Amblyopie) besteht.*

Material

Für den Augenverband wird das folgende Material benötigt:

- Händedesinfektionsmittel,
- hautfreundliches Pflaster,
- Verbandschere,
- sterile Augenkompressen,
- je nach Verbandart noch zusätzlich 1–2 elastische Binden, Lochpolster, Lochkapsel oder Uhrglas.

8.5.1 ⋮ Lochkapselverband

Beim Lochkapselverband (**Abb. 8.4a** u. **8.5**) wird eine sterilisierte, mit Löchern versehene, gewölbte Plastikkapsel auf ein sterilisiertes Lochpolster aufgelegt und mit hautfreundlichen Pflasterstreifen fixiert. Die Spitze der Kapsel liegt dabei oben nasal und die runde Seite unten temporal der Gesichtshaut auf. Der Patient mit funktioneller Einäugigkeit erhält eine durchsichtige, sterilisierte Lochkapsel.

Der Lochkapselverband schützt vor Infektionen und mechanischen Einwirkungen wie Zugluft, Stößen und ermöglicht dem Patienten trotzdem noch eine Orientierung im Raum.

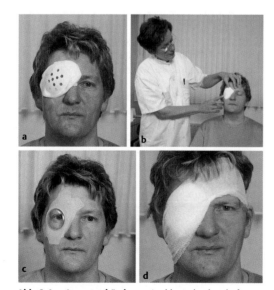

Abb. 8.4 ▪ **Augenverbände. a** Lochkapselverband, **b** geschlossener Verband, **c** Uhrglasverband, **d** Rollverband.

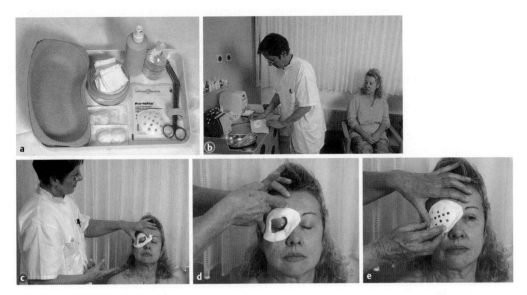

Abb. 8.5 ■ **Lochkapselverband. a** Material. **b** Die Verpackung des Lochpolsters dient als sterile Arbeitsfläche. **c** Der Durchblick muss frei bleiben. **d** Das Polster wird mit Pflasterstreifen fixiert. **e** Fixierung der Lochkapsel.

Indiziert ist er besonders nach intraokularen Eingriffen wie der Kataraktoperation, der Hornhauttransplantation oder der Trabekulektomie.

Das erforderliche Material zum Anlegen eines Lochkapselverbandes ist auf einem Pflegetablett bereitgestellt: Nierenschale, Tupfer, Händedesinfektionsmittel, Kochsalzlösung, steril verpacktes Lochpolster, Lochkapsel, Schere und Pflaster **(Abb. 8.5a)**. Die Kochsalzlösung und die steril verpackten Pflaumentupfer werden für die Reinigung des Auges benötigt. Die Pflegeperson informiert den Patienten und bittet ihn Platz zu nehmen. Gegebenfalls wird zunächst der alte Verband entfernt **(Abb. 8.7)** und die Augen werden gereinigt **(Abb. 8.2)**. Nach der Händedesinfektion wird die sterile Verpackung des Lochpolsters vorsichtig so geöffnet, dass sie eine sterile Arbeitsfläche bildet, auf welcher der Verband und die sterilisierte Lochkapsel abgelegt werden können **(Abb. 8.5b)**. Tipp: Pflasterstreifen vorher auf einer sauberen Nierenschale ausspannen. Das Lochpolster wird so aufgelegt, dass der Patient einen freien Durchblick hat **(Abb. 8.5c)**. Anschließend wird das Lochpolster ohne Druck auszuüben mit 2 Pflasterstreifen fixiert. Die Länge der Pflasterstreifen ist jeweils so bemessen, dass sie in der Mitte der Stirn beginnen, über den seitlichen Rand des Polsters geführt werden können und auf der Wange enden **(Abb. 8.5d)**. Zum Schluss wird die Lochkapsel so auf das Lochpolster aufgebracht, dass die Spitze der Kapsel nach oben nasal gerichtet ist und die runde Seite nach unten temporal. Die Fixierung mit 2 weiteren Pflasterstreifen entspricht derjenigen des Lochpolsters **(Abb. 8.5e)**.

8.5.2 Geschlossener Augenverband

Der geschlossene Augenverband **(Abb. 8.4b)** besteht aus einer undurchsichtigen, sterilen, ovalen Augenkompresse, die von oben nasal nach unten temporal schräg aufgelegt und mit hautschonenden Pflasterstreifen fixiert wird. Beim Anlegen ist darauf zu achten, dass eine in der Augenkompresse evtl. vorhandene Naht nach außen gerichtet ist. Die Pflasterstreifen sollen so straff angelegt werden, dass die Lidspalte unter dem Verband geschlossen gehalten wird, aber Kaumuskelbewegungen und Mimik nicht zu einer Lösung führen.

Der geschlossene Augenverband schützt das Auge vor Infektionen und dient seiner Ruhigstellung. Angewendet wird er beispielsweise nach Netzhautoperationen.

Geschlossener Verband mit Fucidine-Gaze

Bei diesem Verbandtyp wird zusätzlich zum geschlossenen Verband Fucidine-Gaze unter Berücksichtigung der Asepsis entsprechend der Augengröße gefaltet und auf das geschlossene Auge gelegt. So kann insbesondere nach einer Hornhauttransplantation oder einer Augenverletzung der Lidschlag verhindert werden.

8.5.3 ⋮ Druckverband

Beim Druckverband werden zunächst eine zusammengefaltete sterile Augenkompresse und/oder Pflaumentupfer (je nach ärztlicher Anordnung) auf das geschlossene Auge aufgelegt und anschließend mit einem geschlossenen Verband fest auf der Haut fixiert.

Der Druckverband wird beispielsweise angewendet, um Nachblutungen und Schwellungen der Lider nach Operationen (z. B. Entfernung eines Auges) zu vermeiden oder um bei Verletzungen des Hornhautepithels und nach Operationen Druck aufzubauen.

8.5.4 ⋮ Rollverband

Der Rollverband stärkt den Druckverband durch das zirkuläre Anlegen einer elastischen kohäsiven Fixierbinde um den Kopf **(Abb. 8.4d** u. **8.6)**. Er wird in der Regel nur postoperativ für einen Tag nach einer Enukleation (Entfernung des Augpapfels) angelegt, um ein Verrutschen des Druckverbandes zu verhindern und durch verstärkte Kompression einer Nachblutung vorzubeugen.

Die elastische (kohäsive) Binde wird in Kreistouren tief im Nacken beginnend nach vorne schräg über die Stirn, am gegenüber liegenden Ohr entlang und um den Kopf geführt **(Abb. 8.6a)**. Dabei ist besonders darauf zu achten, dass der Mundwinkel frei bleibt und kein Druck auf die Ohren ausgeübt wird. Gegebenenfalls ist eine Abpolsterung erforderlich **(Abb. 8.6b u. c)**. Tipp: Ein Pflasterstreifen verhindert eine Sichtbehinderung im inneren Lidwinkel des unbeteiligten Auges **(Abb. 8.6d)**.

M *Beim Druck- und Rollverband muss das abgedeckte Lid geschlossen bleiben!*

8.5.5 ⋮ Uhrglasverband

Als Uhrglasverband **(Abb. 8.4c)** wird ein durchsichtiges, uhrglasförmiges Plexiglas bezeichnet, das gebrauchsfertig von breiten Heftpflasterstreifen eingefasst ist. Die Heftpflasterstreifen dienen der Abdichtung gegenüber der Umgebung. Die Innenseite des uhrglasförmigen Plexiglases beschlägt nach kurzer Zeit mit Wassertropfen und es entsteht eine feuchte Kammer.

Der Uhrglasverband schützt die Hornhaut vor Austrocknung und wird deshalb z. B. bei fehlendem oder unvollständigem Lidschluss (bei beatmeten Patienten auf der Intensivstation, bei einer Fazialisparese mit Lagophthalmus) angewendet.

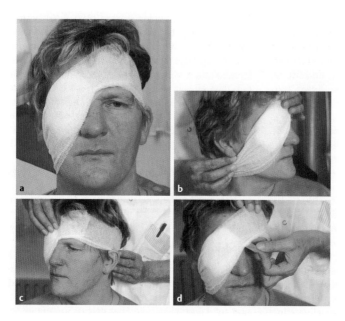

Abb. 8.6 ■ **Rollverband. a** Anlegen eines Rollverbandes. **b u. c** Der Mundwinkel bleibt frei und es wird kein Druck auf die Ohren ausgeübt. **d** Ein Pflasterstreifen verhindert eine Sichtbehinderung.

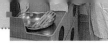

8.5.6 Lochbrille

Die Lochbrille stellt ein Brillengestell mit schwarzen, undurchsichtigen „Plastikgläsern" dar, in deren Mitte sich jeweils eine kleine runde Aussparung mit einem Durchmesser von ca. 2 mm befindet. Wenn der Patient die Lochbrille trägt und ein vor ihm gelegenes Objekt fixieren möchte, müssen die Augen eine geradeaus gerichtete Stellung einnehmen. Wünscht der Patient einen seitlich gelegenen Gegenstand anzuschauen, muss er hierzu den Kopf in dessen Richtung drehen, während beide Augen in der gleichen Geradeausposition verharren. So wird eine Ruhigstellung der Augen erreicht, ohne das Sehen vollständig einzuschränken.

Angewendet wird die Lochbrille zur Reduktion von Augenbewegungen, z. B. bei Netzhautablösungen und Prellungsverletzungen des Augapfels mit Einblutungen in das Augeninnere.

Abb. 8.7 ■ Korrekte Entfernung eines Augenverbandes. Die freie Hand hält die Haut unter leichter Gegenspannung am Pflasterrand.

8.5.7 Entfernen eines Augenverbandes

Das Abnehmen eines Verbandes muss wegen der empfindlichen Gesichtshaut besonders behutsam erfolgen. Während das Pflaster langsam abgezogen wird, hält die freie Hand am Pflasterrand die Haut unter leichter Gegenspannung fest **(Abb. 8.7)**.

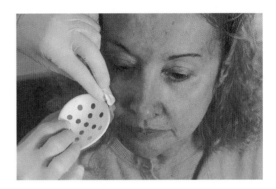

8.6 Einsetzen und Herausnehmen von Kontaktlinsen

D *Kontaktlinsen sind Haftschalen aus festem oder weichem Kunststoff unterschiedlicher Größe, die der Hornhaut aufliegen.*

Am häufigsten werden Kontaktlinsen als Sehhilfen zum Ausgleich einer Fehlsichtigkeit getragen, können aber auch als Verbandlinsen oder Verbandschalen therapeutischen Zwecken dienen. Irisfarblinsen sind Kontaktlinsen, die angeborene oder durch Verletzungen erworbene Defekte in der Regenbogenhaut (Iriskolobome) abdecken.

Die Kontaktlinsen werden in der Regel nur tagsüber getragen und zur Nacht herausgenommen, so gibt es die geringsten Hygieneprobleme und Komplikationen. Dies gilt selbst für weiche *Austauschlinsen* („Wegwerflinsen"), obwohl sie nach den Angaben der Hersteller eine kürzere Zeit (1–2 Wochen) auch nachts getragen werden können und dann weggeworfen und durch neue ersetzt werden sollen.

Speziallinsen wie *Linsen mit verlängerter Tragedauer* bleiben bis zu 1 Monat Tag und Nacht auf dem Auge und werden anschließend entfernt und gereinigt. Sie sind genau wie Dauerlinsen, die Monate auf dem Auge verbleiben können, mitunter medizinisch indiziert und dürfen nur in Verbindung mit regelmäßigen augenärztlichen Kontrollen getragen werden.

Die sorgfältige Pflege der Kontaktlinsen einschließlich ihrer Aufbewahrungsbehälter kann schweren Augenentzündungen vorbeugen. Sie ist die unbedingte Voraussetzung für das erfolgreiche Kontaktlinsentragen. Für die verschiedenen Kontaktlinsentypen werden zahlreiche Pflegesysteme angeboten, bei deren Anwendung die Angaben der Hersteller genau beachtet werden müssen.

Das Einsetzen und Herausnehmen einer Kontaktlinse erfolgt erst nach dem Händewaschen und der Händedesinfektion nach dem Hygieneplan.

- Zum Einsetzen wird die Kontaktlinse mit Abspüllösung abgespült und mit der Wölbung nach unten auf die Fingerspitze gelegt. Die Lider werden gespreizt und die Kontaktlinse während des Heranführens fixiert **(Abb. 8.8a)**. Nach dem vorsichtigen Absetzen auf der Hornhaut wird zuerst das Oberlid und anschließend das Unterlid losgelassen.
- Zur Entfernung einer *harten* Kontaktlinse werden die Augen weit geöffnet und die Lidhaut am seitlichen Augenwinkel mit zwei Fingern zur Seite gezogen **(Abb. 8.8b)**. Die Kontaktlinse fällt dann in die aufgehaltene Hand.
- Eine *weiche* Kontaktlinse wird vorsichtig direkt zwischen Daumen und Zeigefinger vom Auge entfernt.

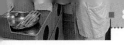
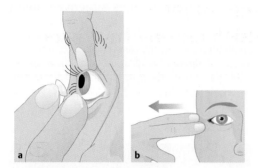

Abb. 8.8 ■ **Einsetzen und Entfernen einer Kontaktlinse.**
a Die Lider werden gespreizt und die Kontaktlinse während des Heranführens fixiert. Nach dem vorsichtigen Absetzen auf der Hornhaut wird zuerst das Oberlid und anschließend das Unterlid losgelassen. **b** Zur Entfernung einer harten Kontaktlinse werden die Augen weit geöffnet und die Lidhaut am seitlichen Augenwinkel zwischen zwei Fingern zur Seite gezogen. Die Kontaktlinse fällt dann in die aufgehaltene Hand.

■ Die herausgenommene Kontaktlinse wird nach der jeweiligen Pflegevorschrift gereinigt und in den zugehörigen, mit „rechts" bzw. „links" gekennzeichneten Aufbewahrungsbehälter mit Aufbewahrungs- bzw. Desinfektionslösung gegeben.

9 Erkrankungen des äußeren Auges – Lider, Tränenapparat, Bindehaut und Hornhaut

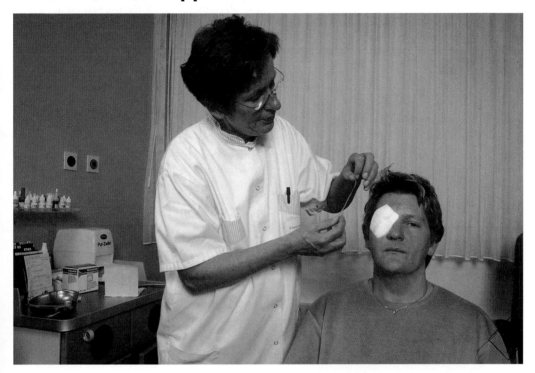

X **Examenswissen** *Chalazion (Hagelkorn) (S. 130), Hordeolum (Gerstenkorn) (S. 130), Ursachen der Konjunktivitis (S. 133)*

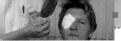
9.1 ┊ Erkrankungen des Lides

9.1.1 ┊ Lidfehlstellungen

D *Lidfehlstellungen zeichnen sich durch von der Norm abweichende Stellungen der Augenlider, fehlenden Lidschluss oder die Unfähigkeit, das Auge zu öffnen, aus. Beim Entropium (**Abb. 9.1**) ist der Lidrand nach innen gewendet, beim Ektropium*

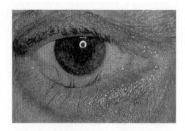

Abb. 9.1 ■ **Entropium des Unterlids.** Die Wimpern sind mit der Lidkante nach innen gerichtet und reiben auf der Hornhaut.

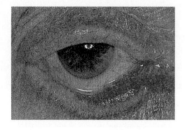

Abb. 9.2 ■ **Ektropium.** Altersbedingtes Ektropium des Unterlids. Durch die ausgeprägte Auswärtswendung des Unterlids liegt die Bindehaut des unteren Tarsus frei.

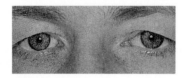

Abb. 9.3 ■ **Dermatochalasis.** Die erschlaffte Deckfalte hängt über den Lidrand.

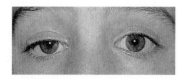

Abb. 9.4 ■ **Ptosis.** Einfache angeborene Ptosis des rechten Oberlids.

*(**Abb. 9.2**) nach außen. Die eher im höheren Lebensalter auftretende Dermatochalasis (**Abb. 9.3**) ist dadurch gekennzeichnet, dass die erschlaffte Deckfalte über den Lidrand hängt. Dagegen ist die Blepharochalasis eine seltene Erkrankung jüngerer Menschen mit dünner, faltiger, überschüssiger Lidhaut durch rezidivierende Lidödeme. Die Ptosis ist definiert als ein Herabhängen des Oberlides von mehr als 2 mm über den oberen Hornhautrand und die unzureichende Fähigkeit, die Lidkante anzuheben (**Abb. 9.4**). Als Lagophthalmus wird ein unvollständiger oder unmöglicher Lidschluss bezeichnet (**Abb. 9.5**).*

Ursachen

Häufige Ursachen von Entropium und Ektropium sind altersbedingte Veränderungen der Lidstrukturen oder Narben im Lidbereich. Während die Dermatochalasis ebenfalls eine Altersveränderung darstellt, ist die Blepharochalasis die Folge rezidivierender Lidödeme. Eine Ptosis entsteht durch verschiedene Erkrankungen des M. levator palpebrae (Lidheber) oder seiner Innervation und kann angeboren oder erworben sein. Zu den erworbenen Ursachen zählen die Okulomotoriusparese, das *Horner-Syndrom* mit der Symptom-Trias: Ptosis, Miosis, scheinbarer Enophthalmus (in die Auge zurückgesunkener Augapfel) oder eine Myasthenie. Die *Myasthenie* ist eine Autoimmunerkrankung mit Antikörperbildung gegen die Aufnahmestellen in Nervenschaltstellen (Azetylcholinrezeptoren der Synapsen). Beidseitige Ptosis bei Müdigkeit und im Verlauf des Tages sind typisch.

Der Lagophthalmus wird häufig durch eine *Fazialisparese* verursacht. Er kann aber auch durch ein sehr großes oder nach vorne tretendes Auge (Exophthalmus) sowie ein ausgeprägtes Ektropium bedingt sein.

Symptome und Diagnostik

Beim Entropium sind mit dem Lidrand auch die Wimpern nach innen gedreht und führen zu einer *Trichiasis*. Als Trichiasis wird das Reiben fehlstehender Wimpern auf der Hornhaut bezeichnet. Es verursacht ein Fremdkörpergefühl und Tränenträufeln (*Epiphora*). Das Ektropium führt ebenfalls zu Tränenträufeln, außerdem ist die nach außen gewendete Lidinnenseite kosmetisch unvorteilhaft. Die Dermatochalasis schränkt das Gesichtsfeld nur bei massivem Ausmaß ein, meistens ist sie lediglich kosmetisch störend. Neben der ebenfalls kosmetischen Beeinträchtigung kann die Ptosis so ausgeprägt sein, dass sie die Pupille bedeckt und das Sehen erheblich beeinträchtigt. Als Folge hiervon – besonders bei Beidseitigkeit – legen die Patienten den Kopf in den Nacken und runzeln die Stirn, um die Sicht etwas zu verbessern.

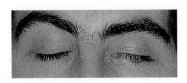

Wird ein Patient mit Lagophthalmus aufgefordert, die Lider zu schließen, so bleibt ein Spalt unterschiedlicher Größe offen **(Abb. 9.5)**.

P *Lagophthalmus im Schlaf und bei Bewusstlosen. Bei einer Fazialisparese kann der Lidschluss beim wachen Patienten ausreichend sein, während im Schlaf ein inkompletter Lidschluss zu beobachten ist. Auch auf Intensivstationen und unter langen Vollnarkosen kann ein Lagophthalmus auftreten. Als Prophylaxe möglicher Folgeschäden sind dann das Einbringen von Dexpanthenol-Augensalbe und Augenverbände (beim Intensivpatienten ein Uhrglasverband, **Abb. 8.4c**, S. 122) erforderlich.*

Abb. 9.5 ■ Lagophthalmus links. Wenn der Patient aufgefordert wird, beide Augen zu schließen, bleibt links ein Spalt offen.

Komplikationen

Der unvollständige Lidschluss beim Ektropium und beim Lagophthalmus führt zu einer unzureichenden Benetzung der Hornhaut und zur Bildung punktförmiger, oberflächlicher Defekte vorwiegend des unteren Hornhautanteils (Keratitis superficialis). Auch das Reiben der Wimpern auf der Hornhaut beim Entropium hat einen ähnlichen Effekt und begünstigt Infektionen. Bei unzureichender Therapie können diese Veränderungen zu einem Hornhautgeschwür (S. 136) fortschreiten und im Extremfall zur Entzündung des ganzen Auges mit Verlust desselben führen. Bei Kindern kann eine Ptosis, welche die Pupille teilweise oder vollständig verdeckt, zu einer irreversiblen Sehschwäche (Amblyopie) des betroffenen Auges führen.

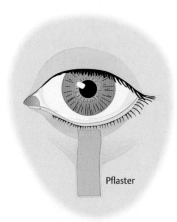

Abb. 9.6 ■ Entropium. Zügelpflaster zur vorübergehenden Behandlung eines Entropiums des Unterlids.

Therapie

Die Behandlung des Lagophthalmus besteht in der Verordnung einer Brille mit anatomisch geformtem Seitenschutz und häufiger Applikation von Tränenersatz-Augentropfen. Zur Nacht erhält der Patient einen Uhrglasverband **(Abb. 8.4c**, S. 122) und Dexpanthenol-Augensalbe. Entropium, Ektropium, Dermatochalasis und Ptosis werden möglichst chirurgisch korrigiert. Bei einem Entropium durch ausgeprägte Narbenveränderungen oder Hauttumoren (z. B. bei Neurofibromatose) kann zum Hornhautschutz auch eine therapeutische Kontaktlinse angepasst werden.

Als Sofortmaßnahme bei einem Entropium wendet ein Zügelpflaster **(Abb. 9.6)** den Unterlidrand wieder nach außen und beseitigt die Trichiasis.

9.1.2 Blepharitis

D *Eine Blepharitis ist eine Lidrandentzündung.*

Ursache

Die Ursache einer chronischen Blepharitis sind Bakterien (Staphylokokken) und/oder eine Hauterkrankung (Seborrhö). Begünstigend wirken Umweltfaktoren, wie Staub, Wind sowie z. B. eine zu schwache Brille, außerdem Schlafdefizit oder lange Naharbeit bei schlechtem Licht. Der Lidrand kann aber auch bei akuten Entzündungen des übrigen Lids durch verschiedene Erreger sowie bei Varizella zoster (Gürtelrose) im Gesichtsbereich, Allergien und toxischen Reaktionen mitbeteiligt sein.

Symptome und Diagnostik

Die Augen brennen, jucken und morgens sind die Lidränder oft verklebt. Die Lidränder sind gerötet und weisen Schuppen, Krusten sowie eventuell ölige Tröpfchen auf.

Komplikationen

Eine chronische Blepharitis kann während des ganzen Lebens bestehen bleiben. Je nach Ausprägung können permanent gerötete Lidränder, Narbeneinziehungen der Lidkanten, ein Wimpernverlust (Madarosis) und weiße Wimpern (Poliosis) die Folge sein.

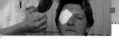
Therapie

P **Anleitung zur Lidrandhygiene.** *Die Behandlung der chronischen Blepharitis besteht in der Anleitung zur konsequenten Lidrandhygiene: 2-mal täglich werden warme Kompressen für 5–10 min auf die geschlossenen Augen gelegt. Anschließend erfolgt vorsichtiges Reiben der Lider und Lidkanten mit einem durch frisches, warmes Wasser angefeuchteten sauberen Tuch. Leidet der Patient nicht an einer Allergie, kann ein mildes Babyshampoo zugesetzt werden.*

Ergänzend kann eine antibiotische Salbe verschrieben werden, die der Patient mit frisch gewaschenen Händen bei geschlossenen Lidern in die Lidränder einmassiert.

Bei der akuten Blepharitis wird die Grunderkrankung behandelt, beispielsweise bei Zoster mit Aciclovir systemisch und lokal.

9.1.3 ⋮ Chalazion

D *Ein Chalazion (Hagelkorn) ist ein Lipogranulom der Augenlider (Lipo = Fett; Granulom = knötchenförmige Neubildung aus Granulationsgewebe).*

Ursache

Es wird durch eine chronische (lipogranulomatöse) Entzündung einer Meibom-Drüse des Tarsus hervorgerufen.

Symptome und Diagnostik

Das Chalazion entwickelt sich langsam und schmerzlos als durch die Haut sichtbare, umschriebene Verdickung des Tarsus **(Abb. 9.7)**.

Therapie

Die Therapie besteht in der Verordnung unspezifischer, entzündungshemmender Augentropfen (z. B. Sophthal POS). Bei fehlendem spontanen Rückgang oder kosmetisch störendem Befund ist die chirurgische Entfernung indiziert. Das entfernte Material wird anschließend zur histologischen Beurteilung weitergeleitet, da in seltenen Fällen ein bösartiger Lidtumor das Erscheinungsbild eines Chalazions haben kann.

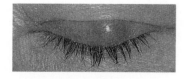

Abb. 9.7 ▪ **Chalazion des Oberlids.**

9.1.4 ⋮ Hordeolum

D *Das Hordeolum (Gerstenkorn) ist ein Abszess der Liddrüsen. Es werden ein äußeres, Hordeolum externum, und eine inneres, Hordeolum internum, unterschieden.*

Ursache

Das Hordeolum externum stellt eine eitrige Entzündung eines Wimpernbalgs und der angrenzenden Drüsen des Lidrands dar. Begünstigt wird sie z. B. durch Acne vulgaris, Diabetes mellitus oder eine Lidrandentzündung durch Staphylokokken.

Ein Hordeolum internum entsteht durch den Verschluss des Ausführungsgangs einer Meibom-Talgdrüse des Tarsus in Verbindung mit einer bakteriellen Entzündung.

Symptome und Diagnostik

Das Hordeolum externum zeichnet sich durch eine schmerzhafte Schwellung und Rötung des Lids im Wimpernbereich aus. Das Hordeolum internum beginnt mit einer diffusen Schwellung und Rötung des Lids, die anschließend in eine umschriebene Verdickung des Tarsus übergeht. Bei beiden Formen ist der vor dem Ohr gelegene Lymphknoten geschwollen.

Komplikationen

Normalerweise erfolgt eine rasche Abheilung. Das äußere Gerstenkorn kann seinen eitrigen Inhalt spontan am Lidrand entleeren, das innere im Bereich der Lidbindehaut mit anschließender Vernarbung. Seltene Komplikationen bei einer Ausbreitung der Entzündung sind ein Lidabszess und eine Lidphlegmone.

Therapie

Behandelt wird ein Hordeolum mit 3-mal täglich Rotlicht für jeweils 10 min und antibiotischen Augentropfen tagsüber sowie antibiotischer Augensalbe zur Nacht.

P **Rotlicht-Anwendung.** *Die Wärmebehandlung am Auge dient der Durchblutungsförderung. Sie kommt v. a. bei entzündlichen Lid- und Tränenwegserkrankungen auf ärztliche Anordnung hin zur Anwendung. Benötigt werden eine „Rotlicht-Lampe" (Solluxlampe) und eine Zeituhr. Augenpflege, die Applikation von Augenmedikamenten und das Anlegen eines Augenverbandes werden ggf. vorher durchgeführt. Der Patient wird über den Zweck und die Vorgehensweise informiert und anschließend gebeten, eine sitzende oder liegende Position einzunehmen und die Augen zu schließen. Fenster und Türen im Behandlungszimmer werden geschlossen und die Wärmelampe 20 bis max. 40 cm vor dem zu behandelnden Auge positioniert und eingeschaltet. Auf der Zeituhr wird die angeordnete Behandlungszeit eingestellt (in der Regel 5 min).*

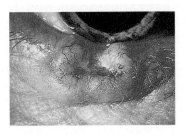

9.1.5 Lidtumoren

D *Als Tumoren oder Geschwülste werden ganz allgemein Schwellungen unterschiedlicher Ursache und im engeren Sinne Gewebsneubildungen bezeichnet. Während im Lidbereich zahlreiche gutartige und bösartige Formen beobachtet werden, ist dies im Tränendrüsen- sowie im Tränensackbereich seltener der Fall.*

Als gutartig oder benigne wird ein Tumor bezeichnet, wenn er zwar verdrängend wächst, aber auf den Ursprungsort begrenzt bleibt.

Bösartig oder maligne ist ein Tumor, wenn er in die angrenzenden Strukturen hineinwächst (infiltriert) und diese dabei zerstört. Ein bösartiger Tumor bildet außerdem Absiedlungen in verschiedenen Organen, die Tochtergeschwülste oder Metastasen.

Symptome und Diagnostik
Der häufigste gutartige Lidtumor ist das *Papillom*, und der häufigste bösartige das *Basaliom*. 85–95 % aller bösartigen Lidtumoren sind Basaliome.

Das Papillom stellt eine breitbasige oder gestielte, hautfarbene Veränderung meist im Bereich des Lidrandes dar. Das Basaliom der Lidhaut ist ein erhabener, fester, perlmuttartiger Knoten, der oft ein zentrales Geschwür aufweist sowie erweiterte Gefäße auf der Oberfläche (**Abb. 9.8**).

Therapie
Während die chirurgische Entfernung des Papilloms ohne größeren Aufwand erfolgen kann, erfordert die Exzision von Basaliomen und anderen malignen Tumoren ein zweizeitiges Vorgehen. Zunächst wird das erkrankte Gewebe exzidiert und zur Schnellbegutachtung an ein Labor für Pathologie gesandt. Wird dort festgestellt, dass die Entnahmeränder tumorfrei sind, kann die Defektdeckung oder Lidrekonstruktion in ei-

Abb. 9.8 ▪ **Basaliom des Unterlids.** Erhabener, fester, perlmuttartiger Knoten mit zentraler Einziehung und erweiterten Gefäßen auf der Oberfläche.

nem zweiten operativen Eingriff erfolgen. Lässt sich feingeweblich noch Tumorgewebe nachweisen, ist eine Nachexzision erforderlich. Die Lidrekonstruktion ist durch eine Verschiebeplastik oder durch freie Gewebetransplantate der nicht betroffenen Lider möglich (**Abb. 9.9**).

P *Wundnachsorge. Die Wundnachsorge erstreckt sich häufig nicht nur auf das betroffene Lid, sondern auch noch auf die Entnahmestelle des Transplantats. Der Verbandwechsel erfolgt je nach Befund 1-mal täglich. Nach der Entfernung des Verbands wird die Wunde auf Entzündungszeichen hin, wie Rötung, Schwellung, Überwärmung, Schmerz und Eiterbildung, inspiziert. Je nach Maßgabe des Operateurs werden antibiotische und antientzündliche Augensalben appliziert, gegebenenfalls als Kombinationspräparat. Außerdem ist in den ersten Tagen nach der Operation zur Vermeidung von Verklebungen, für einen schmerzfreien Verbandwechsel und zur Absorption von Wundsekret eine Polyurethanschaum-Wundabdeckung (S. 186) erforderlich. Diese verhindert außerdem ein Scheuern des Verbands auf der Hornhaut. Die Entnahmestelle des Transplantats sowie die mit dem Transplantat versorgte Wunde werden wieder mit Verbandkompressen abgedeckt. Zur Vorbeugung überschießender Narbenbildung kann das Einmassieren steroidhaltiger Salben (z. B. Ficortril) indiziert sein.*

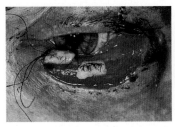
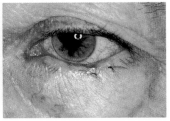

a **b**

Abb. 9.9 ▪ **Lidrekonstruktion.** Nachdem in einer ersten Operation ein Basaliom entfernt wurde und kein Tumor mehr im Randbereich nachzuweisen war, erfolgte die Lidrekonstruktion. **a** Lidrandtransplantation (Gewebentnahme aus dem Unterlid der Gegenseite und dem Oberlid des betroffenen Auges). **b** Befund 1 Jahr nach der Lidrandtransplantation.

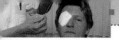

9.2 ⋮ Erkrankungen des Tränenapparates

9.2.1 ⋮ Dakryoadenitis und Dakryozystitis ■ ■

D *Die eher seltene Dakryoadenitis ist eine Entzündung der Haupttränendrüse. Als Dakryozystitis wird die Entzündung des Tränensacks bezeichnet.*

Ursache

Beide Erkrankungen können durch Infektionserkrankungen, z. B. durch Tuberkulose, Syphilis sowie durch fortgeleitete Entzündungen aus der Umgebung hervorgerufen werden. Besonders bei der akuten Dakryozytitis muss eine Sinusitis als Ursache ausgeschlossen werden.

Symptome und Diagnostik

Durch die Schwellung des äußeren Oberliddrittels erhält das Oberlid bei der Dakryoadenitis eine typische „Paragraphenform". Die akute Tränendrüsenentzündung wie auch die akute Tränensackentzündung können mit erheblichen Allgemeinsymptomen wie Fieber, Kopfschmerzen, geschwollenen Lymphknoten vor dem Ohr und Abgeschlagenheit einhergehen. Die Tränendrüsen bzw. die Tränensackregion sind in diesem Fall geschwollen, gerötet, überwärmt und stark berührungsempfindlich.

Bei einer chronischen Dakryozystitis klagt der Patient oft nur über Tränenträufeln (Epiphora). Bei der Spülung der Tränenwege entsteht ein Reflux (Rückfluss) von schleimigem bis eitrigem Material und die Tränenwege können nur teilweise oder überhaupt nicht durchgängig sein. Blutiges Tränenträufeln oder blutiger Reflux erfordern den Ausschluss eines Tumors im Bereich der Tränenwege. Im inneren Lidwinkel des betroffenen Auges kann eine Bindhautrötung bestehen. Zur Keimbestimmung ist ein Abstrich erforderlich.

Therapie

Neben der Behandlung der Grunderkrankung werden Breitspektrumantibiotika lokal und systemisch verordnet.

Eine Dakryozystorhinostomie (operative Wiederherstellung eines Tränenwegs) ist bei der chronischen Dakryozystitis und nach dem Abklingen einer akuten Dakryozystitis indiziert.

P *Augenpflege bei Tränenträufeln. Epiphora (Tränenträufeln) ist ein häufiges Symptom von Erkrankungen der Tränenwege und Lider. Da der damit verbundene Stau der Tränenflüssigkeit nicht nur für den Patienten lästig ist, sondern auch das Wachstum von Bakterien und anderen Keimen begünstigt, ist die auf S. 117 beschriebene Augenpflege sehr wichtig.*

9.2.2 ⋮ Angeborene Tränenwegstenose (Dakryostenose)

D *Die angeborene Tränenwegstenose (kongenitale Dakryostenose) ist eine angeborene Enge oder ein Verschluss des Tränennasengangs, der den normalen Abfluss der Tränenflüssigkeit verhindert.*

Ursache

Die Beschwerden sind auf die in den ersten Lebensmonaten fehlende spontane Öffnung des unteren Endes des Tränennasengangs (Hasner-Klappe) zurückzuführen. Bei 95 % der Kinder erfolgt diese Öffnung bis zum 12. Lebensmonat.

Symptome und Diagnostik

Etwa 2–6 Wochen nach der Geburt fällt den Eltern der betroffenen Kinder Tränenträufeln auf. Häufig bilden sich im weiteren Verlauf Absonderungen im inneren Lidwinkel und im unteren Bindhautsack. Solange keine bakterielle Entzündung hinzukommt, ist die Bindhaut nicht gerötet und die Absonderungen sind nicht eitrig. Ein Bindehautabstrich kann eine Keimbesiedlung ausschließen.

M *Tränenträufeln bei Säuglingen kann auch bei angeborenem Glaukom (Buphthalmus, S. 149) vorkommen, das dann rasche, den Augeninnendruck senkende Maßnahmen erfordert.*

Therapie

Einfache, aber häufig wirksame Maßnahmen sind Augenpflege und Tränensackmassagen: 4-mal täglich wird mehrmals mit festem Zeigefingerdruck der Tränensack in Richtung der Öffnung des Tränennasengangs in die untere Nasenmuschel massiert.

Außerdem können Xylometazolin-HCL 0,05 % Tropfen 2-mal täglich als Augentropfen verordnet werden. Eine eitrige Konjunktivitis wird mit antibiotischen Augentropfen und -salben behandelt.

Oft bestehen die Beschwerden über Wochen und Monate, was eine wiederholte Motivierung der Betreuungspersonen und geduldige Therapieanleitungen erforderlich machen kann. Der Zeitpunkt einer therapeutischen Tränenwegspülung und -sondierung in Kurznarkose zur Beseitigung der Stenose ist deshalb in der Literatur etwas umstritten. Zumindest die ersten 6 Monate kann in der Regel abgewartet werden, da die Spontanöffnungsrate sehr hoch ist.

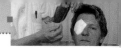

9.3 Erkrankungen von Bindehaut und Hornhaut

9.3.1 Leitsymptom „rotes Auge"

D *Das Auge erscheint rot, wenn seine Bindehautgefäße oder die Gefäße der Episklera vermehrt gefüllt sind. Auch eine Bindehautunterblutung (Hyposphagma) durch geplatzte Gefäße infolge direkter Gewalteinwirkung oder beispielsweise starkes Husten oder Pressen führen zu einem roten Auge. Die vermehrte Blutfülle (Hyperämie) der Bindehautgefäße wird als konjunktivale Hyperämie (auch konjunktivale Injektion) bezeichnet. Sie ist bei allen entzündlichen Reizungen der Bindehaut sowie z.B. bei Fremdkörpern verschiedenster Art, Allgemeinerkrankungen und bestimmten Medikamenten zu finden. Eine vermehrte Blutfülle der episkleralen Gefäße, die ziliare Injektion, wird als ein zirkuläres, rosarotes Band neben der Hornhaut erkennbar. Ihr Auftreten signalisiert eine Entzündung des Augeninneren, z.B. eine Iritis (Regenbogenhautentzündung, S. 139).*

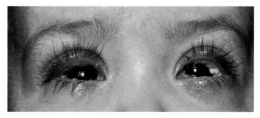

Abb. 9.10 ▪ Konjunktivitis. Ausgeprägte Konjunktivitis beidseits mit Bindehautrötung, Schwellung von Konjunktiva und Lidern sowie starker Sekretabsonderung.

Ein rotes Auge kann eine harmlose Ursache haben, wie z.B. eine vermehrte Durchblutung der Bindehautgefäße nach einer schlaflosen Nacht oder nach Alkoholgenuss. Es kann aber auch eine die Sehkraft bedrohende Erkrankung anzeigen, wie z.B. einen Glaukomanfall (S. 133), oder ein Zeichen für eine ansteckende Bindehautentzündung sein, die andere Patienten auf der Station gefährden könnte. Hier ein Überblick über einige wichtige Ursachen des Leitsymptoms „rotes Auge":

- Konjunktivitis (Bindehautentzündung, s. u.),
- Winkelblockglaukom (Glaukomanfall, S. 147),
- Uveitis anterior (Iritis, Iridozyklitis, S. 153),
- Keratitis/Ulcus corneae (Hornhautentzündung/ Hornhautgeschwür, S. 136),
- Episkleritis/Skleritis (S. 152),
- Erosio corneae (oberflächlicher Hornhautdefekt, S. 182),
- Hyposphagma (Bindehautunterblutung),
- Tumoren des Augeninneren.

9.3.2 Konjunktivitis (Bindehautentzündung)

D *Als Konjunktivitis wird eine Entzündung der Bindehaut mit Rötung und Sekretabsonderung bezeichnet* **(Abb. 9.10)**.

Ursache
Bindehautentzündungen können durch zahlreiche Erreger hervorgerufen werden, z.B. durch:
- Bakterien (z.B. Pneumokokken, Staphylokokken),
- Chlamydien (z.B. Chlamydia trachomatis als Erreger des Trachoms, das in medizinisch unterentwickelten tropischen und subtropischen Ländern weltweit zur Erblindung von 5–6 Millionen Menschen führt),

- Viren (z.B. Adenoviren Typ 8 und 19, die für eine sehr ansteckende Bindehautentzündung, die Keratoconjunctivitis epidemica, verantwortlich sind),
- Pilze und
- Parasiten (z.B. Akanthamöben, die über nicht korrekt gepflegte Kontaktlinsen ins Auge gelangen können).

Andere Ursachen einer Konjunktivitis können sein:
- Allergien,
- trockenes Auge (S. 135),
- Allgemeinerkrankungen (z.B. das Pemphigoid, eine die Schleimhäute narbig verändernde Erkrankung),
- physikalisch-chemische Reize (z.B. Fremdkörper, S. 181, Verätzungen, S. 183),
- Stellungsanomalien der Lider (z.B. Entropium, S. 128, Ektropium, S. 128),
- Erkrankungen der Tränenwege, der Nase und Nasennebenhöhlen,
- Störungen der Zusammenarbeit beider Augen (z.B. zu schwache Brillen, latentes Schielen).

Bei chronischen Bindehautentzündungen ist trotz eines erheblichen diagnostischen Aufwands oft keine Ursache zu finden. Eine entsprechende Patientenbetreuung ist in diesen Fällen besonders wichtig.

Symptome und Diagnostik
Typische Symptome einer Konjunktivitis sind Fremdkörpergefühl („Sand in den Augen"), Augenbrennen, Tränen, Lichtempfindlichkeit (Photophobie) und bei allergischer Ursache ein ausgeprägter Juckreiz.

Die akute Bindehautentzündung erreicht nach wenigen Tagen ihren Höhepunkt und klingt dann innerhalb von 10–14 Tagen ab. Bei der chronischen Konjunktivitis besteht oft eine Diskrepanz zwischen gering ausgeprägtem objektiven Befund und subjektiven Beschwerden, wie Brennen, Jucken (verstärkt am

Abend), Fremdkörpergefühl, schweren Lidern, morgens verklebten Augen und wenig schleimigem Sekret.

Eine Bindehautentzündung betrifft meist beide Augen. Das zweite Auge ist aber häufig erst etwas später beteiligt. Neben der Rötung der Bindehaut kann je nach Ursache wässriges (häufig bei Viruserkrankungen), schleimiges oder eitriges Sekret (bakterielle Erkrankungen) abgesondert werden. Das Sekret kann besonders nachts trocknen und zum Beschwerdebild der „verklebten Lider" beim Aufwachen führen. Durch Papillen oder Follikel erhält die Lidbindehaut eine unregelmäßige Oberfläche. Besonders bei viralen, allergischen und toxischen Bindehautentzündungen kann eine Chemosis als durchsichtige, mitunter erhebliche Schwellung der Konjunktiva imponieren **(Abb. 9.10)**. Schwere Bindehautentzündungen sind oft mit Pseudomembranen und Membranen verbunden. Häufig besteht außerdem eine Lidrandentzündung (Blepharitis, S. 129).

Lymphknotenschwellungen vor dem Ohr oder submandibulär (unter dem Unterkiefer) sind vorwiegend bei Bindehautentzündungen durch Viren und Chlamydien zu tasten.

Ein Bindehautabstrich (S. 112) zur Keim- und Resistenzbestimmung muss *vor* Therapiebeginn erfolgen.

Komplikationen

Besonders bei einer bakteriellen Konjunktivitis besteht die Gefahr der Ausdehnung der Entzündung auf die Hornhaut und der Ausbildung eines Hornhautgeschwürs (S. 136). Eine weitere Komplikation stellen Schleimhautnarben mit Symblepharonbildung (Verwachsung von Lid- und Augapfelbindehaut) dar, die z. B. bei Verätzungen, beim Pemphigoid oder Trachom vorkommen können.

M *Die Verbreitungsgefahr einiger Bindehautentzündungen ist sehr hoch. Bei der Keratoconjunctivitis epidemica kann bereits die Berührung der Türklinke zur Übertragung der Erkrankung ausreichen.*

Therapie

Die Behandlung der Konjunktivitis ist abhängig von der Ursache. Bei *bakteriellen* Bindehautentzündungen werden zunächst Augentropfen verordnet, die ein Breitspektrumantibiotikum, z. B. Gentamicin, enthalten. Nach dem Erstellen eines Antibiogramms (S. 113) muss eventuell auf ein anderes Antibiotikum umgestellt werden, wenn sich herausstellt, dass die Keime nicht ausreichend gegen das zuerst verabreichte Antibiotikum empfindlich sind. Selten ist die systemische Gabe eines Antibiotikums erforderlich, z. B. bei der heute seltenen, hochinfektiösen Gonokokken-Infektion unter der Geburt.

Die *Credé-Prophylaxe* wird in Deutschland bei allen Neugeborenen zur Vermeidung einer Bindehautentzündung durch Gonokokken durchgeführt. Einmalig erhält das Neugeborene beidseits 1 %ige Silbernitrat oder -azetatlösung in den unteren Bindehautsack. Als Nebenwirkung entwickeln 10 % der Säuglinge eine chemische Konjunktivitis mit vermehrter Bindehautrötung und Sekretion.

Durch *Chlamydien* übertragene Bindehautentzündungen werden mit Erythromycin bei Kindern und Tetracyclinen bei Erwachsenen sowohl lokal als auch systemisch behandelt. Kinder unter 8 Jahren dürfen keine Tetracycline erhalten, da sich ihre Zähne verfärben können.

Eine durch das *Herpes-simplex-Virus* hervorgerufene Bindhautentzündung wird mit Aciclovir-Augentropfen behandelt. Bei einer Keratoconjunctivitis epidemica durch *Adenoviren* ist dagegen keine spezifische Therapie möglich. Zu ihrer Behandlung werden lediglich mehrmals täglich künstliche Tränen verordnet, da sich herausgestellt hat, dass kortisonhaltige Augentropfen zwar im Moment zu einer Besserung führen, aber die langfristige Abheilung verzögern.

M *Kortisonhaltige Augentropfen werden bei Konjunktividen nur in Ausnahmefällen gegeben. Sie haben gefährliche Nebenwirkungen, z. B. entwickeln bis zu 30 % der über längere Zeit mit Kortison-Augentropfen behandelten Patienten eine Augeninnendruckerhöhung (Steroidglaukom).*

Eine *allergische Konjunktivitis* wird mit Augentropfen behandelt, die eine Kombination aus einem Antihistaminikum gegen den Juckreiz, z. B. Antazolin, und einem Vasokonstriktor (stellt die Gefäße eng), z. B. Naphazolin, enthalten. Weitere Behandlungsmöglichkeiten sind Levocabastin-Augentropfen oder Augentropfen mit Cromoglicinsäure. Letztere hemmen die Mastzellendegranulation. Bei Allergien gegen die in Antiallergika enthaltenen Konservierungsmittel stehen auch konservierungsmittelfreie Präparate zur Verfügung.

Sind das klinische Erscheinungsbild und die Untersuchungsergebnisse nicht für eine bestimmte Krankheit kennzeichnend, werden antiseptische (= keimtötende) Mittel, z. B. Sophthal-POS-Augentropfen oder Noviform 3 %-Augensalbe verordnet.

Generell sollte die Therapie mit Augentropfen und Augensalben nicht zu lange erfolgen, da die Augenmedikamente selbst eine Bindehautreizung hervorrufen können. Zu bevorzugen sind konservierungsmittelfreie Augenmedikamente.

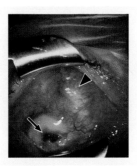

9.3.3 Trockenes Auge (Sicca-Syndrom)

D Als „trockenes Auge" (Sicca-Syndrom) wird die unzureichende Benetzung von Bindehaut und Hornhaut durch eine verminderte Tränensekretion bezeichnet.

Ursache

Die Ursache des trockenen Auges ist eine veränderte Zusammensetzung des Tränenfilms. Ein Schwund der tränenbildenden Gewebe und dessen vermehrte Umwandlung in Bindegewebe mit zunehmendem Alter (ein Drittel aller Personen über 40 Jahren ist hiervon betroffen) oder die Zerstörung von Tränengewebe durch Tumoren oder chronische Entzündungen verändern den Tränenfilm. Auch eine Autoimmunerkrankung der Tränen- und Speicheldrüsen (Sjögren-Syndrom), die mit trockenem Mund verbunden ist, kann die Ursache der verminderten Tränensekretion sein. Patienten mit rheumatischen Erkrankungen leiden häufig unter einem schweren Sicca-Syndrom **(Abb. 9.11)**. Die Arbeit in trockener, heißer Umgebung begünstigt ebenfalls ein trockenes Auge.

Symptome und Diagnostik

Der Patient klagt über „Augenbrennen", ein Fremdkörpergefühl und „müde Augen". Die Bindehaut ist in unterschiedlichem Ausmaß gerötet. Untersuchungen der Tränensekretion (z. B. Schirmer-Test, S. 106) sind pathologisch. An der Spaltlampe können Hornhaut- und Bindehautveränderungen (Keratoconjunctivitis sicca), neben lidkantenparallelen Hautfalten und vermehrten Schleimfäden auch punktförmige Hornhautdefekte und Hornhautepithelfäden (Keratitis filiformis) beobachtet werden.

M Da die Ursache des trockenen Auges eine veränderte Zusammensetzung des Tränenfilms mit reduzierter Basissekretion der wässrigen Phase darstellt, reagiert das Auge bei der geringsten Reizung mit einer überschießenden Reflextränenproduktion. Dies führt zur paradoxen Reaktion des „Augentränens" bei trockenem Auge. Beispielsweise provoziert der Fahrtwind beim Fahrradfahren bei Patienten mit trockenem Auge Tränenträufeln.

Komplikationen

Das trockene Auge ist eine chronische Erkrankung. Es besteht eine erhöhte Infektionsgefahr für die Hornhaut. Hornhauttrübungen, die Ausbildung eines Hornhautgeschwürs und Narbenbildung sind möglich. Hier sind besonders Patienten mit Autoimmunerkrankungen, v. a. aus dem rheumatischen Formenkreis, gefährdet.

Abb. 9.11 ▪ **Sicca-Syndrom.** Patient mit schwerstem Sicca-Syndrom bei rheumatischer Erkrankung. In der weiß erscheinenden, fast vollständig vernarbten Hornhaut ist ein Ulcus corneae (Pfeil) mit drohender Perforation in die vordere Augenkammer zu erkennen. Im Ulcusgrund wölbt sich die Descemet-Membran zystenartig nach vorn. Rechts oben ist außerdem ein Sklerastaphylom zu sehen (Pfeilspitze), eine häufig blau oder dunkel erscheinende umschriebene Vorwölbung von verdünnter Lederhaut und Aderhaut.

Therapie

Die Behandlung besteht in der Verordnung von Tränenersatz-Augentropfen („künstliche Tränen"), je nach Ausprägung mehrmals täglich bis stündlich, z. B. mit Polyvinylalkohol, Polyvidon oder Hydroxypropylmethylzellulose. Diese Augentropfen verlängern die Tränenfilmaufreißzeit. Zusätzlich kann eine dexpanthenolhaltige Augensalbe zur Nacht verordnet werden. Manchmal sind ein Uhrglasverband (S. 124) und tagsüber eine Brille mit Seitenschutz erforderlich.

Bei starker Ausprägung des trockenen Auges kann ein vorübergehender Tränenpünktchenverschluss mit keilförmigen Silikon-Stöpseln oder ein dauerhafter Verschluss der Tränenpünktchen durch Kauterisation (Gewebezerstörung mit einem Elektrobrennstab) indiziert sein.

9.3.4 Hornhauttrübung ▪

D Als Hornhauttrübung wird jede Abweichung von einer normalerweise durchsichtigen, glatt spiegelnden Hornhaut bezeichnet. Das Spektrum reicht hierbei von einer gerade eben wahrnehmbaren hauchigen Trübung bis zur vollständig von Narbengewebe durchsetzten, weiß erscheinenden Hornhaut, die sich nicht mehr von der Sklera absetzt **(Abb. 9.11)**.

Ursache

Die Ursachen für Hornhauttrübungen sind vielfältig, neben der Keratitis und dem Ulcus corneae (s. u.), kann auch ein *Hornhautödem* vorliegen. Dies ist eine Schwellung der Hornhaut durch Flüssigkeit, wie sie

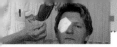

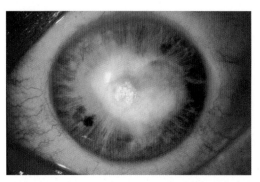

Abb. 9.12 ▪ **Hornhautnarbe.** Eine Hornhautnarbe als Beispiel für eine Hornhauttrübung. Die zentrale, weißliche Trübung mit unregelmäßiger Oberfläche ist so dicht, dass der Patient auf diesem Auge praktisch blind ist.

z. B. bei einem Glaukomanfall (S. 147) oder auch manchmal postoperativ beobachtet werden kann. Eine *Hornhautnarbe* **(Abb. 9.12)** kann z. B. die Folge einer kleinen Stichverletzung der Hornhaut bis ins Hornhautstroma sein oder großflächig als Folge von Verätzungen auftreten. *Hornhautinfiltrate* werden bei Hornhautentzündungen beobachtet, z. B. bei der Keratoconjunctivitis epidemica. Weitere Beispiele für die Ursachen von Hornhauttrübungen sind Hornhautrückflächenbeschläge bei einer Regenbogenhautentzündung (S. 153) und der *Arcus senilis* (Greisenbogen), eine harmlose, altersbedingte ringförmige Hornhauttrübung.

Symptome und Diagnostik

Bei einem Hornhautödem erscheint die Kornea matt bis weißgrau getrübt und erhält durch zahlreiche winzige Vorwölbungen eine unebene Beschaffenheit. Eine Hornhautnarbe erscheint zartgrau bis grauweiß und das Oberflächenspiegelbild der Kornea ist verzerrt. Hornhautinfiltrate sind unterschiedlich große, grauweiße bis gelbliche, aus Zellen bestehende Ablagerungen unterhalb der Bowman-Membran der Hornhaut. Der Arcus senilis zeichnet sich durch einen meist beidseits vorkommenden grauweißen Ring aus, der vom Hornhautrand durch eine klare Zone getrennt ist.

Therapie

Die Behandlung der Hornhauttrübung ist abhängig von der Grunderkrankung bei der sie beobachtet wird. Hornhautnarben können nur noch operativ entfernt werden. Eine Hornhauttransplantation (s. u.) ist indiziert, wenn eine Narbe das Sehen beeinträchtigt und das Auge reizfrei ist.

9.3.5 ┊ Keratitis und Ulcus corneae

D *Eine Keratitis (Hornhautentzündung) ist eine bedrohliche Hornhauterkrankung mit Einwanderung von Entzündungszellen, die bei unzureichender Therapie zu einem Ulcus corneae fortschreiten und zum Verlust des Auges führen kann. Das Ulcus corneae (Hornhautgeschwür, Hornhautulkus) ist ein tiefer, über die Basalmembran des Hornhautepithels hinausgehender Hornhautdefekt, der durch Gewebsuntergang (Nekrose) entsteht.*

Am Boden des Hornhautdefekts befindet sich eine Leukozytenansammlung. Je nach Ausprägung kann sich das Ulkus bis zur Descemet-Membran ausdehnen, die sich dann zystenartig nach vorn wölbt (Descemetozele) und schließlich perforiert.

Ursache

Bakterien, Viren, Pilze und Protozoen (z. B. Akanthamöben) kommen als Erreger einer Keratitis und eines Ulcus corneae in Frage. Zahlreiche Faktoren setzen jedoch die Widerstandskraft der Hornhaut gegen das Eindringen von Keimen herab und sind damit ebenfalls an der Entstehung einer Hornhautentzündung beteiligt, z. B. aufgehobene Hornhautempfindlichkeit, fehlender Lidschluss, nicht durchgängige Tränenwege sowie schlecht sitzende und nicht richtig gepflegte Kontaktlinsen.

Symptome und Diagnostik

Die Sehschärfe ist in der Regel herabgesetzt. Der Patient klagt über Lichtempfindlichkeit und Tränenträufeln, eventuell verbunden mit einem Lidkrampf (Blepharospasmus).

Bei der Betrachtung der Hornhaut fällt der Verlust des Oberflächenglanzes auf. Hornhautspiegelbilder sind verzerrt. Häufig wird ein schleimigeitriges Sekret abgesondert. Je nach Ausprägung und Ursache können folgende Veränderungen festzustellen sein:

- Das Auge ist rot, weil eine ausgeprägte gemischte Gefäßinjektion besteht, d. h. sowohl die Bindehautgefäße als auch die episkleralen Gefäße sind blutgefüllt und geschwollen (hyperämisch). Sind auf der normalerweise gefäßlosen Hornhaut Gefäße zu erkennen, spricht dies für eine schon längere Zeit vorhandene Entzündung.
- Fluoreszeinpositive, oberflächliche Hornhautdefekte (Erosionen) können punktförmig sein oder wie bei einer Hornhautinfektion mit dem Herpes-simplex-Virus, eine verzweigte Form annehmen (Dendritika-Figur, ähnlich den Dendriten einer Nervenzelle). Typischerweise ist bei einer Herpes-simplex-Infektion die Hornhautsensibilität auf dem betroffenen Auge herabgesetzt.

- Weißliche, punktförmige Hornhauttrübungen kennzeichnen z. B. die ebenfalls durch Viren hervorgerufene Keratoconjunctivits epidemica.
- Eine ringförmige, weißliche Hornhauttrübung, ein Ringabszess, ist typisch für eine Infektion der Hornhaut durch Akanthamöben. Sie ist mit zunehmender Häufigkeit bei Kontaktlinsenträgern zu beobachten und sehr schmerzhaft.
- Das Hornhautulkus erscheint als grauer bis gelblicher, ungleichmäßiger Hornhautdefekt. Wenn Perforationsgefahr besteht, wölbt sich die Descemet-Membran im Ulkusgrund als dunkle Zyste nach vorn (**Abb. 9.11**). Am Boden der Augenvorderkammer besteht meistens eine Eiteransammlung, die als Hypopyon bezeichnet wird.
- Keratitis und Ulcus corneae sind häufig von einer Lidschwellung und Bindehautschwellung (Chemosis) begleitet.
- Bei viralen Hornhautentzündungen sind geschwollene Lymphknoten vor dem Ohr zu tasten und insbesondere bei einer Infektion mit Herpes-simplex-Viren können im Lidhaut- oder Mundbereich Bläschen beobachtet werden, die rasch oberflächlich verkrusten und ohne Narben abheilen.

Komplikationen

Eine Keratitis kann bei rechtzeitiger und konsequenter Therapie vollständig abheilen. Besteht bereits ein Ulkus, so ist dessen Heilungsprozess immer mit einer bleibenden Hornhautnarbe verbunden. Perforiert das Hornhautgeschwür jedoch, dies kann bei einer Infektion mit dem Bakterium Pseudomonas aeruginosa innerhalb von 48 Stunden eintreten, ist eine Entzündung des ganzen Auges (Endophthalmitis) die Folge. Und mitunter kann auch eine Notfall-Hornhauttransplantation (Keratoplastik à chaud) das Auge nicht mehr retten. Es entwickelt sich eine Phthisis bulbi, eine Schrumpfung des Augapfels mit narbigem Umbau der Augengewebe bis zur Knochenbildung.

Eine Hornhautentzündung durch das Herpes-simplex-Virus kann mit sehr langwierigen Folgeveränderungen verbunden sein, z. B. mit einem chronischen, disziformen (scheibenförmigen) Hornhautinfiltrat, einer Entzündung der Regenbogenhaut (Uveitis anterior), einer Gefäßeinsprossung in die Hornhaut und Narbenbildung. Bei bis zu 25 % der Patienten mit einer Herpes-simplex-Keratitis treten innerhalb von 5 Jahren Rezidive auf. In diesen Fällen ist das Virus im Trigeminusganglion verblieben und wird z. B. durch intensive Sonneneinstrahlung, Menstruation, Stress oder eine Kortikosteroid-Therapie reaktiviert.

Therapie

Die Behandlung richtet sich nach der Ursache. Der Patient mit einer bakteriellen Keratitis mit und ohne Ulcus corneae wird in der Regel stationär aufgenommen, da die Perforation der Hornhaut droht. Nach einem Bindehautabstrich und der Materialgewinnung aus dem Ulkusbereich zur mikrobiologischen Aufarbeitung wird die Therapie sofort mit Breitspektrumantibiotika-Augentropfen, z. B. Polymyxin-B-Sulfat/Neomycin-Sulfat/Gramicidin-Augentropfen (Polyspectran), begonnen. In den ersten Tagen wird halbstündlich getropft, dann erfolgt in Abhängigkeit vom Befund eine allmähliche Reduktion auf 4-mal täglich. Gegebenenfalls muss nach dem Erhalt des Antibiogramms auf ein anderes Antibiotikum umgestellt werden. Die Ruhigstellung des betroffenen Auges erfolgt durch eine Pupillenerweiterung und vorübergehende Akkommodationslähmung mit Atropin 1 %-Augentropfen 3-mal täglich. Mitunter ist die zusätzliche subkonjunktivale Injektion des Antibiotikums erforderlich.

M *Bei drohendem Durchbruch eines Hornhautulkus in die Augenvorderkammer kann eine Keratoplastik à chaud (Notfall-Hornhauttransplantation) erforderlich werden. Der Patient wird hierzu für eine Vollnarkose vorbereitet und muss eine Nahrungs- und Flüssigkeitskarenz von mindestens 6 Stunden einhalten.*

Eine Herpes-simplex-Keratitis wird mit Aciclovir-Augensalbe behandelt. Die Ruhigstellung des betroffenen Auges erfolgt mit Homatropin 1 %- oder Scopolamin 0,25 %-Augentropfen 2-mal täglich. Bei ausgeprägter Narbenbildung kann eine Hornhauttransplantation erforderlich werden, die aber erst nach längerer Rezidivfreiheit erfolgen kann.

Die Akanthamöben- und die Pilzkeratitis erfordern Spezialtherapien, die oft nur über eine internationale Apotheke zu beziehen sind. Die Behandlung ist schwierig und langwierig. Insbesondere bei der Akanthamöben-Keratitis ist eine Beschwerdefreiheit häufig erst nach einer Keratoplastik zu erzielen.

Keratoplastik (Hornhauttransplantation)

D *Die perforierende Keratoplastik (Hornhauttransplantation, Hornhautverpflanzung) stellt eine Transplantation eines alle Hornhautschichten umfassenden Hornhautscheibchens eines Organspenders in ein Empfängerbett entsprechender Größe dar* (**Abb. 9.13**).

Indiziert ist die Hornhauttransplantation z. B. bei die Sehschärfe beeinträchtigenden zentralen Hornhautnarben, drohender Perforation eines Hornhautulkus oder bei einigen angeborenen Hornhauterkrankungen, wie dem Keratokonus, einer kegelförmigen Hornhautvorwölbung.

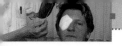

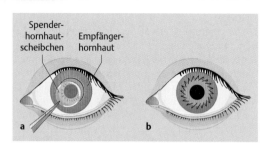

Spender-
hornhaut-
scheibchen   Empfänger-
hornhaut

a   b

Abb. 9.13 ▪ Perforierende Keratoplastik. a Nach der Entfernung der zentralen Patientenhornhaut wird das Spenderhornhautscheibchen des Organspenders auf das Empfängerbett aufgebracht. **b** Das Spenderhornhautscheibchen ist mit einer Sägezahnnaht an der Patientenhornhaut fixiert.

9.3.6 ⋮ Pinguekula und Pterygium

> **D** *Die Pinguekula ist eine harmlose gelblich-graue Erhebung der Augapfelbindehaut älterer Personen, nasenwärts und schläfenwärts des Hornhautrandes im Lidspaltenbereich. Das Pterygium (Flügelfell) ist eine meist nasenwärts in der Lidspalte gelegene dreieckförmige, fleischige Bindehautverdickung, die langsam auf die Hornhaut wächst.*

Ursache
In beiden Fällen handelt es sich um eine Bindehautdegeneration, die durch lange Sonnenlichteinstrahlung begünstigt wird.

Therapie
Während die Pinguekula keinerlei Therapie erfordert, wird das Pterygium bei Herabsetzung der Sehschärfe und aus kosmetischen Gründen chirurgisch entfernt. Um Pterygium-Rezidive zu vermeiden, wird häufig zusätzlich das Zytostatikum Mitomycin-C intraoperativ appliziert.

9.3.7 ⋮ Tumoren der Bindehaut

> **D** *Bindehauttumoren sind prominente Veränderungen im Bindehautbereich, die Verfärbungen (Pigment) aufweisen können.*

Neben zahlreichen gutartigen Tumoren, die oft nur aus kosmetischen Gründen oder bei Furcht des Patienten oder der Eltern vor einer Bösartigkeit entfernt werden, gibt es sehr ernstzunehmende, maligne Formen. Hierzu gehören z. B. das Bindehautmelanom und das Kaposi-Sarkom.

Das Bindehautmelanom ist eine rosa, braune bis schwarze erhabene Veränderung, die immer entfernt werden muss, das Kaposi-Sarkom eine hellrote prominente Veränderung, die besonders bei AIDS-Patienten zu finden ist.

P Pflegeschwerpunkt äußeres Auge

Eleonore Belka und Brigitte Edwards

Hygieneherausforderung Keratoconjunctivitis epidemica

Zur Vermeidung der Übertragung einer ansteckenden Konjunktivitis auf andere Personen sind Hygienemaßnahmen besonders wichtig. Hierzu gehören insbesondere die häufige Händedesinfektion sowie ggf. das Tragen von Schutzhandschuhen. Bei Verdacht auf eine Keratoconjunctivitis epidemica wird zusätzlich ein entsprechendes Händedesinfektionsmittel an alle Patienten zur Nutzung im Zimmer verteilt.

Sofort nachdem ein an einer Keratoconjunctivitis epidemica erkrankter Patient das Untersuchungszimmer verlassen hat, werden alle Gegenstände, mit denen er Kontakt hatte, wie Untersuchungsgeräte und Türklinken, sorgfältig desinfiziert. Sobald wie möglich erfolgt seine Entlassung aus stationärer Behandlung und er wird stattdessen ambulant nachkontrolliert (separiert von der Allgemeinambulanz). Bei gesicherter Keratoconjunctivitis epidemica entfallen alle Augeninnendruckmessungen auf der Station. Nach dem Auftreten mehrerer Fälle müssen Praxen oder Stationen bis zum Abklingen der Epidemie geschlossen werden.

Der Patient selbst muss über die hohe Ansteckungsgefahr informiert und angewiesen werden, eine entsprechende persönliche Hygiene zu betreiben (z. B. kein Körperkontakt mit Familienmitgliedern, Handtücher und Waschlappen möglichst nur einmal gebrauchen und anschließend waschen). Ein berufstätiger Patient wird vom Arzt für die Dauer der Erkrankung krankgeschrieben, Kinder können entsprechend Kindergärten und Schulen nicht besuchen.

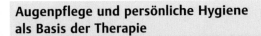

Augenpflege und persönliche Hygiene als Basis der Therapie

Bei allen Bindehaut- und Hornhauterkrankungen ist die Augenpflege (S. 117) besonders wichtig. Durch die Augenpflege werden Sekret und überschüssige Augentropfen und -salben entfernt. Dadurch werden die Mazerierung der Lidhaut und der Bindehaut verhindert und das Keimreservoir beseitigt.

Besonders bei schwer kranken und alten, pflegebedürftigen Patienten ist auf gepflegte, kurze Fingernägel zu achten. Die Haare müssen regelmäßig gewaschen und so geschnitten oder zurückgebunden werden, dass sie nicht in die Augen geraten können. Insbesondere bei Männern ist mitunter das Kürzen der Augenbrauen erforderlich, da sie auf der Hornhaut reiben. Auch Hilfe bei der Gesichtspflege kann nötig sein, einschließlich der Beseitigung von Hautunreinheiten (gegebenenfalls eine Hautarztvorstellung).

Ein Augenreiben muss vermieden werden, evtl. sind ein Schutzverband oder eine Schutzbrille erforderlich. Bei sehr kleinen Kindern können am Arm getragene aufblasbare Schwimmflügel verhindern, dass die Kinder den Verband abreißen.

10 ⋮ Erkrankungen der Linse

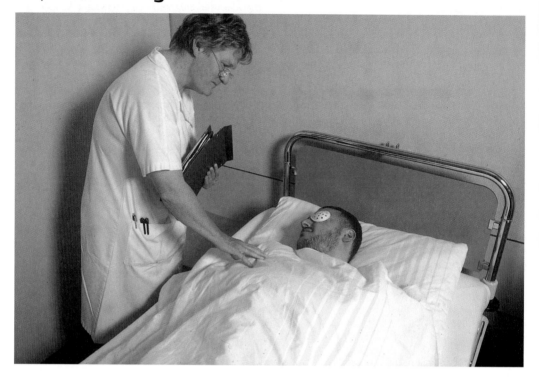

X **Examenswissen** *Ursachen einer Katarakt (S. 140), Ziele der Kataraktoperation (S. 142)*

10.1 ⋮ Katarakt ▪ ▪ ▪

D *Als eine Katarakt (Cataracta, grauer Star) wird eine Trübung der im Normalfall klaren und durchsichtigen Augenlinse bezeichnet.*

Ursache
Eine Katarakt kann in jedem Lebensabschnitt beobachtet werden. Die seltenen *Neugeborenenkatarakte* werden oft vererbt oder durch eine intrauterine Infektion der Mutter, z. B. mit Röteln, hervorgerufen. Zahlenmäßig mit Abstand am häufigsten tritt die Katarakt jedoch altersbedingt bei älteren Menschen auf (*senile Katarakt*). Auch Allgemeinerkrankungen, insbesondere Stoffwechselkrankheiten (z. B. Diabetes mellitus oder Galaktosämie) und Hautkrankheiten (z. B. Neurodermitis), Medikamente (z. B. Kortikoste-

roide) sowie Unfälle (z. B. *Kontusionskatarakt*) können zu Linsentrübungen führen. Als *Cataracta complicata* wird eine Linsentrübung bezeichnet, die sich nach Erkrankungen des Augeninneren entwickelt (z. B. nach Regenbogenhautentzündungen).

Symptome und Diagnostik
Die vollständig durchgetrübte Augenlinse führt zum Eindruck einer weißen Pupille (Leukokorie, **Abb. 10.1**). In medizinisch hochentwickelten Ländern wird dies heute nur noch sehr selten beobachtet, häufiger sind nur Teile des Linsenkerns oder der Rinde getrübt. Zentrale Trübungen führen zu einer *Sehherabsetzung* und einer erhöhten *Blendempfindlichkeit*, besonders

D *Definition* **M** *Merke* **P** *Pflege* **W** *Wissen* **X** *Examenswissen*

nachts während des Autofahrens und bei Regen. Das Farbensehen und die Kontrastwahrnehmung sind ebenfalls reduziert.

Kinder, die beidseits eine dichte Katarakt aufweisen oder beidseits erblindet sind, bohren oft die Finger in die Augenhöhlen (okulodigitales Phänomen). Durch den damit auf den Augapfel ausgeübten Druck nehmen sie Lichtblitze wahr, die für sie interessant sind. Das okulodigitale Phänomen kann zu einem Schwund des Orbitafetts und einem Zurücksinken der Augäpfel in die Augenhöhlen führen.

Therapie

Die Behandlung besteht in der chirurgischen Entfernung der getrübten Linse, wenn das Sehvermögen durch die Katarakt beeinträchtigt wird (s. Pflegeschwerpunkt Kataraktextraktion, S. 142). Bei Erwachsenen bestimmt der Patient selbst bis auf wenige Ausnahmen den Zeitpunkt des Eingriffs. Bei Säuglingen sollte die Entfernung sobald wie möglich erfolgen, da das betroffene Auge sonst schwachsichtig (amblyop)

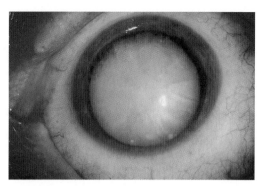

Abb. 10.1 ▪ **Cataracta matura.** Wegen der sehr fortgeschrittenen, dichten, weißen Linsentrübung erscheint auch die Pupille weiß (Leukokorie).

werden kann und das beidäugige Sehen gestört wird. Je später ein Kind mit einer das Sehvermögen herabsetzenden Katarakt operiert wird, umso geringer ist in der Regel die zu erzielende Sehschärfe.

10.2 ⋮ Nachstar

D *Als Nachstar wird die Trübung von Anteilen der hinteren und/oder der vorderen Linsenkapsel nach einer Kataraktoperation bezeichnet.*

Ursache

Ein Nachstar entwickelt sich bei bis zu 50 % der Patienten innerhalb von 5 Jahren nach der Operation. Spezielle Kunstlinsendesigns, Operationstechniken und Medikamente sollen die Nachstarentwicklung reduzieren.

Symptome und Diagnostik

Nach einer Kataraktoperation wird bei den betroffenen Patienten allmählich das Sehvermögen wieder schlechter. An der Spaltlampe ist in der Pupille eine weißliche, zentrale Trübung von Linsenkapselresten zu erkennen.

Therapie

Wenn der Nachstar das Sehvermögen störend beeinträchtigt, wird er meistens mit einer ambulanten Nd:YAG-Laser-Behandlung beseitigt, die wieder eine zentrale klare Lücke für den Durchblick schafft. In seltenen Fällen ist ein operativer Eingriff erforderlich.

10.3 ⋮ Aphakie und Pseudophakie

D *Der Begriff Aphakie bezeichnet die Linsenlosigkeit. Der Patient hat weder seine natürliche Augenlinse noch eine Kunstlinse. Eine Pseudophakie liegt vor, wenn die natürliche Linse durch eine künstliche Linse (Intraokularlinse, IOL) ersetzt wurde.*

Ursache

Am häufigsten ist eine Aphakie auf eine operative Linsenentfernung wegen einer Katarakt zurückzuführen. Selten bestehen Bindegewebserkrankungen (z. B.

Marfan-Syndrom oder Ehlers-Danlos-Syndrom), die zu einer Schwächung des Aufhängeapparates der Augenlinse führen, sodass die natürliche Linse nur noch teilweise oder gar nicht mehr in der Pupille sichtbar ist. Sie kann dann in die Augenvorderkammer oder in den Glaskörper luxieren (*Linsensubluxation oder Linsenluxation*). Auch ein Augentrauma, z. B. durch einen Faustschlag, kann die komplette Verlagerung der Augenlinse zur Folge haben.

Eine Aphakie kommt in medizinisch hochentwickelten Ländern nur noch selten vor, da die natürliche Linse möglichst sofort durch eine Kunstlinse ersetzt wird und der Patient damit pseudophak wird.

Symptome und Diagnostik

Aphaken Patienten fehlen die 12 Dioptrien Brechkraft der natürlichen Linse, weshalb sie je nach vorher bestehender Brillenkorrektur um + 12 dpt hyperop (weitsichtig) sind. Sie können damit ihre Umgebung nur sehr verschwommen wahrnehmen. Typisch ist außerdem ein *Irisschlottern* (Iridodonesis) bei Kopfbewegungen, da die Regenbogenhaut nicht mehr von der Linse gestützt wird.

Pseudophake Patienten haben im Idealfall keinerlei Symptome, mitunter klagen sie bei leichten Linsenverlagerungen oder Verkippungen über Doppelbilder und vermehrte Blendempfindlichkeit. Die heute meist hinter der Iris positionierten Kunstlinsen können bei der Inspektion kaum gesehen werden, eventuell ist ein spiegelnder Reflex in der schwarzen Pupille zu erkennen.

P Pflegeschwerpunkt Kataraktoperation

Eleonore Belka, Brigitte Edwards und Reinhard Burk

D *Die Kataraktoperation, auch als Operation des grauen Stars bezeichnet, mit einer Kunstlinsenimplantation stellt die operative Entfernung einer getrübten natürlichen Augenlinse und die anschließende Einpflanzung einer künstlichen Linse (Intraokularlinse, IOL) dar.*

Die Kataraktoperation ist die in der Augenheilkunde am häufigsten durchgeführte Operation (und die häufigste Operation überhaupt). Der Eingriff erfolgt heute oft ambulant. Die stationäre Aufnahme kann bei Augenvorerkrankungen und schweren Allgemeinerkrankungen der Patienten erforderlich sein.

Das Ziel der Kataraktoperation ist einerseits die Entfernung der getrübten Linse und andererseits die optische Rehabilitation durch die Implantation einer Kunstlinse.

Operationsvorbereitung und Klärung der Nachsorge

Bereits im Aufnahmegespräch erfolgt die Klärung der poststationären Nachsorge, denn nach jeder Kataraktoperation müssen über den stationären Aufenthalt hinaus mehrmals täglich Augentropfen verabreicht werden. Da die Patienten ambulant operiert oder sehr rasch entlassen werden, muss auch sichergestellt sein, dass sie die augenärztlichen Kontrollen wahrnehmen können. Wenn der Patient dazu selbst nicht in der Lage ist, müssen Verwandte, Bekannte oder ambulante Pflegedienste eingeschaltet werden.

Der Patient muss am Aufnahmetag nüchtern sein und neben dem Einweisungsschein und einer Kopie des letzten EKGs eine Bescheinigung des Hausarztes mitbringen, die seine Operationsfähigkeit bestätigt. Außerdem müssen in Absprache mit dem Hausarzt bereits 7 Tage vor dem geplanten Operationstermin Thrombozytenaggregationshemmer (z. B. Aspirin) sowie bei Diabetikern 2 Tage vor einer Vollnarkose metforminhaltige Medikamente abgesetzt werden. Eine Phenprocoumon- (Marcumar-)Therapie kann nur beibehalten werden, wenn die Kataraktoperation in Vollnarkose oder in Tropfanästhesie, jeweils mit Zugang durch die klare Hornhaut, erfolgen soll. Andernfalls ist die Blutungsgefahr zu hoch und der Patient muss vor der Aufnahme rechtzeitig auf Heparin umgestellt werden. Die Gerinnungsparameter müssen eine gefahrlose Operation zulassen (z. B. sollte der Quickwert > 50 % sein).

Am Morgen vor der Operation sollte der Patient soweit erforderlich, zur gründlichen Körperpflege angehalten oder ihm dabei Hilfestellung angeboten werden. Schmuck, Haarnadeln, Nagellack, Make-up, Zahnprothesen, Kontaktlinsen sowie künstliche Augen müssen entfernt werden, Hörgeräte sollen auf der zu operierenden Seite nicht eingesetzt sein. Die betreuende Pflegeperson weist den Patienten auch darauf hin, dass er Wertgegenstände wegschließt und kein Privateigentum im Bett belässt. Nach Beendigung der Morgentoilette wird der Patient gebeten, das OP-Hemd und – nach Maßgabe des Anästhesisten – Antithrombosestrümpfe anzuziehen, ggf. ist hierfür Hilfestellung durch die Pflegeperson erforderlich.

Anschließend werden die ärztlich angeordneten *pupillenerweiternden* Augentropfen am zu operierenden Auge appliziert. Dies wird viertelstündlich bis zum Abrufen in den Operationssaal wiederholt. Eine weite Pupille erleichtert die Kataraktoperation erheblich. Erhält das nicht zu operierende Partnerauge eine lokale Augentherapie, wird diese am Operationstag nicht unterbrochen, sondern nach dem Behandlungsplan fortgesetzt.

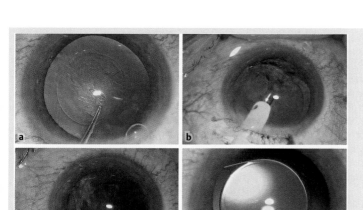

Abb. 10.2 ▪ **Phakoemulsifikation mit Hinterkammerlin-senimplantation in den Kapselsack.** Nach dem Einsetzen des Lidsperrers erfolgt ein selbstdichtender Tunnelschnitt durch die klare Hornhaut (alternativ durch Lederhaut und Hornhaut nach Bindehauteröffnung), der den Zugang zum Augeninneren ermöglicht. **a** Durch diesen Zugang wird ein spezielles Instrument geführt, mit dem die vordere Linsenkapsel eingeritzt und anschließend zirkulär eröffnet wird (Kapsulorhexis). Anschließend wird das so entstandene vor- dere Kapselblatt entfernt und der Linsenkern von der Linsenrinde gelöst (Hydrodelineation). **b** Das Phakohandstück zur Ultraschallkernzertrümmerung wird in die Augenvorderkammer eingeführt. **c** Das Phakohandstück zerkleinert den Linsenkern und saugt die entstandenen Fragmente gleichzeitig auf. **d** Wenn alle Linsenreste aus der Augenvorderkammer entfernt worden sind, kann die Kunstlinse in den klaren Linsenkapselsack hinter die Iris implantiert werden.

Außerdem werden beim Patienten noch Kontrollen des Kreislaufs (Blutdruck und Puls), bei Diabetikern des Blutzuckers und bei Kindern der Temperatur durchgeführt. Vor der Verabreichung der Prämedikation wird der Patient aufgefordert, Blase und Darm zu entleeren, da er nach der Einnahme der Medikamente nicht mehr aufstehen sollte. Die Prämedikation sowie möglicherweise Herz- und Kreislaufmedikamente werden nach der Anordnung auf dem Narkoseprotokoll verabreicht.

Die Stunden vor der Operation, insbesondere auch Wartezeiten, können eine große psychische Belastung für den Patienten darstellen. Die Pflegeperson sollte jetzt ganz besonders die individuelle Situation des Patienten wahrnehmen und Sicherheit vermitteln.

Erfolgt der Abruf in den Operationsbereich, vergewissert sich die verantwortliche Pflegeperson noch einmal, dass das richtige Auge weitgetropft wurde und alle Unterlagen einschließlich Patientenakte und OP-Einwilligung gerichtet sind.

Operationsprinzip Ultraschall und Kunstlinsenimplantation

Die Phakoemulsifikation, d. h. die Zertrümmerung der getrübten Augenlinse mit Ultraschall und die anschließende Implantation einer Kunstlinse in den Kapselsack, ist derzeit das am häufigsten ausgeführte Operationsverfahren in der Kataraktchirurgie. Hierbei werden nur die zentrale Linsenvorderkapsel, der Linsenkern und die Linsenrinde entfernt, der Kapselsack (die peripheren Teile der Linsenvorderkapsel und die hintere Linsenkapsel) jedoch belassen. **Abb. 10.2** stellt die einzelnen Operationsschritte dar. Nach erfolgtem Wundverschluss erhält der Patient einen Lochkapselverband (siehe **Abb. 8.5**) oder eine Schutzbrille.

Postoperative Phase

Informationen über den Narkoseverlauf und weiterführende Maßnahmen sind vom Anästhesieteam schriftlich auf dem Narkoseprotokoll festgehalten worden. Zusätzlich erfolgt eine mündliche Mitteilung durch einen Mitarbeiter des Anästhesie- und/oder Operationsteams.

Nach der Übernahme des Patienten führt die Pflegeperson auf Station Bewusstseins- und Vitalzeichenkontrollen durch (Blutzuckermessung bei Diabetikern). Sie kontrolliert den Verband und setzt gegebenenfalls eine Infusionstherapie fort. Die Pflegeperson achtet darauf, dass das Zimmer etwas abgedunkelt und der Patient bequem bzw. nach der Vorgabe des Operateurs gelagert ist (nach glaskörperchirurgischen Eingriffen kann eine Bauchlage erforderlich sein). Die Klingel muss für den Patienten gut erreichbar sein und er sollte nicht durch Mitpatienten oder deren Besucher gestört werden. Nach diesen ersten Maßnahmen schließt sich die Ausarbeitung des Überwachungs- und Therapieplans an.

Nach Augenoperationen ist die Dauer der Flüssigkeitskarenz von der Narkoseart abhängig und in der Regel auf dem Narkoseprotokoll vermerkt. Nach der vorgegebenen Wartezeit kann der Patient in Abhängigkeit vom Wohlbefinden wieder feste Nahrung zu sich nehmen. Je nach Krankheitsbild und Allgemeinzustand des Patienten erfolgt das erste Aufstehen in Begleitung mindestens einer Pflegeperson. Am Abend oder am nächsten Morgen kann der Patient wieder seine private Kleidung anziehen.

Meistens erhält der kataraktoperierte Patient noch für mehrere Tage kombinierte Antibiotikum-/Kortikosteroid-Augentropfen tagsüber und Augensalbe zur Nacht. Augenreiben wird dem Patienten strikt untersagt (dies gilt prinzipiell nach jeder Augenoperation und nach augenärztlichen Untersuchungen, für die ein Lokalanästhetikum erforderlich ist). Da die Kataraktoperation häufig in örtlicher Betäubung und ambulant erfolgt, kann der Patient die Augenabteilung bereits kurze Zeit nach der Operation verlassen, aber auch bei stationären Patienten ist die Verweildauer inzwischen sehr kurz. Deshalb erhalten der Patient und/oder seine Betreuungsperson eine Einweisung in die Tropftechnik (S. 122). Zur Augenpflege zu Hause wird klares, etwas angewärmtes Leitungswasser ohne Seifenzusatz mit einem sauberen, fusselfreien Tuch empfohlen.

Grundsätzlich bestehen für postoperative Aktivitäten keine Einschränkungen, soweit sie mit Ruhe und Bedacht ausgeführt werden können. Für 3 Wochen sollen Schwimmbad- und Saunabesuche unterbleiben. Nach einer Kataraktoperation können Flugreisen unternommen werden. In Abhängigkeit von der Sehschärfe ist Autofahren erlaubt.

Wenn der Patient präoperativ eine Brille getragen hat, stimmt die Brechkraft des Glases postoperativ meist nicht mehr. Um die Zeit bis zum Erhalt des neuen, passenden Brillenglases zu überbrücken, kann es für den Patienten besser sein, die Brille ganz wegzulassen oder durch eine einfache Schutzbrille zu ersetzen.

Komplikationen

Nach Kataraktextraktionen sind bei den heutigen Operationsverfahren Komplikationen sehr selten. Neben einer Wundfistel, die je nach Situation mit einem geschlossenen Verband mit doppelter Kompresse oder einer Wundrevision behandelt wird, ist die postoperative Augeninnendruckerhöhung anzumerken. Sie kann von Schmerzen begleitet sein und erfordert die medikamentöse Augeninnendrucksenkung oder eine chirurgische Druckentlastung.

M *Klagt ein Patient nach einer Kataraktoperation über Schmerzen oder eine Sehverschlechterung, muss umgehend ein Augenarzt hinzugezogen werden. Dies kann auch der Hinweis auf eine postoperative Endophthalmitis (Entzündung des ganzen Augeninneren) sein, die schlimmstenfalls zum Verlust des Auges führt.*

Eine Endophthalmitis lässt sich in der Regel nicht allein antibiotisch behandeln, meistens ist außerdem zum Erhalt des Auges eine Linsenexplantation mit Vitrektomie (Glaskörperentfernung) erforderlich. Das bei diesem Eingriff gewonnene Material wird mikrobiologisch untersucht, um ggf. das Antibiotikum nach einem Antibiogramm anpassen zu können. Mit diesen Maßnahmen ist heute oft sogar noch eine recht gute Sehschärfe zu erreichen, während die Diagnose Endophthalmitis früher häufig eine Phthisis bulbi (Augapfelschrumpfung) und Enukleation (Augapfelentfernung) zur Folge hatte.

Bei einer postoperativen Hornhautquellung kann eine raschere Aufklarung durch die Gabe hyperosmolarer Augentropfen erreicht werden.

11 : Glaukome ■ ■

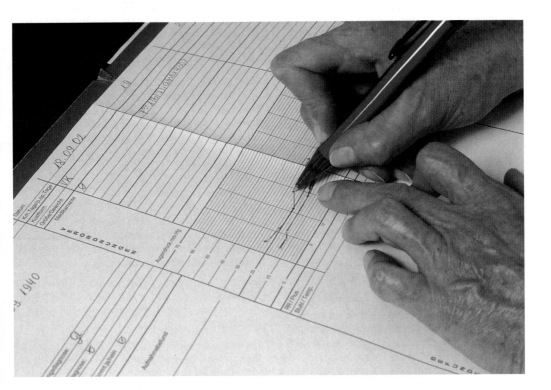

X **Examenswissen** *Symptome des chronischen Glaukoms
(S. 146), Ursachen des Sekundärglaukoms (S. 149)*

Vorbemerkung

Der normale Augeninnendruck, auch als Tensio, Tension, intraokularer Druck oder IOD bezeichnet, ist schwer zu definieren. Einerseits ist bekannt, dass 5 % der Patienten, bei denen sich Augeninnendruckwerte von 24–30 mmHg messen lassen, Gesichtsfeldausfälle entwickeln. Andererseits bedeuten diese Zahlen aber auch, dass 95 % der Patienten mit diesen Druckwerten zumindest in den ersten 5 Jahren keine krankhaften Veränderungen bekommen werden. Zu welcher Gruppe er gehören wird, weiß jedoch weder der Patient selber noch der Arzt. Kompliziert wird die Situa-

tion noch dadurch, dass es eine Glaukomform gibt, bei der immer Werte unter 20 mmHg gemessen werden und sich trotzdem schwerste Schäden an den Sehnerven und Gesichtsfeldausfälle bis zur Erblindung entwickeln. Hieraus ergibt sich, dass Augeninnendruckwerte über 21 mmHg zwar einen Risikofaktor darstellen, an einem Glaukom zu erkranken, der Augeninnendruck allein aber zur Beurteilung des Gefahrenpotenzials nicht ausreicht.

M *Ein Augeninnendruck von 15 +/- 3 mmHg wird grundsätzlich als normal angesehen.*

11.1 ┊ Primär chronisches Offenwinkelglaukom

D *Das primär chronische Offenwinkelglaukom (chronisches Weitwinkelglaukom, grüner Star) ist eine Neuropathie (Nervenerkrankung) des N. opticus. Seine Kennzeichen sind ein langsamer Verlust der Ganglienzellen der Netzhaut sowie der Axone und Astrozyten des Sehnervs bei klinisch unauffälligem, normal weitem Kammerwinkel.*

Zur sicheren Diagnose gehören:
1. Glaukompapille,
2. typische (glaukomatöse) Gesichtsfelddefekte,
3. Augeninnendruckerhöhung.

Sind nur die Punkte 1 und 2 erfüllt und liegt der Augeninnendruck immer unter 21 mmHg liegt ein *Normaldruckglaukom* (Niederdruckglaukom, Low-tension-Glaukom) vor.

Ist nur der Punkt 3 erfüllt, d. h. Augeninnendruckerhöhungen werden gemessen, aber Gesichtsfelder und Papille sind normal, entspricht dies der Diagnose *okuläre Hypertension.*

Ursache
Die Ursache des primär chronischen Offenwinkelglaukoms ist nicht geklärt. Wahrscheinlich führt eine Kombination aus individuell zu hohem Augeninnendruck und verminderter Durchblutung der Sehnervregion zu den beschriebenen Veränderungen. Hinweise auf eine genetische Veränderung verdichten sich allerdings.

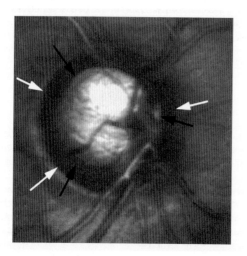

Abb. 11.1 ▪ Glaukompapille. Typische Glaukompapille mit tiefer zentraler Aushöhlung (Exkavation) deren Rand durch schwarze Pfeile gekennzeichnet ist. Der Papillenrand befindet sich im Bereich der weißen Pfeile.

W *Der Beginn eines Glaukoms im jugendlichen Alter ist mit einer Defektlokalisation auf Chromosom 1q verknüpft. Bei mehreren Familien mit autosomal-dominantem Erbgang des Glaukoms konnten Mutationen des Optineurin-Gens auf Chromosom 10 identifiziert werden.*

Risikofaktoren, an einem primär chronischen Offenwinkelglaukom zu erkranken, sind neben dem zu hohen Augeninnendruck eine familiäre Häufung der Erkrankung, Kurzsichtigkeit, ein Alter über 40 Jahren, Diabetes mellitus und Herzkreislauferkrankungen. Außerdem ist diese Glaukomform bei Afroamerikanern häufiger.

Symptome und Diagnostik
Das Frühstadium eines chronischen Glaukoms macht keinerlei Beschwerden und zunächst nur Sehnervenveränderungen. Nur durch eine prophylaktische Augeninnendruckmessung ist der Risikofaktor Augeninnendruckerhöhung festzustellen.

M *Da die Häufigkeit des primär chronischen Offenwinkelglaukoms nach dem 40. Lebensjahr zunimmt, sollte bei allen Personen, die dieses Alter erreicht haben, der Augeninnendruck gemessen werden.*

Ein Augeninnendruckwert über 20 mmHg oder eine Differenz von mehr als 4 mmHg zwischen beiden Augen veranlasst den Augenarzt zu Augeninnendruckkontrollen zu verschiedenen Tageszeiten, da der Augeninnendruck im Tagesverlauf schwankt und morgens im Normalfall am höchsten ist. Die Augeninnendruckmessung dient neben der Diagnostik auch der Therapiekontrolle (siehe auch Pflegeschwerpunkt Glaukom).

Bei fortgeschrittenen Glaukomen sind Veränderungen am Sehnerven und später am Gesichtsfeld zu erkennen, diese sind aber bereits Zeichen einer irreversiblen Schädigung durch den zu hohen Augeninnendruck:

- Der Sehnervenkopf, die Papille, entwickelt allmählich eine typische, immer größer werdende, tiefe zentrale Aushöhlung, die als Exkavation bezeichnet wird, und Zeichen des Untergangs von Ganglienzellen und ihrer Axone ist (Glaukompapille, **Abb. 11.1).**
- Die Gesichtsfelder weisen häufig typische bogenförmige Ausfälle um das Gesichtsfeldzentrum herum auf (z. B. doppeltes Bjerrum-Skotom, **Abb. 11.2).** Derartige Gesichtsfeldausfälle, die das Zentrum freilassen und einseitig betont sein können, fallen den Patienten oft erst auf, wenn sie das bessere Auge zukneifen (z. B. beim Rasieren).

Das Ausmaß der Papillenexkavation ist bei der Inspektion mit dem Augenspiegel subjektiv zu beurteilen. Um eine Zunahme oder einen gleich bleibenden Befund zu dokumentieren, sind Fotos oder die Laserscanning-Tomographie (S. 112) erforderlich. Unbehandelt führt ein primär chronisches Glaukom allmählich zu einer vollständigen Aushöhlung des Sehnervs sowie einem kompletten Ausfall des Gesichtsfeldes und damit zur Erblindung.

Therapie

Das primäre Offenwinkelglaukom ist eine chronische Erkrankung, die häufig eine lebenslange medikamentöse Therapie erfordert. Bei Augeninnendruckwerten bis 25 mmHg kann zunächst noch mit der Behandlung abgewartet werden, wenn Sehnerv, Gesichtsfeld und Familienanamnese unauffällig sind und der Patient zu regelmäßigen Kontrolluntersuchungen erscheint.

Bei Sehnerv- und/oder Gesichtsfeldschäden und/ oder Augeninnendruck über 25 mmHg wird mit der Therapie begonnen, zur Zeit meistens mit Betablocker-Augentropfen 1- bis 2-mal täglich (s. a. S. 119). Sie sind am kostengünstigsten und führen nicht zu einer Myopisierung. Herzerkrankungen (z. B. Bradykardie < 50/Min, AV-Block) und ein Asthma bronchiale stellen allerdings Kontraindikationen gegen diese Wirkstoffgruppe dar. Führen Betablocker innerhalb von 2 Wochen nicht zu einer ausreichenden Augeninnendrucksenkung, erfolgt der Wechsel zu anderen Augentropfen, z. B. Prostaglandis-Analoga oder Karboanhydrasehemmer. Reicht keine der Monotherapien aus, werden die Augentropfen kombiniert. In seltenen Fällen muss auch ein Karboanhydrasehemmer in Tablettenform gegeben werden.

Führt auch die kombinierte Therapie nicht zum Erfolg, wird eine den Augeninnendruck senkende Ope-

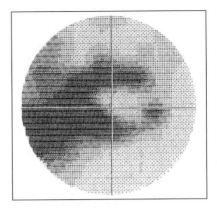

Abb. 11.2 ▪ **Gesichtsfeldausfall.** Typischer Gesichtsfeldausfall bei Glaukom bogenförmig um das zentrale Gesichtsfeld herum. Da der Patient zentral noch sehen kann und das Gesichtsfeld der anderen Seite bisher keine Einschränkungen aufweist und den Defekt beim beidäugigen Sehen weitestgehend kompensiert, ist ihm selbst der Ausfall bisher nicht aufgefallen.

ration durchgeführt. Alle zur Verfügung stehenden Operationsverfahren schaffen einen neuen Abflussweg des Kammerwassers und senken so den Augeninnendruck (z. B. Trabekulektomie oder tiefe Sklerektomie mit Viscokanalostomie).

M *Als Komplikation einer drucksenkenden Operation kann die Augenvorderkammer abflachen und das Auge hypoton (Augeninnendruck von 0–9 mmHg) werden. In diesem Fall wird die Pupille des betroffenen Auges maximal weitgestellt und ein geschlossener Verband mit Gaze (S. 123) angeordnet. Außerdem wird der Patient angehalten, möglichst viel zu trinken, und es wird evtl. die systemische Gabe von Prednisolon verordnet. Erhält die Augenvorderkammer unter diesen konservativen Maßnahmen keine normale Tiefe, ist eine Revisionsoperation erforderlich.*

11.2 ⋮ Akutes Winkelblockglaukom

D *Als akutes Winkelblockglaukom (Glaukomanfall, akutes Engwinkelglaukom, Winkelblock) wird ein plötzlich auftretender, sehr hoher Augeninnendruck durch einen Kammerwinkelverschluss bei engem Kammerwinkel bezeichnet.*

M *Beim akuten Winkelblockglaukom handelt es sich um einen augenheilkundlichen Notfall!*

Ursache

Die Ursache eines Glaukomanfalls ist der akute Verschluss eines engen Kammerwinkels (Abb. 11.3 u. S. 96). Hierdurch kann das Kammerwasser nicht mehr abfließen und der Druck im Auge steigt an. Ein enger Kammerwinkel und eine enge Augenvorderkammer sind am häufigsten mit einem kürzer gebauten Auge und Hyperopie verbunden. Auch eine im Alter an Dicke zunehmende Linse schränkt die Kammerwinkeltiefe ein.

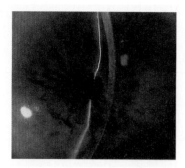

Abb. 11.3 ▪ **Flache Augenvorderkammer.** Auge mit sehr flacher Augenvorderkammer, das zum Glaukomanfall prädisponiert ist. Zwischen Hornhautrückfläche (gekennzeichnet durch den rechten Lichtspalt der Spaltlampe) und Irisvorderfläche (gekennzeichnet durch den linken Lichtspalt) befindet sich nur noch ein schmaler Raum (Pfeil).

> **M** *Durch eine spontane oder medikamentenbedingte Weitstellung der Pupille (z. B. durch Atropin, Neosynephrin, Scopolamin oder Tropicamid) kann bei engem Kammerwinkel ein Glaukomanfall ausgelöst werden.*

Symptome und Diagnostik

Ein Glaukomanfall ist fast immer einseitig. Das betroffene Auge wird durch eine ausgeprägte Hyperämie plötzlich rot und der Patient klagt über starke Schmerzen, eine Herabsetzung des Sehvermögens sowie oft über Übelkeit und Erbrechen.

Die Pupille ist mittelweit, der Augeninnendruck sehr hoch (oft > 50 mmHg) und das Auge steinhart (während das andere Auge bei sanftem Druck auf die Sklera mit dem Finger leicht nachgibt, fühlt sich das betroffene Auge wie ein Stein an). Die Hornhaut spiegelt nicht mehr, sondern erscheint durch eine Stromatrübung und ein Epithelödem stumpf. Bei der seitlichen Beleuchtung des Auges fällt die sehr flache Augenvorderkammer auf. Der Kammerwinkel ist verschlossen.

> **M** *Ein „rotes Auge", eine mittelweite Pupille, eine nicht mehr spiegelnde Hornhaut und ein durch sehr hohen Augeninnendruck sich sehr hart anfühlendes Auge sind typische Zeichen eines Glaukomanfalls.*

Das akute Winkelblockglaukom ist viel seltener als das primär chronische Offenwinkelglaukom (etwa 5 % zu 95 %), führt aber im Gegensatz zu diesem bei fehlender Behandlung relativ rasch zu Verklebungen zwischen Iris und Linse, Irisnekrosen und zur Optikusatrophie. Bei sofortiger Therapie, die in der Öffnung des Kammerwinkels und damit der Wiederherstellung des Kammerwasserabflusses besteht, tritt kein Funktionsverlust ein.

Therapie

Zu Beginn werden 30 min lang alle 5 min Pilocarpin 1 %-Augentropfen in das betroffene Auge instilliert. Außerdem erhält der Patient 500 mg Acetazolamid (Diamox) intravenös (einerseits wegen des rascheren Wirkungseintritts und andererseits wegen der meistens bestehenden Übelkeit). Anschließend wird Pilocarpin alle 15 min getropft, bis der Augeninnendruck im Normbereich liegt (die Öffnung des Kammerwinkels und die Wiederherstellung des Kammerwinkelabflusses korrelieren meistens mit einer wieder enger werdenden Pupille). Bis zur Operation erhält der Patient außerdem Acetazolamid-Tabletten (z. B. 4-mal täglich 250 mg). Bei längerer Therapie mit Acetazolamid ist eine Kaliumsubstitution erforderlich.

Ist die Senkung des Augeninnendrucks durch diese Maßnahmen unzureichend, erhält der Patient Mannitol 20 % intravenös. Einmalig kann auch Glycerin (1–1,5 g/kg KG) mit dem Zusatz von Zitronensaft und Eisstückchen getrunken werden (durch den unangenehmen Geschmack von Glycerin wird allerdings der Brechreiz verstärkt).

Das Partnerauge, das in der Regel ebenfalls einen engen Kammerwinkel aufweist, ist sehr stark gefährdet, auch einen Glaukomanfall zu erleiden. Deshalb muss es prophylaktisch mit Pilocarpin 2 %-Augentropfen 3-mal täglich und Pilocarpol 2 % zur Nacht behandelt werden.

Sobald der Augeninnendruck durch die medikamentöse Therapie normalisiert worden ist, erfolgen so rasch als möglich eine periphere Iridektomie im Operationssaal oder eine Laser-Iridotomie zunächst des betroffenen Auges und später vorbeugend des Partnerauges. Bei diesen Verfahren wird im oberen äußeren Irisrandbereich ein kleines Stück Iris entfernt. Hierdurch wird wieder eine Verbindung zwischen hinterer und vorderer Augenkammer geschaffen und der Abflussweg für das Kammerwasser im Kammerwinkel geöffnet.

> **M** *Es kommt mitunter vor, dass bei Patienten mit einem Glaukomanfall das „rote Auge" übersehen wird und sie wegen der unklaren Schmerzen mit Übelkeit und Erbrechen mit dem Verdacht auf einen „akuten Bauch" zuerst dem Allgemeinarzt, Internisten oder Notarzt vorgestellt werden. Auch nach allgemein- oder unfallchirurgischen Eingriffen, besonders bei alten Patienten mit großen Augenlinsen, kann im Zusammenhang mit einer Stresssituation (dann werden die Pupillen physiologisch weit) oder einer Atropin-Prämedikation ein Glaukomanfall in der postoperativen Phase beobachtet werden.*

11.3 Primäres kongenitales Glaukom (Buphthalmus)

D *Ein Buphthalmus (Ochsenauge) ist eine Vergrößerung der Hornhaut und der Augapfellänge durch einen erhöhten Augeninnendruck in den ersten 3 Lebensjahren.*

Ursache
Angeborene Veränderungen im normal weiten Kammerwinkel verhindern den normalen Kammerwasserabfluss. Der daraufhin ansteigende Augeninnendruck kann in den ersten 3 Lebensjahren zu einer extremen Augapfelvergrößerung führen. Im Mittleren Osten tritt die Erkrankung autosomal-rezessiv auf, in Europa ist sie polygenetisch multifaktoriell.

Symptome und Diagnostik
Die Eltern berichten über Augentränen und große Lichtempfindlichkeit (Photophobie) des Kindes. Beides ist die Folge eines Hornhautödems, das der Hornhaut auch ihren normalen Glanz nimmt.

Beim Neugeborenen besteht der Verdacht auf einen Buphthalmus bei einem Hornhautdurchmesser von mehr als 10 mm und bei einem 2-jährigen Kind bei mehr als 12 mm **(Abb. 11.4)**.

An der Spaltlampe sind Risse in der Descemet-Membran der Hornhaut (Haab-Linien) zu erkennen. Der Kammerwinkel ist weit und nicht ausdifferenziert, die Augenvorderkammer tief. Eine Ultraschalluntersuchung zur Achsenlängenmessung des Bulbus ergibt eine zu langes Auge und bei der Augeninnendruckmessung werden zu hohe Werte gemessen.

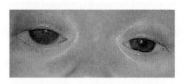

Abb. 11.4 ▪ Buphthalmus. Rechts ausgeprägterer Buphthalmus als links; deutlich ist die Vergrößerung der Hornhaut zu erkennen. Die Hornhaut erscheint stumpf und ist nicht mehr glatt, klar und spiegelnd.

Ausgeprägte Buphthalmus-Augen können sehr dünne Augapfelwände besitzen und infolgedessen stark verletzungsgefährdet sein. Dies ist bei allen diagnostischen und therapeutischen Maßnahmen zu berücksichtigen.

M *Säuglinge und Kleinkinder mit Lichtempfindlichkeit, Tränenfluss und/oder „schönen großen Augen" sollten unbedingt einem Augenarzt zum Glaukomausschluss vorgestellt werden.*

Therapie
Die Therapie besteht in einer möglichst frühen Operation. Drucksenkende Augentropfen sind wenig hilfreich, sie können bis zur Operation gegeben werden. Eine Sonnenbrille mit hoher Lichtabsorption lindert die Lichtempfindlichkeit (darf aber nicht die normale Sehentwicklung einschränken, weshalb sie nur nach ärztlicher Anordnung und stundenweise getragen werden darf).

11.4 Sekundärglaukom

D *Sekundärglaukome sind Glaukome, die als Folge von anderen Augenerkrankungen entstehen.*

Ursache
Die Ursachen der Sekundärglaukome sind sehr zahlreich, sodass hier nur einige Beispiele genannt werden können:
- das *Pigmentdispersionssyndrom*, bei dem Irispigment auf den Strukturen des Augenvorderabschnitts abgelagert wird,
- das *Pseudoexfoliationssyndrom* (Kapselhäutchenglaukom) mit Ablagerungen von grau-weißem, flockenartigem Material, überwiegend im Augenvorderabschnitt,
- als Folge von *Entzündungen des Augeninneren*, z. B. bei Iritis,

- Kortikosteroide können zu einer Augeninnendruckerhöhung führen (*„Kortison-Glaukom"*, Kortison-Responder),
- nach stumpfen *Augenverletzungen* kann sich ein Sekundärglaukom entwickeln,
- das *Neovaskularisationsglaukom* entsteht durch Gefäßneubildungen im Kammerwinkel und auf der Iris (Rubeosis iridis) beispielsweise bei Diabetes mellitus und nach Verschluss der Zentralvene des Auges,
- *postoperativ*.

M *Nach operativen Eingriffen kann der Augeninnendruck ansteigen, was zu Schmerzen im Augenbereich und/oder Kopfschmerzen führen kann. Klagt der Patient über entsprechende Beschwerden, sind eine Spaltlampen- und eine Augeninnendruckkontrolle durch den Augenarzt erforderlich.*

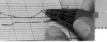
P Pflegeschwerpunkt Glaukom

Eleonore Belka und Brigitte Edwards

Einsicht in die Therapienotwendigkeit

In den Frühstadien des chronischen Glaukoms hat der Patient keinerlei Beschwerden und erfährt infolgedessen keine sofortige körperliche Beeinträchtigung durch die Erkrankung. Die Therapie stellt dagegen eine deutliche Einschränkung dar. Außerdem verspürt der Patient keine Veränderung, wenn er öfter ein oder zwei Tage nicht tropft, denn die Folgen einer nicht konsequent durchgeführten Behandlung werden erst in einer etwas ungewissen Zukunft auftreten. Dies schränkt die Compliance (Bereitschaft zur Mitarbeit des Patienten) erheblich ein.

M *Patienten möchten einen Erfolg ihrer Bemühungen sehen. Dieser besteht bei der Glaukomerkrankung in Augeninnendruckwerten im Normbereich sowie konstanten Gesichtsfeld- und Sehnervenbefunden: Die erfolgreiche, lebenslange Glaukomtherapie kann die Erkrankung aufhalten, nicht beseitigen! Aber ohne Behandlung ist eine Erblindung sehr wahrscheinlich.*

In Presseberichten und Fernsehsendungen, in Gesprächen mit Verwandten und Bekannten, die selbst an einem Glaukom erkrankt sind, wird der natürliche Krankheitsverlauf als negativ eingeschätzt. Viele Patienten sind daher depressiv verstimmt, haben Erblindungsangst, fühlen sich allein durch die Diagnose in ihrem Wohlbefinden eingeschränkt und fürchten um ihre berufliche und soziale Zukunft.

Die Vermittlung von Einsicht in die Therapienotwendigkeit und die Reduktion der Ängste wird erleichtert, wenn es als unmittelbarer Erfolg während des stationären Aufenthalts gelingt, den Augeninnendruck in den Normbereich zu senken.

Die Tagesdruckkurve als Basis der Glaukomtherapie

Der Augeninnendruck variiert im Tagesverlauf, er kann zu bestimmten Tageszeiten normal sein, zu anderen dagegen deutlich erhöht. Deshalb muss bei Glaukomverdacht wiederholt zu verschiedenen Tageszeiten beidseits gemessen werden. Erst wenn der

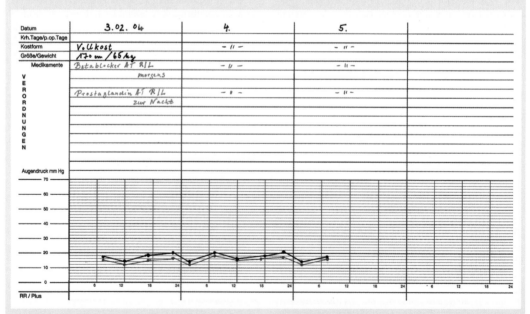

Abb. 11.5 ▪ Augeninnendruckkurve. Tagesdruckkurve eines Glaukompatienten. Auf der Abszisse sind die Zeiten aufgetragen, zu denen gemessen wird und auf der Ordinate der Augeninnendruck in mmHg. Die eigentlich zu verwendende neue Einheit kPa hat sich in der Praxis bisher nicht durchgesetzt. Die Augeninnendruckwerte des rechten Auges sind rot und des linken Auges schwarz eingezeichnet. Gemessen wurde um 7, 12, 17, 22 und 2 Uhr nachts. Die antiglaukomatöse Therapie ist grün vermerkt und besteht in Betablocker-Augentropfen beidseits am Morgen und Prostaglandin-Augentropfen beidseits zur Nacht.

Augeninnendruck zu allen Tageszeiten in dem für den Patienten erforderlichen Normbereich liegt, ist er unter seiner antiglaukomatösen Therapie gut eingestellt und kann wieder entlassen werden.

Abb. 11.5 zeigt die Tagesdruckkurve eines Glaukompatienten. Auf der Abszisse sind die Zeiten aufgetragen, zu denen gemessen wird, meistens 7, 12, 17 und 22 Uhr (sowie ggf. auch 24 Uhr und 2 Uhr nachts), und auf der Ordinate der Augeninnendruck in mmHg. Die eigentlich zu verwendende neue Einheit kPa hat sich in der Praxis bisher nicht durchgesetzt, weshalb der Augeninnendruck nach wie vor in mmHg angegeben wird.

Häufiges Augeninnendruckmessen erfordert jedes Mal eine Oberflächenanästhesie der Hornhaut, auf die einige Menschen mit einer Hornhautepitheldekompensation reagieren. Die Berührung der Hornhaut mit dem Messkolben des Tonometers kann ebenfalls die Hornhautoberfläche beeinträchtigen. Um zusätzlichen Stress und eine Verletzung der Hornhaut zu vermeiden, wird der Patient angewiesen, auf keinen Fall die Augen zu reiben. Denn bis zu 1 Stunde nach der Messung ist die Hornhaut weniger empfindlich und zu starkes Reiben führt während dieser Zeitspanne nicht zu einer Missempfindung. Wenn der Patient zwischen den Messungen über ein Fremdkörpergefühl oder Schmerzen klagt, ist zum Ausschluss eines Defektes der Hornhautoberfläche (Erosio corneae, S. 182) eine Spaltlampenkontrolle durch den Augenarzt erforderlich.

Selbstapplikation als Ziel

Oft ist nicht nur, wie oben geschildert, die Compliance ein Problem, sondern auch das Unvermögen, die Augentropfen selbst zu instillieren. Glaukompatienten sind eher älter (die Prävalenz des chronischen Glaukoms nimmt vom 6. bis zum 8. Lebensjahrzehnt von 0,6 % auf 2,8 % zu) und sehen durch ihre Altersweitsichtigkeit in der Nähe schlechter. In der Mehrzahl der Fälle ist die umsichtige Anleitung zur Selbstapplikation von Augenmedikamenten möglich. Hierzu erstellt die Pflegeperson mit dem Patienten oder bei Kindern oder pflegebedürftigen Patienten mit deren Angehörigen bzw. Betreuern einen „Tropfenplan", erklärt die Tropftechnik und lässt sie üben (ausführliche Beschreibung in Kap. 3 ab S. 120).

12 Erkrankungen von Gefäßhaut und Lederhaut

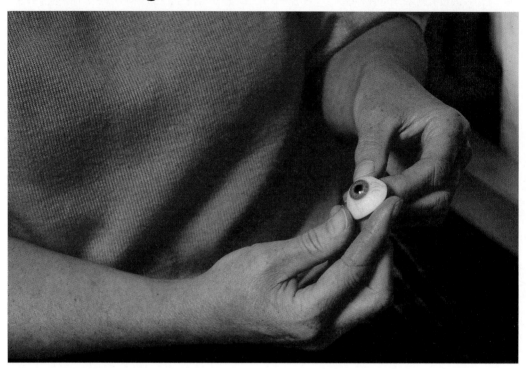

12.1 Skleritis und Episkleritis

D *Die Episkleritis ist eine meist umschriebene, rötliche Entzündung des lockeren Bindegewebes zwischen Lederhaut und Bindehaut. Als Skleritis wird die Entzündung der Lederhaut des vorderen Augenabschnitts (Scleritis anterior) und/oder des hinteren Augenabschnitts (Scleritis posterior) bezeichnet.*

Ursache

Bei Patienten mit einer Episkleritis liegt oft eine außergewöhnliche körperliche oder seelische Belastung in der direkten Vorgeschichte vor. Besonders bei der Skleritis können schwere rheumatische oder autoimmunologische Erkrankungen des Auges festgestellt werden. Auch Infektionen des Auges und/oder des Körpers (Syphilis, Tuberkulose) sind möglich. Mitunter ist aber trotz aufwändiger Diagnostik keine Ursache zu finden.

M *Während die Episkleritis meistens eine eher gutartige, zwar rezidivierende, aber häufig selbstlimitierende Erkrankung ist, sind etwa 25 % der Skleritispatienten nach 5 Jahren an ihrer Grunderkrankung verstorben.*

Symptome und Diagnostik

Die Patienten empfinden Schmerzen, die von einem Berührungsschmerz über bohrende Schmerzen bei der Episkleritis bis zu nicht mehr ertragbaren Schmerzen bei der Skleritis reichen können.

Die typische *Episkleritis* zeichnet sich durch eine umschriebene, ovale oder runde Rötung eines Episklerabereichs aus. Sie ist oft knotenförmig (nodulär), mit darüber verschieblicher Bindehaut. Die tiefen episkleralen Gefäße im Bereich der Veränderung sowie die angrenzenden Bindehautgefäße sind vermehrt blutgefüllt und verantwortlich für die rote Farbe. Das übrige Auge kann normal weiß sein.

Die *anteriore Skleritis* kann als dunkelroter bis bläulicher Knoten in Erscheinung treten oder als diffuse Rötung von Episklera und Bindehaut mit Chemosis und Skleraödem. Eine sehr bedrohliche Form ist die *nekrotisierende Skleritis* mit Gefäßverschlüssen im Bereich der Lederhautveränderung und weiß-gelblichen Nekrosegebieten. Als Folge der Skleritis wird die Lederhaut dünner und es kommt zur Ausbildung von *Staphylomen.* Hierbei handelt es sich um umschriebene Vorwölbungen von verdünnter Lederhaut und Aderhaut, die häufig blau oder dunkel erscheinen (siehe **Abb. 9.11**).

Die *Scleritis posterior* ist seltener und lässt sich durch eine Skleraverdickung im Ultraschall feststellen sowie indirekt durch Augenhintergrundveränderungen, Lidödem, Chemosis, Bewegungseinschränkung des Augapfels und Exophthalmus.

Komplikationen

Ein Skleritisschub kann 6 Monate bis 6 Jahre dauern und bis zum Verlust des Auges führen, wenn die sehr dünne Sklera im Staphylombereich perforiert.

Therapie

Die Behandlung der Episkleritis besteht in der Gabe von kortikosteroidhaltigen oder anderen entzündungshemmenden Augentropfen (nichtsteroidale Antiphlogistika), z. B. Diclofenac-Augentropfen. Bei fehlender Besserung erfolgt die Verordnung von systemischem Indometacin.

Die Skleritis wird lokal wie die Episkleritis behandelt. Zusätzlich erhält der Patient, je nach Schweregrad und dem Ansprechen auf die Therapie, systemisch Flurbiprofen, Indometacin, Prednisolon und eventuell ein Immunsuppressivum oder Zytostatikum. Diese Medikamente können erhebliche Nebenwirkungen haben, weshalb eine allgemeinärztliche bzw. internistische Betreuung erforderlich ist.

Die Patienten mit einer Skleritis sind häufiger auf internistischen Stationen und in Spezialabteilungen für rheumatische Erkrankungen zu finden als in der Augenklinik. Die umsichtige Augenpflege (S. 117) und konsequente Therapie sowie die konsiliarische Augenarztbetreuung können für den Erhalt der Augen essenziell sein. Gerade für diese Patienten bedeuten fernsehen und lesen zu können ein Mehr an Lebensqualität.

12.2 ⋮ Iritis (Uveitis anterior)

D   *Als Iritis (Regenbogenhautentzündung) wird die Entzündung der Iris bezeichnet. Korrekter ist eigentlich der Ausdruck Uveitis anterior (Entzündung der vorderen Uvea/Aderhaut), da neben der Regenbogenhaut meistens auch der Ziliarkörper betroffen ist. Die Entzündung von Iris und Ziliarkörper wird auch als Iridozyklitis bezeichnet.*

Ursache

Die Ursachen der Iritis sind vielseitig. Etwa 25 % der Fälle sind keiner bestimmten Erkrankung zuzuordnen. Die übrigen 75 % haben teilweise eine spezifische Ursache (z. B. Viren, Bakterien, Pilze), teilweise sind sie jedoch lediglich auf klar umrissene Krankheitsbilder zurückzuführen, deren Ursprung aber noch nicht völlig geklärt ist. Zu der letzten Gruppe gehören z. B. juvenile rheumatoide Arthritis, Spondylitis ankylosans (Bechterew-Krankheit), Behcet-Krankheit, Reiter-Krankheit und Colitis ulcerosa.

Symptome und Diagnostik

Charakteristische Veränderungen einer Iritis sind ein rotes Auge mit Hyperämie der Bindehautgefäße und der episkleralen Limbusgefäße (ziliare Injektion), eine enge Pupille und ein Vorderkammerreizzustand. Dieser ist nur an der Spaltlampe zu erkennen und zeichnet sich durch Zellen in der Augenvorderkammer sowie einen positiven *Tyndall-Effekt* aus. Bei einem Tyndall-Effekt reflektieren Zellen und Exsudat im Kammerwasser das Spaltlampenlicht, ähnlich wie ein Lichtstrahl, der durch ein Kirchenfenster fällt, den Staub aufleuchten lässt. Häufig sind feine punktförmige Beschläge auf der Hornhautrückfläche vorhanden sowie hintere Synechien (Verklebungen von Iris und Linse). Bei einer sehr schweren Iritis können sich weißliche Fibrin- und Leukozytenansammlungen am Boden der Augenvorderkammer ansammeln, was als *Hypopyon* bezeichnet wird.

Die Patienten sind lichtscheu (photophob) und können bei einer Mitbeteiligung des Ziliarkörpers über Schmerzen bei der Akkommodation klagen. Dies wirkt sich beim Wechsel vom Blick in die Ferne zum Lesen von Texten aus. Die Sehschärfe ist unterschiedlich stark beeinträchtigt.

Die *akute* Iritis beginnt plötzlich mit ausgeprägten Symptomen und dauert nicht länger als 6 Wochen. Sie kann in eine *chronische* Iritis übergehen, die meist schleichend verläuft und sich über Jahre, entweder kontinuierlich, mit zwischengeschalteten akuten Entzündungsschüben oder auch symptomfreien Intervallen hinziehen kann.

M *Die in der Regel schmerzlose Iritis bei juveniler rheumatoider Arthritis ist meistens mit einem äußerlich reizfreien, „weißen" Auge verbunden, während an der Spaltlampe zahlreiche Zellen in der Augenvorderkammer, ein positiver Tyndall-Effekt und hintere Synechien beobachtet werden können. Wird nicht sofort eine Behandlung eingeleitet, drohen den Kindern schwere Einbußen der Sehschärfe, insbesondere auch der Lesefähigkeit sowie Operationen zur Lösung der massiven Verklebungen im Auge.*

Die Diagnose einer Iritis und damit der rechtzeitige Therapiebeginn ist bei juveniler rheumatoider Arthritis in der Mehrzahl der Fälle nur durch regelmäßige, mehrmals im Jahr stattfindende Spaltlampenkontrollen durch den Augenarzt zu stellen. Zur Ursachenklärung einer Iritis ist häufig neben Konsiliaruntersuchungen eine umfangreiche Labor- und Röntgendiagnostik erforderlich (z. B. Röntgenaufnahmen der Ileosakralgelenke und HLA-Antigen-Bestimmung bei einem Verdacht auf Reiter-Krankheit).

Komplikationen

Eine nicht behandelte oder auf die Therapie nicht ansprechende Iritis kann mit erheblichen Folgen für das Auge assoziiert sein, hierzu gehören: Irisatrophie, Linsentrübungen (Katarakt), Rubeosis iridis (Gefäßneubildungen auf der Iris) mit Sekundärglaukom und Seclusio pupillae (zirkuläre hintere Synechien). Die bei der Seclusio pupillae im gesamten Pupillenbereich vorhandenen Verklebungen von Irisrückfläche und Linse verhindern den Durchtritt des Kammerwassers von der hinteren in die vordere Augenkammer. Die Folge ist ein Flüssigkeitsstau, der die Iris nach vorn wölbt. Ein Zustand, der als Iris bombata bezeichnet wird und manchmal auch nach Kataraktoperationen zu sehen ist. Im Extremfall resultieren alle diese Veränderungen allmählich in einer Schrumpfung des Augapfels (Phthisis bulbi).

Therapie

Die Behandlung der Iritis muss so rasch wie möglich nach der Diagnosestellung eingeleitet werden. Sie besteht in der medikamentösen Erweiterung der Pupille (Mydriasis) zur inneren Ruhigstellung und Vermeidung von Synechien sowie der Instillation von kortikosteroidhaltigen Augentropfen.

Zur Pupillenerweiterung werden je nach Schweregrad der Erkrankung Tropicamid, Cyclopentolat, Homatropin oder Atropin als Augentropfen 1–3 mal täglich instilliert. Wenn die Pupille zu intensiv weitgestellt wird, können sich allerdings auch in einer Mydriasis Synechien ausbilden und die Pupille wird dann nicht mehr eng. Bei Kindern besteht bei einer Mydriasis über mehrere Tage Amblyopiegefahr.

Auch die Wahl des Kortikosteroids, die Häufigkeit und die Dauer der Applikation richten sich nach dem Ausmaß der Iritis. Zur Anwendung kommen Dexamethason-, Prednisolon-, Hydrokortison- und Fluorometholon-Augentropfen. Diese können zu Augeninnendrucksteigerungen führen, weshalb der Augeninnendruck vom Augenarzt regelmäßig kontrolliert werden muss. Außerdem kann die unkontrollierte Applikation von kortikosteroidhaltigen Augentropfen Bakterien- und Pilzinfektonen begünstigen. Bei einer ausgeprägten Neigung zur Synechienbildung wird Dexamethason auch unter die Bindehaut (subkonjunktival) gespritzt. Wenn die Befundbesserung ausbleibt, können, soweit internistischerseits keine Kontraindikation besteht, systemische Kortikosteroide und/oder Immunsuppressiva verordnet werden.

Liegt der Iritis eine spezifische Ursache zugrunde, wird diese zusätzlich behandelt, z. B. eine Syphilis oder Borreliose mit systemischen Antibiotika.

P *Vielschichtige Pflegesituation.* *Patienten mit einer Iritis können sonst gesund sein, aber auch schwerste Grunderkrankungen, besonders aus dem entzündlich-rheumatischen Bereich, aufweisen. Verbunden damit sind des öfteren Gelenkversteifungen, welche die Augenuntersuchungen erheblich erschweren können (z. B. kann das Hinknien auf dem Untersuchungsstuhl, der nur für Erwachsene konzipiert ist, für ein Kind nicht mehr möglich sein). Häufig erforderliche Krankenhausaufenthalte wegen des Grundleidens reißen die Betroffenen immer wieder aus ihrem sozialen Umfeld (Schule, Beruf) und die oft erforderlichen systemischen Therapien mit Kortikosteroiden und Immunsuppressia haben erhebliche Nebenwirkungen (z. B. Wachstumsverzögerung). Neben den körperlichen sind die psychosozialen Belastungen der Patienten und ihrer Angehörigen erheblich und müssen bei der Patientenbetreuung berücksichtigt werden.*

12.3 ⁝ Uveitis intermedia und Uveitis posterior

D *Unter dem Begriff Uveitis (Entzündung von Chorioidea, Ziliarkörper, Iris) wird eine große Krankheitsgruppe zusammengefasst, die häufig nicht nur die Aderhaut, sondern auch angrenzende Strukturen mit einbezieht. Unterschieden werden außer der bereits oben definierten Uveitis anterior noch die Uveitis intermedia und die Uveitis posterior.*

Als *Uveitis intermedia* (Zyklitis, Pars planitis) wird die Entzündung der Pars plana des Ziliarkörpers bezeichnet. Die *Uveitis posterior* kann verschiedene Anteile des Augenhintergrundes einbeziehen und diffus, umschrieben (fokal) oder mit einzelnen Herden an verschiedenen Stellen (multifokal) auftreten. Überwiegt die Entzündung der Aderhaut, liegt eine *Chorioiditis* vor, ist in erster Linie die Netzhaut betroffen eine *Retinitis* und bei der Kombination von beidem eine *Chorioretinitis* oder *Retinochorioiditis*.

Bei einer *Endophthalmitis* sind alle Strukturen des Augeninneren beteiligt, ohne Sklerabeteiligung. Die *Panophthalmie* stellt eine Endophthalmitis mit Beteiligung der Augenhüllen und eventuell des orbitalen Gewebes dar.

Ursachen
Die Ursachen der Uveitis sind sehr umfangreich und lassen sich in mehrere Gruppen einteilen:
- idiopathisch unspezifisch (etwas 25 % der Patienten),
- in Verbindung mit systemischen Krankheiten unklarer Ursache, z. B. Sarkoidose,
- Entzündungen des Augeninneren mit charakteristischen Augenhintergrundveränderungen unklarer Ursache, z. B. Birdshot-Retinopathie (gelb- bis orangefarbene Aderhautflecken),
- Viren, z. B. Zytomegalie-Virus-Retinochoroiditis bei AIDS,
- Bakterien, z. B. Chorioretinitis bei Syphilis durch Spirochäten,
- Pilze, z. B. Candidiasis durch Candida-Arten,
- Parasiten, z. B. Toxoplasmose durch den Einzeller Toxoplasma gondii,
- phakoanaphylaktische Endophthalmitits: 3 Wochen nach einer umschriebenen Linsenkapselöffnung entwickelt sich die Endophthalmitis; die Heilung tritt nach der operativen Linsenentfernung ein,
- postoperativ oder posttraumatisch.

Symptome und Diagnostik
Eine Uveitis kann akut sein, mit plötzlichem Beginn und ausgeprägten Symptomen, oder chronisch mit schleichendem Beginn und geringer ausgeprägten Veränderungen. Während die *akute Uveitis* so definiert ist, dass sie nicht länger als 6 Wochen dauert, kann sich die *chronische Uveitis* über Jahre hinziehen und immer wieder von Entzündungsschüben unterbrochen werden.

„Schwebeteilchen" vor dem Auge sind auf Glaskörpertrübungen zurückzuführen. Ihr Ausmaß sowie eine Makulabeteiligung bestimmen den Grad der zu beobachtenden Sehverschlechterung. Ausgeprägte Augenschmerzen, die innerhalb von 1–4 Tagen nach einer Operation oder einer offenen Augenverletzung auftreten, sind das Leitsymptom der bakteriellen Endophthalmitis.

Der Augeninnendruck kann normal, erhöht oder erniedrigt sein und wird deshalb regelmäßig kontrolliert.

Bei einer Choroiditis weist die Aderhaut gelbe bis graue aktive Flecken und weiße atrophische Areale auf. Die typische Retinitis ist durch weiße trübe Herde mit unscharfer Grenze auf Netzhautniveau charakterisiert. Das Kennzeichen der Retinochoroiditis bzw. Chorioretinitis ist der Übergang der Entzündung von der Netzhaut auf die Aderhaut oder umgekehrt.

Neben einer Glaskörperreaktion *(Vitritis)* mit Zellen und unterschiedlich ausgeprägten Verdichtungen im Glaskörper ist die Uveitis posterior häufig von einer *Vaskulitis* begleitet, d. h. einer Gefäßentzündung mit entweder weißlichen Gefäßeinscheidungen aus entzündlichem Zellinfiltrat *(Periphlebitis)* oder die Gefäße umgebenden granulomatösen, kerzenwachsartigen Herden.

Wie bei der Iritis sind zur Ursachenbestimmung oft umfangreiche Labor- und Röntgen- sowie Konsiliaruntersuchungen erforderlich.

Komplikationen
Bevor es das Krankheitsbild *AIDS* (Acquired immunodeficiency syndrome) gab, waren viele Infektionen des Augenhintergrundes nur sehr selten und dann auch nur bei Patienten mit Immunsuppression, beispielsweise nach einer Nierentransplantation, zu beobachten. Die Infektion mit dem Retrovirus HIV (Human immunodeficiency virus) begünstigt durch die massive Reduktion der immunkompetenten Zellen im Spätstadium das Angehen opportunistischer Infektionen. Dies ist so typisch, dass bei der Diagnose einer Zytomegalie-Virus-Retinochoroiditis AIDS unbedingt ausgeschlossen werden muss, aber leider häufig die Verdachtsdiagnose bestätigt wird.

Bei einer *Uveitis intermedia* behalten etwa 80 % der Patienten eine Sehschärfe von 0,5 oder sogar darüber. Während die Prognose und Komplikationen bei der

Uveitis posterior sehr vom Ausmaß der Veränderungen und der vorhandenen Grunderkrankung abhängen. Außerdem spielen die zur Verfügung stehenden Therapiemöglichkeiten eine entscheidende Rolle. So können sich massive Augenhintergrundveränderungen bei einer Syphilis unter der Antibiotika-Therapie vollständig zurückbilden. Bei einer Herpes-zoster-Virus-Infektion des Augenhinterabschnitts im Spätstadium von AIDS kämpft man dagegen häufig um eine Vermeidung massiver Nekrosen und Netzhautablösungen, um dem Patienten einen Sehrest zur Verbesserung seiner Lebensqualität zu erhalten.

Netzhautablösungen als Komplikation einer Uveitis sind schwierig zu therapieren, genau wie sich die daraus entwickelnde proliferative Vitreoretinopathie (PVR, S. 162). Ein Makulaödem und eine Sehnervenatrophie können ebenfalls das Sehvermögen erheblich reduzieren. Wie bei der Iritis kann sich bei fehlendem Ansprechen der Therapie allmählich eine völlige Desorganisation der Augengewebe mit Schrumpfung des Augapfels (Phthisis bulbi) entwickeln, die wegen periodischer, nicht behandelbarer Schmerzzustände sogar die Augapfelentfernung erforderlich machen kann.

Therapie
Wenn irgend möglich, erfolgt die Therapie der Uveitis spezifisch, z. B. werden bei einer bakteriellen Ursache Antibiotika oder bei einer Zytomegalie-Virus-Retinochoroiditis bei AIDS die aktuell am besten wirkende Medikamentenkombination (z. B. Ganciclovir, Foscarnet) verordnet. Viele der bei Uveitis wirksamen Medikamente haben erhebliche Nebenwirkungen, die mitunter das Absetzen erzwingen, hierzu gehören neben der AIDS-Therapie auch die Toxoplasmose-Präparate (Clindamycin, Sulfonamide, Pyrimethamin, Cotrimoxazol).

Während Kortikosteroide bei Uveitis anterior auch als Augentropfen sowie subkonjunktival gegeben zum Erfolg führen können, müssen sie bei Erkrankungen des Hinterabschnitts systemisch (p. o., evtl. i. v.) verabreicht werden. Bei sehr schweren Verläufen, die beidseits bestehen und nicht auf Kortikosteroide ansprechen, können Immunsuppressiva und Zytostatika zum Erhalt der Sehkraft erforderlich werden. Sowohl für die systemische Kortikosteroidtherapie als auch für die Behandlung mit Immunsuppressiva und Zytostatika sind wegen der möglichen schweren Nebenwirkungen eine allgemeinärztliche bzw. internistische Betreuung erforderlich sowie der Ausschluss einer Tuberkulose und eines Diabetes mellitus.

Eine Pupillenerweiterung zur Ruhigstellung des Auges erfolgt bei einer zusätzlichen Beteiligung des Augenvorderabschnitts.

12.4 ┊ Tumoren der Aderhaut

12.4.1 ┊ Aderhautnävus

Der Aderhautnävus ist eine gutartige, flache, schiefergraue, unter der Netzhaut gelegene Augenhintergrundveränderung, deren Durchmesser nicht größer als 1,5–5 mm ist. Er wird bei etwa 7 % der Bevölkerung beobachtet. Aderhautnävi müssen regelmäßig kontrolliert werden, da ein Übergang in ein malignes Melanom möglich ist.

12.4.2 ┊ Malignes Melanom der Aderhaut

> **D** *Das maligne Melanom der Aderhaut ist ein bösartiger Primärtumor des Auges.*

Symptome und Diagnostik
Häufig wird das maligne Melanom (MM) zufällig während einer Routine-Augenhintergrunduntersuchung entdeckt. Zu einer Sehminderung, die den Patienten zum Arzt führen könnte, kommt es nur, wenn die Makula mitbeteiligt ist oder die begleitende Netzhautablösung sich nach zentral ausdehnt oder der Patient die mit dem Tumor und der Netzhautablösung verbundene Gesichtsfeldeinschränkung registriert. Selten bricht ein malignes Melanom in den Vorderabschnitt ein und wird dort im Iris-, Kammerwinkel- oder Bindehautbereich sichtbar. Das typische Aderhautmelanom besteht aus einer knotigen, braunen, deutlich erhabenen Augenhintergrundveränderung, welche die Netzhaut vor sich wölbt.

Bei der Diagnose helfen verschiedene bildgebende Verfahren, außerdem ist eine allgemeinärztliche bzw. internistische Untersuchung zum Ausschluss von Metastasen in Lunge und Leber (97 % aller Metastasen) erforderlich.

Komplikationen
Die 5-Jahres-Überlebensrate beträgt nach der Enukleation etwa 75 %, die 10-Jahres-Überlebensrate 65 %. Während bei der Erstdiagnose die Metastasierungsrate nur bei ungefähr 1 % liegt, stellt sie dennoch die

Todesursache dar. Lassen sich Fernmetastasen feststellen, sinkt die mittlere Überlebensrate der Patienten unter 6 Monate.

Therapie

Die Therapie ist auf den einzelnen Patienten abgestimmt. Behandlungsmöglichkeiten sind die Aufnähung eines radioaktiven Applikators, Spezialröntgenbestrahlungen (z. B. Teletherapie), die Enukleation (Entfernung des Augapfels) und bei kleinen Tumoren eventuell eine Argon- oder Xenonlaserbehandlung. Zur Versorgung mit einer Augenprothese s. Pflegeschwerpunkt Augenprothese.

12.4.3 Aderhautmetastasen

D *Aderhautmetastasen sind Tochtergeschwülste eines bösartigen Tumors in anderen Körperregionen, die sich im Aderhautbereich abgesiedelt haben.*

Ursache

Bei Frauen ist der Primärtumor am häufigsten ein Mammakarzinom, bei Männern Lungenkrebs.

Symptome und Diagnostik

Die Patienten können über Verschwommensehen klagen, meist bleibt aber im Verlauf eine gute Sehschärfe erhalten.

M *Sehstörungen bei Patientinnen mit einem Mammakarzinom in der Anamnese müssen vom Augenarzt abgeklärt werden. Sie können auf eine begleitende Netzhauterkrankung (paraneoplastisches Syndrom) oder Aderhautmetastasen zurückzuführen sein.*

Bei der Augenhintergrunduntersuchung sind solitäre oder multiple, blassweiße bis gelbweiße, meist wenig prominente (selten > 3 mm), unscharf begrenzte choroidale Veränderungen zu erkennen. Sie werden bei einem Drittel der Patienten beidseits und am häufigsten am hinteren Pol beobachtet. Charakteristisch ist eine goldbraune Pigmentverklumpung auf der Oberfläche (leopardenfellähnlich). 75 % der Patienten haben eine seröse Netzhautablösung.

Komplikationen

Die Metastase ist bei etwa 30 % der Patienten das Erstsymptom, besonders bei Lungenkarzinomen. Die Überlebenszeit nach der Diagnose einer Aderhautmetastase beträgt wenige Monate, nur gelegentlich mehr als 5 Jahre.

Therapie

Behandelt wird der Primärtumor. Eine Chemotherapie oder Strahlentherapie des Auges wird palliativ eingesetzt (palliativ: die Symptome können behandelt werden, nicht die Ursache).

P Pflegeschwerpunkt Augenprothese

Eleonore Belka und Brigitte Edwards

D *Augenprothesen* **(Abb. 12.1)** *sind Schalen aus Glas oder Kunststoff, die anstelle des Augapfels als Platzhalter und/ oder aus kosmetischen Gründen in die vordere Orbita zwischen Augenlidern und Bindehautauskleidung der Enukleationshöhle eingesetzt werden.*

Hilfe beim Annehmen der Krankheit

Die Enukleation eines Auges kann nicht nur wegen eines Tumors, sondern z. B. auch nach Verletzungen, bei nicht therapierbarem, schmerzhaftem Neovaskularisationsglaukom oder wegen einer Phthisis bulbi er-

a   **b**

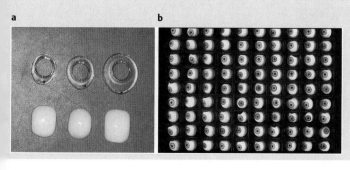

Abb. 12.1 ▪ **Augenprothesen. a** Lochprothesen: Illig-Schale (obere Reihe) und Keramikbriketts (untere Reihe), **b** Glasprothesensatz.

forderlich sein. Sie stellt eine extreme psychische Belastung für den Patienten und seine Angehörigen dar.

Ein bösartiger Tumor bedroht nicht nur das Auge des Patienten, sondern die Ganzheit seiner Person sowie seine soziale Integration. Der Patient selbst und seine Angehörigen reagieren oft mit Schock, Verleugnung, Depression, Aggression und Auflehnung gegen die Diagnose sowie gegen Pflegepersonen und Ärzte. Es können ausgeprägte Gefühlsschwankungen bestehen, die nicht vorhersehbar sind. Das Annehmen der Krankheit durch die Betroffenen kann sehr lange dauern oder gänzlich unmöglich sein.

Wenn der Patient in ein funktionierendes Sozialsystem eingegliedert ist, besteht die Hauptaufgabe der Pflegepersonen darin, die Klinik- und Untersuchungssituation so angenehm wie möglich zu gestalten. Fehlt jedoch der soziale Rückhalt, ist die betreuende Pflegeperson auch als Bezugsperson wichtig, die zuhört, Hoffnung gibt und ein Gespür dafür entwickelt, welche Hilfe der Patient benötigt. Im Klinikalltag mit seiner immer kürzeren Verweildauer der Patienten ist es nicht einfach, sich die dafür nötige Zeit zu nehmen.

Der kosmetische Aspekt

Bei Patienten und Angehörigen steht direkt nach der Enukleation der kosmetische Aspekt häufig im Vordergrund. Mit den neueren Enukleationsverfahren gelingt es in der Regel, ein kosmetisch befriedigendes Ergebnis zu erhalten, das sogar Mitbewegungen der Augenprothese ermöglicht. Hilfestellung durch die Pflegeperson benötigt der Patient bei der Handhabung der Augenprothese, die meistens am 5. postoperativen Tag angepasst wird und eine wichtige Nachsorge- und Rehabilitationsmaßnahme ist. Der Patient wird mit dieser vorläufigen Prothese entlassen. Im weiteren Verlauf erhält er eine von einem Augenkünstler individuell angefertigte Augenprothese aus Glas, die dem anderen Auge so ähnlich ist, dass der ungeübte Beobachter das „Glasauge" oft gar nicht registriert. Diese Glasprothese muss etwa alle 1–2 Jahre ausgetauscht werden, da die Tränenflüssigkeit die Oberfläche mit der Zeit aufraut.

> **M** *Es ist sehr wichtig, den Patienten und seine Angehörigen bereits vor der Operation mit der Prothese vertraut zu machen und diese auch anfassen zu lassen. Einer unnötigen Scheu und einem oft sogar vorhandenen Ekel bei dem Gedanken an eine Prothese wird so vorgebeugt.*

Postoperative Nachsorge

Nach der operativen Entfernung des Augapfels kann dem Patienten im Operationssaal vor dem Anlegen des Druckverbandes eine Lochprothese oder ein Keramikbrikett eingesetzt werden (**Abb. 12.1a**). Diese bleibt zunächst als Platzhalter in der Enukleationshöhle und wird während der ersten postoperativen Tage 1-mal täglich bei der ärztlichen Visite herausgenommen und gereinigt. Nach der Inspektion der Wundhöhle und vor dem Wiedereinsetzen der Augenprothese erfolgt die Applikation von antibiotischer Augensalbe (nach ärztlicher Anordnung). Anschließend wird ein Druckverband oder gegebenenfalls ein Rollverband angelegt (siehe **Abb. 8.6**). Am 5. postoperativen Tag ist die Schwellung meist soweit zurück gegangen, dass eine vorläufige schalenförmige Glasprothese, die einem Glasprothesensatz entnommen wird (**Abb. 12.1b**) und in Form und Farbe etwa dem anderen Auge entspricht, angepasst werden kann.

Handhabung und Pflege einer Augenprothese

Der Patient erhält in der postoperativen Phase Anweisungen zur Handhabung und zur Pflege der Augenprothese. Dies erfordert sehr viel Einfühlungsvermögen, eine ruhige Ausstrahlung und Zuspruch von Seiten der Pflegeperson. Sie sollte sich dafür Zeit nehmen und dies bewusst im Stationsablauf einplanen. Folgendes Material wird auf einem Pflegetablett gerichtet:

- Nierenschale aus Zellstoff bzw. Prothesenbehälter,
- Schutzhandschuhe,
- weiche, saubere Unterlage (z. B. Handtuch),
- Zellstofftupfer bzw. Kompressen,
- physiologische Kochsalzlösung,
- Behälter mit lauwarmem Wasser,
- 10 ml-Spritze mit Aufziehkanüle,
- ärztlich verordnete Augenmedikamente,
- aufstellbarer Tischspiegel,
- evtl. Glasstäbchen.

Vor der Durchführung erhält der Patient Informationen über den Zweck und den Ablauf der Maßnahmen. Besucher werden gebeten, das Zimmer zu verlassen und der Patient wird vor den Blicken der Mitpatienten abgeschirmt. Er wird gebeten, an einem Tisch Platz zu nehmen. Die Pflegeperson breitet zunächst die weiche Unterlage vor dem Patienten auf der Tischplatte aus, damit die Glasprothese nicht zerspringen kann, wenn sie aus der Hand gleiten sollte. Dann wird der

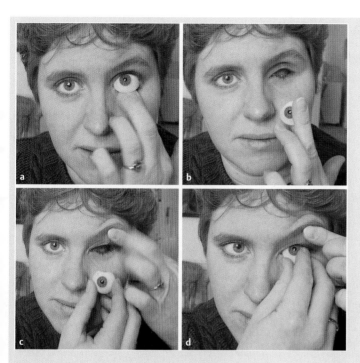

Abb. 12.2 Augenprothese. a u. **b** Herausnehmen und **c** u. **d** Einsetzen einer Augenprothese.

Spiegel aufgestellt. Anschließend erfolgt die Händedesinfektion nach Hygieneplan.

Zum Herausnehmen der Prothese drückt der Patient mit dem Zeigefinger oder einem Glasstäbchen das Unterlid unter den Prothesenrand, sodass sie gelockert wird und in die bereitgehaltene Hand fallen oder zwischen Zeigefinger und Mittelfinger gehalten werden kann. Der Blick nach oben erleichtert den Vorgang. Die herausgenommene Prothese wird mit lauwarmem Wasser gereinigt und im Aufbewahrungsbehälter oder auf einer Kompresse platziert. Verkrustungen lösen sich, wenn die Prothese ca. 10 min in physiologische Kochsalzlösung gelegt wird. Fühlt sich die Prothesenoberfläche rau an, kann es sein, dass sie zu Reizungen der Augenhöhle führt und erneuert werden muss.

Anschließend wird die Augenhöhle inspiziert und bei Sekretbildung oder Verkrustungen nach Anordnung des Arztes z. B. mit physiologischer Kochsalzlösung gespült.

Um das Einsetzen der Prothese zu erleichtern, wird sie kurz mit physiologischer Kochsalzlösung befeuchtet und dann mit einer Hand an der breitesten Stelle zwischen Daumen und Zeigefinger gefasst. Die Prothese wird dabei so ausgerichtet, dass ihre Ausbuchtung zur Nase zeigt und der breite Teil zur Schläfe. Die andere Hand zieht das Oberlid ab. Während der Patient nach unten blickt, wird die Prothese vorsichtig unter das Oberlid geschoben. Anschließend schaut er bei leichter Abhebung des Unterlides nach oben, sodass die Augenprothese auch in den unteren Bindehautsack gleiten kann.

Das Herausnehmen und Wiedereinsetzen muss mehrmals geübt werden. Bei einer Unsicherheit des Patienten sollten möglichst auch Angehörige bzw. die Betreuungsperson angeleitet werden, die Pflege der Augenprothese zu übernehmen. Die Augenprothese soll auch nach dem stationären Aufenthalt 1-mal täglich herausgenommen und gereinigt werden.

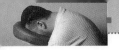
13 ⋮ Erkrankungen der Netzhaut

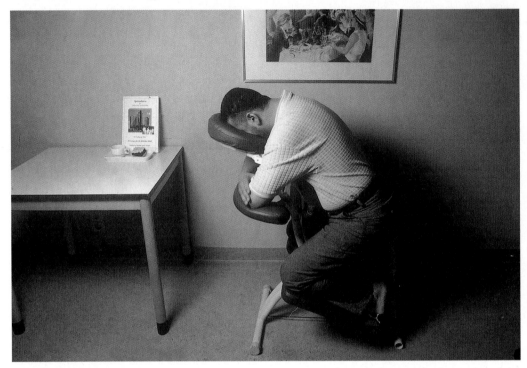

13.1 ⋮ Myopie

D *Die Myopie (Kurzsichtigkeit) ist eine Form der Fehlsichtigkeit, bei welcher der Brennpunkt parallel in das Auge einfal-
lender Strahlen vor der Netzhaut liegt und das Auge im Verhältnis
zu seiner Brechkraft zu lang ist* (s. **Abb. 6.2b**).

Ursache
Bei der *Brechungsmyopie* ist der Hornhautradius sehr
klein (< 7,5 mm), hierdurch wird die Hornhaut steiler
und das Licht infolgedessen so gebrochen, dass der

Brennpunkt vor der Netzhaut liegt. Auch Veränderungen der Linsenbrechkraft, z. B. durch eine Katarakt
oder bei einem Diabetes mellitus, wie auch eine Verschiebung der Augenlinse aus der optischen Achse
beim Marfan-Syndrom (bei vollständiger Verlagerung
der Linse aus dem Strahlengang ist das Auge allerdings hyperop) können zu einer Brechungsmyopie
führen.

D *Definition*   **M** *Merke*   **P** *Pflege*   **W** *Wissen*   **X** *Examenswissen*

Häufiger ist die *Achsenmyopie*, bei welcher der Augapfel zu lang ist. Warum der Augapfel in die Länge wächst, ist nicht geklärt. Es besteht eine genetische Prädisposition. Außerdem werden u. a. langes Lesen und vermehrte Naharbeit angeschuldigt. Als Ursache wird auch Lesen bei schlechter Beleuchtung während der Wachstumsperiode des Auges diskutiert. Einige Augenkrankheiten und Syndrome sind mit Myopie assoziiert.

Symptome und Diagnostik

Das Leitbild der Myopie ist eine reduzierte Sehschärfe für die Ferne. Bei starker Kurzsichtigkeit müssen die Betroffenen Gegenstände sehr nahe an die Augen heranführen, um sie überhaupt erkennen zu können. Oft wird die Kurzsichtigkeit festgestellt, wenn Schulkinder Schwierigkeiten haben, Wörter auf der Wandtafel zu erkennen. Seltener besteht sie bereits bei Geburt oder im Vorschulalter. Bei der Brillenbestimmung werden Werte von -0,25 bis > -20,0 dpt ermittelt.

Netzhautlöcher und Vorstufen behandlungsbedürftiger Netzhautveränderungen kommen bei der Myopie häufiger als bei Emmetropie und Hyperopie vor.

M *Alle myopen Patienten unterliegen der erhöhten Gefahr einer Netzhautablösung, weshalb jährliche Netzhautkontrollen in Mydriasis ratsam sind.*

Ab ca. -8,0 dpt können sehr ausgeprägte Augenhintergrundveränderungen entstehen. Hierzu gehören weiß-gelbliche Atrophiezonen von Aderhaut und Netzhaut sowie Pigmentverklumpungen, choroidale Neovaskularisationen und Staphylome (umschriebene Vorwölbungen der Augenwand nach außen). Der Augeninnendruck ist häufig höher als bei Normalsichtigen.

Komplikationen

Meistens stabilisiert sich die Myopie im Verlauf der ersten Lebensjahrzehnte bei Werten zwischen -3,0 und -6,0 dpt. Bei wenigen Patienten entwickelt sich dagegen ein progressives Augapfellängenwachstum mit irreversiblen Veränderungen und Sehverlust. Netzhautlöcher werden in der Regel gelasert und Netzhautablösungen müssen operiert werden (S. 163).

Therapie

Die Behandlung besteht in der Verordnung von Brillen mit Minusgläsern oder Kontaktlinsen. Eine mögliche Alternative stellt die refraktive Hornhautchirurgie mit einem Excimer-Laser dar, die zur Zeit als Methode für Patienten über 18 Jahre mit nicht zu hoher Myopie anerkannt ist. Ihr Prinzip ist es, die Brechkraft der Hornhaut durch Laserstrahleinwirkung so zu ändern,

dass keine Brille für die Ferne mehr getragen werden muss. Das derzeit am häufigsten durchgeführte Verfahren ist die laserassistierte intrastromale (in situ) Keratomileusis (LASIK).

13.1.1 Laserassistierte intrastromale (in situ) Keratomileusis (LASIK)

Nach einer Tropfanästhesie der Hornhaut wird mit einem Mikrokeratom eine oberflächliche Hornhautlamelle (Flap) präpariert und vorsichtig nach nasal umgeschlagen **(Abb. 13.1a)**. Das jetzt exponierte Hornhautstroma wird nun mit einem Excimer-Laser so photorefraktiv behandelt, dass die Hornhaut weniger steil wird und damit das auffallende Licht etwas weniger stark bricht **(Abb. 13.1b)**. Nach der Größe der Blendenöffnung des Excimer-Lasers richtet sich die Größe des behandelten Hornhautareals und damit auch das Ausmaß der Myopiereduktion. Nach der Excimer-Behandlung wird die Hornhautlamelle wieder zurückgeschlagen. Mit diesem Verfahren können Myopien von -1 bis -6 dpt mit gutem Erfolg korrigiert werden, d. h. postoperativ erreichen die Patienten ohne Brille

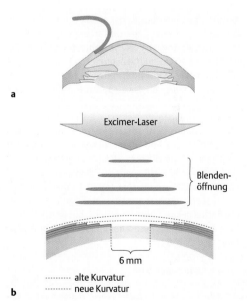

a

Excimer-Laser

Blendenöffnung

6 mm

·········· alte Kurvatur
·········· neue Kurvatur

b

Abb. 13.1 ■ Schema der LASIK. a Die mit einem Mikrokeratom präparierte Hornhautlamelle wird zurückgeschlagen. **b** In Abhängigkeit von der Größe der Blendenöffnung des Excimer-Lasers wird ein unterschiedlich großes Hornhautstromaareal mit Laserstrahlen behandelt. Danach richtet sich die Form der neuen Hornhautkurvatur. Je flacher sie wird, umso stärker ist das Ausmaß der Myopiekorrektur.

eine recht gute Sehschärfe für die Ferne. Bei Myopien > -10 dpt nehmen die Komplikationen zu und die Ergebnisse können unbefriedigend sein.

Da bei dieser Art der Operation die Hornhaut mit der Lamelle wieder vollständig verschlossen wird, hat der Patient in der Regel postoperativ keine Schmerzen. Die Nachbehandlung erfolgt mit einer Augentropfenkombination aus einem Breitspektrumantibiotikum und einem Kortikosteroid.

Komplikationen sind z. B. eine Trübung (Haze) unter dem Hornhautepithel sowie Fremdkörper oder eine Hornhautentzündung in der Grenzfläche zwischen Lamelle und Hornhaut. Außerdem kann sich die Hornhautlamelle verlagern oder ganz lösen. Kortikosteroidbehandlungen verhindern bei einer Hornhautentzündung zwar meistens die Narbenbildung, können aber zu einer Augeninnendruckerhöhung führen (Steroidglaukom).

13.2 ⋮ Netzhautablösung (Amotio retinae) ■ ■

D *Die Netzhautablösung (Amotio retinae, Ablatio retinae) stellt eine Trennung von Netzhaut und retinalem Pigmentepithel durch Flüssigkeit dar.*

Ursache
Drei Ursachen einer Netzhautablösung kommen in Frage:
- *Rissbedingt (rhegmatogen)*: Ein Netzhautloch oder ein Netzhautriss stellen die Voraussetzung dafür dar, dass Flüssigkeit unter die Netzhaut gelangen kann und diese abhebt.
- *Traktionsbedingt (zugbedingt)*: Verschiedene Augenhintergrunderkrankungen, z. B. diabetische Retinopathie, offene Augenverletzungen, Netzhautrisse, rhegmatogene Netzhautablösungen und die Retinopathia praematurorum (s. u.) können zur Bildung von Membranen unter, auf und über der Netzhaut sowie im Glaskörperraum führen. Wenn sich die Membranen im Krankheitsverlauf kontrahieren, ziehen sie die Netzhaut ab. Der Prozess der Membranbildung, als proliferative Vitreoretinopathie (PVR) bezeichnet, kann so massiv sein, dass die Netzhaut trichterförmig zusammengezogen wird und die Papille nicht mehr zu erkennen ist.
- *Exsudativ*: Die exsudative Netzhautablösung entsteht, wenn Blut, Exsudat oder Transsudat unter die Retina gelangt und sie anhebt. Ein Beispiel hierfür ist die Begleitamotio bei einem Aderhautmelanom (vgl. S. 156).

Symptome und Diagnostik
M *Charakteristische Symptome der Netzhautablösung sind „Blitze", „schwarze Punkte", ein „Schatten" oder „Vorhang", die der Patient vor dem betroffenen Auge wahrnimmt. Sie treten plötzlich auf, bleiben bestehen und erfordern eine sofortige Augenhintergrundkontrolle durch den Augenarzt. In der Regel ist das Auge äußerlich völlig reizfrei.*

Diese Symptome können zwar auch eine harmlose Ursache haben, wie eine Abhebung des hinteren Glaskörpers von der Netzhaut, aber harmlose Ursachen stellen in diesem Fall eine Ausschlussdiagnose dar. Öfter besteht noch keine Netzhautablösung, aber ein frischer Riss in der Netzhaut oder ein sog. *Hufeisenforamen*, bei dem der halbabgerissene Deckel hufeisenförmig über dem Netzhautloch (Netzhautforamen) schwebt. Werden symptomatische Netzhautlöcher oder Netzhautrisse rechtzeitig mit Laserherden abgeriegelt, kann die Netzhautablösung hierdurch vermieden werden.

Eine Sehverschlechterung bemerkt der Patient, wenn die abgehobene Netzhaut die Makula einbezieht oder bei der Rissbildung und anschließenden Ablösung der Netzhaut ein Gefäß einreißt und zu einer Blutung in den Glaskörper führt. Die Glaskörperblutung kann so massiv sein, dass kein Einblick in das Augeninnere mehr möglich ist und die abgelöste Netzhaut nur mit einer Ultraschalluntersuchung darstellbar ist.

Bei gutem Einblick ist bei der Augenhintergrunduntersuchung eine transparent bis grau erscheinende Vorwölbung der Netzhaut zu sehen, die sich bei Augenbewegungen wellenförmig mitbewegt. Im Gegensatz zur exsudativen Amotio retinae ist bei einer rhegmatogenen Netzhautablösung mindestens ein Netzhautloch zu finden (**Abb. 13.2**). Im Falle einer proliferativen Vitreoretinopathie sind die Traktionsmembranen zu erkennen, welche die Netzhaut abziehen.

Komplikationen
Ohne eine Behandlung legt sich die abgehobene Netzhaut in der Regel nicht wieder an und hat die Tendenz, der Schwerkraft folgend zuzunehmen. Wenn sich noch eine proliferative Vitreoretinopathie ausbildet, führen die Traktionsmembranen allmählich zu einer tunnelförmigen Netzhautkontraktion und das Auge verliert seine Sehfähigkeit.

Therapie

Werden Netzhautlöcher so früh entdeckt, dass die umgebende Netzhaut noch nicht abgehoben ist, können sie mit Laserherden oder Kryoherden (mit einer Kältesonde applizierte Kälteherde) umstellt werden, die eine feste Verbindung zwischen der Netzhaut im Randbereich und dem darunter liegenden Gewebe herstellen.

Ist eine Netzhautablösung eingetreten, gibt es prinzipiell 2 Behandlungsmöglichkeiten:

1. Die Augapfelwand wird der nach innen abgehobenen Netzhaut durch *Eindellung* angenähert, sodass sie wieder Kontakt zu ihrer Unterlage bekommt. Das Netzhautforamen wird anschließend mit Laser- oder Kryoherden umstellt. Die Eindellung erfolgt bei umschriebenen Netzhautablösungen mit einer Schaumstoffplombe und bei umfangreicherer Ablösung mit Cerclagebändchen.

2. Vom Augapfelinneren wird *Druck* ausgeübt, sodass sich die abgehobene Netzhaut wieder an das Pigmentepithel anlegt. Dies kann mit einer Gasauffüllung des Glaskörperraumes erfolgen oder im Rahmen einer *Vitrektomie*. Bei einer Vitrektomie werden der Glaskörper im Augeninneren sowie, falls vorhanden, Traktionsmembranen unter, auf oder über der Netzhaut mit feinen, in das Auge eingeführten Instrumenten, entfernt. Netzhautlöcher werden anschließend mit Laser- oder Kryoherden umstellt. Legt sich die Netzhaut durch diese Maßnahmen nicht spontan an, kann eine Tamponade durch Auffüllung des Augapfels mit Gasen ver-

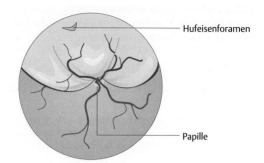

Abb. 13.2 ▪ **Netzhautablösung.** Rhegmatogene Netzhautablösung im Bereich der oberen Netzhauthälfte mit einem Hufeisenforamen als Ursache.

schiedener Schwere oder mit Silikonöl erforderlich werden. Während Gas in der Regel relativ rasch absorbiert wird, muss das Silikonöl meistens in einem späteren Eingriff wieder entfernt werden. Ist zu stark mit Gas oder Silikonöl tamponiert worden, kann postoperativ ein schmerzhafter Augeninnendruckanstieg auftreten, der eine sofortige Druckentlastung erfordert. Zur postoperativen Nachsorge und Speziallagerung s. Pflegeschwerpunkt Pflege nach einer Netzhautoperation, S. 169.

Die *exsudative Netzhautablösung* erfordert keinen operativen Eingriff. Die Netzhaut legt sich spontan wieder an, wenn es gelingt, die Grunderkrankung erfolgreich zu therapieren.

13.3 ⋮ Retinopathia praematurorum

> **D** *Die Retinopathia praematurorum ist eine Netzhauterkrankung, die fast ausschließlich bei Frühgeborenen mit einem Geburtsgewicht unter 1500 g vorkommt.*

Ursache

Sauerstofftherapie, neonataler Sauerstoffmangel, Bluttransfusionen, vielleicht Vitamin-E-Mangel und eventuell die Beleuchtung in der Neugeboreneneinheit stellen Risikofaktoren für die Entwicklung einer Retinopathia praematurorum dar. Besonders gefährdet sind Neugeborene mit einem Geburtsgewicht unter 1000 g.

Symptome und Diagnostik

Die Netzhaut von unreifen Neugeborenen ist, im Gegensatz zu termingerecht geborenen Kindern, im Randbereich in einem stärkeren Ausmaß noch nicht vaskularisiert. Ab der 4. Woche nach der Geburt müs-

sen deshalb, wenn es der Allgemeinzustand zulässt, in bestimmten Abständen Augenhintergrundkontrollen in Mydriasis (Tropicamid 0,5 %) erfolgen. Bilden sich mit der Zeit keine normalen Gefäße aus, sondern Gefäßproliferationen über das Netzhautniveau in den Glaskörper, wird in der Regel eine Therapie eingeleitet, da sonst die Gefahr einer Netzhautablösung besteht.

Therapie

Solange keine Gefäßproliferationen über das Netzhautniveau hinaus ausgebildet werden (Stadium 3 der Retinopathia praematurorum) kann abgewartet werden, da die Wahrscheinlichkeit recht groß ist, dass sich der Befund stabilisiert oder normalisiert. Wachsen allerdings Gefäße in den Glaskörper hinein, erfolgt in der Regel eine Kryo- oder Laserkoagulation der Netzhaut. Sie hat zum Ziel, durch die Zerstörung

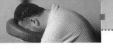

avaskulärer Netzhaut den Reiz zur Bildung, neuer, pathologischer Gefäße zu reduzieren und damit die normal mit Gefäßen versorgte Netzhaut zu retten. Ist bereits eine Netzhautablösung vorhanden, wird eine Vitrektomie erforderlich (s. o.).

13.4 ⋮ Altersabhängige Makuladegeneration (AMD)

D *Die altersabhängige Makuladegeneration ist eine bei älteren Patienten auftretende, meist beidseitige Erkrankung der Stelle des schärfsten Sehens der Netzhaut mit häufig fortschreitendem Sehverlust.*

Ursache
Die Ursache ist nicht bekannt.

Symptome und Diagnostik
Das Kennzeichen der AMD sind Drusen im Makulabereich. Dies sind kleine, gelb-weiße, punktförmige oder etwas größere, unscharf begrenzte Veränderungen in der Bruch-Membran. Ihre klinische Bedeutung erhalten sie durch die mit ihnen verbundenen Folgeveränderungen und die Häufigkeit in der Bevölkerung. Während bei nur etwa 1,5 % der Personen unter 64 Jahren Drusen zu erkennen sind, beträgt der Anteil der Betroffenen im Alter von 65–74 Jahren bereist 11 % und im Alter von 75–85 Jahren etwa 28 %.

M *Etwa 10 % der Drusenträger erleiden einen Sehverlust. Die altersabhängige Makuladegeneration ist die häufigste Ursache für eine Erblindung im Sinne des Gesetzes.*

Bei der trockenen AMD entwickeln sich große atrophische Areale am Augenhintergrund und führen so zum irreversiblen Sehverlust.

Als exsudative AMD wird die Ausbildung von Gefäßneubildungen in der Aderhaut bezeichnet, die durch die Bruch-Membran unter die Netzhaut vorwachsen (choroidale Neovaskularisation, CNV). Aus diesen Gefäßneubildungen können Blut und Exsudat austreten. Als Symptom gibt der Patient häufig Verzerrtsehen (Metamorphopsie) an: Wird ein kariertes Blatt betrachtet, so erscheinen die schwarzen Linien verzogen.

Intravenöse Farbstoffinjektionen (Fluoreszein, Indozyanin-Grün) ermöglichen die Darstellung choroidaler Neovaskularisationen mittels Spezialkameras und Spezialgeräten (Fluoreszenzangiographie, Indozyanin-Grün-Videoangiographie). Die exsudative Makulopathie kann in ein Narbenstadium übergehen, welches das ohnehin bereits schlechte Sehvermögen noch weiter herabsetzt.

Therapie
Der Spontanverlauf der AMD ist individuell verschieden. Gegen die Ausbildung von Drusen gibt es zur Zeit kein nachgewiesenermaßen wirksames Mittel. Auch die trockene AMD ist nicht therapierbar. Gut abgrenzbare choroidale Neovaskularisationen 200 μm außerhalb der Fovea können gelasert werden, evtl. auch unter der Fovea gelegene. Studien sprechen dafür, dass die Laserbehandlung zu einem etwas besseren Ergebnis führt als der Spontanverlauf.

Eine seit kurzer Zeit verfügbare Behandlungsform ist die sehr teure und aufwendige *photodynamische Therapie (PDT)* für unter der Fovea gelegene, vorwiegend gut abgrenzbare (subfoveale, vorwiegend klassische) choroidale Neovaskularisationen. Einerseits erhält der Patient hierbei mehrmals hintereinander zur Diagnostik und Therapiekontrolle einen Farbstoff intravenös zur Darstellung der Gefäßneubildung unter der Fovea. Andererseits wird ihm ebenfalls intravenös ein Farbstoff verabreicht, der sich in der choroidalen Neovaskularisation ablagert und diese für eine Laserbehandlung empfindlicher macht als die umgebende Netzhaut. So gelingt es, mit dem Laser nur die choroidale Neovaskularisation zu zerstören und die übrige, für das Sehvermögen sehr wichtige Netzhaut zu erhalten. Während die ersten Veröffentlichungen, die zur Einführung dieser Therapie führten, über recht gute Ergebnisse berichteten, müssen die langfristigen Erfolge noch abgewartet werden.

Gibt es für den einzelnen Patienten keine Therapiemöglichkeiten (mehr) und bessern auch Brillen das Sehvermögen nicht, kann häufig eine vergrößernde Sehhilfe angepasst werden (z. B. eine Lupe).

13.5 Retinitis pigmentosa

D *Die Retinitis pigmentosa ist eine erbliche, beidseitige Netz-hauterkrankung mit typischen Augenhintergrundverände-rungen und Funktionsausfällen.*

Ursache
Bei etwa der Hälfte der Patienten wird ein verändertes Gen mit autosomal-rezessivem, autosomal-dominantem oder X-chromosomal-rezessivem Erbgang vererbt. Bei den übrigen Betroffenen ist kein Verwandter mit einer Retinitis pigmentosa bekannt (Simplex-Fälle).

Symptome und Diagnostik
Die Erkrankung beginnt oft mit Orientierungsschwierigkeiten in der Dunkelheit (z. B. im Kino), die in Nachtblindheit übergehen. Sie ist mit einem allmählichen Ausfall des äußeren Gesichtsfeldes verbunden, während das zentrale Gesichtsfeld und eine gute Sehschärfe lange erhalten bleiben (Tunnelgesichtsfeld).

M *Durch den zunehmenden Verlust des äußeren Gesichtsfeldes bei noch guter zentraler Sehschärfe kann der Patient mit einer Retinitis pigmentosa häufig noch lange Zeit lesen und scharf sehen, hat aber zunehmend Schwierigkeiten, sich im Raum zu orientieren.*

Bei der Augenspiegelung sind in einem fortgeschritteneren Stadium enge arterielle Gefäße, Zellen im Glaskörper, „knochenbälkchenartige" Pigmentierungen und im Endstadium eine blasse Papille als Zeichen einer Optikusatrophie zu sehen. Das Elektroretinogramm (ERG) zeigt bereits in einem frühen Stadium eine krankhaft veränderte Antwort der Stäbchen der Netzhaut, die später ausgelöscht ist.

Die Retinitis pigmentosa kann mit einer Hörschwäche assoziiert sein.

Therapie
Eine effektive Therapie existiert derzeit nicht. Versuche, die Netzhaut oder Teile derselben zu transplantieren, befinden sich noch im Anfangsstadium.

Wichtig sind die Patienten- und Familienberatung, einschließlich der genetischen Beratung, im Hinblick z. B. auf Schule, Berufswahl und Familienplanung. Schutz vor kurzwelligem Licht und UV-Licht wird empfohlen. Bei Blendungsempfindlichkeit ist die Verordnung von Kantenfiltergläsern, die fast ausschließlich den UV-Anteil des Lichtes absorbieren möglich. Vergrößernde Sehhilfen, wie z. B. Lupen und Bildschirmgeräte, können erforderlich sein sowie die Betreuung durch eine Institution für stark Sehbehinderte und Blinde (s. a. S. 115).

13.6 Zentralvenenverschluss

D *Der Zentralvenenverschluss ist definiert als eine Sehverschlechterung durch einen unvollständigen oder vollständigen Verschluss der V. centralis retinae.*

Ursache
Ursachen und Risikoerkrankungen für Zentralvenenverschlüsse sind beispielsweise eine erhöhte Blutviskosität (z. B. chronische Leukämie, Polyzythämie, Paraproteinämien), Störungen der Gerinnung sowie Erkrankungen der Gefäßwände (z. B. Arteriosklerose, Hypertonus). Häufiger mit Zentralvenenverschlüssen assoziiert sind auch das chronische Offenwinkelglaukom und angeborene Anomalien des Sehnervs. Bei jungen Patienten können orale Kontrazeptiva, ein Mitralklappenprolaps oder eine Migräne einen Zentralvenenverschluss begünstigen.

Symptome und Diagnostik
Meist besteht einseitig eine schmerzlose Sehverschlechterung, die zwischen $< 0{,}1$ bis $\geq 0{,}5$ liegen kann. Die Patienten suchen aber oftmals erst nach Tagen oder Wochen einen Augenarzt auf.

Am Augenhintergrund sind in der Regel ausgeprägte Veränderungen zu erkennen. Die Papille ist deutlich geschwollen (Papillenödem), die Venen sind stark geschlängelt und erweitert, zahlreiche Netzhautblutungen und eine unterschiedliche Anzahl von Cotton-wool-Herden (s. u.) können beobachtet werden **(Abb. 13.3)**.

Komplikationen
Vorwiegend Verschlüsse von Venenästen, aber auch ein Teil der Zentralvenenverschlüsse können eine spontane Befundbesserung zeigen. Wenn jedoch Ischämiegebiete entstanden sind, treten Gefäßneubildungen am Augenhintergrund und im Irisbereich (Rubeosis iridis) auf, als deren Folge sich ein Neovaskularisationsglaukom entwickeln kann. Eine chronische Schwellung der Netzhaut im Makulabereich (zystoides Makulaödem) beeinträchtigt die Sehschärfe.

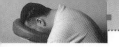

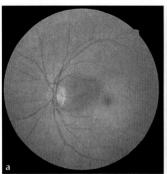 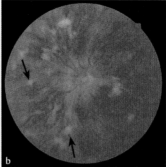

Abb. 13.3 ▪ **Zentralarterienverschluss und Zentralvenenverschluss. a** Verschluss der Zentralarterie mit „kirschrotem Fleck" im Makulabereich. **b** Zentralvenenverschluss mit Papillenschwellung, geschlängelten und erweiterten Venen, zahlreichen streifigen Blutungen sowie Cotton-wool-Herden (Pfeile).

Therapie

Allgemeinärztlich bzw. internistisch ist die Behandlung der Grunderkrankung erforderlich. Wenn der Zentralvenenverschluss nach Anamnese und Befund relativ frisch ist und keine Kontraindikation besteht, kann eine Hämodilution erwogen werden. Hierzu wird eine Hydroxyäthylstärke-Infusion mit Aderlässen kombiniert, mit dem Ziel, den Hämatokrit über 4–5 Wochen zwischen 33 und 37 % zu halten.

Eine Laserbehandlung der Netzhaut wird beim Auftreten von Gefäßneubildungen oder zur Behandlung eines Makulaödems durchgeführt.

13.7 ⋮ Zentralarterienverschluss

 Der Zentralarterienverschluss stellt eine plötzlich auftretende, schmerzlose, vollständige, einseitige Sehverschlechterung durch einen Verschluss der A. centralis retinae dar.

M *Der Zentralarterienverschluss ist als augenheilkundlicher Notfall zu betrachten!*

Ursachen

Ursachen eines Zentralarterienverschlusses können sein:

- Emboli, die ihren Ursprung im Herzen haben (bakterielle Endokarditis, Thromben nach Herzinfarkt) oder thrombotischen Veränderungen der Karotisarterien entstammen.
- Gefäßverschlüsse durch Erkrankungen, wie z. B. Arteriitis temporalis (s. u.) oder systemischer Lupus erythematodes.
- Störungen der Blutzusammensetzung, z. B. Sichelzellen-Hämoglobinopathien.

Symptome und Diagnostik

M *Bei einem plötzlich auftretenden, einseitigen (sehr selten beidseitigen) Sehverlust muss differenzialdiagnostisch immer an einen Zentralarterienverschluss gedacht werden. Dieser muss sofort therapiert werden. Hier können Minuten über die Erblindung des Patienten entscheiden!*

Nach 6-stündigem komplettem Zentralarterienverschluss entstehen in der Regel irreversible Netzhautschäden. Ist der Verschluss jedoch inkomplett, können innerhalb von 48 Stunden noch Therapieerfolge verzeichnet werden.

Bei der Augenhintergrunduntersuchung des äußerlich in der Regel völlig reizfreien Auges, ist eine weiße, ödematöse Netzhaut zu erkennen, aus der sich im Makulabereich ein auffällig roter, sog. „kirschroter Fleck", abgrenzen lässt. Die Arterien sind sehr eng (Abb. 13.3a).

Verschlüsse einzelner Arterienäste sind im Akutstadium durch sehr enge Arterien, eine weiße Netzhaut im Versorgungsgebiet des betreffenden Gefäßes und einen entsprechenden Gesichtsfelddefekt gekennzeichnet.

Komplikationen

Ohne Therapie verschwindet der „kirschrote Fleck" nach einiger Zeit, die Gefäße bleiben eng, die Papille wird atrophisch und sehr blass (Optikusatrophie) und das Auge erhält sein Sehvermögen nicht mehr zurück. Relativ selten (1–8 %) kann eine Rubeosis iridis (Gefäßneubildungen auf der Iris) entstehen und zu einem Neovaskularisationsglaukom führen.

Therapie

Als Sofortmaßnahme wird der Patient in Rückenlage gebracht, erhält 500 mg Acetazolamid i. v. und eine feste Augapfelmassage mit plötzlichem Drucknachlass für 15 min. Wenn internistischerseits keine Kontraindikation besteht, wird auf der Intensivstation eine fibrinolytische Therapie durchgeführt.

13.8 Netzhautveränderungen bei Allgemeinerkrankungen

■ ■ ■

Die Netzhaut und ihre Gefäße reagieren bei verschiedenen Allgemeinerkrankungen mit ähnlichen Veränderungen.

D *Cotton-wool-Herde sind Mikroinfarkte im Bereich der retinalen Nervenfaserschicht, die rund oder oval, blass gelbweiß oder grauweiß erscheinen und unscharfe, gefiederte Ränder aufweisen. Harte Exsudate sind ebenfalls weiß oder gelbweiß, haben aber scharfe Ränder und stellen Lipoproteinablagerungen in der Netzhaut dar. Mikroaneurysmen sind umschriebene, sackförmige Erweiterungen einer Kapillare und als kleiner roter Fleck mit scharfen Rändern am Augenhintergrund zu erkennen. Im Gegensatz hierzu weisen die ebenfalls roten, intraretinalen Blutungen unscharfe Ränder auf und erscheinen punkt-, fleck- oder zungenförmig.*

Symptome und Diagnostik

Die Augenhintergrunduntersuchung bei bestimmten Allgemeinerkrankungen kann bei der Bestimmung des Krankheitsstadiums und bei der Beurteilung eines Therapieerfolgs helfen. Wenn keine Kontraindikation besteht, erfolgt sie bei medikamentös erweiterter Pupille.

- *Arteriosklerose*: Arteriosklerotische Augenhintergrundveränderungen können altersbedingt auftreten oder auf das längere Bestehen eines Bluthochdrucks hinweisen. Ihre Kennzeichen sind Veränderungen im Kreuzungsbereich von Arterien und Venen *(Kreuzungszeichen)* und des von der Gefäßoberfläche reflektierten Lichts. Durch eine zunehmende Einengung des Gefäßlumens gleichen die Arterien zunächst Kupferdraht (Kupferdrahtarterien) und im weiteren Verlauf Silberdraht (Silberdrahtarterien)
- *Hypertonus*: Das Kennzeichen der Netzhautveränderungen bei Bluthochdruck ist die Vasokonstriktion der Arteriolen. Im Stadium 1 und 2 der hypertensiven Retinopathie kann sie diffus oder umschreiben sein. Sind bei der Augenhintergrunduntersuchung auch intraretinale Blutungen, Cotton-wool-Herde und sternförmig um die Makula angeordnete harte Exsudate zu finden, ist das Stadium 3 erreicht. Im Stadium 4 kommt noch eine Papillenschwellung (Papillenödem) hinzu. Außerdem vorhandene arteriosklerotische Veränderungen sind ein Hinweis auf einen bereits länger bestehenden Hypertonus.
- *Diabetes mellitus*: Die ersten Netzhautveränderungen bei diabetischer Retinopathie (Netzhauterkrankung) sind Mikroaneurysmen und kleine, intraretinale Blutungen. Im weiteren Verlauf sind perlschnurartige Venen zu erkennen und es kommen Gefäßanomalien hinzu (intraretinale mikrovaskuläre Anomalien, IRMA). Oft sind auch Cotton-wool-Herde zu beobachten. Im Verlauf des Diabetes mellitus entwickeln sich Netzhautareale, die schlecht oder gar nicht durchblutet sind. Sie induzieren die Neubildung pathologischer Gefäße (Neovaskularisationen). Bilden sich an der Papille und/oder der Netzhautoberfläche neue Gefäße aus, ist das proliferative Stadium erreicht (diabetische proliferative Retinopathie, dPVR). Die neuen Gefäße können in den Glaskörper hinein bluten und Membranbildungen induzieren, die zu einer vollständigen Netzhautablösung und damit zum Sehverlust führen können. Diabetische Makulaveränderungen, einschließlich Makulaödem, können in allen Stadien der diabetischen Retinopathie vorkommen. Eine Fluoreszenzangiographie kann Gefäßleckagen und Gebiete mit fehlender Durchblutung sichtbar machen. Während eine diabetische Retinopathie vor der Pubertät unabhängig von der Dauer des Diabetes mellitus sehr selten ist, weisen 90 % der Diabetiker nach 30 Jahren zumindest geringe, nicht proliferative diabetische Netzhautveränderungen auf. Bei vielen Patienten besteht bereits nach 15 Jahren eine proliferative diabetische Retinopathie. Typ-I-Diabetiker neigen eher zu einer aggressiven proliferativen Retinopathie und Typ-II-Diabetiker eher zu einer Makulopathie.
- *AIDS (Acquired immunodeficiency syndrome)*: Patienten mit erworbener Immunschwäche durch das HIV (Human immundficiency virus)-Retrovirus können eine Mikrovaskulopathie der Netzhaut entwickeln. Sie ist durch Cotton-wool-Herde, kleine Netzhautblutungen sowie Mikroaneurysmen gekennzeichnet, die sich wieder vollständig zurückbilden können. Bedrohlich für die Augen von AIDS-Patienten sind die auf S. 155 beschriebenen opportunistischen Infektionen. Dies sind Infektionen durch Keime, die nur aufgrund der Immunschwäche pathogen sind. Hierzu zählen die Zytomegalie-Virus-Retinochoroiditis, die Varicella-zoster-Virus-Chorioretinitis oder die Toxoplasmose-Retinochoroiditis.

Therapie

Augenhintergrundveränderungen durch Bluthochdruck, Arteriosklerose sowie die Mikrovaskulopathie bei AIDS erfordern die Behandlung der Grunderkrankung. Die diabetische Retinopathie kann neben der optimalen Blutzuckereinstellung mit Laserbehand-

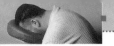
lungen und chirurgischen Verfahren therapiert werden.

 Die Prophylaxe der diabetischen Retinopathie ist ausgesprochen wichtig. Wenn bisher keine diabetischen Netzhautveränderungen festgestellt worden sind, reicht eine jährliche Augenhintergrundspiegelung bei weiter Pupille. Andernfalls sind in Abhängigkeit von der Ausprägung und vom Diabetes-Typ alle 3–6 Monate Kontrollen in Mydriasis erforderlich.

Wird vor dem Übergang in eine proliferative diabetische Retinopathie eine Laserbehandlung des Augenhintergrundes durchgeführt, kann die Erkrankung meistens gestoppt werden. Hierzu werden ca. 1600 Laserherde und mehr zirkulär in der Netzhautperipherie gesetzt *(Pankoagulation)*. Das Ziel dieser Behandlung ist es, nicht mehr durchblutete bzw. schlecht durchblutete Netzhautareale im Netzhautrandbereich zugunsten der zentralen Netzhaut auszuschalten. Sind bereits Gefäßneubildungen vorhanden und ist es zu ersten Blutungen gekommen, hilft oft nur noch eine Vitrektomie.

Die Bedeutung der Prophylaxe bei einem Diabetes mellitus unterstreicht auch die Nationale Versorgungsleitlinie Typ-2-Diabetes, die von allen Disease-Management-Programmen 2002 als erste festgelegt wurde.

13.9 : Retinoblastom

D *Das Retinoblastom ist ein bösartiger Netzhauttumor, der typischerweise vor dem 4. Lebensjahr auftritt.*

Ursache
Die Ursache des Retinoblastoms ist bei 30–40 % der Patienten eine erbliche Veränderung des Genmaterials. Zur Abschätzung des Risikos für die Eltern und das betroffene Kind, das Retinoblastom zu vererben, ist deshalb eine genetische Beratung erforderlich.

Symptome und Diagnostik
Etwa 60 % der Säuglinge und Kleinkinder mit einem Retinoblastom werden dem Augenarzt wegen der weißen Pupille (Leukokorie) vorgestellt. Außerdem schielen etwa 20 % der Patienten bereits bei der Erstvorstellung.

Bei der Augenspiegelung ist entweder ein Tumor zu erkennen, der in den Glaskörper vorwächst, weiß bis cremefarben rosa ist und bei Verkalkungen hüttenkäseähnlich aussieht (endophytisches Retinoblastom). Der Netzhauttumor kann sich aber auch vorwiegend unter der Retina ausbreiten und mit einer vollständigen Netzhautablösung verbunden sein (exophytisches Retinoblastom). Bei fehlendem Einblick auf den Augenhintergrund ermöglichen bildgebende Verfahren (z. B. Ultraschalluntersuchung, Computertomographie) die Diagnosestellung.

Außerdem muss mit bildgebenden Verfahren ein trilaterales Retinoblastom ausgeschlossen werden, bei dem beiderseitige Retinoblastome mit einem Hirntumor in der Pinealisregion oder der Sella turcica kombiniert sind.

Komplikationen
Ohne Therapie liegt die Sterblichkeit bei 99 %, mit Behandlung unter 10 %. Metastasen werden bei weniger als 10 % der Patienten festgestellt. Das trilaterale Retinoblastom hat auch mit Behandlung eine hohe Sterblichkeitsrate. Ist das Retinoblastom vererbt, sind im späteren Leben andere bösartige Tumoren zu erwarten, deren Behandlung oft schwierig ist.

Die betroffenen Patienten können durch die Erkrankung oder die erforderlichen therapeutischen Maßnahmen beiderseits erblinden oder stark sehbehindert sein.

Therapie
Die Therapie wird auf den einzelnen Patienten abgestimmt und erfordert in jedem Fall eine kinderärztlich-onkologische Betreuung. Therapeutische Möglichkeiten sind die Entfernung des Auges (Enukleation), Röntgen-Bestrahlungstherapie, Xenon-Photobehandlung oder Kältebehandlung (Kryokoagulation) des Tumors. Mitunter sind auch zusätzlich Zytostatika erforderlich.

Im Anschluss an die therapeutischen Maßnahmen müssen etwa bis zum 6. Lebensjahr neben engmaschigen augenärztlichen Kontrollen computertomographische Untersuchungen erfolgen, denn sowohl Rezidive als auch die Entwicklung eines trilateralen Retinoblastoms sind bis zu diesem Zeitpunkt noch möglich. Außerdem ist wegen der möglichen Entwicklung von Zweittumoren eine lebenslange medizinische Nachsorge nötig.

Bei beidseitiger Erblindung oder starker Sehbehinderung benötigen die betroffenen Kinder zur späteren sozialen, schulischen und beruflichen Integration eine Frühförderung für Sehbehinderte (s. a. S. 115)

P Pflegeschwerpunkt Pflege nach einer Netzhautoperation

Eleonore Belka und Brigitte Edwards

Durch die rasche Fortentwicklung der Mikrochirurgie ist es heute oft möglich, Patienten auch nach sehr komplizierten Netzhautoperationen mit langen Operationszeiten relativ rasch wieder zu entlassen. Einfachere Netzhautoperationen werden in zunehmendem Maße in den ambulanten Sektor verlagert. Diese für die Patienten eigentlich sehr erfreuliche Entwicklung führt aber für die Pflegepersonen dazu, dass sich multimorbide Patienten, die ein hohes Maß an allgemeiner Pflege benötigen (z. B. Patienten mit einem schlecht einstellbaren Diabetes mellitus, Ulzera im Beinbereich und schwerster proliferativer diabetischer Retinopathie), auf die Kliniken konzentrieren, aber wegen der kurzen Verweildauer immer weniger Zeit für den Einzelpatienten zur Verfügung steht.

Welche Augenmedikamente der Patient nach einer Netzhautoperation erhält, entscheidet der Operateur. In der Regel sind es antibiotische oder antientzündliche Augentropfen bzw.-salben oder Kombinationspräparate. Oft wird auch eine medikamentöse Pupillenerweiterung angeordnet. Bei einer unkomplizierten Netzhautoperation reicht eine Tropfenapplikation mit einem Lochkapselverband (siehe **Abb. 8.5**) bzw. nur eine Schutzkapsel. Klagt der Patient über Beschwerden infolge von Bindehautfäden, können eine Augensalbe und ein geschlossener Augenverband erforderlich sein.

Postoperative Lagerung

Die postoperative Lagerung erfolgt grundsätzlich nach der Maßgabe des Operateurs. Bei trocken anliegender Netzhaut gibt es keine besonderen Vorgaben. Bei Restfeuchtigkeit, d. h. die Netzhaut ist durch verbliebene subretinale Flüssigkeit stellenweise noch abgehoben, wird eine Seitenlage mit Tieflage im Ergussbereich angeordnet, z. B. Seitenlage rechts, wenn sich die restliche Netzhautablösung im rechten Auge temporal in der Mitte befindet. Mitunter ist auch eine Speziallagerung erforderlich, besonders nach der chirurgischen Versorgung eines Makulalochs mit Vitrektomie und Gastamponade. Der Patient wird hierzu in einem Spezialstuhl in Kopftieflage gelagert (siehe einleitendes Kapitelfoto, S. 160). Falls es keinen Spezialstuhl gibt, stützt der Patient seinen Kopf im Sitzen in die Hände und blickt nach unten. Im Bett wird möglichst eine Bauchlage eingenommen. Die postoperative Lagerung fordert vom Patienten ein großes Maß an Geduld.

Verhaltensregeln

Für postoperative Aktivitäten bestehen wenige Einschränkungen, soweit sie mit Ruhe und Bedacht ausgeführt werden können und insbesondere keine Erschütterungen zu erwarten sind. Für 3 Wochen sollen Schwimmbad- und Saunabesuche unterbleiben. In Abhängigkeit von der Sehschärfe ist Autofahren erlaubt.

Um das Auge von innen zu tamponieren und damit die Netzhaut an der erneuten Ablösung zu hindern, kann der Glaskörperraum vom Operateur mit Silikonöl oder speziellen Gasen aufgefüllt werden. Während es jedoch für die mit Silikonöl durchgeführte Netzhautoperation kein Flugverbot gibt, ist bei einer Gastamponade Fliegen nicht erlaubt (das Gas im Auge dehnt sich aus und führt zu starken Schmerzen). Die Patienten dürfen erst wieder fliegen, wenn das Gas vollständig resorbiert ist.

14 Erkrankungen von Orbita, Sehnerv und Augenmuskeln

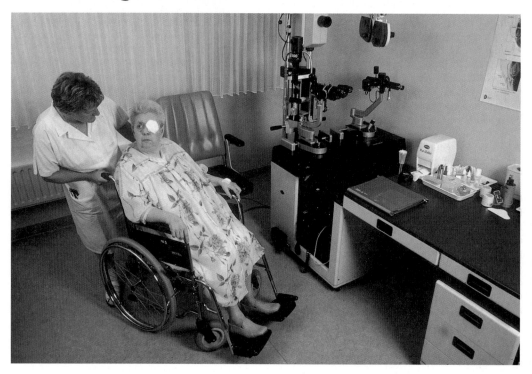

> **X** **Examenswissen** *Ursachen der Sehnerventzündung (S. 173), Therapie des Schielens (S. 177)*

14.1 Erkrankungen der Orbita

Die verschiedenen Erkrankungen der Orbita zeichnen sich wegen des in der Augenhöhle begrenzt zur Verfügung stehenden Raumes durch gemeinsame Symptome aus. Ein Tumor oder eine Entzündung des Orbitagewebes, z. B. bei einer Orbitaphlegmone oder der endokrinen Ophthalmopathie drängen den Augapfel nach vorn, was als Protrusio bulbi oder Exophthalmus bezeichnet wird. Durch das Hervortreten des Augapfels aus der Orbita werden auch die Lider in ihrer Funktion beeinträchtigt, im Extremfall kann der Lid-

schluss unmöglich werden. Durch die Beteiligung der Augenmuskeln kann die Augenbeweglichkeit eingeschränkt sein und der Patient fängt zu schielen an und klagt über Verschwommensehen, das auf Doppelbilder zurückzuführen ist.

Fisteln zwischen dem Sinus cavernosus im Gehirn und der A. carotis interna, die durch ein Kopftrauma entstehen können, führen zu Gefäßgeräuschen im Orbitabereich, die mit einem Stethoskop zu hören sind. Durch den Übertritt von arteriellem Blut in den venö-

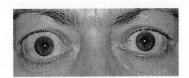

sen Kreislauf, wird die V. ophthalmica superior in der Orbita massiv erweitert. Die Folge hiervon sind ein pulsierender Exophthalmus (er bewegt sich mit dem Puls) sowie gestaute Gefäße der Netzhaut und im Augenvorderabschnitt. Ein Bindehautödem (Chemosis) und eine vermehrte Blutfülle der Bindehautgefäße (Hyperämie) können neben der Carotis-Sinus-cavernosus-Fistel auch bei anderen Orbitaerkrankungen beobachtet werden.

14.1.1 Endokrine Ophthalmopathie

D *Die endokrine Ophthalmopathie (endokrine Orbitopathie) ist eine Autoimmunerkrankung der Augenmuskeln und des orbitalen Bindegewebes.*

Ursache
Die endokrine Ophthalmopathie ist die Folge einer Autoimmunerkrankung der Augenmuskeln und des orbitalen Bindegewebes. Eine Schilddrüsenüberfunktion kann der endokrinen Ophthalmopathie vorausgehen, gleichzeitig vorliegen oder folgen. Die Schilddrüsenhormone im Blut können im Verlauf normal oder erhöht sein. Bei etwa 10 % der Patienten sind sie nie erhöht.

Frauen sind 3-mal so häufig betroffen wie Männer.

Symptome und Diagnostik
Die Symptome der endokrinen Ophthalmopathie sind abhängig vom Schweregrad. Zunächst klagen die Patienten, manchmal nur einige Wochen, über ein Fremdkörpergefühl und „schwere Lider" bis schließlich der Augapfel aus der Augenhöhle hervortritt (Exophthalmus).

M *Die endokrine Ophthalmopathie ist bei Erwachsenen die häufigste Ursache für einen ein- und beidseitigen Exophthalmus.*

Der Krankheitsverlauf lässt sich in 6 Stadien einteilen:
1. **Oberlidretraktion (Abb. 14.1):** Das Oberlid ist zurückgezogen (Dalrymple-Zeichen), was daran zu erkennen ist, dass oberhalb der Iris weiße Sklera sichtbar wird und der Patient einen starren Blick erhält.
2. Eine konjunktivale Hyperämie und Chemosis kommen hinzu.
3. Exophthalmus: Bei der Messung mit dem Hertel-Exophthalmometer beträgt der Abstand des Hornhautscheitels von der äußeren Orbitakante mehr als 20 mm (Werte darunter und eine Seitendifferenz von weniger als 2 mm gelten noch als normal).
4. Bewegungseinschränkung der äußeren Augenmuskeln: Sie führt zum Schielen und zur Wahrnehmung von Doppelbildern.

Abb. 14.1 ▪ **Endokrine Ophthalmopathie.** Beidseitiger Exophthalmus mit Oberlidretraktion (Dalrymple-Zeichen), die rechts ausgeprägter als links ist und erkennbar an der oberhalb der Iris sichtbaren, weißen Sklera. Typisch ist der hierdurch entstehende Eindruck eines starren Blicks.

5. Expositionskeratopathie: Durch den unvollständigen Lidschluss und einen langsamen und seltenen Lidschlag (Stellwag-Zeichen) entstehen Benetzungsstörungen der Hornhaut, die zu oberflächlichen Hornhautdefekten (Hornhauterosionen) oder sogar zu Hornhautgeschwüren (Ulcus corneae) führen können.
6. Herabsetzung der Sehschärfe durch eine Sehnervenbeteiligung: Eine Papillenschwellung und eine Optikusatrophie können beobachtet werden.

Der Augeninnendruck ist oft besonders beim Blick nach oben erhöht. Deshalb wird der Augeninnendruck sowohl beim Blick geradeaus als auch beim Aufblick gemessen.

Therapie
Die Therapie richtet sich nach dem Schweregrad der Erkrankung. Bei geringer Ausprägung sind regelmäßige augenärztliche Kontrollen erforderlich. Ein Allgemeinarzt oder Internist bzw. Endokrinologe führt die Diagnostik und Behandlung der Autoimmunerkrankung und gegebenenfalls der Schilddrüsenfunktionsstörung durch.

Bei einer Zunahme des Exophthalmus und der Hornhaut- sowie Sehnervenkomplikationen können eine systemische Kortikosteroid-Behandlung, eine Röntgenbestrahlungstherapie, eine Erweiterung der Augenhöhle durch chirurgische Entfernung von Teilen der knöchernen Augenhöhlenwände (Orbitadekompression) und Operationen an den äußeren Augenmuskeln erforderlich werden. Mit Zytostatika sind unterschiedliche Erfolge erzielt worden.

P *Psychische Belastung und die Gefahr von Hornhautveränderungen. Ein ausgeprägter Exophthalmus ist psychisch belastend, da er kosmetisch sehr störend wirkt. Beim Pflegeprozess muss dies entsprechend berücksichtigt werden. Zudem besteht bei einem Exophthalmus die Gefahr schwerer Hornhautveränderungen, weshalb eine prophylaktische Augenpflege und eine Therapie mit Tränenersatzmitteln erforderlich sind (vgl. Therapie bei Lagophthalmus, S. 129).*

14.2 ⋮ Erkrankungen des Sehnervs und der Sehbahn

Die Leitsymptome von Erkrankungen des Sehnervs und der Sehbahn sind das Papillenödem, die Stauungspapille, Störungen des Farbensehens und der Pupillenreaktionen sowie Gesichtsfelddefekte und im Endstadium die Optikusatrophie.

14.2.1 ⋮ Stauungspapille

> **D** Als Papillenödem wird eine Schwellung des Sehnervenkopfs bezeichnet, die unterschiedlich stark ausgeprägt sein kann. Die Stauungspapille ist als beidseitiges Papillenödem bei Hirndrucksteigerung definiert (**Abb. 14.2**).

Ursache
Eine Hirndrucksteigerung (Erhöhung des intrakraniellen Drucks) kann durch zahlreiche Erkrankungen hervorgerufen werden. Die wichtigste auszuschließende Diagnose ist ein Hirntumor.

> **M** Als Ursache einer Stauungspapille muss immer ein Hirntumor ausgeschlossen werden. Der Verdacht besteht bis zum Beweis des Gegenteils.

Auch eine Hirnblutung, eine Hirnhautentzündung (Meningitis), ein Hydrozephalus („Wasserkopf") oder eine Leukämie können Stauungspapillen verursachen. Ebenso der sog. Pseudotumor cerebri (benigne intrakranielle Hypertension), der als eine Hirndruckerhöhung ohne Hirntumor bei normalem Liquorbefund definiert ist und typischerweise bei jungen, übergewichtigen Frauen beobachtet wird.

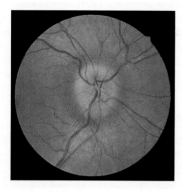

Abb. 14.2 ■ **Stauungspapille.** Augenhintergrundfoto einer Stauungspapille. Der Sehnervenkopf wölbt sich nach vorn und die Grenze der Papille zur umgebenden Netzhaut ist unscharf.

Symptome und Diagnostik
Der Patient gibt keinerlei Symptome einer Augenerkrankung an, insbesondere besteht zu Beginn keine Sehminderung. Diese tritt erst nach langem Bestehen der Stauungspapille auf. Im Gesichtsfeld ist der blinde Fleck vergrößert.

Die Hirndrucksteigerung kann zu Kopfschmerzen, Übelkeit und Erbrechen führen.

Bei der Augenspiegelung ist eine deutlich über das Netzhautniveau erhabene, vorgewölbte Papille mit unscharfer Begrenzung zu erkennen (**Abb. 14.2**). Die Gefäße im Papillenbereich sind vermehrt durchblutet und erweitert. In der angrenzenden ödematösen Nervenfaserschicht liegen streifige Blutungen.

Zur weiteren Abklärung der Ursache sind neurologische und allgemeinmedizinische bzw. internistische Untersuchungen einschließlich bildgebender Verfahren (z. B. Computertomographie, Magnetresonanztomographie) erforderlich.

Therapie
Die Behandlung besteht in der Therapie der Grunderkrankung. Nach deren Beseitigung bildet sich die Papillenschwellung, meist ohne Schäden zu hinterlassen, innerhalb von 6–10 Wochen zurück.

14.2.2 ⋮ Optikusatrophie

> **D** Die Optikusatrophie (Atrophie des N. opticus) ist ein Sehnervenschwund mit teilweiser oder vollständiger Weißfärbung der Papille. Während die einfache Optikusatrophie nicht mit einer Vergrößerung der Papillenexkavation verbunden ist, weist die glaukomatöse Optikusatrophie, die das Endstadium der Glaukomerkrankung darstellt, zusätzlich zur Weißfärbung eine maximal ausgehöhlte Papille auf.

Ursachen
Die einfache Optikusatrophie kann auf Krankheiten des Sehnervs zurückzuführen sein, aber auch auf eine Mitbeteiligung des N. opticus bei Erkrankungen von Netzhaut, Gefäßen, Gehirn, Körper und Stoffwechsel. Zu den Ursachen gehören beispielsweise:

- Tumoren des Sehnervs (z. B. das insbesondere bei Kindern zu beobachtende Optikusgliom und das vorwiegend bei Erwachsenen auftretende Meningeom), Hirntumoren im Bereich der Sella turcica (z. B. Hypophysentumoren, Kraniopharyngeom),
- Erkrankungen des Zentralnervensystems (z. B. Multiple Sklerose, neurodegenerative Syndrome wie die Friedreich-Ataxie),

- angeborene Sehnervenerkrankungen (z. B. Leber-Optikusatrophie junger Erwachsener mit erheblicher Visusherabsetzung; Die Ursache ist eine Mutation der mitochondrialen DNA),
- Unfall- oder operative Verletzung des Sehnervs,
- Zustand nach Neuritis nervi optici,
- Zentralarterienverschluss,
- Einwirkung von Alkohol und Tabak in Verbindung mit Mangelernährung (Tabak-Alkohol-Amblyopie) oder Blei, Arsen und bestimmte Medikamente.

Symptome und Diagnostik
Die Optikusatrophie ist durch eine sehr blasse, weiße Papille gekennzeichnet, die das Korrelat der Atrophie der Sehnervenfasern des N. opticus darstellt. Bei einer vollständigen Optikusatrophie ist der Patient auf dem betroffenen Auge blind. Besonders bei Tumoren kann die Papille jedoch präoperativ blass aussehen und trotzdem können sich Gesichtsfeld und Sehschärfe postoperativ erholen. Deshalb werden Prognosen zur postoperativen Funktion des Auges sehr vorsichtig gestellt.

Therapie
Therapiert wird die Grunderkrankung.

14.2.3 Sehnervenentzündung (Neuritis nervi optici)

D *Die Neuritis nervi optici ist eine einseitige oder deutlich seltener, beidseitige Entzündung des Sehnervs. Sie kann in Papillitis und Retrobulbärneuritis unterteilt werden. Die Papillitis ist eine entzündliche Veränderung des Sehnervenkopfes. Die Papille ist erhaben und die umliegende Nervenfaserschicht ödematös, mit wenigen, streifigen Blutungen. Bei der Retrobulbärneuritis liegt die Entzündung des Sehnervs hinter der Papille. Mit dem Augenspiegel sind keine Veränderungen feststellbar („der Patient sieht nichts und der Arzt sieht nichts").*

Ursache
Neben der Multiplen Sklerose können selten Autoimmunerkrankungen (z. B. Lupus erythematodes), Sarkoidose, Borreliose und Syphilis sowie Viruserkrankungen (z. B. Varicella-Zoster) zu einer Neuritis nervi optici führen.

Symptome und Diagnostik
Die Patienten geben oftmals nur an, dass ihnen alles dunkler erscheine und Farben weniger leuchten. Bei der Untersuchung lässt sich dann eine *Sehminderung* feststellen, die auch bei geringem Ausmaß mit einer erheblichen *Störung des Farbensehens* verbunden ist. Typisch ist ein *Augenbewegungsschmerz*, der von etwa

90 % der Patienten empfunden wird. Der Swinging-flashlight-Test ergibt eine *afferente Pupillenstörung* auf der betroffenen Seite, d. h. bei abwechselnder Beleuchtung der Pupillen in einem abgedunkelten Raum fehlt auf der betroffenen Seite die initiale Pupillenverengung auf Licht und die Pupille wird stattdessen sogar weit. Der typische Gesichtsfeldbefund ist ein *Zentralskotom*, d. h. ein Defekt im zentralen Gesichtsfeldbereich.

Die Spezialuntersuchung der visuell evozierten Potentiale (VEP) ergibt eine pathologische Veränderung (Verlängerung der Latenzzeit). Eine neurologische Untersuchung ist erforderlich, um eine Multiple Sklerose auszuschließen. Diese entzündliche Erkrankung des Zentralnervensystems zeichnet sich durch den herdförmigen Untergang von Markscheiden der Nervenfasern aus und ist durch rezidivierende Krankheitsschübe gekennzeichnet. Die Entmarkungsherde des Zentralnervensystems lassen sich mit der Magnetresonanztomographie (MRT) darstellen.

M *Etwa 50–60 % der Patienten mit einer Neuritis nervi optici entwickeln innerhalb von 7–10 Jahren eine Multiple Sklerose. Bei etwa 25 % der Patienten ist die Nervenentzündung das erste Krankheitszeichen.*

Mit und ohne Therapie erholt sich der durchschnittliche Visus des betroffenen Auges innerhalb eines Jahres nach Erkrankungsbeginn fast vollständig und weniger als 10 % der Betroffenen bleiben unter einer Sehschärfe von 0,5. Die meisten Patienten erreichen innerhalb von 5 Wochen wieder nahezu ihre Ausgangssehschärfe.

Therapie
Zur Zeit wird, wenn Entmarkungsherde im MRT vorliegen oder der Patient eine rasche Visusrehabilitierung wünscht, hochdosiert, intravenös Methylprednison (Megadosis-Therapie von 1000 mg täglich) für 3 Tage gegeben und im Anschluss daran 11 Tage oral Prednison (1 mg/kg Körpergewicht) mit allmählicher Dosisreduktion über eine Woche. Vor der systemischen Kortikoidbehandlung sind eine Röntgenaufnahme der Lunge zur Vermeidung der Reaktivierung einer latenten Lungenerkrankung (z. B. Tuberkulose) sowie eine Blutzuckerbestimmung erforderlich, da Kortikosteroide bei Diabetikern die Glukosetoleranz herabsetzen können.

Bei einer bakteriellen Ursache (z. B. Syphilis, Borreliose) erfolgt die Behandlung mit Antibiotika, bei anderen Grunderkrankungen werden diese therapiert.

Eine weitere Therapiemöglichkeit zur Reduktion neuer Multiple-Sklerose-Veränderungen ist die Behandlung mit Beta-Interferon. Zur Beurteilung der Langzeitwirkung der Megadosis-Kortikosteroid-The-

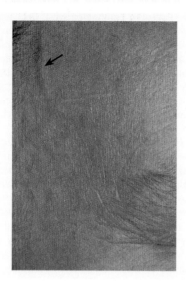

Abb. 14.3 ■ **Arteriitis temporalis.** Druckschmerzhafte, verhärtete Schläfenarterie (Pfeil) bei Arteriitis temporalis.

rapie sowie der Beta-Interferon-Therapie auf den Verlauf einer Multiplen Sklerose werden zur Zeit noch Langzeitstudien durchgeführt, deren Endergebnis noch offen ist.

14.2.4 Arteriitis temporalis (Riesenzellarteriitis)

D *Die Arteriitis temporalis (Riesenzellarteriitis, Horton-Magath-Brown-Syndrom, Morbus Horton) stellt eine meistens nach dem 50. Lebensjahr abschnittsweise auftretende Arterienentzündung dar, die v. a. die Schläfenarterie und die Hirnarterien betrifft.*

Ursache
Die Ursache der Arteriitis temporalis ist eine chronische Entzündung der Arterienwände u. a. mit Riesenzellen.

Symptome und Diagnostik
Der zunächst meist einseitige Sehverlust ist ausgeprägt und wird plötzlich bemerkt. Bei der Augenspiegelung sind eine blasse vorgewölbte Papille, enge arterielle Gefäße und evtl. splitterförmige Blutungen zu sehen. Nach einiger Zeit bildet sich die Papillen-

schwellung zurück und die Papille erhält eine weiße Farbe als Kennzeichen einer Optikusatrophie. Oft erkrankt das zweite Auge innerhalb von Wochen ebenfalls.

Die Schläfenarterie ist meist knotig verdickt und druckempfindlich **(Abb. 14.3)**.

M *Eine erhöhte Blutsenkungsgeschwindigkeit (BSG) von 50–120 mm/Std. ist typisch und stützt die Diagnose einer Arteriitis temporalis.*

Ein BSG-Wert unter 30 mm/Std. ist zwar selten, schließt die Diagnose aber dennoch nicht aus. Zur Sicherung der Diagnose ist so bald wie möglich eine Biopsie aus der A. temporalis der betroffenen Seite erforderlich.

Wenn bereits ein Sehverlust eingetreten ist, kann in der Regel auch durch eine rasche Therapieeinleitung keine Besserung der Sehschärfe des betroffenen Auges mehr erreicht werden. Meistens bleibt hierdurch aber das Sehvermögen des anderen Auges erhalten.

Die Entzündung der Schläfenarterie tritt in Verbindung mit einer systemischen Erkrankung, der *Polymyalgia rheumatica,* auf. Ihre Symptome sind neben der hohen BSG unter anderen Gewichtsverlust sowie wechselnde, rheumaartige Schmerzen, besonders im Schultergürtelbereich und bei Kaubewegungen. Werden die Symptome bereits richtig eingeordnet und wird rechtzeitig mit Kortikosteroiden behandelt, entwickelt sich in der Regel gar nicht erst ein Sehverlust.

Therapie
Bei begründetem Verdacht auf eine Arteriitis temporalis werden notfallmäßig 100–150 mg Prednison p. o. täglich verabreicht (evtl. auch intravenös). In Abhängigkeit von der Normalisierung der BSG erfolgt eine allmähliche Reduktion des Prednisons bis zu einer Dauertherapie in niedriger Dosierung.

Vor der systemischen Kortikosteroidbehandlung ist eine Röntgenaufnahme der Lunge zur Vermeidung der Reaktivierung einer latenten Lungenerkrankung (z. B. Tuberkulose) erforderlich. Außerdem muss der Blutzucker bestimmt werden, da ein Diabetes mellitus unter Kortikosteroiden entgleisen kann. Eine internistische/allgemeinärztliche Betreuung muss ebenfalls eingeleitet werden, weil es sich einerseits um eine systemische Erkrankung handelt und andererseits die Therapie mit erheblichen Nebenwirkungen verbunden sein kann.

14.3 Amaurosis fugax und transitorische ischämische Attacke (TIA) ▪ ▪ ▪

D *Die transitorische ischämische Attacke ist eine zerebrale Durchblutungsstörung geringeren Schweregrads (Stadium IIa), die durch eine Amaurosis fugax (fugax = flüchtig) gekennzeichnet ist. Dies ist eine reversible, wenige Sekunden oder Minuten dauernde vollständige Erblindung eines Auges.*

Ursache
Die TIA wird am häufigsten durch eine Arteriosklerose hirnversorgender Gefäße, insbesondere eine Stenose der A. carotis interna verursacht. Weitere Ursachen sind Herzembolien, Vaskulitiden, Blutgerinnungsstörungen, arterielle Hypotonie und eine Dissektion der A. carotis. Die Amaurosis fugax entsteht durch einen embolischen oder spastischen Verschluss der A. centralis retinae.

Symptome und Diagnostik
Neben der Amaurosis fugax können eine Aphasie (zentrale Sprachstörung) sowie eine Hemiparese der Gesichts- und Armmuskulatur auftreten, die sich aber innerhalb von 24 Stunden zurückbilden.

M *Akute, passagere Chromatopsien (Wahrnehmungen von Farben, die in der Außenwelt aktuell nicht vorhanden sind) sind subjektiv sehr auffällige Zeichen einer transitorischen ischämischen Attacke und können helfen, eine Apoplexiegefahr frühzeitig zu erkennen.*

Komplikationen
Die schwerwiegendste Komplikation ist die Apoplexie.

Therapie
Wegen der drohenden Schlaganfallgefahr sind eine rasche internistische bzw. neurologische Abklärung der Grunderkrankung und eine entsprechende Therapie erforderlich. Bei einer Stenose der A. carotis interna kann ein neurochirurgischer Eingriff erfolgreich sein.

14.4 Migräne ▪ ▪

D *Die Migräne ist ein anfallsartig, oftmals aus dem Schlaf heraus auftretender, einseitig frontotemporal betonter, pulsierender, bohrender Kopfschmerz, der meist 4–72 Stunden anhält.*

Ursache
Wahrscheinlich wird die Migräne durch eine Vasokonstriktion der Hirngefäße hervorgerufen. Auslösende Faktoren können z. B. psychische Belastungen, verschiedene Genussmittel und Medikamente sowie Klimaeinflüsse sein.

Symptome und Diagnostik
Die Patienten sind lichtempfindlich (photophob) und lärmempfindlich, weshalb sie dunkle, ruhige Räume aufsuchen. Übelkeit und Erbrechen können hinzukommen. Unterschieden wird die Migräne mit Aura von der Migräne ohne Aura. Aurasymptome entwickeln sich vor der Kopfschmerzattacke über 5–10 min und halten meist nicht länger als 60 min an. Selten bildet sich die Aura ohne nachfolgende Kopfschmerzen aus. Typische Aurasymptome sind:
- Wahrnehmung von Lichtblitzen und Fortifikationsspektren; Dies sind vom Fixierpunkt sich allmählich zur Peripherie hin ausdehnende, gezackte, flimmernde Linien mit unterschiedlich stark ausgeprägten zentralen Skotomen,

- Sensibilitätsstörungen an den Extremitäten,
- Dysarthrie (Sprachstörung durch eine gestörte Steuerung der Sprechmotorik),
- Aphasie (zentrale Sprachstörung),
- Hemiparese (Halbseitenlähmung),
- neuropsychologische Ausfälle, z. B. visuelle Halluzinationen, wie Verdopplung von Gegenständen, Wahrnehmung von Gesichtern oder Szenen, die nicht existieren,
- symptomatische Sonderformen, wie z. B. die ophthalmoplegische Migräne mit Okulomotoriuslähmung, einschließlich einer Ptosis sowie dem Sehen von Doppelbildern.

Therapie
Eine prophylaktische Dauertherapie mit Betarezeptorenblockern oder Flunarizin kann versucht werden. Als Akuttherapie wird Metoclopramid mit einem Analgetikum wie Acetylsalicylsäure oder Paracetamol empfohlen, bei schwereren Migräneattacken dagegen Triptane oder Ergotaminpräparate. Triptane beeinflussen Übelkeit und Erbrechen, Lichtscheu und Lärmempfindlichkeit positiv.

14.5 ⋮ Schielen (Strabismus) ■ ■

D Als Strabismus wird die Abweichung eines Auges von der geforderten Blickrichtung bezeichnet. Bei einer Esotropie (Strabismus convergens, Innenschielen) weicht ein Auge von der geforderten Blickrichtung nach innen ab **(Abb. 14.4)**. Bei einer Exotropie (Strabismus divergens, Außenschielen) weicht ein Auge von der geforderten Blickrichtung nach außen ab **(Abb. 14.5)**. Höhenschielen zeichnet sich durch die Abweichung eines Auges nach oben (Hypertropie) oder unten (Hypotropie) aus.

Ursachen

Unterschieden werden das nicht lähmungsbedingte Schielen (Strabismus concomitans, Begleitschielen, Heterotropie) und das durch Augenmuskellähmungen hervorgerufene Schielen (Strabismus incomitans, Lähmungsschielen, paralytisches Schielen).

Die Ursache des Strabismus concomitans ist nicht bekannt. Es tritt familiär gehäuft auf und eineiige Zwillinge schielen zu 90 % gleich.

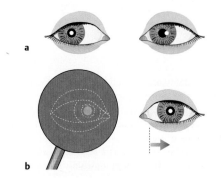

Abb. 14.4 ■ Innenschielen links. a Das linke Auge weicht von der geforderten Blickrichtung „geradeaus" nach innen ab. **b** Wird das rechte Auge mit einer Abdeckscheibe oder der Hand abgedeckt, nimmt das linke Auge die Fixation auf, in dem es eine kleine Einstellbewegung von innen nach außen (Einstellsakkade) ausführt und blickt geradeaus.

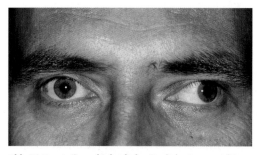

Abb. 14.5 ■ Außenschielen links. Das linke Auge weicht von der geforderten Blickrichtung „geradeaus" nach außen ab.

Lähmungsschielen kann auf Erkrankungen der äußeren Augenmuskeln in der Orbita oder auf Lähmungen der sie versorgenden Hirnnerven zurückgeführt werden.

Ursachen für Lähmungen einzelner Hirnnerven oder von Kombinationslähmungen des III. (N. oculomotorius), IV. (N. trochlearis) und VI. (N. abducens) Hirnnervs sind beispielsweise:

- Gefäßveränderungen,
- Diabetes mellitus,
- Verletzungen im Kopfbereich,
- Tumoren und Aneurysmen.

Seltenere Ursachen sind z. B.: Meningitis, Gürtelrose (Zoster ophthalmicus), Carotis-Sinus-cavernosus-Fistel und Multiple Sklerose.

Lähmungen der äußeren Augenmuskeln können auch angeboren sein und oft ist trotz aufwendiger Diagnostik keine Ursache zu finden. Bei allen untypischen und unklaren Fällen muss auch an eine Myasthenie gedacht werden.

Symptome und Diagnostik

M Die Wahrnehmung von Doppelbildern stellt das Leitsymptom der Lähmung eines oder mehrerer Augenmuskeln dar.

Außerdem zeichnet sich das *Lähmungsschielen* dadurch aus, dass der Schielwinkel bei einer Blickwendung in die Wirkungsrichtung des gelähmten Muskels zunimmt (inkomitant ist). In die Richtung, in die der Muskel das Auge eigentlich drehen sollte, erfolgt häufig außerdem eine ausgleichende kompensatorische Kopfneigung. Beispielsweise dreht der Patient bei einer Lähmung des linken, äußeren geraden Augenmuskels (M. rectus lateralis links) den Kopf nach links.

Beim *Strabismus concomitans* werden selten Doppelbilder angegeben und jedes Auge ist weitgehend normal beweglich. Am häufigsten wird das Schielen schon ab dem 2. Monat nach der Geburt oder in der frühen Kindheit festgestellt. Es ist *manifest*, wenn eine ständige Abweichung von der geforderten Blickrichtung besteht, und *latent*, wenn es nur bei Unterbrechung der Fusion (des Zusammenspiels beider Augen) beobachtet wird. Die verschiedenen Formen des Innenschielens (z. B. frühkindliches Innenschielen, Mikrostrabismus, akkommodatives Schielen) sind meistens mit einer deutlichen Einschränkung des Stereosehens verbunden, das auch mit einer rechtzeitigen Behandlung nicht wiederhergestellt werden kann. Beim in Europa sehr viel seltener vorkommenden Außenschielen ist das Stereosehen meistens besser, weil die Patienten öfter nur intermittierend (zeitweise) schielen. Die meisten schielenden Kinder haben eine Fehlsichtigkeit, die objektiv und unter Ausschaltung der Akkommodation (Skiaskopie in Zykloplegie) ermittelt werden muss. Am häufigsten sind Hyperopien.

M *Ein in den ersten Lebensjahren (von der Geburt bis etwa zum 8. Lebensjahr) ständig von der geforderten Blickrichtung abweichendes, also schielendes Auge, lernt nicht richtig zu sehen. Es wird amblyop (schwachsichtig), wenn nicht rechtzeitig therapiert wird.*

Die Fehlstellung des Auges ist kosmetisch störend, die Hauptgefahr des Strabismus concomitans ist aber die Amblyopie.

Therapie

Beim *Lähmungsschielen* wird in erster Linie die Grunderkrankung behandelt. Ein chirurgischer Eingriff an den Augenmuskeln, um Doppelbildfreiheit im Gebrauchsgesichtsfeld zu erreichen, wird bei Erwachsenen meist nicht vor dem 12. Monat nach dem Beginn der Lähmung durchgeführt, da bis zu diesem Zeitpunkt eine spontane Rückbildung oder deutliche Besserung erwartet werden kann (später ist sie selten). Wenn in der Zwischenzeit die Doppelbilder sehr stören, kann das Abkleben eines Auges (meist des gelähmten) mit einem Okklusionspflaster oder einer Okklusionsfolie auf der Brille erforderlich sein. Zur Vermeidung von Orientierungsstörungen sollte immer dasselbe Auge abgeklebt werden.

Bei kleinen Kindern droht nach einigen Tagen, bei Schulkindern nach einigen Wochen der Verlust des Stereosehens. Deshalb erhalten sie möglichst eine Prismenbrille zum Ausgleich des Schielwinkels und werden evtl. schon nach 6 Monaten schieloperiert. Wird wegen der Doppelbilder das Abkleben eines Auges erforderlich, müssen beide Augen abwechselnd abgeklebt werden, da sich sonst eine Amblyopie entwickeln kann (etwa bis zum 12. Lebensjahr).

Beim *Strabismus concomitans* ist das Hauptziel die Beseitigung oder Prophylaxe einer Amblyopie, die Parallelstellung der Augen mit einem chirurgischen Eingriff ist sekundär. Es besteht sogar die Gefahr, dass die Eltern nach einer Schieloperation ihres Kindes die Therapie abbrechen, weil sie mit dem kosmetischen Ergebnis zufrieden sind und denken, das Kind sei geheilt.

Eine vorhandene Fehlsichtigkeit wird optimal mit einer Brille auskorrigiert und muss ca. alle 6 Monate überprüft werden. Es kann sein, dass allein der Ausgleich der Hyperopie das Schielen beseitigt oder den Schielwinkel deutlich reduziert (akkommodatives Schielen). Zur Amblyopiebehandlung wird das nicht

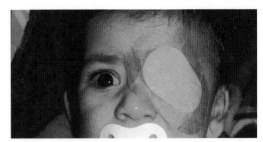

Abb. 14.6 ■ Okklusionsverband. Pflaster-Okklusion des linken, besser sehenden Auges zur Behandlung des rechten, amblyopen Auges.

schielende Auge bzw. besser sehende Auge durch ein lichtdichtes Okklusionspflaster vollständig abgedeckt **(Abb. 14.6)**. Hierdurch wird das schielende Auge gezwungen, die Fixation aufzunehmen. In Abhängigkeit vom Lebensalter des Patienten darf eine bestimmte Okklusionsdauer nicht überschritten werden, da sonst das vorher „gute" Auge amblyop werden kann. So darf ein Auge in den ersten Lebensmonaten nur Stunden abgeklebt werden, während bei einem 6-jährigen Kind das bessere Auge in der Regel 6 Tage okkludiert wird, bis es für 1 Tag freigegeben wird, um dann wieder 6 Tage abgeklebt zu werden usw.

Bei einer Hautmazeration durch das Okklusionspflaster kann ein hautfreundlicheres Pflaster verwendet und/oder Dexpanthenol-Salbe oder Bamipinlactat-Salbe appliziert werden.

Der Zeitpunkt eines chirurgischen Eingriffs zur Parallelstellung der Augen, der oft ambulant erfolgt, liegt zur Zeit meist vor der Einschulung des Kindes. Er soll eine bessere Zusammenarbeit der Augen gewährleisten und damit einem Rezidiv der Amblyopie vorbeugen. Um die präoperativ durch die Amblyopiebehandlung erreichte gleiche Sehschärfe beider Augen zu erhalten, muss postoperativ noch längere Zeit weiter okkludiert werden, wenn auch nicht mehr so intensiv. Außerdem sind in regelmäßigen Abständen Kontrollen der Sehschärfe und der Entwicklung der Fehlsichtigkeit erforderlich. Hyperopien gehen in den ersten Lebensjahren oft deutlich zurück, Myopien nehmen eher zu. Brillen müssen entsprechend aktualisiert werden.

P *Wichtigkeit der Okklusion. Die Okklusion ist für das Kind unangenehm. Es wird gezwungen, mit dem schlechteren Auge zu sehen und wird mitunter gehänselt. Sehr viel Geduld mit Eltern und Kind, Bereitschaft zu wiederholten Erklärungen und kompetentes und bestimmtes Erläutern der Wichtigkeit der Maßnahme sind oft nötig. Bei der Nichteinhaltung der Okklusionszeiten droht die lebenslange Schwachsichtigkeit des betroffenen Auges, bei konsequenter und rechtzeitiger Okklusion ist die volle Sehschärfe zu erreichen.*

14.6 Nystagmus

D *Als Nystagmus (Augenzittern) werden rhythmische, in 2 Phasen ablaufende Schwingungen (Oszillationen) der Augen bezeichnet, die in alle Richtungen erfolgen können (horizontal, vertikal, rotatorisch = um eine Achse drehend).*

Ursache
Ein Nystagmus kann angeboren sein oder z. B. durch Störungen des Innenohrs (Vestibularorgan), Schädigungen im Verlauf des N. vestibularis oder seines Kerngebiets, Hirntumoren oder eine beidseitige Katarakt in den ersten Lebensmonaten hervorgerufen werden.

Symptome und Diagnostik
Patienten mit einem erworbenen Nystagmus können über *Scheinbewegungen* (Oszillopsien) klagen. Wenn ein Auge abgedeckt wird, verstärkt sich der Nystagmus meistens und damit ist monokular auch die Sehschärfe geringer. Die „ruhige Zone" ist dagegen die Blickposition, in der das Augenzittern am geringsten ist. Sie wird vom Patienten meistens spontan eingenommen, auch wenn er dazu den Kopf drehen oder neigen muss (*Kopfzwangshaltung*).

Beim *Rucknystagmus* führt eine langsame Phase von einem fixierten Objekt weg und eine schnelle Phase führt die Augen wieder zurück. Benannt wird der Rucknystagmus nach der schnellen Phase. Ein Beispiel für einen normalerweise vorhandenen (physiologischen) Rucknystagmus ist der *optokinetische Nystagmus* (OKN, „Eisenbahnnystagmus"), der besonders deutlich beim Blick aus einem fahrenden Zug auftritt, mit der langsamen Phase in Fahrtrichtung des Zuges und der Rückstellbewegung entgegen der Fahrtrichtung.

Beim *Pendelnystagmus* bewegen sich die Augen wie ein Uhrpendel mit gleicher Geschwindigkeit in beide Richtungen, d. h. die Geschwindigkeit der vom Zielobjekt wegführenden und der die Augen zurückstellenden Bewegung sind gleich. Insgesamt sind bisher etwa 45 verschiedene Nystagmusformen beschrieben worden.

Therapie
Die Therapiemöglichkeiten beim Nystagmus sind sehr eingeschränkt. Beim kongenitalen Nystagmus, der sich bei Konvergenz beruhigt, kann versucht werden, ein künstliches Außenschielen entweder mit Prismenbrillen oder operativ zu erzeugen (artifizielle Divergenz). Liegt die „ruhige Zone" des Nystagmus exzentrisch, kann sie durch gleichsinnige operative Verlagerung beider Augen in die Geradeausposition (Primärposition) gebracht werden.

Medikamentös können eventuell Gabapentin beim erworbenen Pendelnystagmus des Erwachsenen oder Baclofen beim erworbenen periodisch alternierenden Rucknystagmus zu einer Sehverbesserung führen.

15 ⋮ Verletzungen

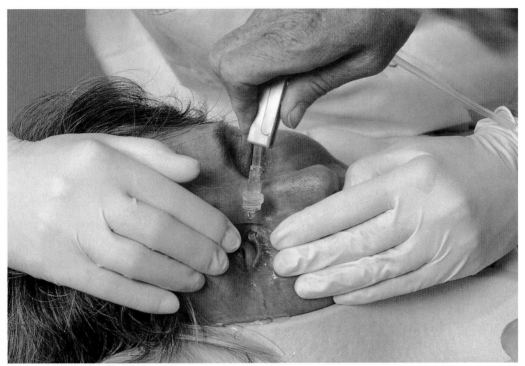

Einführung

Augenverletzungen bedürfen des schnellen und ge-
zielten Handelns aller Beteiligten. In der Regel hat der
Patient in der Ambulanz den ersten Kontakt mit einer
Pflegeperson. Es ist deshalb sehr wichtig, die Symptome und Befunde von Augenverletzungen zu kennen
sowie die Erstmaßnahmen zu ihrer Versorgung
durchführen zu können.

Besteht durch den Unfallhergang oder den äußeren
Aspekt der Verdacht auf eine operativ zu versorgende
Augenverletzung, z. B. eine Hornhautwunde mit einem
Irisaustritt oder Fremdkörper im Auge durch die Arbeit
mit Hammer und Meißel, darf der Patient keinerlei

Nahrung oder Flüssigkeit zu sich nehmen, da beides
eine Vollnarkose um 6 Stunden hinauszögern würde.

M *Ein sichtbarer Fremdkörper darf niemals herausgezogen
werden, die Entfernung darf nur durch den Operateur erfolgen. Der Fremdkörper kann beim Herausziehen abbrechen und/
oder es wird durch die Manipulation noch mehr Gewebe zerstört.*

Ein verletztes Auge wird für den Transport des Patienten vorsichtig, ohne Druck auszuüben, mit einer sterilen Verbandplatte abgedeckt und der Patient angewiesen, beide Augen zu schließen und möglichst wenig zu bewegen. Nur bei einer Verätzung oder Verbrennung muss umgehend mit Augenspülungen begonnen werden, die bis zur augenärztlichen Untersuchung fortzusetzen sind.

Ist nach der augenärztlichen Versorgung das Anlegen eines Augenverbandes erforderlich, wird der Patient darüber aufgeklärt, dass er nun fahruntüchtig ist. Bei kleinen Kindern darf ein Augenverband nur stunden- oder tageweise angelegt bleiben, da sonst eine Sehschwäche des verschlossenen Auges droht (vgl. S. 177).

M *Auch bei Augenverletzungen ist der ganze Patient zu sehen. Deshalb ist es wichtig, den Unfallhergang genau zu erfragen, um Rückschlüsse auf mögliche Verletzungen innerer Organe oder Knochenverletzungen der Gliedmaßen ziehen zu können, die umgehende intensivmedizinische oder chirurgische Interventionen erfordern.*

Beispielsweise kann ein Patient, der durch den Aufprall bei einem Autounfall eine Milzruptur erlitten hat, zunächst noch ansprechbar sein und nur über seine Augenverletzung durch Glassplitter der Windschutzscheibe klagen, bevor er innerhalb von Sekunden in einen schweren, lebensbedrohlichen Schock fällt. Oder er bemerkt erst am nächsten Tag, dass sein Handgelenk mit einer Fraktur schmerzt, auf das er sich beim Hinfallen abgestützt hat. Kinder, die über den Fahrradlenker gestürzt sind, können wegen der noch weicheren Knochenstruktur bei äußerlich fast unauffälligem Auge Frakturen der Schädelknochen mit Liquorfisteln haben.

Auch Wunden im Augenbereich erfordern die Überprüfung des *Tetanus-Impfschutzes*. Liegt die letzte Tetanus-Schutzimpfung länger als 5 Jahre zurück, besteht kein ausreichender Impfschutz mehr und es wird eine Simultan-Prophylaxe durchgeführt. Bei Tierbissverletzungen besteht grundsätzlich Tollwutverdacht, weshalb eine entsprechende Abklärung erforderlich ist.

15.1 ⋮ Verletzungen der Lider und Tränenwege

D *Die meisten Verletzungen der Lider und Tränenwege sind Schnittwunden, Einrisse, Ausrisse oder Hämatome.*

Ursache
Verletzungen der Lider und Tränenwege werden durch Prellungsverletzungen des Auges, Fremdkörper, Schusswunden, tierische oder menschliche Bisswunden, Frakturen der Orbitaknochen oder des übrigen Gesichtsschädels hervorgerufen.

Symptome und Diagnostik
In Abhängigkeit vom Ausmaß der Verletzung können die Lider geschwollen sein oder Blutungen aufweisen. Durch die Verletzung der Nasennebenhöhlen kann Luft in die Lider übertreten und bei Berührung der Lidhaut ein feines Knistern hörbar sein (Crepitatio bei Luftemphysem). Eine Lidverletzung kann auch die Lidkante einbeziehen. Bei einer Verletzung des Lidbändchens, ist der Lidinnenwinkel zur Seite hin verlagert.

Eine Verlagerung der Tränenpünktchen, ein Abriss der Tränenkanälchen und/oder eine Tränensackverletzung können z. B. durch eine Orbitabodenfraktur hervorgerufen werden. Bei einer äußerlich nicht sichtbaren Verletzung der Tränenwege, aber begründetem Verdacht, kann der Arzt die Tränenwege vorsichtig spülen. Ein Blutaustritt aus dem Tränenpünktchen oder die fehlende Durchspülbarkeit erhärten den Verdacht.

Therapie
Die Therapie ist von der Verletzungsart abhängig. Die chirurgische Entfernung von scheinbar zerstörtem Material wird am Auge äußerst vorsichtig durchgeführt, da sich häufig eine erstaunliche Regenerationsfähigkeit zeigt. Die Primärversorgung einer Lidwunde sollte innerhalb von 12 Stunden erfolgen. Bei späterem Eintreffen des Patienten wird nach der Wundreinigung mit Ringer-Lösung nach 3–4 Tagen eine sehr vorsichtige Auffrischung der Wundränder durchgeführt. Bei einem Tierbiss ist eine sofortige Wundversorgung möglich, bei einem Menschenbiss erst nach einigen Tagen.

Eine Lidverletzung mit Lidkantenbeteiligung erfordert eine genaue operative Annäherung der getrennten Lidkanten mit schichtweisem Verschluss von Lidhaut, Lidschließmuskel, Tarsus und Lidbindehaut, andernfalls können sich durch narbige Verziehungen ein Entropium mit Reiben der Wimpern auf der Hornhaut oder ein Ektropium ausbilden.

Ein abgerissenes Tränenkanälchen wird über einen Silikonschlauch innerhalb von 6–24 Stunden geschient. Der Silikonschlauch sollte nach Möglichkeit 3 Monate, zumindest jedoch 6 Wochen belassen und wöchentlich vorsichtig bewegt werden.

Die Verordnung von antibiotischen Augensalben oder oralen Antibiotika ist abhängig von der Verunreinigung der Wunde. Bei Bisswunden erhält der Patient für 5 Tage Tetracyclin p. o. (vor dem 8. Lebensjahr kontraindiziert) sowie antibiotische Augentropfen und -salben.

15.2 Bindehautverletzung und Bindehautfremdkörper

D *Bindehautwunden sind durch das Klaffen der Bindehaut in einem bestimmten Bereich zu erkennen. Ein Fremdkörper kann der Bindehaut aufliegen, in der Wunde stecken oder subkonjunktival liegen.*

Symptome und Diagnostik
Bindehautdefekte können mit einem Blutaustritt oder Bindehautunterblutungen (Hyposphagma) sowie einer Chemosis (Bindehautschwellung) verbunden sein. Ein subtarsaler Fremdkörper, d. h. ein Fremdkörper, der unter dem Oberlid liegt, wird nach dem Umklappen des Oberlids sichtbar.

Jede Bindehautwunde erfordert eine Wundinspektion durch den Arzt, um zusätzliche, darunter verborgene Verletzungen ausschließen zu können. Zum Fremdkörperausschluss können bildgebende Verfahren erforderlich werden.

Therapie
Die Therapie besteht in der Verabreichung von Breitspektrumantibiotikum-Augentropfen und -salben. Bei einer stark verschmutzten Wunde wird zusätzlich Natamycin-Augensalbe (Pima-Bicirion N Augensalbe) vorbeugend gegen eine mögliche Pilzinfektion verordnet. Eine klaffende Wunde, die länger als 1 cm ist, wird genäht.

15.3 Hornhautfremdkörper

D *Ein Hornhautfremdkörper kann zwischen Limbus und Hornhautmitte der Hornhaut aufliegen, in ihr stecken oder bereits teilweise in die Vorderkammer und das übrige Augeninnere gedrungen sein. Er besteht aus den verschiedensten Materialien, z. B. Metall, Tierhaar, Pflanzenteilen oder Schminkresten.*

Symptome und Diagnostik
Ein Fremdkörper auf der Hornhaut **(Abb. 15.1)** führt zu Schmerzen, Tränenfluss (Epiphora), „Fremdkörpergefühl", Lichtempfindlichkeit (Photophobie) und einem Lidkrampf (Blepharospasmus). In der Vorgeschichte werden oft handwerkliche Arbeiten (z. B. mit Hammer und Meißel, Schleifen) angegeben.

Die Beurteilung der Eindringtiefe des Fremdkörpers in die Hornhaut ist mit der Spaltlampe möglich. Metallische Hornhautfremdkörper sind meistens von einem bräunlichen Rosthof umgeben. Weitere Augenverletzungen und Fremdkörper (z. B. unter dem Oberlid) müssen ausgeschlossen werden.

Therapie
Die Therapie besteht nach einer Tropfanästhesie mit z. B. Oxybuprocain 0,4%-Augentropfen in der Entfernung des Fremdkörpers an der Spaltlampe. Eventuell sind hierzu ein Lidsperrer und eine liegende Position erforderlich.

Anschließend erhält der Patient einen Tropfen Homatropin 1 % zur Ruhigstellung der Pupille, antibioti-

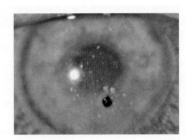

Abb. 15.1 ▪ **Fremdkörper.** Bräunlicher, metallischer Fremdkörper in der Hornhaut.

sche Augensalbe sowie einen Augenverband und wird über seine Fahruntüchtigkeit aufgeklärt.

Da nahezu jede Entfernung eines Hornhautfremdkörpers einen meist oberflächlich liegenden Hornhautdefekt zur Folge hat, kann der Patient auch weiterhin entsprechende Beschwerden angeben, wie z. B. Schmerzen und fortbestehendes Fremdkörpergefühl (s. u., Erosio corneae). Außerdem besteht die Gefahr der Ausbildung eines Hornhautgeschwürs. Deshalb ist am folgenden Tag unbedingt eine nochmalige augenärztliche Kontrolle erforderlich.

Wenn der Fremdkörper die Bowman-Membran der Hornhaut durchbohrt hat, entsteht nach der Entfernung eine Narbe, andernfalls nicht.

15.4 ┊ Hornhautabschürfung (Erosio corneae)

D Als Erosio corneae (Hornhautabschürfung) wird ein ober-flächlicher Hornhautdefekt bezeichnet, der nur das Horn-hautepithel betrifft.

Ursache
Die Hornhautabschürfung **(Abb. 15.2)** entsteht häufig durch versehentliche Berührung der Hornhaut mit Fingernägeln, Schminkutensilien und Zweigen von Büschen oder Bäumen. Bestimmte seltene, angebo-rene Hornhauterkrankungen sind mit spontan auftre-tenden, oberflächlichen Hornhautdefekten verbun-den.

Symptome und Diagnostik
Eine Erosio corneae ist oft sehr schmerzhaft. Der Pa-tient hat häufig das Gefühl, es befinde sich ein Fremd-körper im Auge, insbesondere unter dem Oberlid. Dies liegt daran, dass der Augapfel beim Lidschluss normalerweise automatisch nach oben gedreht wird (Bell-Phänomen) und dabei die Hornhautabschürfung an der Oberlidinnenseite reibt und Hornhautnerven gereizt werden. Die Augen tränen und es besteht eine Photophobie. Mitunter sind die Lider krampfhaft ge-schlossen (Blepharospasmus), weshalb die Untersu-chung des Auges erst nach der Applikation steriler lo-kalanästhesierender Augentropfen möglich sein kann.

Der oberflächliche Hornhautdefekt heilt normaler-weise innerhalb von 24 Stunden ab, ohne eine Narbe zu hinterlassen. Bei inkonsequenter Therapie besteht aber immer die Gefahr einer Infektion und damit der Ausbildung eines Hornhautgeschwürs. In seltenen Fäl-len reißt das neu gebildete Hornhautepithel, das den Defekt deckt, immer wieder auf (rezidivierende Ero-sio), besonders häufig morgens beim ersten Lidschlag.

Oft wird der oberflächliche Hornhautdefekt selbst erst durch die Färbung mit Fluoreszein sichtbar.

Therapie
Die Therapie besteht in der Applikation einer Augen-salbe 3-mal täglich mit einem Breitspektrumantibio-tikum (z. B. Gentamicin) 2 Tage über die Abheilung hi-naus. Ist die Verletzung durch organische Materialien, wie z. B. Holz hervorgerufen, wird zusätzlich noch Na-tamycin-Augensalbe (Pima-Bicirion N Augensalbe), ein Antimykotikum, verordnet. Ein Augenverband ist zur Ruhigstellung des betroffenen Auges erforderlich. Außerdem wird der Patient angewiesen, in einem ab-gedunkelten Raum zu liegen und beide Augen ge-schlossen und ruhig zu halten, denn bei jeder Bewe-gung des nicht verletzten Auges bewegt sich das ver-letzte Auge mit. Der Patient wird auch darüber infor-miert, dass die Schmerzen bis zur Abheilung anhalten können und durch Bewegung des betroffenen Auges und das damit verbundene Reiben der Oberlidunter-seite auf der offenen Hornhaut entstehen.

M Der Patient darf bei einer Erosio corneae allenfalls zur Un-tersuchung einmalig lokalanästhesierende Augentropfen erhalten. Auch bei anhaltenden Schmerzen ist ein Lokalanästhe-tikum, insbesondere auch zu Händen des Patienten, absolut kon-traindiziert. Es verzögert die Abheilung und erhöht die Infektions-gefahr. Bei starken Schmerzen kann ein systemisches Schmerz-mittel verordnet werden.

Mit einem Augenverband ist der Patient fahruntüch-tig und muss darüber aufgeklärt werden. Bei kleine-ren Kindern darf der Verband nicht zu lange getragen werden (vgl. S. 177).

Eine rezidivierende Erosio corneae erfordert mitun-ter eine monatelange Therapie. Zunächst werden künstliche Tränen tagsüber und Dexpanthenol-Au-gensalbe zur Nacht verordnet. Erfolgt hierunter keine endgültige Abheilung, können folgende Maßnahmen erforderlich werden: eine Kontaktlinse als Verband-linse (therapeutische Kontaktlinse), eine sterile Ab-schabung der Hornhaut (Abrasio corneae), Collagen shields (kontaktlinsenartiges Medikament, das sich selbst auflöst) oder eine Hornhautstichelung mit ei-ner sterilen Nadel oder einem Excimer-Laser.

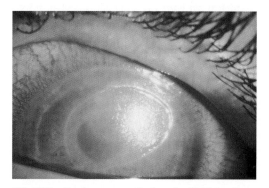

Abb. 15.2 ■ **Erosio corneae.** Großer, oberflächlicher Horn-hautdefekt, der sich mit Fluoreszein besonders deutlich dar-stellen lässt.

15.5 Keratopathia photoelectrica

D *Als Keratopathia photoelectrica (umgangssprachlich „Verblitzung") werden zahlreiche punktförmige, oberflächliche Hornhautdefekte bezeichnet, die durch ultraviolettes Licht entstehen, wenn die Augen ungenügend geschützt sind. Dies ist z. B. beim Schweißen, unter der Höhensonne oder während eines Hochgebirgsaufenthalts der Fall.*

Symptome und Diagnostik
Typischerweise klagt der Patient 6–8 Stunden nach der Einwirkung des ultravioletten Lichts über Schmerzen, Lichtempfindlichkeit, Fremdkörpergefühl und vermehrten Tränenfluss. Häufig besteht ein Lidkrampf. Mitunter ist die Untersuchung deshalb erst nach der Gabe von lokalanästhesierenden Augentropfen möglich.

An der Spaltlampe sind meist beidseits zahlreiche punktförmige, oberflächliche Hornhautdefekte zu erkennen, die sich mit Fluoreszein grün anfärben lassen.

Therapie
Die Therapie und die Verhaltensregeln entsprechen den Maßnahmen bei der Erosio corneae (s. o.).

15.6 Verätzungen

D *Verätzungen sind sehr ernste Augenverletzungen durch Laugen oder Säuren. Bei Säuren entstehen sofort oberflächliche Koagulationsnekrosen, das Vordringen in die Tiefe erfolgt langsam. Laugen penetrieren dagegen rasch (Kolliquationsnekrose; Kolliquation = Einschmelzung).*

Symptome und Diagnostik
Die Augenveränderungen hängen vom Ausmaß der Verätzung ab. Sie reichen von einer geringen Rötung von Lidern und Bindehaut (Grad 1) über die Bildung von Blasen (Grad 2) bis zu einem weißen, blutleeren (ischämischen) Auge mit ausgeprägter Hornhauttrübung (Grad 3).

M *Je ausgeprägter die Hornhauttrübung ist und je größer die weiße blutleere Zone um den Hornhautrand, umso schlechter ist die Prognose einer Verätzung.*

Komplikationen
In Abhängigkeit vom Schweregrad kann die Abheilung ohne Folgen stattfinden oder aber es wachsen mitunter Gefäße in die getrübte Hornhaut ein und der Augeninnendruck kann ansteigen (Sekundärglaukom). Außerdem ist es möglich, dass das Auge infolge der Gewebeeinschmelzung perforiert und schließlich schrumpft (Phthisis bulbi). Die Bindehaut von Lidern und Augapfel kann verkleben (Symblepharon) und die Lider können durch narbige Veränderungen nach innen (Entropium) oder außen (Ektropium) gestülpt werden.

Therapie
Die Behandlung muss ohne Verzögerungen erfolgen, denn sie kann das Endergebnis erheblich beeinflussen.

M *Das verätzte Auge muss umgehend, d. h. bereits am Unfallort, mit klarem, frischem Leitungswasser oder Mineralwasser gespült werden. Optimal ist eine Ringer-Lösung. Die Spülung wird während des Transports und in der Klinik bis zur Endversorgung fortgesetzt (vgl. Akutbehandlung Augenspülung, S. 185).*

Je nach Anordnung erfolgt die Spülung mit Ringer-Lösung oder Phosphatpuffern (z. B. Isogutt, Tima-oculav). Fremdkörpermaterial wird vorsichtig mit sterilen Tupfern auch aus den Umschlagfalten entfernt. Farbe, Teer und Schmaucheinsprengungen lassen sich mit Fetten entfernen, z. B. mit Bepanthen-Augensalbe.

Dosierung und Dauer der weiteren Therapie hängen vom Schweregrad der Verätzung ab. Neben antibiotischen Augentropfen und -salben werden Atropin 1 %-Augentropfen oder Scopolamin-Augentropfen verordnet. Häufig werden auch 10 %ige Ascorbinsäure als Augentropfen und Aprotinin 2000 K.I.E/ml 0,9 %iger Kochsalzlösung als Augentropfen appliziert. Kortikosteroide können ebenfalls erforderlich sein.

Der weitere Verlauf kann noch zusätzliche Maßnahmen erfordern, wie z. B. die tägliche Lösung von Bindehautverklebungen mit einem Glasspatel, eine Bindhaut-, Amnionmembran- oder Schleimhautdeckung der Hornhaut bei drohender Perforation oder eine Hornhauttransplantation.

15.7 : Augapfelprellung (Contusio bulbi)

D *Die Contusio bulbi ist eine Augapfelprellung durch die Einwirkung stumpfer Gewalt im Augen- und Orbitabereich,
wie z. B. Faustschlag, Schnee-, Tennis- oder Squashball, Auto-
oder Fahrradunfall, Fremdkörperaufprall beim Rasenmähen, Sekt-
korken oder Pferdetritt.*

Symptome und Diagnostik
Die Augenveränderungen hängen vom Ausmaß der
Gewalteinwirkung ab. Die Sehschärfe ist normal bis erheblich beeinträchtigt. Lider und Bindehaut können
geschwollen und unterblutet sein. Die Hornhaut kann
ein Ödem, Descemet-Falten, Descemet-Risse und Trübungen aufweisen. Eventuell besteht eine Einblutung
in die Augenvorderkammer (*Hyphäma*). Der Iris-
sphinkter, der die Pupille eng stellt, kann eingerissen
sein, sodass die Pupille nicht mehr ganz rund und erweitert ist und träge auf Lichteinfall reagiert
(Abb. 15.3).

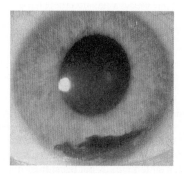

Abb. 15.3 ■ **Contusio bulbi.** Zustand nach Contusio bulbi
mit erweiterter und etwas entrundeter Pupille. Im Bereich von
4 – 7 Uhr ist eine Einblutung in die Vorderkammer des Auges
(Hyphäma) zu sehen.

Wenn die Iriswurzel ein- oder abreißt, entsteht im
Hornhautrandbereich eine „zweite Pupille" und die
Pupille selbst ist verzogen. Hieraus können Doppelbilder und eine Augeninnendrucksteigerung resultieren.
Letztere entwickelt sich manchmal erst Jahre später.
Typisch für Kontusionen der Augenlinse sind stern-
förmige Trübungen ihrer Rinde (Kontusionsrosette)
und Irispigmentauflagerungen auf der Linsenvorderfläche. Durch den Aufprall kann sich die Linse auch
aus der optischen Achse verlagern (Linsenluxation
oder -subluxation).

M *Zur vollständigen Beurteilung der Augenhintergrundverän-
derungen durch eine Contusio bulbi ist die Weitstellung der
Pupille erforderlich, die aber möglichst nicht vor dem 5. oder 6.
Tag nach dem akuten Ereignis stattfinden sollte. Vor diesem Zeit-
punkt kann durch eine Mydriasis eine nicht rückbildungsfähige
Pupillenerweiterung induziert werden.*

Eine Ausnahme von dieser Regel stellt der begründete
Verdacht auf eine sofort zu behandelnde Netzhautablösung dar. Neben dieser können im Bereich des Au-
genhintergrunds folgende Veränderungen beobachtet
werden: Blutungen, Schwellung und weißliche Trübung der Netzhaut um die Fovea (Berlin-Ödem), Netzhautlöcher, Aderhautrisse und ein Ausriss des Sehnervs aus dem Sklerakanal (Avulsio nervi optici). Bei
sehr schweren Kontusionen kann die Augapfelwand
rupturieren.

Therapie
Die Behandlung richtet sich nach der Art der Verletzung. Beispielsweise wird eine Augeninnendruckerhöhung mit drucksenkenden Augentropfen behandelt, ein Netzhautforamen gelasert oder eine Netzhautablösung operiert. Das Berlin-Ödem bildet sich
meist innerhalb von 3–4 Wochen spontan zurück.

15.8 : Perforierende Augenverletzung und Fremdkörper im Auge

D *Eine perforierende Augenverletzung entsteht, wenn ein
Fremdkörper die Hornhaut oder Bulbuswand durchbohrt.
Der Fremdkörper selbst kann noch in der Wunde stecken, bereits
vollständig oder teilweise entfernt worden sein oder sich im Auge
oder in den dahinter liegenden Geweben (einschließlich Gehirn)
befinden.*

Symptome und Diagnostik
Der Verdacht auf eine perforierende (durchbohrende)
Augenverletzung bzw. einen Fremdkörper im Auge ist
meist durch den Unfallhergang gegeben, z. B. Arbeiten

mit Hammer und Meißel, Glasbruch oder eine Schuss-
verletzung.

M *Röntgen-Übersichtsaufnahmen, gegebenenfalls ergänzt
durch Computertomographie und/oder Ultraschall, sind
immer erforderlich, wenn der Verdacht auf einen intraokularen
Fremdkörper besteht. Bei Fremdkörpern aus Metall, ist eine Magnetresonanztomographie kontraindiziert.*

Die Sehschärfe kann erheblich herabgesetzt bis normal sein. Die Augeninspektion ist aufgrund geschwollener Lider, Schmerzen und der Gefahr, der

weiteren Verletzung durch Druck auf den Bulbus oft schwierig. Sie ist aber zur Planung des operativen Eingriffs unbedingt erforderlich. Ein Fremdkörper unter den Lidern schließt der Augenarzt durch vorsichtiges Ektropionieren aus. Mitunter ist dem Auge äußerlich sehr wenig anzusehen, z. B. nur eine kleine Wunde im Binde- und Lederhautbereich und zunächst lässt nur die Anamnese an einen Fremdkörper im Auge denken. Die Iris kann allerdings auch zum Wundspalt hin verzogen sein und aus ihm, wie bei größeren Verletzungen auch Glaskörper oder anderer Augeninhalt, heraustreten **(Abb. 15.4)**. Typischerweise ist die Augenvorderkammer aufgehoben, d. h. die Iris liegt der Hornhautrückfläche an und der Augeninnendruck ist sehr niedrig. Wenn die Linse verletzt ist, entwickelt sich eine Katarakt. Die Netzhaut kann teilweise oder vollständig abgehoben sein und Einblutungen in den Glaskörper können hinzukommen.

Die Häufigkeit von perforierenden Augenverletzungen hat um mehr als 90 % (!) abgenommen, seit Anschnallpflicht beim Autofahren besteht.

Komplikationen

Ein nicht erkannter, im Auge verbliebener Fremdkörper führt, wenn er eisenhaltig ist, zu Eisenablagerungen in den Augengeweben (*Siderosis*) und wenn er kupferhaltig ist zu kupferhaltigen Ablagerungen (*Chalkosis*). Beides kann eine eitrige Entzündung des Augeninneren (*Endophthalmitis*) zur Folge haben, eine Komplikation der perforierenden Augenverletzung, die insgesamt bei bis zu 13 % der Patienten beobachtet wird.

Eine weitere gefährliche Folgeerkrankung ist die *sympathische Ophthalmie*. Dies ist eine Entzündung des nicht verletzten Auges als Folge der perforierenden Verletzung des anderen Auges. Das Endstadium

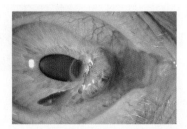

Abb. 15.4 ▪ **Perforierende Augenverletzung.** Irisvorfall aus dem Wundspalt bei 3 Uhr. Die Pupille ist verzogen und die Augenvorderkammer aufgehoben.

der perforierenden Verletzung ist die Phthisis bulbi und schließlich die Enukleation.

Therapie

In der Regel wird zunächst der operative Wundverschluss angestrebt. Weitere Maßnahmen, wie z. B. eine Linsenentfernung, Vitrektomie oder Cerclage sowie deren Zeitpunkt, bestimmt der Operateur. Mit den modernen mikrochirurgischen Verfahren gelingt es inzwischen auch bei schwerstverletzten Augen häufig eine primäre Enukleation zu vermeiden.

Um einer Endophthalmitis vorzubeugen, erhält der Patient jeweils in der altersgemäßen Höchstdosis ein Breitspektrumantibiotikum, gegen das er keine Allergie hat. Außerdem wird der Tetanus-Impfschutz überprüft und gegebenenfalls geimpft.

Ist die Entfernung der Augenlinse erforderlich gewesen oder hat die Hornhaut durch Narbenbildung postoperativ einen irregulären Astigmatismus, ist insbesondere bei Kindern eine möglichst rasche Kontaktlinsenversorgung anzustreben. Andernfalls besteht die Gefahr einer Sehschwäche des betroffenen Auges und/oder der Verlust des beidäugigen Sehens.

P Pflegeschwerpunkt Verletzungen

Eleonore Belka und Brigitte Edwards

Akutbehandlung Augenspülung

Am Unfallort ist es wichtig, so rasch wie möglich mit sauberem Leitungswasser oder Mineralwasser zu spülen und die Spülung nicht zu unterbrechen–Sekunden können entscheiden. In der Klinik kann der Vorgang ohne Zeitverzögerung optimiert werden. Die für die Augenspülung benötigten Gegenstände sind:

- eine wasserdichte Unterlage,
- Plastikschürzen für den Patienten und die Pflegeperson,
- als Spülflüssigkeit: Ringer-Lösung oder physiologische Kochsalzlösung mit Infusionsbesteck bzw. 500 ml Spritzbeutel oder steriles Glas, Undine oder Spritze,
- nach Anordnung: Phosphatpuffer-Lösung (z. B. Isogutt, Tim-oculav),

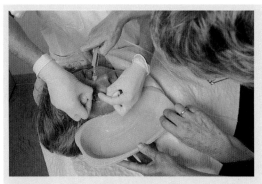

Abb. 15.5 ■ **Augenspülung.** Mit Hilfe einer Infusion wird das Auge von innen nach außen ausgespült.

- bei Farbe, Teer, Schmaucheinsprengungen z. B. Bepanthen-Augensalbe,
- Auffangschale,
- Lokalanästhetikum,
- Lidsperrer,
- Lidhaken,
- sterile Tupfer.

Der Patient wird über die geplante Maßnahme informiert und gebeten, eine sitzende oder liegende Position einzunehmen. Nach der Händedesinfektion werden Ringer-Lösung oder physiologische Kochsalzlösung in ein sauberes Gefäß gefüllt (z. B. Glas, Undine oder Spritze). Alternativ können auch ein Spritzbeutel oder eine Infusionsflasche mit einem Infusionsbesteck zur Spülung benutzt werden. Bei starken Schmerzen und Blepharospasmus ist die Spülung eventuell erst nach der Applikation lokalanästhesierender Augentropfen möglich, außerdem können der Einsatz eines Lidsperrers, von Lidhaken oder Ektropionieren durch den Arzt erforderlich sein. Andernfalls hält eine assistierende Pflegeperson die Lider auseinander. Vorhandenes Fremdkörpermaterial wird vorsichtig mit sterilen Tupfern entfernt.

Der Patient neigt den Kopf zur Seite und nach der Positionierung eines Auffangbehälters unter dem Kinn, beginnt die Spülung **(Abb. 15.5)**. Während ein Helfer die Lider auseinander hält, spült die Pflegeperson das Auge von innen nach außen mit Hilfe einer Infusion. Die Spülflüssigkeit kann vom Lidaußenwinkel in den bereitgestellten Auffangbehälter abfließen. Mit Kompressen kann abschließend die Haut vorsichtig trocken getupft werden.

Nachsorge von Verletzungen – Erleichterung durch Polyurethanschaum-Wundabdeckungen

Einfache Verletzungen werden mit einem sterilen geschlossenen Augenverband versorgt, der je nach Befund 1-mal täglich gewechselt wird (vgl. S. 123). Beim Anlegen ist darauf zu achten, dass eine in der Augenkompresse vorhandene Naht nach außen gerichtet ist.

Einen wesentlichen Fortschritt in der Verbandtechnik komplizierter Verletzungen haben semipermeable bzw. semiokklusive interaktive Polyurethanschaum-Wundabdeckungen gebracht. Sie beschleunigen die Wundheilung dadurch, dass sie für regelrechte Feuchtigkeit und Wärme sorgen, eine ausreichende Wasserdampf-, Kohlendioxid- und Sauerstoffdurchlässigkeit gewährleisten, nicht mit der Wundoberfläche verkleben und sich problemlos entfernen lassen. Schmerzfrei werden beim Ablösen Verkrustungen häufig gleich mit entfernt. Außerdem wirken Polyurethanschaum-Wundabdeckungen nicht toxisch und in der Regel auch nicht allergisierend.

D *Polyurethanschaum-Wundabdeckungen ohne (z. B. Allevyn) und mit Absorberpartikeln aus Natriumpolyacrylat (z. B. Cutinova) absorbieren überschüssiges Wasser aus dem Wundsekret und konzentrieren die eine Wundheilung beschleunigenden Faktoren, z. B. Albumine, Wachstumsfaktoren und Enzyme. Diese Wundabdeckungen hinterlassen keine Gelreste in der Wunde und sind selbsthaftend.*

Dieser Verbandtypen wirkt interaktiv, indem er das Wundklima durch die Schaffung eines physiologischen Wundmilieus verändert und Wundsekret aufnimmt. Semipermeabel (halbdurchlässig) bzw. semiokklusiv (halbverschlossen) bedeutet, dass ihre Wasserdampf-, Kohlendioxid- und Sauerstoffdurchlässigkeit mit zunehmender Sättigung des Materials mit Exsudat steigt und Keime ferngehalten werden.

Für den Verbandwechsel wird – soweit kein Verbandwagen zur Verfügung steht – folgendes Material auf einem Tablett bereitgelegt:

- Schutzhandschuhe (z. B. bei Hepatitis C, AIDS, blutenden Wunden),
- bei bettlägerigen Patienten: Bettschutz,
- Abwurfbehälter,
- Ringer-Lösung mit Überlaufkanüle,
- Wattestäbchen,
- sterile Tupfer bzw. Kompressen,
- Verbandmaterial nach Art der Verletzung (geschlossener Augenverband, Polyurethanschaum-Wundabdeckung, z. B. Allevyn),
- Verbandschere.

Verbandwechsel

Der Patient wird über die geplante Maßnahme informiert. Die Pflegekraft desinfiziert die Hände nach dem Hygieneplan und zieht bei Bedarf die Schutzhandschuhe an (ggf. Schutzkittel anziehen und Bettschutz platzieren). Nach der vorsichtigen Abnahme des Verbands und der Entsorgung des Verbandmaterials im Abwurfbehälter wird die Wunde inspiziert und dabei besonders auf die klassischen Entzündungszeichen: Rötung, Schwellung, Überwärmung, Schmerz sowie Eiterbildung geachtet. Außerdem wird beurteilt, ob der Heilungsprozess regelrecht fortschreitet.

Die Wundreinigung nach Verletzungen dient der Entfernung von Fremdmaterial, nekrotischem, fibrinösem Gewebe sowie toxischen Zerfallsprodukten. Lockere Verkrustungen können vorsichtig mit einem sterilen, in Ringer-Lösung getränkten Wattestäbchen mit einer vorsichtigen Drehbewegung ohne Druck auszuüben entfernt werden (**Abb. 15.6a**).

Häufig lassen sich festere Verkrustungen mit einer Kombination aus Bepanthen-Augensalbe und feuchten Kompressen aufweichen. Zunächst wird hierzu vorsichtig die Bepanthen-Augensalbe aufgetragen und anschließend beim liegenden Patienten für ca. 15 min eine mit Ringer-Lösung angefeuchtete Kompresse aufgelegt (**Abb. 15.6b**). Eine erforderliche Wundspülung erfolgt wie oben ausgeführt.

Nach der Wundreinigung wird die Polyurethanschaum-Wundabdeckung – soweit erforderlich – zugeschnitten und auf die Wunde gelegt. Je nach Lokalisation der Verletzung und der Verletzungsart wird zusätzlich fixierendes Verbandmaterial angelegt (z. B. ein geschlossener Augenverband, S. 109).

Häufig bestehen neben Lid und Augenverletzungen noch weitere Gesichtsverletzungen, die eine aufwendige Nachsorge erfordern. Besonders wichtig ist hierbei die Hilfestellung bei der Kopfhygiene (z. B. Haarewaschen, Gesichtsreinigung).

Zur Vorbeugung einer überschießenden Narbenbildung kann vom Arzt das Einmassieren steroidhaltiger Salben (z. B. Ficortril) verordnet werden.

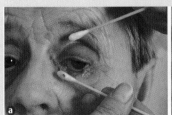
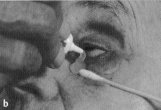

Abb. 15.6 ▪ **Wundreinigung. a** Vorsichtige Entfernung von lockeren Verkrustungen mit einem angefeuchteten Wattestäbchen mit einer leichten, sanften Drehbewegung ohne Druck anzuüben. **b** Auftragen von Bepanthen-Augensalbe zum Aufweichen von festen Verkrustungen.

III Dermatologie

Tilo Freudenberger

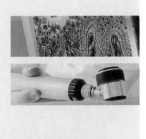
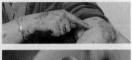
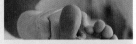
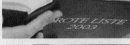
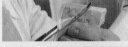
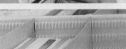

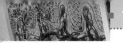
16 ⋮ Anatomie, Physiologie und Effloreszenzenlehre

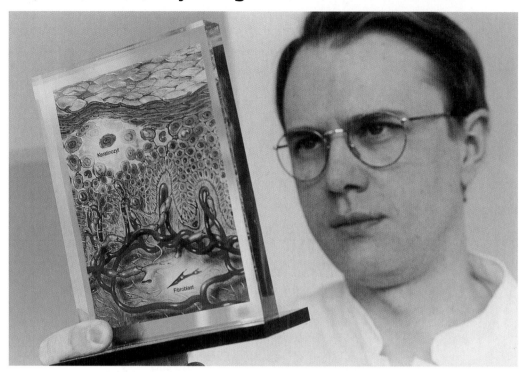

X **Examenswissen** *Hautschichten (S. 191), Funktionen der Haut (S. 192), Primär- und Sekundäreffloreszenzen (S. 193), Unterschied Pustel – Blase (S. 193)*

16.1 ⋮ Anatomie

Die Haut wird in 3 Schichten unterteilt, dabei ist die Dicke dieser einzelnen Schichten je nach Körperregion unterschiedlich **(Abb. 16.1)**:

- Oberhaut (Epidermis),
- Lederhaut (Dermis, Corium),
- Unterhautfettgewebe (Subcutis).

16.1.1 ⋮ Oberhaut (Epidermis)

Die Oberhaut ist in mehrere Zellschichten gegliedert und enthält keine Blutgefäße **(Abb. 16.2)**. Einteilung der Oberhaut von der Hautoberfläche nach unten:

- Stratum corneum (Hornschicht),
- Stratum granulosum (Körnerzellschicht),
- Stratum spinosum (Spindelzellschicht),
- Stratum basale (Basalzellschicht),
- Basalmembran.

 Definition *Merke* *Pflege* *Wissen* **X** *Examenswissen*

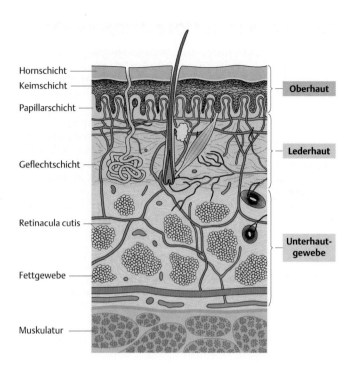

Abb. 16.1 ▪ **Strukturaufbau der Haut.**
Deutlich wird die enge Verzahnung von
Oberhaut (Epidermis) und Unterhaut
(Dermis).

Hornschicht
Keimschicht

Papillarschicht

Geflechtschicht

Retinacula cutis

Fettgewebe

Muskulatur

Oberhaut

Lederhaut

Unterhaut-
gewebe

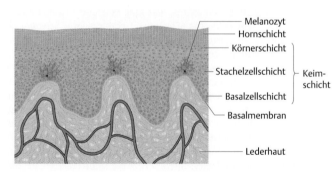

Abb. 16.2 ▪ **Epidermis.** Aufbau der
Epidermis mit den versorgenden Kapillaren aus der Dermis.

Melanozyt
Hornschicht
Körnerschicht
Stachelzellschicht — Keim-
schicht
Basalzellschicht
Basalmembran

Lederhaut

Die einreihig auf der Basalmembran stehenden Zellen des Stratum basale nennt man *Keratinozyten*. Im Stratum basale liegen ebenfalls die pigmentbildenden *Melanozyten*. Nur hier findet die Erneuerung der Epidermis durch mitotische Zellteilung der Basalzellen statt.

Im folgenden Stratum spinosum wandern die Keratinozyten durch ständiges Lösen und Neuanheften der interzellulären Verbindungen (Desmosomen) zur Oberfläche. Im Stratum granulosum schließlich flachen sich die Zellkörper ab und verlieren ihre biologische Aktivität sowie die Zellkerne.

In der obersten Schicht Stratum corneum finden sich keine lebenden Zellen mehr. Aus Bestandteilen der ursprünglichen Zellen der Basalschicht ist das Keratin hervorgegangen, aus dem die Hornschicht überwiegend besteht.

Die Zeit, die ein Keratinozyt zur Durchwanderung aller Schichten bis zum Abstoß als Hornlamelle unter physiologischen Umständen benötigt, beträgt ca. 28 Tage. Diese Zeit kann bei manchen Hautkrankheiten, wie z. B. der Schuppenflechte (Psoriasis vulgaris), enorm verkürzt sein. Eine beschleunigte Durchwanderung der Zellen lässt sich mikroskopisch erkennen.

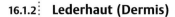

16.1.2 Lederhaut (Dermis)

Bindegewebszellen bilden in der Lederhaut *kollagene* und *elastische Fasern*, die zu einem dreidimensionalen Geflecht verbunden sind und der Haut ihre elastische Eigenschaft geben. In die Lederhaut eingebettet sind Blut- und Lymphgefäße, sowie Haare, Talg- und Schweißdrüsen. Freie Nervenendigungen und Drucksensoren finden sich hier ebenfalls.

Die Verbindung von Epidermis und Dermis ist zapfenartig gestaltet, was der Festigkeit dient und eine große Verbindungsfläche ermöglicht. Besonders in den einzelnen Vorstülpungen der Dermis (Papillen) findet sich eine starke Kapillarversorgung. Diese dient der Versorgung der gefäßlosen Oberhaut mit den erforderlichen Nährstoffen per Diffusion.

Oberflächliche Verletzungen (Schürfwunden, Lazerationen) zeichnen sich häufig durch punktförmige Blutaustritte aus; in diesem Fall wurden einzelne Dermispapillen gekappt und Blut tritt aus den Kapillaren aus.

16.1.3 Unterhautfettgewebe (Subcutis)

Hier finden sich Bindegewebssträngen (*Septen*), die Nerven, Blut- und Lymphgefäße führen und Gruppen von Bindegewebs- und Fettzellen einhüllen. Die Septen bilden die Verbindung der Dermis mit der darunter liegenden Muskelfaszie.

Bei Frauen ist die Ausrichtung dieser Septen besonders im Gesäß- und Oberschenkelbereich radial, beim Mann dagegen tangential. Bei einer Größenzunahme der Fettzellen kommt es so zu Einziehungen der Haut, die als Cellulite bezeichnet werden. Es handelt sich um unterschiedliche Füllungszustände der Fettzellen, die bedingt durch die geschlechtsspezifische Anlage der Bindegewebsstränge zu Verziehungen oder Eindellungen der Hautoberfläche führen.

M *Der Schichtaufbau der Haut spiegelt seine wesentlichen Eigenschaften wider: Abwehr von Schlägen und Stößen sowie Wärmeisolation (Unterhautfett), mechanischer Schutz des Organismus (Unterhaut) und Abwehr von Mikroorganismen (Oberhaut mit Säureschutzmantel).*

16.2 Physiologie

16.2.1 Schutzfunktionen

Die Haut hat in erster Linie eine *Barrierefunktion* als Abgrenzung des Individuums zu seiner Umwelt. Hierbei schützt sie den Organismus vor Keimen, aber auch vor dem Verlust von Körperflüssigkeit.

Weiterhin bietet die Haut Schutz vor chemischen Substanzen und biologischen Einwirkungen durch den *Säureschutzmantel*, der durch Schweiß- und Talgabsonderungen aufgebaut wird. Die gesunde Haut ist mit einer Vielzahl von Mikroorganismen besiedelt (*mikrobielle Besiedelung*). Diese Besiedelung setzt bereits kurz nach der Geburt ein. Eine völlige Keimfreiheit der Haut kann nicht erreicht werden und ist auch nicht erwünscht, denn für die Abwehr von Keimen, die Krankheiten auslösen, ist die Zusammensetzung der Hautflora wesentlich.

Darüber hinaus ist die immunologische Funktion der Haut in den tieferen Schichten für die Abwehr von Keimen von Bedeutung. Hier spielen sich Vorgänge auf zellulärer Ebene ab, wie z. B. die Bekämpfung von eingedrungenen Keimen durch die Makrophagen. Diese sind Zellen des Systems der weißen Blutkörperchen.

Ein wesentlicher Umwelteinfluss, die UV-Strahlung des Sonnenlichts, hat erhebliche biologische Wirkungen auf die Haut. Die UV-Strahlung beschleunigt z. B. die Verminderung der elastischen Fasern jenseits des 30. Lebensjahres, was eine verstärkte Faltenbildung zur Folge hat (Elastose). Lichtinduzierte Schäden an der Erbsubstanz (DNA) können durch spezifische Enzymsysteme der Hautzellen bis zu einem gewissen Grad repariert werden. Die *Bräunungsreaktion* stellt somit eine Schutzfunktion der Haut gegen die schädlichen biologischen Effekte der Sonnenstrahlung dar. Die Melanozyten in der Basalzellschicht bilden den braunen Hautfarbstoff Melanin, der an die nach oben wandernden Keratinozyten abgegeben wird. Es entsteht eine gleichmäßige Braunfärbung der Hautoberfläche. Unterschieden wird die Sofortreaktion, bei der vorgebildetes Melanin ca. 4 Stunden nach der Sonnenexposition ausgeschüttet wird. Dieser Bräunungseffekt ist allerdings begrenzt. Sodann wird binnen 48 Stunden noch mehr Melanin gebildet und für eine intensivere Bräunung an die Keratinozyten abgegeben.

Durch unterschiedliche Dickenausprägung bietet die Haut Schutz vor mechanischer Belastung. Bei gleichem prinzipiellen Aufbau können bei der Haut erhebliche Dickenunterschiede auftreten (z. B. Fußsohle und Oberlid). Die Struktur der Lederhaut ist geeignet, große Scherkräfte schadlos zu überstehen. Die Festigkeit der Haut insgesamt entspricht etwa der eines Fensterleders. In Bezug auf Gewicht und Stärke der Haut ist sie enorm.

16.2.2 Sensorfunktionen

In erster Linie nutzt der Organismus die *Berührungsempfindlichkeit* der Haut. Am gesamten Körper lassen sich so mechanische Einflüsse erkennen und quantifizieren. Ebenso sind Nervenendigungen für Schmerz und Juckreiz vorhanden. Mit der besonders ausgeprägten *Tastfunktion* in Bereich von Händen und Füßen wird eine Handhabung von Gegenständen erst ermöglicht.

Der *Temperatursinn* stellt eine weitere herausragende Funktion dar. Die Temperatur von Gegenständen, welche die Haut berühren, wird dadurch erkannt. Ebenso erhält der Organismus die nötige Information über die Umgebungstemperatur, um eine entsprechende Regelung einzuleiten (Frieren, Schwitzen). Bei einer „Gänsehaut" wird durch eine Kontraktion der Haarbalgmuskeln eine Vasokonstriktion der Papillen bewirkt und so die Wärmeabgabe vermindert.

16.3 Effloreszenzenlehre

Trotz einer Vielzahl dermatologischer Krankheitsbilder findet sich an der Haut eine begrenzte Anzahl von definierten pathologischen Befunden. Die Festlegung der Beschreibungskriterien lässt eine fachliche Verständigung über den niedergeschriebenen Befund zu. Hauterscheinungen wurden früher als „Blüten" bezeichnet, was dem Begriff Effloreszenzen entspricht. Es werden primäre und sekundäre Effloreszenzen unterschieden.

16.3.1 Primäre Effloreszenzen

Primäre Effloreszenzen entstehen neu auf gesunder Haut (**Abb. 16.3**).
- *Fleck (Macula)* oder *Verfärbung*: Als Fleck wird eine Farbveränderung der Haut bezeichnet, die keine

Änderung von Konsistenz oder Niveau mit sich bringt (Beispiel: hellere Pigmentierung nach dem Abheilen einer oberflächlichen Abschürfung). Eine flächenhafte Rötung nennt man *Erythem* (Beispiel: Sonnenbrand).
- *Quaddel (Urtica)*: Eine Quaddel besteht aus einer vorübergehenden Wasseransammlung in der Dermis oder Subkutis. Es resultiert daraus eine spürbare Anhebung der Oberfläche. Quaddeln gehen meist nach einigen Stunden wieder zurück oder wechseln die Lokalisation (Beispiel: Nesselsucht, Brennnesseln).
- *Knötchen (Papel)* und *Knoten (Tuber)*: Unter einem Knötchen versteht man eine über das Hautniveau erhabene Substanzvermehrung durch Verdickung einer oder mehrerer Hautschichten. Papeln sind über eine längere Zeit beständig (Beispiel: Akne-

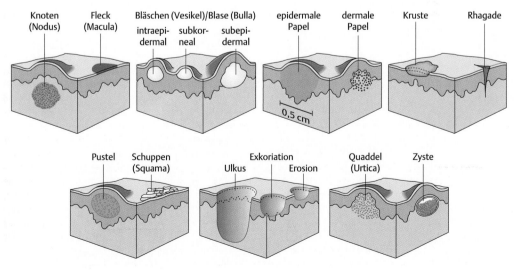

Abb. 16.3 ▪ **Effloreszenzen.** Primär- und Sekundäreffloreszenzen.

knötchen). Als Knoten wird eine kugelige Ausdehnung (Beispiel: Hautmetastasen) bezeichnet.

- *Plaque*: Ein Plaque ist eine flächig ausgedehnte Substanzvermehrung (Beispiel: länger bestehendes Ekzem, flächiger Hautbefall mit tumorösen Zellen).
- *Bläschen (Vesicula)* und *Blase (Bulla)*: Ein Bläschen ist ein flüssigkeitsgefüllter Hohlraum in der Haut (Beispiel: Herpes simplex der Oberlippe). Die größere Variante nennt sich Blase und tritt beispielsweise bei Verbrennungen 2. Grades auf.
- *Pustel (Pustula)*: Eine Pustel entsteht, wenn ein Bläschen mit Eiter gefüllt ist (Beispiel: Pusteln bei Akne).
- *Zyste*: Zysten sind Hohlräume, die in der Dermis liegen, und mit Talg oder Flüssigkeit gefüllt sind. Ihre Größe beträgt mehr als 5 mm im Durchmesser.

16.3.2 Sekundäre Effloreszenzen

Sekundäre Effloreszenzen gehen als Folge- oder Restzustände aus den primären Effloreszenzen hervor **(Abb. 16.3)**:

- *Schuppe (Squama)*: Eine Schuppe besteht aus leicht löslichen Hornlamellen (Beispiel: trockene Haut).
- *Kruste (Crusta)*: Eine Kruste ist das Produkt eingetrockneter Körperflüssigkeiten (Sekrete) und Blutbestandteile (Beispiel: Wundschorf).
- *Atrophie*: Unter Atrophie versteht man eine Dickenverminderung der Haut einhergehend mit Verlust der funktionellen Strukturen (Haare und Drüsen). Beobachten kann man sie bei Schwangerschaftsstreifen (Striae distensae).
- *Narbe (Cicatrix)*: Desgleichen ist eine Narbe lediglich als minderwertiger bindegewebiger Ersatz nach einer in die Dermis reichenden Verletzung anzusehen.
- *Einrisse*: Einrisse der Haut, die schmerzhaft sein und bis ins Corium reichen können, nennt man *Rhagaden*.
- *Geschwür (Ulcus)*: Ein Geschwür ist ein tiefreichender Substanzdefekt, der weit in die Dermis bzw. ins subkutane Gewebe reicht. Es hinterlässt bei Abheilung eine Narbe. Eine Abschürfung (Exkoriation) dagegen bleibt oberflächlich auf die Epidermis begrenzt und hinterlässt keine Narbe.

17 Untersuchungsmethoden

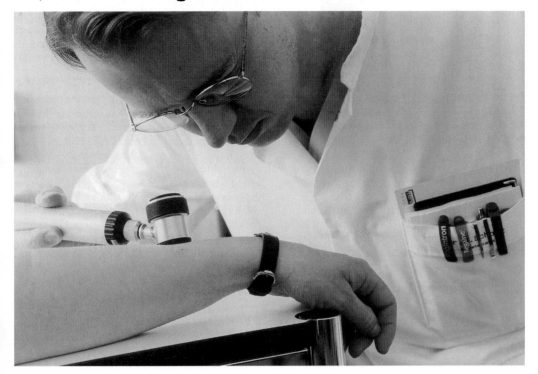

X **Examenswissen** *Wichtige Untersuchungstechniken* *(S. 195)*

17.1 Direkte Diagnostik

Ein wesentlicher Unterschied der Dermatologie zu anderen klinischen Fächern ist die Tatsache, dass Diagnosen in der Mehrzahl der Fälle durch visuelle und tastende (palpatorische) Untersuchung gestellt werden. Apparative Techniken, wie Sonografie der Haut oder Hautentnahmen zur histologischen Untersuchung (Probeexzision), haben grundsätzlich eher unterstützenden Charakter. Wesentlich ist die klinische Erfahrung des untersuchenden Dermatologen, die nach ca. 9 Berufsjahren voll ausgeprägt ist. In der Dermatologie werden die folgenden direkten Untersuchungstechniken eingesetzt:

- Inspektion mit Lupe, Auflichtmikroskop, Glasspatel,
- Palpation,
- Curettage mit Brocq'scher Curette,
- Geruchsprüfung bei bakterieller Besiedelung,
- Funktionstest Dermographismus.

Für den Dermatologen ist eine 6- bis 8fach vergrößernde, beleuchtete *Lupe* unabdingbar. Für stärkere Vergrößerungen dient das *Auflichtmikroskop*, bei dem eine spezielle Leuchtlupe, ggf. mit einer dünnen Ölschicht, direkt auf die Haut aufgesetzt wird. Insbesondere bei der Einschätzung von Malen wird so eine höhere Genauigkeit erreicht.

Mit einem *Glasspatel* kann der Untersucher beim Aufdrücken auf die zu untersuchende Läsion die Eigenfarbe erkennen, da das Blut in den Gefäßen weggedrückt wird. Mit diesen einfachen, aber effektiven

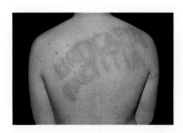

Abb. 17.1 ■ **Dermographismus.** Verstärkte Hautdurchblutung und Quaddeln bei rotem Dermographismus.

Instrumenten lassen sich viele Informationen gewinnen, sodass in den meisten Fällen die Diagnose gestellt werden kann.

Die *Palpation*, das Betasten der Hautveränderungen mit den empfindlichen Fingerkuppen, liefert wertvolle Hinweise zur Konsistenz der Effloreszen-

zen. Eine Schmerzhaftigkeit kann somit ebenfalls festgestellt werden.

Ein gutes Hilfsmittel bei der klinischen Untersuchung ist die *Brocq'sche Curette*, ein Kratzinstrument aus Metall mit dreieckig zugeschliffenem Ende. Es wird zum Abheben von Schuppen und Krusten sowie für Funktionsprüfungen der Haut verwendet.

Die *Geruchsprüfung* bei bakterieller Besiedelung einer Hauterkrankung lässt Rückschlüsse auf die Art der Keime zu. Bei gram-negativer Besiedelung besteht ein typischer süßlich-fauliger Geruch. Nach erfolgreicher Therapie geht dieses Phänomen sofort zurück.

Eine spezielle Probe ist das Auslösen des sog. *Dermographismus*. Hierbei wird derb über die Haut gerieben und einige Minuten abgewartet. Je nach Färbung der sich zeigenden Hautreaktion spricht man von weißem oder rotem Dermographismus **(Abb. 17.1)**. Entsteht eine Quaddel, lautet das Testergebnis urtikarieller Dermographismus.

17.2 ⋮ Weitere Untersuchungsverfahren

Zur genaueren Befunderhebung stehen dem Dermatologen diese Verfahren zur Verfügung:

- Prüfung des Säureschutzmantels (Nitrazingelbtest, Alkaliresistenz, Sebumetrie, pH-Messung),
- Sonografie,
- computer- und laserunterstützte Hautoberflächenuntersuchung,
- Nativuntersuchungen Pilzpräparat, Färbung von Bakterienabstrichen,
- Probebiopsie.

Die Prüfung des Säureschutzmantels hat v. a. bei erforderlichen Aussagen über die berufliche Belastbarkeit der Haut seine Bedeutung. Mit dem *Nitrazingelbtest* wird eine Reduktion des Hautoberflächenfetts festgestellt. Einige Tropfen der Nitrazinlösung werden auf die Handinnenfläche oder den Handrücken aufgegeben. Nach ein paar Sekunden zeigt sich eine schwarze Verfärbung: der Test ist positiv, das Oberflächenfett ist reduziert; bei unveränderter Färbung der Lösung liegt keine Störung vor.

Eine aufwendigere Untersuchung stellt die Prüfung der *Alkaliresistenz* (nach Burkhardt) dar. Unter 3 kleine Plastikklötzchen wird jeweils 1 Tropfen einer 1-normalen Natronlauge auf die Haut gegeben. Nach 10 min werden die Klötzchen abgenommen, und die Prozedur für 2 der 3 Klötzchen wiederholt. Nach weiteren 10 min wird entsprechend für das 3. Klötzchen verfahren. Im Normalfall sollte lediglich beim 3. Klötzchen nach insgesamt 30 min eine leichte Rötung

eintreten. Findet sich bei den ersten Testarealen eine Rötung, ist die Alkaliresistenz vermindert, d. h. eine Störung des Säureschutzmantels liegt vor.

Mit den apparativen Verfahren *Sebumetrie* und *pH-Messung* können spezielle Funktionszustände der Haut exakt vermessen werden. Sie dienen derzeit insbesondere Forschungszwecken.

Mittels spezieller *Sonografie*, die mit ihrer Frequenz auf die feinen Strukturen der Haut abgestimmt ist, können Tumoren und entzündliche Prozesse gegen die Umgebung abgegrenzt werden. Auch Aussagen über die Dignität des Prozesses sind möglich.

Eine aktuelle Entwicklung ist die *computer-* oder *laserunterstützte Hautoberflächenuntersuchung*, die eine Unterscheidung von harmlosen oder entartungsgefährdeten Malen ermöglichen soll. Hierdurch wird ein Anhalt gegeben, ob eine Entfernung durchgeführt werden muss, oder ob die Hautveränderung belassen werden kann.

Nativuntersuchungen sind von großer Wichtigkeit, da sie bei der sofort zu fällenden Entscheidung zur Therapie wichtige Hilfestellung leisten. Bakteriologische und mykologische Untersuchungen werden bei Bedarf durchgeführt. Zur mykologischen Beurteilung untersucht man auf einen Objektträger aufgebrachte Schuppen direkt (nativ) unter dem Mikroskop und kann im Anschluss entsprechende Kulturen anlegen.

Für das native Pilzpräparat werden einige Schuppen auf einen Objektträger gebracht und mit Kalilauge betropft. Ein Deckgläschen wird aufgelegt und ca. 20 min abgewartet. Danach zieht man den Objektträger kurz durch die Flamme eines Bunsenbrenners. Hierbei wird mit dem Handrücken geprüft, dass keine zu starke Erwärmung eintritt. Jetzt erfolgt das Mikroskopieren bei 400facher Vergrößerung. Pilzfäden werden als septierte, dunkle Linien sichtbar. Das Nativpräparat ist positiv, der Pilz zunächst nachgewiesen. Zur weiteren Typisierung wird zu Beginn gleichzeitig eine geeignete Kulturplatte beimpft und für 3 – 4 Wochen bei Raumtemperatur aufbewahrt.

Die *Färbung mit Methylenblau* gibt bei fraglichen Gonorrhö-Fällen Klarheit. Mit der ausgeglühten Impföse wird Material von der Harnröhrenmündung entnommen und auf einen Objektträger aufgebracht. Nach kurzer Trocknung mit der Gasflamme erfolgt die Färbung mit Methylenblau, die ca. 10 min einwirken soll. Nach einem vorsichtigen Spülen mit Wasser wird unter dem Mikroskop nach intrazellulär (in den Leukozyten) gelegenen Diplokokken gesucht.

Eine *Probebiopsie* wird zur Klärung einer Diagnose, aber auch zur besseren Stadieneinteilung durchgeführt. Hierbei wird in lokaler Betäubung ein kleines Hautstück vom Rand der krankhaft veränderten Haut herausgeschnitten und im Labor aufgearbeitet und mikroskopisch untersucht (histologische Untersuchung). Die Dermatopathologie ist schwierig und erfordert viel Erfahrung. Diese Untersuchungen werden fast ausschließlich von spezialisierten Labors oder Hautkliniken durchgeführt.

18 Ekzemkrankheiten, Schuppenflechte, Akne und verwandte Erkrankungen

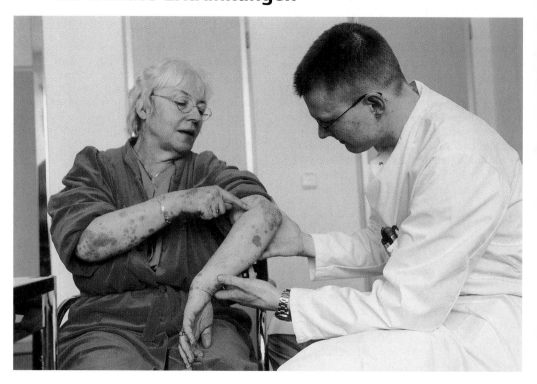

X **Examenswissen** *Arten von Ekzemkrankheiten (S. 198), Ursachen des atopischen Ekzems (S. 199), Symptome der Kontaktdermatitis (S. 202), Symptome der Schuppenflechte (S. 203), Ursachen der Akne (S. 206)*

18.1 Ekzemkrankheiten (Dermatitiden)

Das Ekzem gehört zu den häufigsten Hautkrankheiten. Es kann anhand des klinischen Bildes nicht immer auf die auslösende Ursache geschlossen werden. Die Ekzemarten werden nach ihrer Ursache unterschieden:

- toxisches Ekzem (Ekzem durch aggressive Substanzen),
- seborrhoisches Ekzem,

- atopisches Ekzem (Neurodermitis atopica),
- Kontaktdermatitis (Ekzem aufgrund einer epidermalen Sensibilisierung).

D *Grundsätzlich stellt das Ekzem eine dermoepidermale Entzündung dar. Es besteht immer Juckreiz, der sehr stark ausgeprägt sein kann. Als Primäreffloreszenz findet sich eine Rötung, die ggf. mit einer ödematösen Schwellung oder Bläschenbildung einhergeht. Weiterhin finden sich Pusteln bei einer Superinfektion.*

D *Definition*   **M** *Merke*   **P** *Pflege*   **W** *Wissen*   **X** *Examenswissen*

Als Sekundäreffloreszenzen treten nach einigen Tagen Schuppen und Rhagaden auf. Sollte das Ekzem über Wochen bestehen und dauernder mechanischer Irritation ausgesetzt sein (z. B. Reiben und Kratzen) entsteht eine Verdickung der Haut (Lichenifizierung) und eine Vergröberung der Hautfelderung.

18.1.1 Toxisches Ekzem

D Das toxische Ekzem entsteht durch die äußerliche Einwirkung schädigender Substanzen. Dauer der Einwirkung und Stärke der Substanz spielen eine wesentliche Rolle. Eine Allergie bzw. Sensibilisierung liegt nicht vor.

Formen

Dieses Ekzem kann bei einem *Kontakt* mit Lösungsmitteln, Säuren und Laugen innerhalb kurzer Zeit auftreten und je nach Stärke der auslösenden Substanz sehr heftige Verläufe annehmen. Eine längere Zeitdauer erfordert z. B. das häufige *Austrocknungsekzem (Exsiccationsekzematid),* das durch anlagebedingte (konstitutionelle) Faktoren zustande kommt. Vor allem bei älteren Menschen spielt die generelle Hauttrockenheit durch den Aktivitätsrückgang der Talgdrüsen eine Rolle.

Beim *degenerativen Ekzem (Abnutzungsekzem)* sind sehr lange einwirkende, nur gering schädigende Substanzen der Auslöser. Klassisches Beispiel ist das Hausfrauenekzem der Hände, das durch den steten Kontakt mit Reinigungsmitteln, aber in erster Linie auch Wasser ausgelöst wird.

Fototoxische Ekzeme entstehen durch den Kontakt mit Stoffen, die erst bei Lichteinwirkung schädigend wirken. Beispiele sind die *Berloque-Dermatitis* und die *Wiesengräserdermatitis,* bei denen in Parfums bzw. Pflanzen enthaltene Stoffe auf die Haut geraten und durch Sonnenlichteinwirkung massive Ekzemreaktionen auslösen.

Symptome

Bei einem toxischen Ekzem finden sich die typische Rötung und Schuppung, mitunter auch verbunden mit einem Infiltrat und Bläschen an den betroffenen Stellen.

Diagnostik

Die genannten Ekzemkrankheiten werden klinisch anhand ihres typischen Erscheinungsbildes diagnostiziert.

Therapie

Als wichtigste Maßnahme muss der Kontakt mit der schädigenden Substanz vermieden werden. Die betroffenen Stellen werden in erster Linie mit Externa therapiert.

18.1.2 Seborrhoisches Ekzem

D Beim seborrhoischen Ekzem entsteht das Ekzem aufgrund einer Entzündungsreaktion. Die Ursache ist letztlich nicht geklärt, dem Pilz Pityrosporum ovale wird eine maßgebliche Rolle zugeschrieben. Betroffen sind zumeist Männer.

Symptome

Das seborrhoische Ekzem zeigt sich als diskrete, oftmals gelbliche Schuppung auf gerötetem Areal im Bereich von Hautgebieten, die mit Schweißdrüsen gut versorgt sind. Diese Dermatose tritt v. a. in der Mitte des Gesichtes ausgehend von der Nasolabialfalte und im Bereich der vorderen Schweißrinne im Bereich des Brustbeins auf. Eine vermehrte Schweißneigung muss jedoch nicht vorliegen. Meist ist eine vermehrte Kopf- oder Gesichtsschuppung vorhanden. Gelegentlich wird Juckreiz angegeben.

Diagnostik

Die genannte Ekzemkrankheit wird klinisch anhand ihres typischen Erscheinungsbildes diagnostiziert.

Therapie

Pilzmittel als Creme oder Shampoo sind die Therapie der Wahl. Bei stark entzündlichen Formen kann auch kurzfristig ein schwaches Kortikosteroid zum Einsatz kommen, als Dauertherapie ist dieses jedoch nicht geeignet.

18.1.3 Atopisches Ekzem (Neurodermitis atopica) ▪

D Unter Atopie versteht man eine erbliche Veranlagung für eine oder mehrere der 3 Krankheiten Neurodermitis, Heuschnupfen und Asthma. Der Begriff kommt aus dem Griechischen a topos: am falschen Ort. Das Krankheitsbild steht für eine falsche Reaktion des Körpers im Sinn einer Überreaktion auf einen eigentlich harmlosen Reiz von außen. Die Veranlagung ist an mehreren Stellen des Erbguts kodiert. Atopisch veranlagt sind ca. 15 % der europäischen Bevölkerung.

Die Neurodermitis ist eine chronische Ekzemerkrankung, die in jedem Lebensalter auftreten kann. Sie ist gekennzeichnet durch charakteristische Befallsmuster. Etwa 3–4 % aller Kinder leiden an Neurodermitis.

Ursache

Das Immunsystem der Atopiker weist eine Schwäche der zellulären und eine zu starke Ausprägung der humoralen Immunität (Immunglobuline, v. a. der Klasse IgE) auf. Hieraus ergibt sich eine verstärkte Neigung zu Hautinfektionen. An erster Stelle stehen die bakte-

Tabelle 18.1 : **Major- und Minorkriterien zur Diagnose einer Neurodermitis.**

Majorkriterien	Minorkriterien
■ Juckreiz, ■ typische Verteilung, ■ chronisch-rezidivierende Ekzeme, ■ Familienanamnese für Atopie.	■ trockene Haut, ■ gedoppelte Lidfalte, ■ Lidekzem, ■ halonierte Augen, ■ Wollunverträglichkeit, ■ Unterlippen-/Ohrläppchenrhagade, ■ „dirty neck", ■ Nickelsensibilisierung, ■ Pulpitis sicca, ■ Hyperhidrosis manuum, ■ Ichthyosishand.

riellen Infektionen (überwiegend durch Staphylokokken), an zweiter Stelle die Neigung zu viralen Infekten.

Trotz vorliegendem genetischen Hintergrund muss nicht in jedem Fall eine Erkrankung auftreten. Es bedarf vielmehr eines zusätzlichen Auslösers. Auslösende Faktoren für eine atopische Erkrankung können im weiteren Sinn alle Beeinflussungen des Immunsystems sein. Beispiele für Auslöser einer Neurodermitis sind:

■ jahreszeitliche Schwankungen der Immunabwehr,
■ ungünstige klimatische Verhältnisse,
■ Infekte,
■ psychogene Faktoren.

Derzeit wird eine Zunahme von Erkrankungen, die auf eine Atopie zurückgehen, beobachtet. Die zugrunde liegenden Faktoren sind allerdings noch unklar. Es zeichnet sich ab, dass möglicherweise unsere zu saubere und zu hygienische häusliche Umgebung eine Rolle spielt. In Ermangelung von Bakterien als Ziel ist das Immunsystem nicht korrekt ausgelastet und richtet sich gegen eigentlich für den Organismus ungefährliche Einflüsse. Diese sind v. a. Pollen, aber auch Tierepithelien und Nahrungsmittel.

Diese Zusammenhänge müssen den Patienten bzw. den Eltern der Kinder am Beginn einer Betreuung verdeutlicht werden. Selbst bei bestmöglichster Behandlung wird die Disposition lebenslang bestehen bleiben, was zu Rezidiven führen kann. Der Patient muss mit einer empfindlichen Haut im günstigsten Fall und wiederholten Neurodermitis-Schüben mit ausgeprägtem Juckreiz, ausgedehnten Ekzemen und Superinfektionen der Haut im ungünstigsten Falle leben. Es ist wichtig die Betroffenen darauf hinzuweisen, dass eine Neurodermitis zum einen in Schüben verläuft, und zum anderen eine hohe Spontanheilungsrate hat.

Das Zeitintervall zwischen den Schüben ist bei manchen Patienten relativ kurz und regelmäßig, bei anderen Patienten wiederum unregelmäßig und es können Jahre zwischen den Schüben liegen.

Symptome

Im Vordergrund der Symptomatik stehen trockene Haut und Juckreiz. Durch den Kratzimpuls und die folgende mechanische Reizung kommt es zur Ausprägung von Ekzemen und Kratzeffekten. Betroffen sind v. a. die Gelenkbeugeseiten und der Hals.

Diagnostik

Bei der Verdachtsdiagnose Neurodermitis können bei der körperlichen Untersuchung an der Haut Befunde erhoben werden, die das Bestehen der Neurodermitis bestätigen oder zumindest wahrscheinlich erscheinen lassen.

Diese sog. *Major-* und *Minorkriterien* (Haupt- und Nebenkriterien) sind in **Tab. 18.1** aufgeführt. Je 3 Kriterien aus Spalte 1 und 2 müssen gleichzeitig erfüllt sein, um die Diagnose Neurodermitis stellen zu können.

An typischen Befallsstellen (*Prädilektionsstellen*) treten Ekzemherde mit Kratzspuren und einer Neigung zu Superinfektionen auf. In erster Linie sind die Gelenkbeugeseiten der Knie- und Ellbogengelenke betroffen (**Abb. 18.1**). Eine trockene Haut (*Xerosis*) allein kann bereits Ausdruck einer diskreten Neurodermitis sein. Eine Neigung zu trockener Haut kommt eher im Winter zum Vorschein, da die Produktion der Talgdrüsen im Winter reduziert ist.

Diagnostisch einfach zu erkennende Zeichen sind die gedoppelte Lidfalte (Dennie-Morgan'sche Falte) und ein Lidekzem. Es kommt zu feiner Schuppenbildung im Bereich der Augenlider, die von Rötung und Juckreiz begleitet ist. Offensichtlich sind weiterhin halonierte Augen (ähnlich den „Rändern unter den Augen"). Diese führt man auf postentzündliche Pigmenteinlagerungen nach abgelaufenen Minimalekzemen zurück. Weiterhin finden sich häufig Unterlippen- und Ohrläppchenrhagaden, die sehr schmerzhaft sein können (**Abb. 18.2**).

An den Händen sind Symptome der Atopie feststellbar. Beim Befühlen der Handfläche lässt sich bei Vorliegen einer sog. *Ichthyosishand* ein samtartiger, weicher Eindruck gewinnen. Außerdem liegt eine vermehrte Felderung der Handfläche vor. Oft besteht eine Schweißneigung der Hände (Hyperhidrosis manuum).

Besonders bei Kindern treten im Winter an den Zehen aber auch an den Fingerspitzen feine, schichtweise Abschuppungen der Haut auf. Es handelt sich jedoch um Minimalekzeme, nicht um eine Pilzerkrankung. Diese Erscheinung bezeichnet man als *Pulpitis sicca.*

Weitere Zeichen, auf die bei der Diagnosestellung geachtet wird, sind eine vermehrte Neigung zu Faltenbildung und Entzündungen im Halsbereich. Diese hinterlassen, ähnlich wie im Bereich der Augenlider, oftmals grau-bräunliche Verfärbungen, die mit dem Begriff „dirty neck" bezeichnet werden.

Atopiker neigen dazu, bei Kontakt mit nickelhaltigen Metallen (z. B. Modeschmuck-Ohrringe) innerhalb kürzester Zeit eine Nickelallergie auszubilden. Eine Nickelallergie, manchmal gepaart mit einer Kobaltallergie, wird daher als Kriterium für eine Atopie angesehen. Daher sollte von Kindertagen an kein Schmuck aus unedlen Metallen getragen werden. Ungeeignet ist außerdem Weißgold und je nach Ausprägung der Sensibilisierung auch Goldschmuck mit 8 Karat (333/1000) oder weniger. Geeignet ist Goldschmuck mit einem Goldanteil von 14 Karat und mehr (585/1000).

Beim Säugling fällt bei der Diagnosestellung der sog. Milchschorf auf, bei dem v. a. im Bereich von Wange und Kopf bräunlich-rötliche Flecken mit Krusten und Erosionen vorkommen. Die Hauterscheinungen gehen mit starkem Juckreiz einher. Der Begriff Milchschorf wurde wegen des an angebrannte Milch erinnernde Aussehen der klinischen Erscheinungen gewählt.

Therapie

Im Vordergrund aller Bemühungen steht die Reduktion des Juckreizes, der die Hauterkrankung am Fortbestehen hält. Die wichtigsten therapeutischen Verfahren sind:

- lokale Gabe von Kortikosteroiden,
- rückfettende Hautpflege,
- Antibiotikagabe,
- Lichtbehandlung.

Die Entzündungsreaktion muss mit lokalen *Kortikosteroiden* unter Kontrolle gebracht werden. Eine Dauermedikation mit Kortikosteroiden nach einem ausbehandelten Schub ist die Ausnahme in schweren Fällen und nicht die Regel für die meisten Neurodermitiker.

> **P** **Hautpflege.** *Eine regelmäßige Hautpflege mit blanden (wirkstofffreien) Externa ist unerlässlich. Lotionen sind aufgrund des geringeren Fettgehalts ungeeignet, es sollten Cremes und Salben eingesetzt werden. Empfehlenswert sind rückfettende Ölbäder und die Benutzung eines Seifenersatzes (Syndet). Bei der Körperpflege können Sie intertriginöse (wunde) Areale mit Seife waschen. Wesentlich ist die sorgfältige Pflege der Haut nach dem Waschen mit rückfettenden Salben und Cremes.*

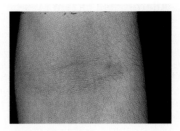

Abb. 18.1 ▪ **Neurodermitis.** Typisches Beugenekzem als Kardinalsymptom bei Neurodermitis.

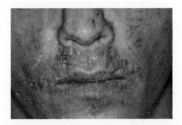

Abb. 18.2 ▪ **Atopie/Neurodermitis.** Rhagadenbildung bei Atopie/Neurodermitis. Diese Hautveränderungen treten insbesondere zur kalten Jahreszeit auf.

Je nach klinischer Situation wird lokal und/oder systemisch mit *Antibiotika* behandelt. Häufig eingesetzte Präparate sind fusidinsäurehaltig (Fucidine Salbe). Erythromycin- und Penicillinpräparate werden systemisch gegeben.

Die meisten Patienten profitieren sowohl in der Akutsituation, als auch in der Intervallphase von *UVA-Lichtbehandlungen.* Das UV-Licht bewirkt eine Entzündungsreduktion. Am wirksamsten sind Bestrahlungsysteme mit UVA$_1$-Spektrum, die gezielt auf die entzündungsmodulierenden Zellen einwirken.

Klimakuren in See- oder Hochgebirgsregionen sind, z. B. als Mutter-Kind-Kur, in der Regel hilfreich. Insbesondere beim Zusammenkommen der Hauterkrankung mit Asthma oder Heuschnupfen können durch Klimakuren Behandlungserfolge erzielt werden.

Bei der Betreuung von Kindern ist es wichtig, die Eltern über den nicht nachgewiesenen Nutzen von strengen *Diäten* aufzuklären. Unnötig eingeschränkte Diäten können Mangelernährungszustände zur Folge haben. Ohne Zweifel sollte von übermäßigem Genuss von Zitrusfrüchten und Nüssen abgeraten werden, und von allem, was im Einzelfall *nachweisbar* die Hauterkrankung verschlechtert. Dieser Nachweis wird entweder mit einem Haut- oder Bluttest bzw. mit einem Ernährungstagebuch, in dem auch die Symptome verzeichnet werden, geführt.

18.1.4 Allergisches Ekzem (Kontaktdermatitis) ■ ■

D *Allergische Ekzeme beruhen auf einer vorangegangenen Sensibilisierung durch den ekzemauslösenden Stoff* **(Abb. 18.3)**. *Memory-T-Zellen werden auf die spezielle Struktur des Allergens programmiert und lösen bei erneutem Kontakt ein Ekzem als Abwehrreaktion aus (epidermale Sensibilisierung, Kontaktsensibilisierung).*

Formen

Allergische Ekzeme können als komplizierende Probleme bei vielen Hautkrankheiten hinzukommen. Das Ulcus cruris z. B. ist ein Krankheitsbild, das häufig mit einer Kontaktallergie einhergeht. Auch durch Salbengrundlagen und Inhaltsstoffe können Allergien entstehen.

Besonders gefährdet, an einer Kontaktallergie zu erkranken, sind Personen mit einer Veranlagung zu empfindlicher Haut (Atopie, S. 199 f.) und die Kontakt mit aggressiven Stoffen haben. Beispiele sind Frisöre und Frisörinnen, die durch Chemikalien Handekzeme toxischer Natur entwickeln, wobei sich eine epidermale Sensibilisierung ausbilden kann. Diese Sensibilisierung wiederum unterhält das Ekzem, solange Kontakt mit dem Allergen besteht. Im Allgemeinen sind hautbelastende Berufe besonders gefährdet: z. B. Maurer, Kfz-Mechaniker, Pflegepersonen, Laboranten oder Metallarbeiter. Personen, die zu Allergien neigen bzw. atopisch veranlagt sind, müssen daher von der Ausübung solcher Berufe Abstand nehmen, da die Entstehung einer Sensibilisierung auf Berufsstoffe wahrscheinlich ist. Eine später auftretende Kontaktallergie kann die Aufgabe der Tätigkeit und eine Umschulung erforderlich machen.

Symptome

Zunächst zeigt sich ein akutes Ekzem an den Kontaktstellen zum auslösenden Stoff. Typisches Beispiel ist der Ekzemfleck am Unterbauch, wo der vernickelte Jeansknopf direkten Hautkontakt hat **(Abb. 18.3)**. Ebenso finden sich ekzemartige Hautveränderungen an den Handinnenflächen bei Berufsekzemen oder das Achselekzem bei einer Duftstoffallergie und dem Gebrauch eines Deodorants.

Sollte der Kontakt länger anhalten bzw. wiederholt stattfinden, prägt sich das Ekzem intensiver aus. Es kommt zu einer stärkeren Rötung und Verdickung der Haut und der Juckreiz wird heftiger. Es können sichtbare Wasserbläschen und Einrisse der Haut auftreten. Schließlich kommt es zur Chronifizierung mit weiterer Hautverdickung und trockener Schuppung der Oberfläche.

Diagnostik

Die Ekzemdiagnose wird in erster Linie klinisch gestellt. In Kenntnis der typischen Prädilektionsstellen sucht der Dermatologe nach den typischen klinischen Zeichen wie Rötung und Schuppung sowie möglicherweise Bläschen und Infiltrat. Zur Abgrenzung gegen andere Hauterkrankungen kann eine Probebiopsie nötig werden. Das führende klinische Symptom des Ekzems ist der Juckreiz.

Zur Abklärung, ob bei einem Ekzem eine allergische Reaktion zugrunde liegt, wird ein epikutaner Läppchentest (*Epikutantest*) durchgeführt. Hierbei werden definierte Konzentrationen aller zu testenden Allergene auf den Rücken des Patienten aufgeklebt. Nach 48 Stunden werden die Testpflaster entfernt und es wird nach ersten Ekzemreaktionen an den Teststellen gesucht. Einen weiteren Tag später wird das Testareal erneut genau inspiziert.

Der Test ist sehr empfindlich und genau, verdächtigte Allergien lassen sich hierdurch nachweisen oder ausschließen und dem Patienten bisher nicht bekannte Allergien werden aufgespürt.

Bei großflächiger akuter Ekzemerkrankung darf nicht getestet werden, da sonst durch den Testvorgang eine Krankheitsverschlechterung ausgelöst werden kann. Außerdem kann sich als Testreaktion der gesamte Rücken röten, wodurch das Testergebnis nicht verwertbar ist (sog. *„angry back"*).

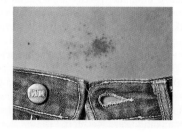

Abb. 18.3 ■ Kontaktallergen. Sensibilisierung durch ein Kontaktallergen (epidermale Sensibilisierung mit Kontaktdermatitis), in diesem Fall Nickel im Jeansknopf.

M *Das Ekzem mit seinen verschiedenen Formen gehört zu den häufigsten Hauterkrankungen. Obwohl es auf die Lokaltherapie meist gut anspricht, darf nicht vergessen werden, dass eine nachhaltige Störung der Hautfunktion vorliegt, die oft lange bis zur vollständigen Ausheilung braucht.*

Therapie

Wie bei anderen Ekzemarten werden in erster Linie potente Kortikosteroide eingesetzt. Zusätzlich ist das Identifizieren und Weglassen des auslösenden Stoffs elementar wichtig.

18.2 Schuppenflechte (Psoriasis) ▪ ▪

D *Die Schuppenflechte ist eine Hauterkrankung, die von einer verstärkten Hautproliferation in den befallenen Arealen sowie entzündlichen Veränderungen gekennzeichnet ist. Eine erbliche Disposition liegt vor, jedoch ist zum eigentlichen Ausbruch der Erkrankung ein Auslöser notwendig. Als solche Auslöser sind in den meisten Fällen Infekte oder andere Veränderungen des Immunsystems anzusehen. Manche Psoriasis-Patienten berichten über ein spontanes Erstauftreten ohne fassbaren Auslöser.*

Die Schuppenflechte ist eine der häufigsten Hautkrankheiten. In der Gesamtbevölkerung liegt das Vorkommen der Erkrankung bei 2–3 %. Beide Geschlechter sind von der Krankheit gleich häufig betroffen.

Formen
Die Schuppenflechte kommt in verschiedenen einzeln definierten Erscheinungsbildern vor:
- Die *Psoriasis vulgaris* bezeichnet die häufigste Form mit dem typischen Befallsmuster.
- Die *Psoriasis geographica* (landkartenähnlich) liegt bei sehr ausgedehntem Befall der gesamten Körperoberfläche mit konfluierenden, großen Psoriasisherden vor.
- Der *Psoriasis guttata* geht häufig ein infektiöses Geschehen des oberen Nasen-Rachen-Raumes als Auslöser voran (fokales Geschehen). Es liegt ein kleinherdiger, punktförmiger Befall der gesamten Haut mit psoriatischen Läsionen vor **(Abb. 18.4)**. Diese Form der Psoriasis tritt überwiegend bei jüngeren Erwachsenen auf und hat in Bezug auf Rezidivneigung eine sehr gute Prognose. Außerdem spricht die Psoriasis guttata ausgezeichnet auf eine SUP-Bestrahlung an (selektive UV-Bestrahlung der Psoriasis).
- Eine *Psoriasis inversa* liegt vor, wenn entgegen dem üblichen Verteilungsmuster psoriatische Herde v. a. in Faltenregionen, intertriginös (axillär, inguinal, Analfalte) oder auch genital, auftreten.
- Bei der *Psoriasis arthropathica* (5–7 % aller Psoriasisfälle) liegt ein entzündlicher Befall v. a. der peripheren kleinen Gelenke vor. Eine vermehrte Korrelation mit dem auf Leukozyten ausgeprägten Antigen HLA-B27 ist beschrieben, der Rheumafaktor ist negativ. Bei der Psoriasis arthropathica können Hauterscheinungen vollständig fehlen. Bei diesem Krankheitsbild kann es ebenso wie bei der primär chronischen Polyarthritis (Differenzialdiagnose der Psoriasis arthropathica) bei längerem Verlauf zu Gelenkdeformitäten und erheblichen Funktionseinschränkungen bzw. Mutilationen kommen.
- Eine weitere Sonderform ist die *Psoriasis pustulosa*, bei der mit akraler Betonung (Bevorzugung von

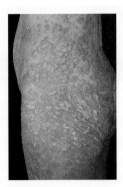

Abb. 18.4 ▪ Psoriasis guttata. „Tropfenförmige" Verteilung der psoriatischen Herde bei Psoriasis guttata.

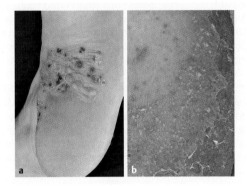

Abb. 18.5 ▪ Psoriasis pustulosa. Pustelbildung bei Psoriasis pustulosa an typischer Stelle (Fußsohle).

Händen und Füßen) **(Abb. 18.5)** ausgedehnte Areale mit Rötung, Schuppung und Rhagaden bestehen. Bei Befall der Fußsohlen kann Gehen unmöglich sein. Die Psoriasis pustulosa ist oft sehr hartnäckig und therapieresistent.

Symptome
An der gesamten Hautoberfläche findet man erythematöse Papeln und Plaques mit meist mehreren Zentimetern Durchmesser, die bei längerem Bestand eine silbrig glänzende Schuppung aufweisen. Für die Psoriasis existieren weitere, charakteristische Hautveränderungen, die mitunter nur als Teilsymptome vorkommen **(Abb. 18.6)**.

Die Hauptbefallsstellen der Psoriasis vulgaris sind die Gelenkstreckseiten (Ellbogen, Kniegelenk, Sakralbereich). Die Bevorzugung der Gelenkstreckseiten

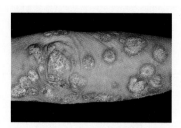

Abb. 18.6 ■ **Psoriasis vulgaris.** Typische Hautveränderungen mit Rötung und Schuppung auf Plaques bei Psoriasis vulgaris.

wird mit dem Entstehen von Minimaltraumen in diesen Hautbereichen erklärt, die bei Bewegung (Beugung) des entsprechenden Gelenkes entstehen.

Oftmals liegt ein Befall des behaarten Kopfes (Capillitium) vor. Die Finger- und Fußnägel können ebenfalls befallen sein. Finden sich punktförmige Einziehungen am gesamten Nagel, so spricht man von Tüpfelnägeln. Diese entstehen durch den psoriatischen Befall der Nagelwurzel (Nagelmatrix). Oft findet sich eine fleckförmige schwarz-bräunliche Verfärbung des Nagels. Hierbei handelt es sich um umschriebene Nagelablösungen (Onycholysen) im unteren Bereich der Nagelplatte. Diese Erscheinung wird als „psoriatischer Ölfleck" bezeichnet. Ausgeprägtere Onycholysen können bis zum Zerfall des Nagels führen. Diese stark befallenen Nägel bezeichnet man als Krümelnägel. Differenzialdiagnostisch ist die Nagelpilzinfektion abzugrenzen **(Abb. 18.7).**

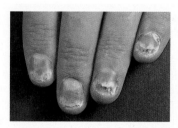

Abb. 18.7 ■ **Krümelnägel.** Distale Krümelnägel ausgelöst durch Verhornungsstörungen in der Matrix als Teilsymptom bei Psoriasis vulgaris.

Diagnostik

Die Diagnose wird in erster Linie anhand des klinischen Bildes gestellt, da die feingewebliche Untersuchung (Histologie) nach einer Probebiopsie bei geringer Ausprägung der Erkrankung nicht immer eindeutig ist. Das klassische histologische Bild zeigt sog. Munro'sche Mikroabszesse, d. h. mikroskopisch

kleine Eiteransammlungen in Dermis und Epidermis. Dermatologisch sind die folgenden Psoriasisphänomene definiert:

- Kerzenfleckphänomen,
- Phänomen des letzten Häutchens,
- Auspitz-Phänomen,
- isomorpher Reizeffekt (Köbner-Phänomen).

Bei längerem Bestand der Läsion liegt eine silbrig-weißlich glänzende Schuppung auf. Diese sog. *parakeratotische Schuppung* ist Folge des vom einzelnen Keratinozyten zu schnell durchlaufenen Entwicklungszyklus in der Epidermis. Braucht ein normaler Keratinozyt für seinen Weg nach der mitotischen Teilung in der Basalschicht bis zur Abschilferung als totes Hornmaterial ca. 28 Tage, so kann diese Zeit bei florider Psoriasis auf bis zu 10 Tage verkürzt sein. Es findet also ein erheblich beschleunigter Zellumsatz statt. In dieser Zeit ist es den Keratinozyten nicht möglich, die Reifungsstadien vollständig zu durchlaufen. Man findet daher in den oberen Epidermisschichten noch Zellkerne in den einzelnen Hautzellen. Außerdem sind die Hautzellen nicht abgeflacht. Die Schichtdicke der Epidermis insgesamt ist daher vergrößert. Die Tatsache, dass in den oberen Epidermisschichten noch kernhaltige Zellen gefunden werden, wird als *Parakeratose* bezeichnet. Die unreifen Hautzellen können nicht normal abgeschilfert werden und haften als die beschriebene Schuppung auf der Haut.

Wird diese Schuppung mit einer Curette vorsichtig abgekratzt, erscheint die darunter liegende Hautschicht wie eine Kerze, an der gekratzt wurde (*Kerzenfleckphänomen*).

Durch weiteres Kratzen schließlich entfernt man die komplette parakeratotische Hornschicht bis eine feucht-glänzende Oberfläche sichtbar wird, man spricht vom *Phänomen des letzten Häutchens*. Hierbei handelt es sich um die Basalmembran.

Nach Entfernung der Basalmembran kommt es zu punktförmigen Blutaustritten, dem *Phänomen des blutigen Taus* (Auspitz-Phänomen). Diese Blutungen erklären sich durch die vermehrte Durchblutung der einzelnen Hautpapillen, die durch das Kratzen eröffnet wurden .

Durch die Verletzung nicht befallener Haut kann bei vorliegender Psoriasis ein neuer Herd provoziert werden. Dieses Reaktionsmuster wird als das *Köbner-Phänomen* oder isomorpher Reizeffekt bezeichnet. Die Zeitspanne zwischen mechanischem Trauma und dem Entstehen der Psoriasiseffloreszenzen beträgt je nach Aktivitätsgrad der Erkrankung ca. 5–14 Tage.

Therapie

Die Hauptziele in der Behandlung der Psoriasis liegen zum einen in der Ablösung der Schuppung, und zum anderen v. a. in der Reduktion des gesteigerten Zellumsatzes und damit einer Verminderung der Rötung. Die gängigen hierfür eingesetzten Therapieverfahren sind:

- Keratolyse,
- Gabe von Dithranol,
- Gabe von Substanzen, die von Vitamin-D$_3$ abgeleitet sind,
- Gabe von Kortikosteroiden,
- Bestrahlung mit UV-Licht,
- besondere Therapien für schwere Formen.

Zu Beginn der Behandlung ist es sinnvoll, den Patienten auf die erbliche Ursache der Erkrankung bzw. den damit verbundenen genetischen familiären Hintergrund aufmerksam zu machen. Eine Psoriasis ist nicht heilbar, wohl aber behandelbar. Bei konsequenter Therapie bestehen oftmals jahrelange symptomfreie Intervalle. Manche Patienten erleiden lediglich einmal im Leben einen Psoriasisschub.

Im ambulanten Bereich muss bei der Therapie berücksichtigt werden, dass es sich meist um nur geringfügig befallene Individuen handelt, für die die Psoriasis keine allzu große Belastung im täglichen Leben darstellt. Entsprechend sollte die Therapie arm an Nebenwirkungen sein.

Meist ist eine Keratolyse mit entsprechenden Zubereitungen als therapeutisches Mittel bereits ausreichend. Die Anwendung eines lokalen Kortikosteroids zur Behandlung der Psoriasis kann als Zwischenschritt zum Erreichen einer schnelleren Besserung angesehen werden.

Um eine Zugänglichkeit der psoriatischen Herde für Licht oder Therapeutika zu erreichen, muss zuerst die Ablösung der Schuppung erfolgen. Hierzu wird bevorzugt Vaseline mit 5–10 % Salicylsäure zur Keratolyse eingesetzt. In der ambulanten Therapie kommt auch 10 %iger Harnstoff (Urea) in verschiedenen Salbenzusammensetzungen zum Einsatz.

P *Kopfverband und Haarwäsche.* Im Bereich des Kopfes werden Shampoos mit Salicylsäurezusatz sowie über Nacht anzuwendende Verbände mit salicylsäurehaltigen Ölen eingesetzt. Bei der am Tage darauf erfolgenden Haarwäsche werden die über Nacht abgelösten Schuppen ausgewaschen.

Das klassische antipsoriatische Therapeutikum ist Dithranol (Anthralin, Cignolin). Es wurde um 1900 erstmals aus Wurzeln extrahiert und zur Behandlung von Mykosen eingesetzt. Kommt Dithranol mit gesunder Haut in Berührung, führt dies zu Hautreizungen (Dithranol-Dermatitis). Diese sind jedoch harmlos und vorübergehend. Wird die Wirkstoffkonzentration bei der Behandlung psoriatisch veränderter Haut zu hoch gewählt, können blasige Reizzustände mit starker Rötung auftreten.

Beim psoriatischen Herd bewirkt Dithranol eine Verminderung des Zellumsatzes sowie eine Entzündungshemmung. Es wird in steigenden Konzentrationen von ca. 0,05–3 % eingesetzt. In der ambulanten Therapie ist das Abwaschen des Wirkstoffs nach 30-minütiger Einwirkzeit üblich (Minutentherapie). Hierdurch wird die violett-bräunliche Verfärbung der Wäsche verhindert. Dithranol kann mit teerhaltigen Ölbädern und mit einer Bestrahlung (SUP) kombiniert werden.

P *Hinweis auf Flecken.* Flecken durch Dithranol lassen sich nur unter Einsatz von Flecklösern und auch dann nur schlecht entfernen, was den Gebrauch im ambulanten Bereich einschränkt. Dem Patienten muss mitgeteilt werden, dass er ggf. alte Unterwäsche bzw. Bettwäsche verwenden soll. Ebenso bewirkt Dithranol eine länger anhaltende Reizung und in der Folge Verfärbung der gesunden Haut, die mit dem Medikament in Kontakt kam.

Ein weiteres Behandlungskonzept ist die lokale Anwendung verschiedener Substanzen, die vom Vitamin D$_3$ abgeleitet sind (Calcipotriol, Tacalcitol). Die Wirksamkeit dieser Substanzen ist bei begrenzten Formen der Psoriasis gut.

Die Bestrahlung mit UV-Licht dient der Reduktion der Entzündung und der Minderung des verstärkten Zellumsatzes (Hyperproliferation). Bei der UVB-Bestrahlung wird ein Mischspektrum aus erythematogenem (Hautrötung bewirkendem) UVB-Licht und längerwelligem UVA-Licht für Sekunden auf die gesamte Haut eingestrahlt. Diese Therapie ist unter der Bezeichnung SUP bekannt (selektive UV-Bestrahlung der Psoriasis).

Bei ausgeprägtem Kopfbefall sollte eine Mitbestrahlung der Kopfhaut zum Therapieschema gehören.

P *Steigerung der Lichtempfindlichkeit.* Bei der Photochemotherapie (PUVA) erfolgt durch das Auftragen, die orale Gabe oder das Baden in einer lichtsensibilisierenden Substanz (Methoxypsoralen, Meladinine) vor der Bestrahlung eine Steigerung der Lichtempfindlichkeit.

Zur Bestrahlung wird dann UVA-Licht eingesetzt. Die Bestrahlungsbehandlungen müssen von Hautärzten verordnet und kontrolliert werden. Die Bestrahlungen finden in der Regel 2- bis 3-mal wöchentlich statt.

Eine weitere therapeutische Option ist der Excimer-Laser, der mit seinem Spektrum nahe den UV-Lampen (um 300nm) punktuell intensiv auf die Plaques angewendet werden kann.

Für besonders schwere Formen der Psoriasis stehen verschiedene Therapieschemata mit antiproliferativen Mitteln zur Verfügung. Sie sind verstärkt mit Nebenwirkungen behaftet und gehören daher in die Hände des erfahrenen Dermatologen bzw. werden eher in Kliniken und deren Ambulanzen eingesetzt. Beispiele sind das Zytostatikum Methotrexat oder das Immunsuppressivum Cyclosporin A. Ebenso ist der Vitamin-A-Abkömmling Acitretin (Neo-Tigason) mit seiner wachstumshemmenden Wirkung auf den Zellstoffwechsel der Haut ausgezeichnet wirksam.

Im stationären Bereich kann auch Teer eingesetzt werden. Teerkuren zeichnen sich durch eine sehr gute Verträglichkeit und eine meist nach der eigentlichen Behandlung fortdauernde Wirksamkeit aus, sind aber aufgrund der schlechten Handhab#barkeit ambulant praktisch nicht durchführbar. Besonders die pustulösen Psoriasisformen sprechen gut auf Teerkuren an.

18.3 ⋮ Akne und verwandte Erkrankungen ▪

> **D** *Akne ist eine entzündliche Erkrankung der Talgdrüsen, die typischerweise während der Pubertät auftritt. Das klassische Befallsmuster betrifft Hautareale mit einer erhöhten Dichte von Talgdrüsen (Gesicht, Brust und Rücken). Während des Heranwachsens ist bei unterschiedlicher Ausprägung praktisch jeder betroffen. In den meisten Fällen ist die Hauptform, die Acne vulgaris, mit dem 25. Lebensjahr überstanden.*

Formen

Die Hauptform Acne vulgaris ist hormonell bedingt und tritt in folgenden Ausprägungsgraden auf:
- Präakne,
- Komedonenakne (Acne comedonica),
- Acne papulo-pustulosa,
- Acne conglobata,
- Acne fulminans.

Von dieser Hauptform werden die nicht primär hormonell bedingten Formen unterschieden:
- Acne excoriée,
- Aknetriade und Aknetetrade,
- Acne venenata,
- Medikamentenakne.

Ursache

Durch die hormonelle Umstellung während der Geschlechtsreife erfahren die Talgdrüsen eine Aktivierung. Akne wird maßgeblich durch die androgenen Hormone ausgelöst. Verstärkter Talgfluss, die Verengung des Talgdrüsenausführungsgangs **(Abb. 18.8)** und veränderte Fließeigenschaften des Talgs kennzeichnen die Erkrankung. Schließlich befindet sich im Drüsenausführungsgang ein verhärteter Hornpfropf, der nicht mehr an die Hautoberfläche austreten kann. Der so entstandene *Komedo (Mitesser)* kann sich unter der Besiedlung von Bakterien entzündlich verändern.

Ein Einfluss der Ernährung auf die Akne ist in mehreren wissenschaftlichen Untersuchungen mit Kontrollgruppen bislang unbewiesen. Die Zufuhr von Fetten in der Nahrung korrespondiert nicht mit dem Ausscheiden von Fetten durch die Haut. Führt der Patient eine Verschlechterung seiner Akne auf ein bestimmtes, kürzlich konsumiertes Nahrungsmittel zurück, darf nicht vergessen werden, dass die Entstehung eines Komedo 60–80 Tage in Anspruch nimmt und somit ein Zusammenhang in zeitlich kurzer Folge unwahrscheinlich ist. Es existiert keine spezielle Akne-Diät.

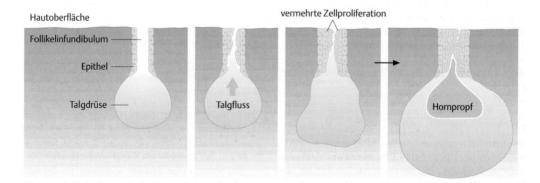

Hautoberfläche

vermehrte Zellproliferation

Follikelinfundibulum

Epithel

Talgdrüse

Talgfluss

Hornpropf

Abb. 18.8 ▪ **Komedoentstehung.** Hyperkeratose des Follikelinfundibulums und vermehrter Talgfluss bei der Komedoentstehung.

Symptome der Acne vulgaris

Bei einer *Präakne* besteht lediglich ein verstärkter Talgfluss (Seborrhö), der sich durch eine spiegelnde Fettschicht auf der Haut zeigt. Die Akne kann in diesem Stadium verharren. Jede schwerere Form hat die Präakne als Vorläuferstadium. Seborrhö findet sich meist im Gesicht. Grundsätzlich ist die behaarte Kopfhaut mit betroffen, d. h. die Patienten klagen über fettiges Haar und waschen sich sehr häufig (jeden Tag) die Haare. Die Seborrhö im Bereich der Kopfhaut ist ebenfalls hormonell bedingt.

Sind die pathologischen Vorgänge der Akneentstehung weiter fortgeschritten, finden sich zusätzlich zur Seborrhö Komedonen in größerer Zahl **(Tab. 18.2)**. Entzündliche Zeichen fehlen noch. In diesem Stadium spricht man von *Komedonenakne*. Bei den als weißliche Knötchen im Hautniveau imponierenden geschlossenen Komedonen handelt es sich um Talgdrüsen, bei denen die krankhaften Vorgänge im Bereich des Follikelinfundibulums so weit fortgeschritten sind, dass überhaupt kein Talgabfluss mehr möglich ist. Die Ausscheidung des Talges erfolgt daher in die Drüse selbst, bis schließlich eine regelrechte Talgzyste (Follikelretentionszyste, Atherom) entsteht. Oftmals bleibt als kleiner, fast nur mit der Lupe zu erkennender Punkt der früher existierende Ausführungsgang zu erkennen. Dieser hat jedoch seine ursprüngliche Funktion der Talgdrainage verloren. Bei den offenen Komedonen, die durch die schwarze Verfärbung erkennbar sind, handelt es sich um Follikelöffnungen, die durch den sie verstopfenden Talgpropf aufgedehnt wurden. Ein Talgabfluss findet noch in stark reduziertem Maß statt. Die sichtbare schwarze Auflagerung besteht aus dem braunen Hautfarbstoff Melanin, es handelt sich also nicht um eine exogene Verschmutzung. Diese Effloreszenz ist als Mitesser bekannt. Bei der Komedonenakne finden sich keine bis wenige entzündliche Effloreszenzen.

Liegen Seborrhö, offene und geschlossene Komedonen, Papeln und Pusteln vor, so spricht man von *Acne papulo-pustulosa* **(Abb. 18.9)**. Zu der normalen Hautflora gehören Propionibakterien, die zur Gruppe der Corynebakterien gehören. Insbesondere das Propionibacterium acnes gehört zu den normalen Hautkeimen. Liegt eine Talgabflussstörung zusammen mit einer vermehrten Talgproduktion vor, findet eine verstärkte Vermehrung der Propionibakterien in den Talgdrüsen statt. Es bestehen für diese Bakterien ideale Lebensbedingungen. Hierdurch wird die entzündliche Komponente der Akne ausgelöst.

Aknepapeln bzw. Akneknoten entstehen durch das entzündliche Infiltrat um die entzündete Talgdrüse **(Abb. 18.10)**. Findet eine massive Infektion der Talgdrüsen mit dem Einwandern und dem Zugrunde-

Tabelle 18.2 ⋮ **Entstehungsablauf der Akne.**

Symptome in zeitlicher Abfolge	Ursache
verstärkter Talgfluss (Seborrhö) ↓	männliche Geschlechtshormone (Androgene)
Verengung des Talgdrüsenausführungsganges (Hyperkeratose des Follikelinfundibulums) ↓	männliche Geschlechtshormone (Androgene)
Veränderung des Zellzusammenhaltes und der Fettzusammensetzung ↓	männliche Geschlechtshormone (Androgene)
Vergrößerung der Talgdrüse ↓	
vermehrte Keimbesiedelung mit Propionibacterium acnes ↓	
Entzündungsreaktion ↓	freie Fettsäuren und Zellbotenstoffe
eitrige Entzündung ↓	Leukozyten
Narbenbildung ↓	Riss der Talgdrüsenwand, massive Entzündung

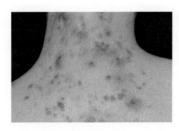

Abb. 18.9 ▪ Acne papulo-pustulosa. Beispiel einer ausgeprägten Acne papulo-pustulosa.

gehen von Leukozyten statt, kommt es zur Pustelbildung. Aknepusteln werden als „Eiterpickel" bezeichnet. Die zerstörten Leukozyten setzen Zellbotenstoffe frei, die wiederum stark anziehend auf weitere Leukozyten aus dem Blutkreislauf wirken. Dieser Mechanismus führt zu einer Verstärkung der entzündlichen Reaktionen. Ein weiterer das Gewebe irritierender Faktor sind die freien Fettsäuren, die durch die enzymatische Spaltung der Talgbestandteile freigesetzt werden. Durch die massive Entzündungsreaktion kann es zum Riss der Talgdrüsenwand kommen und die Bak-

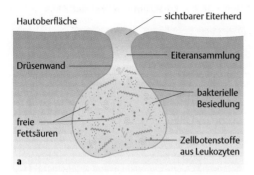

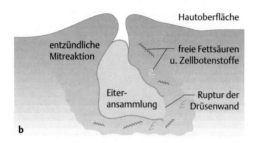

Abb. 18.10 ▪ **Akne.** Entstehung von Aknepustel und Aknepapel.

Tabelle 18.3 ⋮ **Befallsareale von Aknetriade und Aknetetrade.**

Aknetriade	Aknetetrade
3 Befallsareale:	4 Befallsareale:
■ Gesicht, Oberkörper,	■ Gesicht, Oberkörper,
■ Nacken,	■ Nacken,
■ Achseln, Leisten.	■ Achseln, Leisten,
	■ Steißbeinfistel.

terien, der Eiter und die freien Fettsäuren treten in das umliegende Gewebe. Hier wird eine starke Entzündungsreaktion ausgelöst, die beträchtliche Ausmaße annehmen kann. Häufig bleibt eine Narbe zurück.

Mitunter kann es zur Bildung von ausgeprägten Akneknoten bis zu regelrechten derb infiltrierten Platten kommen, die aus dem Verschmelzen mehrerer Akneknoten entstehen. Diese Form der Akne wird als *Acne conglobata* bezeichnet. Sie tritt fast nur bei Männern auf und hinterlässt ausgedehnte narbige Restzustände, die kosmetisch sehr beeinträchtigend sind.

Ebenfalls fast nur bei jungen Männern kann Akne als akute, heftig verlaufende Krankheit mit Allgemeinsymptomatik (Fieber, Leukozytose, BSG-Be-

schleunigung, Mattigkeit, Arthritis) verlaufen, man spricht dann von einer *Acne fulminans*. An der Haut finden sich schnell aufschießende, ausgedehnte Akneherde, die von einer Acne conglobata ausgehen. Es können Nekrosen auftreten, die mit Narben abheilen. Die Ursache der Krankheit ist unbekannt. Anhand von Begleitbeobachtungen bei jungen Männern, die einer Androgentherapie wegen Größenwachstums unterworfen wurden, glaubt man zu wissen, dass hormonelle Faktoren als Auslöser wesentlich sind. Diese Akutform der Akne erfordert außer der Therapie mit Isotretinoin auch ein Abfangen der akuten Situation mit oral gegebenen Kortikosteroiden.

Symptome der nicht hormonell bedingten Akneformen

Die *Acne excoriée* tritt überwiegend bei jungen Frauen auf. Es besteht ein offensichtliches Missverhältnis zwischen der Anzahl der Akneeffloreszenzen und deren entzündlicher Komponente. Diese Tatsache resultiert aus den übertrieben heftigen Bemühungen der Patientin, bereits wenige und eher diskrete Akneeffloreszenzen loszuwerden. Durch zu intensive und unsachgemäße mechanische Manipulationen kommt es zu einer Verschlimmerung der Effloreszenzen. Bei heftigem Krankheitsverlauf können hyperpigmentierte Narben zurückbleiben. Acne excoriée kann Ausdruck einer psychischen Störung sein. So verleiht z. B. die Patientin durch das autoaggressive Verhalten gegen ihr äußeres Erscheinungsbild einer mangelnden Akzeptanz ihrer selbst Ausdruck. Zuweilen ist die Zusammenarbeit mit einem Psychotherapeuten bei der Therapie hilfreich.

Die *Aknetriade* und die *Aknetetrade* betreffen überwiegend Männer. Es liegt bereits eine Acne conglobata an den typischen Prädilektionsstellen vor. Bei der Aknetriade kommen noch zusätzlich massive Entzündungen der Haarfollikel im Bereich von Achseln und Leisten sowie dem Nacken hinzu **(Tab. 18.3)**. Bei der Aknetetrade besteht eine Aknetriade mit einer Steißbeinfistel (Pilonidalsinus). Diese Akneformen sind sehr therapieresistent. Mitunter bleibt die großflächige operative Entfernung der befallenen Hautareale axillär, inguinal und im Sakralbereich als letzter Ausweg.

Als *Acne venenata* bezeichnet man Akneformen, die nach dem Kontakt mit einem akneauslösenden Stoff entstehen. Hierzu gehört im weiteren Sinne auch die *Kosmetikaakne*. Besonders prädisponiert sind Personen, die konstitutionell über eine Seborrhö verfügen. Arbeiter, die mit Öl oder Teerprodukten in Berührung kommen, zeigen häufig in behaarten Gebieten eine ausgeprägte Follikulitis. Komedonen können auftreten. Die Erkrankung kann sich zu einer Acne conglobata verschlimmern. Es handelt sich in den meisten Fällen um eine beruflich bedingte Hauterkrankung. Wesentlich für die Entstehung ist der direkte Hautkontakt mit der schädigenden Substanz.

Eine *Medikamentenakne* kann als Nebenwirkung einer Arzneimitteltherapie auftreten. Typischerweise geschieht dies bei der Einnahme von Kortikosteroiden, Vitamin-B-Präparaten, Psychopharmaka und auch einigen Nahrungsergänzungsmitteln.

Diagnostik

Die Diagnose der Akne wird klinisch gestellt. Die typischen Effloreszenzen mit entsprechendem Verteilungsmuster geben ausreichend Anhalt für eine sichere Diagnose. Weiterhin ist zu bedenken, dass die häufigste Akneform, die Acne vulgaris, einen strikten Altersbezug hat.

Therapie

Die Therapie der Akne ist entsprechend der ursächlichen Vorgänge ausgerichtet und beruht auf den folgenden 4 grundsätzlichen Prinzipien, die von begleitenden Maßnahmen unterstützt werden. Mischtherapien können eingesetzt werden. Die Abfolge der Therapieprinzipien stellt gleichzeitig die zunehmende Wirkintensität dar. In der Praxis werden die Therapieformen regelmäßig miteinander kombiniert, um die Wirksamkeit zu steigern und gleichzeitig die möglichen Nebenwirkungen zu verringern **(Tab 18.4)**.

Keratolytische und antiseptische Therapie. Die keratolytische Therapie (Schältherapie) zielt auf die Behebung der pathologischen Vorgänge am Follikelinfundibulum. Hierbei werden die Verhornungsstörung und der auftretende Hornpfropf behandelt. Dies geschieht durch eine leichte Schälung der Haut, was den Talgabfluss wieder erleichtert. In erster Linie wird bei dieser Therapieform Benzoylperoxid eingesetzt, das in vielerlei Darreichungsformen angeboten wird. Es ist nicht verschreibungspflichtig (Oxy-L, Aknefugoxid, Benzaknen u. a.). Das Mittel hat einen mild schälenden Effekt und wirkt antiseptisch, womit es auch zu einer Reduktion der Keimbesiedelung in den Talgdrüsen beiträgt. Eine neuere, verbesserte Substanz gegen Komedonen ist das Adapalen (Differin).

Ein stärker wirksames Keratolytikum steht mit dem Tretinoin (ein Abkömmling der Vitamin-A-Säure) zur Verfügung. Entsprechend dem Therapieprinzip, dass auf einer fettigen Haut keine fettenden Grundlagen zum Einsatz kommen sollen, steht diese Substanz in Gelen und Cremes zur Verfügung (Eudyna, Airol). Es wird vom Patienten ähnlich dem Benzoylperoxid auf die befallenen Stellen appliziert.

Bei der Vitamin-A-Säure zeigt sich nach einigen Behandlungstagen eine verstärkte Rötung, Schup-

Tabelle 18.4 : Aknetherapie und Wirkintensität.

Therapieprinzipien	Wirkintensität
keratolytisch/antiseptisch	◆
antientzündlich	◆◆◆
antiandrogen	◆◆◆◆
sebostatisch	◆◆◆◆◆◆◆◆

therapiebegleitende Maßnahmen:
- Waschlösungen (Syndets),
- manuell-physikalische Therapie,
- Bestrahlung.

pung und Reizung des behandelten Areals. Über diese Nebenwirkungen wird der Patient aufgeklärt. Die Nebenwirkungen sind wichtig und zeigen die Wirksamkeit des Medikamentes an. Dieses Stadium der Reizung ist vorübergehend und hält ca. 2 Wochen an. Bei sehr empfindlicher Haut ist Tretinoin zur Therapie nicht geeignet. Stört den Patienten der Schäleffekt stark, kann beispielsweise durch den Einsatz eines mit Farbpartikeln versetzten Benzoylperoxid-Präparates eine kosmetische Abdeckung für den Tag erreicht werden. Tretinoin steht nicht für die Aknetherapie während der Schwangerschaft zur Verfügung. Zur Regulierung der Talgproduktion werden mit dem Wirkstoff Adapalen (Differin) gute Erfolge erzielt.

Antientzündliche Therapie. Sind die Erscheinungen ausgeprägt entzündlich, kann systemisch oder lokal eine Therapie mit einem Antibiotikum eingesetzt werden. Als lokale Antibiotika stehen für die Akne Erythromycin, Tetrazyklin und Clindamycin zur Verfügung. Die Substanzen sind als Lösungen und Cremes erhältlich. Lokale Antibiotika sollten 1- bis 2-mal täglich auf die betroffenen Stellen aufgetragen werden. Mit einer Entwicklung von Resistenzen bei für andere Infektionen relevanten Keimen ist nicht zu rechnen. Die lokale antibiotische Therapie hat sich seit Jahren bewährt. Die genannten Antibiotika stehen auch für die systemische Therapie zur Verfügung. Ein gängiges Therapieschema der lokalen Anwendung ist die Kombination von Benzoylperoxid und Erythromycin lokal im Wechsel 2-mal pro Tag. Hiermit wird sowohl die Verengung der Follikel als auch die entzündliche Reaktion bekämpft.

Sind die entzündlichen Veränderungen sehr ausgeprägt, wird eine systemische Gabe eines Antibiotikums notwendig. Als Therapie der Wahl werden hier Tetrazykline eingesetzt. Sie reichern sich im Talg an und können daher niedrig dosiert werden. Die interne Therapie mit Tetrazyklinen muss mindestens 3 Monate erfolgen, um eine Beurteilung des Therapieerfolges zu ermöglichen. Der Patient muss zu Beginn der Therapie über diese Tatsache aufgeklärt werden. Außerdem ist es kein Problem, eine interne Aknetherapie ggf. über mehrere Monate bis Jahre durchzuführen, falls es der Zustand des Patienten erfordert.

M *Werden weibliche Patienten, die eine orale Kontrazeption betreiben, mit Tetrazyklinen behandelt, so ist darauf aufmerksam zu machen, dass es möglicherweise zu einem Wirkverlust des oralen Kontrazeptivums und damit einem Verlust des Konzeptionsschutzes kommen kann. Bei der Resorption beider Stoffe kann es zu Wechselwirkungen kommen, die eine vollständige Resorption des Kontrazeptivums erschweren.*

Antiandrogene Therapie. Bei Frauen können antiandrogen wirksame Substanzen (Cyproteronacetat in Androcur, Diane 35, Chlormadinonacetat in Neo-Eunomin) verordnet werden. Während dieser Medikation darf es nicht zu einer Empfängnis kommen. Daher sind die Substanzen in einer für die Aknebehandlung geeigneten Dosis mit einem Kontrazeptivum fest kombiniert. Die Präparate wirken direkt antiandrogen und reduzieren somit den Einfluss der männlichen Geschlechtshormone auf die Aktivität der Talgdrüsen. Damit wird den entzündlichen Vorgängen der Akne das Substrat entzogen.

Sebostatische Therapie. Für die schwerste Form der Akne, der Acne conglobata, sowie für therapieresistente Fälle steht mit Isotretinoin (Roaccutan) eine hochwirksame Substanz zur Verfügung. Es handelt sich hierbei um einen weiteren Abkömmling der Vitamin-A-Säure. Die Substanz bewirkt ein fast vollständiges Versiegen des Talgflusses, wodurch eine Akne nicht mehr möglich ist.

Isotretinoin setzt mit seiner Wirkung direkt am Ort des Geschehens, der Talgdrüse, an. In histologischen Untersuchungen konnte gezeigt werden, dass die Talgdrüsen unter einer Therapie mit Isotretinoin atrophieren. Es kommt zu einer fast vollständigen Reduktion der Talgproduktion. Hierdurch wird der Akne die Basis entzogen. Nach der üblichen Therapiedauer von 3–4 Monaten bleibt Isotretinoin noch für 1–2 Jahre wirksam. Ein einmaliger Therapiezyklus ist daher in den meisten Fällen ausreichend.

Bedingt durch die starke Wirkung auf Talgdrüsen gehen mit Isotretinoin auch einige Nebenwirkungen einher. Es kommt zu einem Austrocknen der Lippen, der Bindehaut und der Nasenschleimhaut (zusammengefasst bezeichnet als Sicca-Symptomatik, lat. sicca = trocken). Andere Nebenwirkungen umfassen Haarausfall, intestinale Reizerscheinungen und Kopfschmerz.

M *Die schwerwiegendste Nebenwirkung von Isotretinoin ist allerdings die Keimschädigung. Die Therapie bleibt daher beschränkt auf Männer sowie auf Frauen im nicht gebärfähigen Alter bzw. auf Frauen im gebärfähigen Alter, die einen wirksamen Konzeptionsschutz durchführen.*

Beim Konzeptionsschutz sind wegen der keimschädigenden Wirkung Barrieremethoden allein als nicht ausreichend zu erachten. Selbst bei sehr jungen Patientinnen muss auf einen ausreichenden Konzeptionsschutz bestanden werden. Die Patientin muss einen Zyklus vor der ersten Einnahme, die Zeit während der Einnahme und mindestens 2 Menstruationszyklen nach der Einnahme von Roaccutan ein Kontrazeptivum einnehmen oder über einen wirksamen Konzeptionsschutz verfügen (z. B. Spirale). Ist dies nicht gewährleistet, darf Isotretinoin nicht eingesetzt werden. Aus den genannten Nebenwirkungen und Einschränkungen ergibt sich, dass diese Therapieform sehr schweren Akneformen vorbehalten bleiben muss. Insbesondere bei der Acne conglobata gilt es, narbige Restzustände zu verhindern. Dies gelingt nur mit Isotretinoin.

Waschlösungen. Liegt lediglich eine Präakne vor, die bei hohen kosmetischen Ansprüchen den Patienten bereits zum Arztbesuch veranlassen kann, so ist der Patient über die hormonelle Ursache und deren eingeschränkte Behandelbarkeit aufzuklären. Eine Lokaltherapie mit waschaktiven Substanzen, die in gewissem Maß auch die Bakterienpopulation verringern, ist als alleinige Maßnahme angezeigt. Der Patient sollte mehrmals am Tag mit einem trockenen Papierhandtuch das überschüssige Fett von der Haut entfernen. In seltenen Fällen bleibt es bei dem Stadium der Präakne, und die genannten Maßnahmen erweisen sich als ausreichend.

Manuell-physikalische Therapie. Begleitend zur ärztlichen Behandlung sollte eine regelmäßige kosmetische Therapie durchgeführt werden. Durch eine geeignete Vorbehandlung (Bedampfung, Wärmepackungen) werden die Follikelöffnungen geweitet, und die Talgpfröpfe erweicht. Sie können nach fachgerechtem Anstechen ausgedrückt werden. Diesen Vorgang bezeichnet man als Aknetoilette.

Um eine Narbenbildung zu vermeiden, sollte dieses Verfahren nur von einer geschulten Kosmetikerin und nicht von dem Patienten selbst durchgeführt werden.

Als Abschluss der Behandlung wird zur Beruhigung der Haut eine Kräuterpackung und/oder eine Behandlung mit Kältepackungen durchgeführt. Die manuellphysikalische Aknetherapie sollte 1- bis 2-mal pro Woche über einen Zeitraum von mehreren Monaten konsequent durchgeführt werden, um den entsprechenden Erfolg zu bringen. Gegebenenfalls kann zusätzlich eine Massage der befallenen Haut erfolgen, sobald die entzündlichen Effloreszenzen zurückgegangen sind.

UV-Licht. Bestrahlungen mit UV-Licht sind eine weitere Therapieform. Sie werden insbesondere bei stark entzündlichen Veränderungen eingesetzt, da die antientzündliche Wirkung des UVA-Lichtes (langwelliges UV-Spektrum) durch das bis zu 1 cm tiefe Eindringen der Strahlung ausgezeichnet ist. Licht des UVB-Spektrums kann bei geschickter Dosierung zur Unterstützung der Hautschälung eingesetzt werden. Licht im UVB-Bereich ist kurzwellig. Es löst bei entsprechender Dosierung eine Rötung aus.

18.4 Rosacea (Kupferrose)

D *Bei der Rosacea handelt es sich um eine Erkrankung, die mit Papeln und Pusteln in der Mitte des Gesichtes (Nasenrücken, Wangen und Stirn) einhergeht (Abb. 18.11). Betroffen sind überwiegend Personen jenseits des 30. Lebensjahres. Die Ursachen sind ungeklärt. Mitunter ist eine Assoziation mit Hypertonie und Alkoholkonsum nachzuweisen.*

Symptome

Zu Beginn der Rosacea findet sich eine Instabilität der Gefäßnerven (Vasomotoren) als typisches Zeichen. Die Patienten erleiden phasenhaft Rötungen des Gesichtes, oftmals bei einem Temperaturwechsel der Umgebung. Scharfe Gewürze, Kaffee oder Alkohol können solch eine „flushartige" Rötung auslösen.

In weiter fortgeschrittenen Stadien findet man v. a. paranasal Papeln, bleibende Entzündunge und Teleangiektasien (erweiterte Äderchen im Gesicht).

Diagnostik

Die Diagnose ist bei klinisch eindeutigen Hautveränderungen meist leicht zu stellen. Differenzialdiagnostisch zur Akne ist wichtig, dass Komedonen nicht nachzuweisen sind. Pustulöse Veränderungen können auftreten, diese sind jedoch nicht keimbesiedelt. Der überwiegende Teil der Patienten ist weiblich. Im Bereich der Nase können Bindegewebswucherungen vorkommen, die Knollennase (Rhinophym) (Abb. 18.12), was allerdings fast nur bei Männern vorkommt.

Oftmals sind bei Rosacea-Patienten die Augen in Form einer Iritis bzw. Konjunktivitis mitbeteiligt. Die Schwere der Mitbeteiligung korreliert jedoch nicht zu der Ausprägung der Rosacea. Bei der Erstdiagnose ist daher ein augenfachärztliches Konsil erforderlich.

Therapie

Die Therapie wird mit Tetrazyklinen oder Metronidazol durchgeführt. Sowohl die lokale als auch die systemische Applikation ist wirksam. Metronidazol (Metrogel) ist ein antiparasitär wirksames Mittel. Es wird 1- bis 2-mal täglich aufgetragen. Zur kosmetischen Abdeckung können hautfarbene Aknelotionen eingesetzt

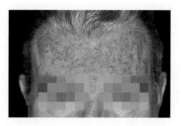

Abb. 18.11 ▪ Rosacea. Rosacea mit typischer Lokalisation und klassischen Papeln und Komedonen.

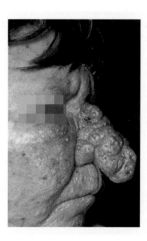

Abb. 18.12 ▪ Rhinophym. Bindegewebige Wucherung der Nase (Rhinophym) bei Rosacea.

werden. Da eine Verstärkung der Hauterscheinungen durch Sonneneinwirkung provoziert werden kann, muss der Patient Sonnenschutzmittel anwenden.

Unterstützend kann eine systemische Tetrazyklingabe erfolgen. Bei schweren Fällen steht eine Isotretinoin-Gabe zur Diskussion. Dem Patienten ist zu raten, Alkohol, Kaffee und scharf gewürzte Speisen zu meiden, da hierdurch eine Provokation der Flush-Symptomatik erfolgen kann.

Die Therapie des Rhinophyms besteht in der chirurgischen Abtragung der überschüssigen Hautbezirke. Die Behandlung kann mit dem Skalpell oder dem Laser durchgeführt werden. Grundsätzlich besteht postoperativ eine gute Heilungstendenz. Zur Rezidivprophylaxe sollte danach eine entsprechende Therapie eingeleitet werden. Teleangiektasien werden mit entsprechenden Gefäßlasern behandelt.

18.5 : Periorale und periokuläre Dermatitis

D *Bei der perioralen bzw. periokulären Dermatitis handelt sich um eine Hauterkrankung mit Papeln und einer Rötung um den Mund- bzw. Augenbereich v. a. bei jungen Frauen. Der Auslöser dieser Dermatitis ist zumeist eine Kosmetika-Unverträglichkeit bzw. ein sog. überpflegter Zustand der Haut. Oftmals wird von den Patienten eine Kortikosteroidcreme verwendet.*

Symptome
Typischweise findet sich ein ca. 1 cm breiter unbefallener Saum um die Lippen oder papulöse Herde seitlich der Augen an den Lidern.

Diagnostik und Therapie
Die Diagnose wird klinisch gestellt. In erster Linie dürfen die entsprechenden Kosmetika nicht mehr aufgetragen werden. Entweder wird einfach abgewartet oder es kann eine milde Aknetherapie erfolgen. Das Abheilen der Hautveränderungen dauert normalerweise bis zu 3 Wochen.

M *Rosacea und periorale bzw. periokuläre Dermatitis sind Hauterkrankungen letztendlich unklaren Ursprungs, die folgenlos abheilen, aber in ihrem Verlauf ein therapeutisches Problem darstellen können.*

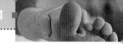

19 | Erregerbedingte Hautkrankheiten

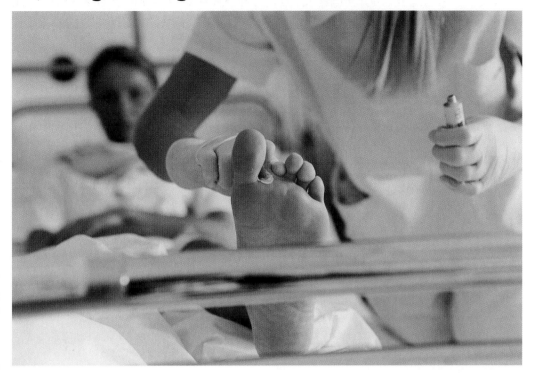

X **Examenswissen** *Symptome des Erysipels (S. 214), Einteilung der Pilzerkrankungen (S. 216), Arten von Warzen (S. 218), Ursachen von Herpes zoster (S. 220), Erreger der Gonorrhö (S. 224), Erreger der Syphilis (S. 224)*

19.1 | Erkrankungen durch Bakterien

19.1.1 | Impetigo contagiosa

D *Bei der Impetigo contagiosa handelt sich um eine oberflächliche Infektion der Haut, die fast ausschließlich bei Kindern auftritt. Sie ist überwiegend verursacht durch Streptokok-* ken, in manchen Fällen auch durch Staphylokokken. Die Erkrankung ist von großer Infektiosität gekennzeichnet und kommt daher oft in kleinen Endemien (Kindergarten, Schule) vor **(Abb. 19.1)**.

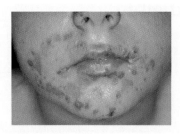

Abb. 19.1 ▪ **Impetigo contagiosa.** Impetigo contagiosa beim Kind mit Rötung und Krusten.

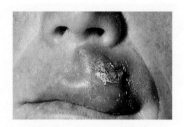

Abb. 19.2 ▪ **Furunkel.** Durch Zusammenschluss mehrerer entzündlicher Einzelherde entstandener Furunkel.

Symptome

Es finden sich kleine Bläschen und Eiterbläschen auf gerötetem Grund, die nur von kurzem Bestand sind. Im Gefolge entsteht eine goldgelbe Kruste. Überwiegend sind der Kopf und das Gesicht betroffen. Es kann zu einer systemischen Reaktion mit Fieber kommen. Die Übertragung erfolgt durch Schmierinfektion.

Diagnostik

Außer dem klinischen Eindruck hilft ein bakteriologischer Abstrich bei der Identifikation des vorkommenden Keimes. Vor allem das Alter der Patienten und die typische Verteilung der Hautveränderungen machen die Diagnose eindeutig.

Therapie

Die Therapie erfolgt mit lokalen oder systemischen Antibiotika. Ebenfalls werden häufig Farbstoffe zur Austrocknung der befallenen Areale eingesetzt.

19.1.2 ⋮ Follikulitis und Furunkel ■

> **D** Eine Follikulitis ist eine Entzündung des Haarfollikels. Verbinden sich mehrere Einzelherde zu einem größeren entzündlich veränderten Areal, spricht man vom Furunkel (**Abb. 19.2**). Es handelt sich also um eine tiefe Follikulitis. Gefürchtet sind diese Erscheinungen v. a. im Bereich der Oberlippe,

da es bedingt durch die anatomische Situation leicht zum Anschluss des Geschehens an den venösen Hirnsinus kommen kann. Im Gefolge davon können Thrombosen entstehen. Furunkel können auch aus einem vorbestehendem Atherom (Follikelretentionszyste) entstehen. Dies ist eine abgekapselte Talgdrüse, die den Talg in das sich erweiternde Drüseninnere produziert. Eine Abflussmöglichkeit an die Hautoberfläche kann fehlen, manchmal ist die Follikelöffnung (Porus) noch zu erkennen. Follikulitiden und Furunkel gehen in erster Linie auf eine Verschiebung der Hautflora zurück, ggf. auch in Kombination mit mechanischer Irritation. Erst dann können pathogene Keime wirksam werden.

Symptome

Am Follikel entstehen Pusteln, aus denen oftmals das betroffene Haar ragt. Das Erregerspektrum ist breit, überwiegend sind Staphylokokken für das Entzündungsgeschehen verantwortlich. Auch Pilze können jedoch Follikulitiden auslösen. Typische Lokalisationen sind Oberschenkel, Gesäß und behaartes Gesicht.

Diagnostik

Zusätzlich zum klinischen Eindruck kann ein bakteriologischer Abstrich bei der Identifikation des vorkommenden Keimes eingesetzt werden. Beim Furunkel ist bei vorangeschrittener Entzündung möglicherweise eine Fluktuation des Eiterherdes zu beobachten. Es liegt eine deutliche Schmerzhaftigkeit vor.

Therapie

Als therapeutische Maßnahme sollten die Pusteln eröffnet werden. Die Applikation von antibiotikahaltigen Zubereitungen ist bei der Follikulitis in der Regel ausreichend. Bei Furunkeln ist meist eine systemische antibiotische Therapie erforderlich. Mitunter wird Bettruhe verordnet. Zudem ist eine Entleerung des Eiterherdes durch Stichinzision erforderlich.

19.1.3 ⋮ Erysipel (Wundrose) ■ ■

> **D** Ein Erysipel ist eine flächige, oberflächliche Entzündung der Haut. Sie entsteht durch ein Eindringen von Erregern in die Lymphspalten der oberen Dermis. Als typische Eintrittspforte ist beispielsweise die Zwischenzehenrhagade bei einer Fußmykose anzusehen. Das Erregerspektrum ist breit, in der Hälfte aller Fälle jedoch sind ß-hämolysierende Streptokokken die Ursache. Ein weiteres Viertel wird von Staphylokokken ausgelöst, die restlichen Fälle sind durch gramnegative und andere Keime bedingt.

Symptome

Im betroffenen Areal zeigt sich eine hochrote, äußerst schmerzempfindliche Schwellung, die einigermaßen gut abgegrenzt ist, aber über streifenförmige Ausläufer in die angrenzende gesunde Haut verfügen kann. Erysipele kommen überwiegend an der unteren Extremität vor. Weitere häufige Lokalisationen sind die oberen Extremitäten und das Gesicht **(Abb. 19.3)**.

Der Krankheitsverlauf ist gekennzeichnet durch schlagartiges Auftreten von Fieber, Schüttelfrost und Mattigkeit. Folgende Kriterien sind für die Diagnose des Erysipels zu fordern: klassischer Lokalbefund mit Fieberhaftigkeit, Nachweis geschwollener Lymphknoten an der betroffenen Lymphstation und Erkennbarkeit einer Eintrittspforte.

Diagnostik

Im klinischen Alltag stellt sich häufig die Differenzialdiagnose zwischen Erysipel und oberflächlicher Thrombophlebitis. Die Druckschmerzhaftigkeit des Erysipels stellt ein gutes differenzialdiagnostisches Kriterium gegenüber der oberflächlichen Thrombophlebitis dar.

Die genaue Abgrenzung ist wichtig, da beide Krankheitsbilder höchst unterschiedliche Therapien erfordern. Von den genannten Kriterien fehlt manchmal das Fieber. Bei Rezidiverysipeln können symptomarme Verläufe auftreten, die nicht mehr von dem Auftreten einer steilen Fieberzacke geprägt sind.

Therapie

Die Lokaltherapie besteht am Anfang aus feucht-kühlen, antiseptischen Umschlägen (z. B. Chloramin). Bei einem Abklingen der Entzündungszeichen können die Umschläge abgesetzt werden. Bei dem Befall der unteren Extremitäten sollte eine Hochlagerung erfolgen. Der Patient muss keine absolute Bettruhe einhalten, sollte aber längeres Stehen vermeiden.

Bei der Therapie entscheidend ist die systemische parenterale Gabe eines geeigneten Antibiotikums (meist Penicillin). Eine rasche Befundbesserung ist die Folge.

M *Die Sanierung der potenziellen Eintrittspforte darf nicht vergessen werden, da es sonst durch Reinfektion zur Chronifizierung der Erkrankung kommen kann.*

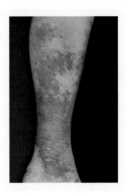

Abb. 19.3 ▪ Erysipel. Erysipel (Wundrose) als Ausdruck einer Hautinfektion mit Streptokokken.

19.1.4 Panaritium

D *Mit dem Begriff Panaritium (Umlauf, Paronychie) bezeichnet man eine eitrige Entzündung des Nagelwalls. Auch hier sind meist Staphylokokken die auslösenden Keime. Kleinere Verletzungen dienen als Eintrittspforte. Häufige Ursachen für diese sind eingewachsene Fußnägel bzw. fehlerhafte Nagelpflege.*

Symptome und Diagnostik

Am Nagelwall treten die typischen Infektionszeichen auf. Die Erkrankung ist sehr schmerzhaft. Die Diagnose des Panaritiums wird klinisch gestellt.

Therapie

Die Therapie besteht aus der lokalen Anwendung von Antibiotika und Antiseptika. Gegebenenfalls müssen Antibiotika systemisch verabreicht werden. Zum gegebenen Zeitpunkt können die Inzision und die Drainage des Eiterherdes notwendig werden.

19.2 Erkrankungen durch Pilze

D *Pilze sind pflanzenähnliche, primitive Lebewesen, von denen manche den Menschen befallen und Krankheitserscheinungen auslösen können. Klinisch unterschieden werden Fadenpilzerkrankungen (Dermatophytien) und Sprosspilzerkrankungen (Candidose, Pityriasis versicolor).*

Bei Pilzerkrankungen der Haut ist ebenso wie bei bakteriellen Hauterkrankungen das Gleichgewicht zwischen normaler Hautflora und Aggressivität des Erregers bei der Entstehung der Erkrankung von aus-

schlaggebender Bedeutung. Außer diesem Wechselspiel sind die lokalen Verhältnisse für das Entstehen einer Pilzinfektion wichtig. Feuchtigkeit, bereits aufgetretene Hautmazerationen sowie bestehende bakterielle Begleitinfektionen, aber auch Minderdurchblutung und systemische Schwächungen des Immunsystems spielen eine Rolle.

19.2.1 Fadenpilzerkrankungen (Dermatophytien)

Tinea

Bei den verschiedenen Tinea-Formen, die nach ihrem Ort mit einer zusätzlichen lateinischen Bezeichnung versehen werden (Tinea capitis: Kopfbefall, Tinea corporis: Körperbefall etc., **Abb. 19.4**) verursachen Dermatophyten (Fadenpilze) ein charakteristisches Krankheitsbild. Es liegt eine oberflächliche epidermale Infektion der Haut (Stratum corneum) mit den Dermatophyten vor. Es kann eine Übertragung von Haustieren auf den Menschen und umgekehrt stattfinden. Daher müssen behaarte Haustiere vom Tierarzt untersucht werden.

Die meist kreisförmigen Herde sind erythematös und verfügen über eine randbetonte Schuppung. Es besteht Juckreiz. Das Zentrum der Herde ist abgeblasst. Die Größenzunahme des Herdes geschieht zentrifugal (von innen nach außen). Herde mit dieser Erscheinungsform findet man an Körperoberflächen (Rumpf, Extremitäten). Die Erscheinungen können einem Ekzem ähnlich sein. Grundsätzlich muss daher bei der Verdachtsdiagnose Ekzem auch an einen Pilzbefall gedacht und dieser ausgeschlossen werden. Bei der Fußmykose finden sich schuppige, mazerative

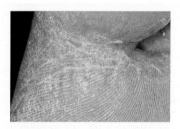

Abb. 19.4 ■ **Dermatophyten.** Pilzbefall mit Dermatophyten im Zehenbereich.

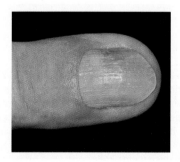

Abb. 19.5 ■ **Nagelmykose.** Nagelpilzerkrankung mit Verfärbung der Nagelplatte.

Veränderungen im Bereich der Zehenzwischenräume. Die Fußsohlen können mitbetroffen sein. Hier finden sich häufiger hyperkeratotische Areale mit randbetonter Schuppung.

Tiefe Trichophytie

Eine tiefe Trichophytie entsteht, wenn Pilze entlang der Haarwurzeln in die Tiefe gelangen. Ein Pilzbefall der Haut kann daher auch im Bereich des behaarten Kopfes vorliegen. Bei der Trichophytie können Knoten und Papeln entstehen und pustulöse Veränderungen auftreten. Als therapeutische Maßnahme müssen die Pusteln eröffnet und deren Inhalt muss entleert werden. Bei entsprechend heftigem Befall kann es zur Zerstörung der Haarwurzeln kommen.

Onychomykose

Auch Nägel können mit Pilzen befallen sein. Meist liegt ein Befall mit Fadenpilzen vor. Die Nagelplatte ist getrübt, oftmals verformt und unter dem Nagel finden sich krümelig zerfallene Nagelreste **(Abb. 19.5)**. Erschwerend für die Therapie ist, dass sich in der aufgelockerten Nagelsubstanz Lufträume befinden, die ein Reservoir für die Dermatophyten darstellen, aber von Pilzmitteln nicht erreicht werden.

Eine periphere Minderdurchblutung begünstigt einen Pilzbefall der Nägel. So ist mit einem vermehrten Auftreten nach dem 50. Lebensjahr zu rechnen. Nageltraumen spielen ebenfalls eine begünstigende Rolle. Auch nach erfolgreicher Therapie kann es aufgrund der verminderten Durchblutung im Alter zu Rezidiven kommen.

Diagnostik und Therapie
Der Nachweis eines Dermatophyts wird aus Schabmaterial vom Herd zum einen nativ unter dem Mikroskop und zum anderen in der Kultur geführt. Überwiegend wird die Diagnose jedoch klinisch gestellt. Zur „Therapie der Pilzerkrankungen" s. u.

19.2.2 Sprosspilzerkrankungen (Candidose, Pityriasis versicolor)

D *Sprosspilzerkrankungen sind Hefepilzerkrankungen; deren häufigster Erreger ist der Pilz Candida albicans.*

Symptome
Typischerweise tritt die Candidainfektion in intertriginösen Arealen (submammär) oder im Genitalbereich auf **(Abb. 19.6)**. Die Nägel können ebenfalls befallen sein. Man bezeichnet die Erkrankung auch als

Soor. Bei AIDS ist der orale Befall mit Candida albicans ein Zeichen des Fortschreitens der Erkrankung.

Der Erreger kann auch auf der gesunden Haut vorkommen. Mit seinem Vorhandensein ist nicht zwingend eine eigentliche Pilzerkrankung verbunden. Ebenfalls besteht bei ungefähr der Hälfte aller Normalpersonen eine Besiedelung des Darmes mit Candida. Dies ist als Reservoir der Erkrankung anzusehen. Zum eigentlichen Ausbruch jedoch ist eine Schwächung des Organismus erforderlich. Diese kann durch eine Grundkrankheit, wie z. B. Diabetes mellitus, AIDS oder durch immunschwächende Therapien (Zytostatika, Kortison) oder durch eine Verschiebung des Keimspektrums durch eine Antibiotikatherapie erfolgen.

Die Pityriasis versicolor ist eine weitere Sprosspilzerkrankung. Auslöser ist der Pilz Pityrosporum ovale. Meist finden sich im Bereich der verstärkt mit Schweißdrüsen besetzten Hautareale (Brust, Rücken) hyper- oder auch hypopigmentierte, kreisförmige Areale mit diskreter Schuppung. Bei der Erkrankung besteht kein Juckreiz. Der Erreger findet sich normalerweise auf der Haut, ohne Krankheitserscheinungen auszulösen. Krankheitsbegünstigend sind lokale Faktoren wie vermehrte Schweißbildung und erhöhte Außentemperatur. Daher ist der Pilz Pityriasis versicolor nicht ansteckend, denn es liegt eine persönliche Disposition vor.

Bei der Erkrankung besteht eine große Rezidivneigung. Der behaarte Kopf gilt als Erregerreservoir und muss mitbehandelt werden. Die Erkrankung zieht eine kosmetische Beeinträchtigung nach sich. Selbst bei erfolgreicher Therapie bleiben die hypopigmentierten Areale bis zur nächsten Besonnung heller als die umgebende Haut.

Diagnostik

Die Diagnose der Sprosspilzerkrankungen wird in erster Linie klinisch gestellt. Die Anzucht von manchen Sprosspilzen in der Kultur ist möglich.

Therapie der Pilzerkrankungen

Zur Therapie stehen dem Dermatologen eine Vielzahl von hochwirksamen Antimykotika zur Verfügung. Die wichtigste Gruppe ist die der Imidazolderivate, doch auch chemisch anders aufgebaute Präparate stehen in vielfältigen Darreichungsformen zur Verfügung. **Tab. 19.1** gibt einen Anhalt über einige gängige Präparate.

Die in **Tab. 19.1** angeführten Medikamente wirken sowohl bei Faden- als auch bei Sprosspilzen. Die Prä-

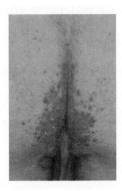

Abb. 19.6 ▪ **Candida albicans.** Intertriginöser Befall mit Candida albicans.

Tabelle 19.1 ⫶ **Medikamente zur Behandlung von Pilzerkrankungen.**

Substanz	Handelsname (Beispiele)
Clotrimazol	Canesten, Canifug
Terbinafin	Lamisil
Econazol	Epi-Pevaryl
Ketoconazol	Nizoral
Bifonazol	Mykospor
Ciclopiroxolamin	Batrafen

parate werden 1- bis 2-mal pro Tag auf die befallenen Stellen aufgetragen. Die Therapie sollte mindestens über 6 Wochen erfolgen, um eine komplett pilzfreie Regeneration der Epidermis zu ermöglichen.

Die Therapie der Nagelpilzinfektion besteht in der mehrmonatigen oralen Gabe eines Antimykotikums, das beim Herauswachsen des Nagels in die Platte eingelagert wird. Auch kann ein Antimykotikum in einem Nagellack, der die Nagelplatte durchdringt, eingesetzt werden. Die chirurgische Entfernung des betroffenen Nagels wird als therapeutische Maßnahme kaum noch durchgeführt.

P ▪ *Desinfektionsmaßnahmen. Weisen Sie die Patienten darauf hin, dass zur Desinfektion des getragenen Schuhwerks ein Antimykotikum als Puder eingesetzt werden sollte. Wäsche sollten die Patienten bei mindestens 60°C waschen.*

19.3 ⋮ Erkrankungen durch Viren

19.3.1 ⋮ Warzen (Verrucae)

D *Bei den als Warzen bezeichneten Hautveränderungen handelt es sich um eine Gruppe von Erkrankungen, die von humanen Papillomviren (HPV) ausgelöst werden. Man unterscheidet Verrucae vulgares („klassische" Warzen), Verrucae planae juveniles (plane Warzen), Condylomata acuminata (Feigwarzen) und Dellwarzen (Mollusca contagiosa).*

Verrucae vulgares

Verrucae vulgares (Warzen) ist der Fachbegriff für die gewöhnlichen Warzen, die die häufigste Erscheinungsform einer Infektion mit HPV darstellen. Man findet gewöhnliche Warzen, v. a. an den Händen (Verrucae palmarum) und Füßen (Verrucae plantarum). Nagelwall und -platte können befallen sein (periunguale Warzen), wobei Warzen unter der Nagelplatte sehr schmerzhaft sein können. Durch die reduzierte Körpertemperatur an den peripheren Bereichen der Extremitäten wird eine Reduktion der Immunabwehr begünstigt. Ein weiterer Grund für den verstärkten Befall von Händen und Füßen liegt in der größeren Wahrscheinlichkeit kleiner Verletzungen, die als Eintrittspforte dienen können.

Häufig finden sich bei den Patienten regelrechte Warzenbeete. Dieses Phänomen verdeutlicht die Möglichkeit der Selbstansteckung (Autoinokulation) durch unsachgerechte Manipulation seitens des Patienten. Wird von unkundiger Hand mit inadäquaten Methoden versucht, eine Warze zu entfernen, kann eine Übertragung in die nahe Umgebung provoziert werden.

Warzen an der Fußsohle können sehr lästig und sehr schmerzhaft sein **(Abb. 19.7)**. Um das warzenbefallene Areal bildet sich eine Hyperkeratose, die mitunter erhebliche Ausmaße annimmt. Beim Abrollen des Fußes wird diese ähnlich einem Stein im Schuh empfunden („Dornwarze"). Betroffen sind auch hier überwiegend jüngere Personen sowie Personen mit Neigung zu kalten Füßen (Akrozyanose).

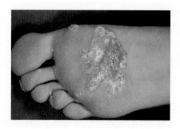

Abb. 19.7 ■ **Warzen.** Ausgedehnter Befall der Fußsohle mit Warzen.

Plane Warzen

Plane Warzen (Verrucae planae juveniles) stellen eine Sonderform der HPV-Infektion im Gesichtsbereich dar. Es handelt sich um vornehmlich beetartig ausgedehnte, flache hautfarbene Papeln. Plane Warzen treten meist bei jüngeren Patienten auf und verschwinden nach einiger Zeit auch von selbst wieder. Dies liegt an der Ausprägung der spezifischen Immunität, die einige Zeit beansprucht. Dem Patienten muss in Anbetracht der Prognose v. a. Mut zugesprochen werden. Allerdings kann der Zeitraum Monate bis Jahre dauern.

Feigwarzen

Kondylome oder Feigwarzen (Condylomata acuminata) entstehen bei einer HPV-Infektion im genitoanalen Bereich. Bedingt durch die lokalen Verhältnisse (Feuchtigkeit, Wärme, Beschaffenheit des Stratum corneum) kommt es nicht zur Ausprägung der typischen hyperkeratotischen Hautveränderungen. Es findet ein papillomatöses, blumenkohlartiges Wachstum der Läsionen statt **(Abb. 19.8)**. Bei fehlender Behandlung können diese beträchtliche Ausmaße annehmen. Die Inkubationszeit ist sehr variabel und liegt zwischen 6 Wochen und 2 Jahren. Etwa 15 % der Bevölkerung gelten als Virusträger.

Beim weiblichen Geschlecht haben Condylomata acuminata eine zusätzliche Bedeutung, da sie durch die HPV-Stämme 16 und 18 ausgelöst sein können. Diese gelten als Mitauslöser von Zervixkarzinomen.

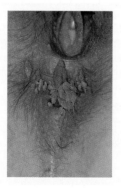

Abb. 19.8 ■ **Feigwarzen.** Condylomata acuminata (Feigwarzen) im perianalen intertriginösen Areal.

Aufgrund der häufigen Rezidivneigung der spitzen Kondylome sind Kontrolluntersuchungen in 3- bis 6-monatigen Abständen für eine Zeitdauer von mindestens 2 Jahren erforderlich.

M *Kondylome können auch von symptomlosen Trägern übertragen werden. Nicht alle infizierten Personen entwickeln Hautveränderungen. Unter Betrachtung dieser Tatsache und der langen Inkubationszeit stellen Kondylome ein großes Problem unter den Geschlechtskrankheiten dar.*

Dellwarzen

Dellwarzen (Mollusca contagiosa) finden sich häufig bei Kindern und Personen mit einer Immunsuprimierung. Oftmals sind bei Kindern ausgedehnte Hautbereiche befallen. Die Übertragung erfolgt durch Schmierinfektion. Nach dem Erstbefall bleibt eine Immunität zurück. Auf der Haut bilden sich meist gruppiert stehende, kleine Papeln mit zentraler Nabelung **(Abb. 19.9)**.

Diagnostik
Die Diagnose der verschiedenen Warzenformen wird in aller Regel klinisch gestellt.

Therapie
Das Mittel der Wahl ist die Entfernung der Hautwucherungen durch eine Curettage, die ggf. in Lokalanästhesie durchgeführt wird. Eine Lasertherapie ist ebenfalls möglich. Es gilt das Therapieprinzip, einerseits bei wenigen Läsionen aggressiv zu therapieren, um eine Ausbreitung zu vermeiden. Andererseits sollten ausgedehntere Befunde zurückhaltender angegangen werden, da ein längerer Verlauf u. U. nicht zu vermeiden ist, und der Patient geschont werden soll.

Häufig wird bei der Behandlung auch die Kryotherapie („Vereisung": Besprühen mit flüssigem Stickstoff) eingesetzt. Stickstoff in flüssiger Form hat eine Temperatur von -192°C. Er wird mit speziellen Sprühgeräten gezielt auf die Hautläsion aufgebracht. Die Kryotherapie folgt dem Prinzip, dass durch schnelles Einfrieren eine Kristallisation in den Zellen stattfindet, wodurch diese zugrunde gehen. Der Therapieeffekt wird verstärkt, wenn 2 oder mehrere Behandlungs- und Auftauzyklen bei einer Sitzung aufeinander folgen.

P *Einbindung des Patienten. Der Patient kann teilweise in die Therapie eingebunden werden. Weisen Sie ihn darin ein, wie er mit einem Hornhauthobel oder einer kleinen Kosmetikschere (beides in Drogerien erhältlich) die durch die Vorbehandlung mit einem keratolytischen Pflaster und einem vorangegangenen Fußbad angelöste Haut entfernt. Solange schwärzliche Einsprengungen am Warzengrund zu sehen sind, ist eine Behandlungsbedürftigkeit noch gegeben.*

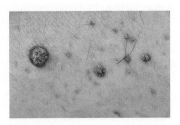

Abb. 19.9 ▪ **Dellwarzen.** Mollusca contagiosa (Dellwarzen).

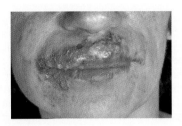

Abb. 19.10 ▪ **Herpes simplex.** Klassischer Herpes simplex der Oberlippe („Fieberbläschen").

Gegen plane Warzen wird eine oberflächliche Schältherapie durchgeführt.

Selbst bei monate- bis jahrelangem Verlauf ist immer die Neigung zu spontaner Rückbildung der Warzen gegeben. Letztendlich zielen alle Therapiemaßnahmen auf die Entfernung der mit Warzenviren befallenen, hyperkeratotisch veränderten Haut. Die endgültige Beseitigung der verbleibenden Erreger wird durch das Immunsystem des Patienten vorgenommen.

19.3.2 Herpes simplex

D *Beim Herpes simplex (Abb. 19.10) handelt es sich um eine sehr häufige Viruserkrankung der Haut und der Schleimhäute. 98 % aller Erwachsenen weisen einen im Blut nachweisbaren Kontakt zu einem der beiden Herpesviren auf.*

Formen
Vom Herpes-simplex-Virus existieren 2 Typen. Typ 1 löst überwiegend Erkrankungen der Haut und der Schleimhäute aus, während Typ 2 für Erkrankungen im Genitalbereich verantwortlich gemacht wird. Mischinfektionen kommen vor. In der Regel findet in den ersten 2 Lebensjahren der Erstkontakt mit dem Herpes-simplex-Virus statt. Die Erstinfektion erfolgt oft in Form der sog. herpetischen Mundfäule (Stomatitis herpetica), die ohne die Notwendigkeit einer klinischen Behandlung ablaufen kann.

Herpes simplex labialis. Im Erwachsenenalter ist die Herpes-simplex-Infektion meist perioral, aber z. B. auch im Bereich der Glutäen lokalisiert. Es kann in regelmäßigen Abständen zu Rezidiven kommen. Ein Rezidiv kündigt sich meist einige Tage zuvor mit einem Spannungsgefühl an der entsprechenden Stelle an. Die Herpesviren liegen in dem das Hautareal versorgenden Ganglion bereits vor und werden aktiviert. Auslöser können Sonnenbestrahlung, mechanische Traumen, Infektionskrankheiten oder die Monatsblutung sein. Gleiches gilt für den Herpes simplex glutaealis.

Herpes simplex genitalis. Ein genitaler Herpes-simplex-Befall ist für den Patienten besonders beeinträchtigend. Die Übertragung der Viren erfolgt durch Geschlechtsverkehr. Rezidive treten häufig auf und sind sehr schmerzhaft. Eine Synchronisierung mit der Monatsblutung kann bestehen. Besonders problematisch ist die Tatsache, dass auch Personen mit unauffälligem Genitale ansteckend sein können. Diese symptomlosen Virusträger bilden das Reservoir des Virus in der Bevölkerung.

Symptome
Beim Herpes simplex finden sich gruppiert stehende Bläschen auf gerötetem Grund, die spontan unter Krustenbildung eintrocknen und ausheilen.

Therapie
Die Therapie besteht primär in lokal antiseptischen und austrocknenden Maßnahmen. Bei schwerem Befall kann das spezifische Medikament Aciclovir (Zovirax) oral bzw. parenteral eingesetzt werden.

19.3.3 Zoster (Gürtelrose, Herpes zoster) ▪

> **D** Der Zoster stellt die Reaktivierung einer Infektion mit dem Varizellenvirus (Windpockenvirus) dar. Bei dem betroffenen Patienten hat im Kindesalter die Erstinfektion mit Varizellen

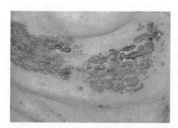

Abb. 19.11 ▪ **Zoster.** Zoster (Gürtelrose) mit typischem, auf ein Dermatom begrenztem Befall.

(Windpocken) stattgefunden. Es verbleibt eine lebenslange Immunität gegenüber dieser Erkrankung. Es kann jedoch im Verlauf des späteren Lebens, besonders im Alter oder bei Schwächung des Immunsystems, zu einer auf ein Dermatom begrenzten Reaktivierung des Varizellenvirus oder zu einer Neuinfektion kommen.

Symptome
Auf ein Dermatom begrenzt zeigen sich nach anfänglicher Rötung gruppierte Bläschen. Dieses auf ein Dermatom begrenzte Auftreten bedeutet, dass lediglich ein bestimmter Hautnervenast aus dem Rückenmark befallen ist **(Abb. 19.11)**. In der überwiegenden Mehrzahl der Fälle ist der Zoster einseitig und überschreitet die Mittellinie des Körpers nicht.

Der Zoster ist am häufigsten im Kopf- und Stammbereich lokalisiert. Bei Befall des 1. Trigeminusastes kann auch das Auge mitbefallen sein. Nach Abklingen der akuten Hauterscheinungen bleiben oft länger andauernd Schmerzen zurück (postzosterische Neuralgie).

Diagnostik
Die Diagnose wird klinisch gestellt. Bei Zostererkrankungen bei jungen Patienten sollte an eine mögliche Immunschwäche gedacht werden. Im höheren Lebensalter kann die Zostererkrankung der Ausdruck eines tumorösen Grundprozesses sein. Bei berechtigtem Verdacht muss eine Durchuntersuchung erfolgen.

Therapie
Die Therapie erfolgt wie beim Herpes simplex oral oder parenteral mit Aciclovir und anderen geeigneten Substanzen. Eine Schmerzmedikation sollte verabreicht werden. Die Lokaltherapie beschränkt sich auf Vermeiden einer Sekundärinfektion sowie dem Austrocknen der Blasen durch Pinselung mit Farbstofflösungen. Eine frühzeitige Behandlung ist wichtig, um postzosterische Neuralgien zu vermeiden.

19.3.4 HIV-Infektion und AIDS ▪

> **D** AIDS (Acquired Immunedeficiency Syndrome) ist eine viral bedingte Erkrankung. Das HI-Virus (Human Immunodeficiency Virus) stört die Funktion des Immunsystems so erheblich, dass normalerweise ungefährliche Erreger Infektionskrankheiten auslösen und zum Tode führen können.

> **W** Das HI-Virus stammt ursprünglich aus Afrika und wurde über Haiti in die USA eingeschleppt. Von dort aus fand die weltweite Verbreitung statt. Die Krankheit wurde erstmals Anfang der 80er Jahre in den USA beobachtet. Zu dieser Zeit wusste man noch nicht, um was für eine Erkrankung es sich handelt. Das auslösende Virus wurde in den frühen achtziger Jahren von Luc Montagnier (Pasteur-Institut in Paris) und Robert Gallo (National Institute of Health, Bethesda, USA) zum ersten Mal beschrieben.

Ursache

Es handelt sich um ein Virus, das eine bestimmte Oberflächenstruktur von immunkompetenten Zellen erkennt und sich an sie heftet. Betroffen sind v. a. die T-Helferlymphozyten, Makrophagen und auch die Langerhanszellen der Haut, allesamt Zellen der weißen Blutreihe. Das Virus schleust sich in das Erbgut der Zellen ein, bewirkt eine Reproduktion seiner selbst und zerstört die Zelle.

Eine Übertragung des Virus findet v. a. durch Blut, Sperma und Vaginalsekret statt. Nachgewiesen wurde es ebenfalls in Urin, Tränenflüssigkeit, Speichel, Liquor und Muttermilch. Dementsprechend ist eine Übertragung v. a. durch Geschlechtsverkehr möglich. Die Ansteckungsrate bei heterosexuellem Verkehr beträgt ca. 30–40 % aller seronegativen Geschlechtspartner eines HIV-positiven Individuums.

Die Übertragungshäufigkeit nimmt mit der Verletzungswahrscheinlichkeit bei den durchgeführten Sexualpraktiken zu. Am größten ist die Gefahr der Ansteckung daher beim Analverkehr, der mit einem hohen Risiko von Verletzungen der Darmschleimhaut einhergeht. Dies erklärt die Tatsache, dass v. a. männliche Homosexuelle zu dem hoch gefährdeten Personenkreis gehören.

Neben den beschriebenen Risikogruppen sind alle Personen mit direktem Kontakt zu HIV-infiziertem Blut höchst ansteckungsgefährdet. In erster Linie sind hier Drogenabhängige zu nennen, die durch das sog. „needle-sharing", dem gemeinsamen Benutzen einer einzigen Injektionsspritze und -nadel, eine direkte Infektion ausführen.

Symptome

Hat eine HIV-Infektion stattgefunden, kann die akute HIV-Krankheit auftreten. Diese äußert sich in einer vorübergehenden grippeähnlichen Symptomatik über einige Tage. Etwa 1–3 Monate nach der Ansteckung erfolgt die Serokonversion. Es wurden Antikörper gegen das HI-Virus gebildet, die jetzt durch entsprechende Laborverfahren nachweisbar sind.

Das Stadium der HIV-Positivität kann Jahre bis Jahrzehnte anhalten, ohne dass klinische Auffälligkeiten auftreten. Schließlich entstehen nach Übergangsstadien aufgrund der nunmehr eingetretenen Immunschwäche potenziell lebensbedrohende Erkrankungen.

Veränderungen an Haut und Schleimhäuten sind bei einer HIV-Infektion häufig. Im Rahmen der akuten HIV-Krankheit kann ein Exanthem ähnlich der Mononukleose auftreten, das nur kurzen Bestand hat. Entsprechend der Immunlage dauern bakterielle und virale Infektionen länger und verlaufen heftiger. Follikulitiden (Haarbalgentzündungen) treten häufig auf.

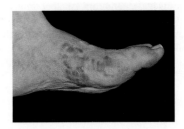

Abb. 19.12 ▪ Kaposi-Sarkom. Ein Kaposi-Sarkom mit typischer livid-roter Färbung.

Oft ist ein Pilz der Auslöser (Pityrosporum ovale), der ggf. kulturell nachgewiesen werden muss.

Ein Herpes-simplex-Befall des Genitales kann sich verschlimmern oder chronifizieren bzw. verspätet abheilen. Geschlechtskrankheiten sind häufig mit HIV-Positivität bzw. AIDS verbunden. Besonders homosexuelle HIV-Infizierte neigen zur Ausbildung von Kaposi-Sarkomen **(Abb. 19.12)**. Dies sind Gefäßtumoren, die sonst nur selten beobachtet werden. Klinisch imponieren sie als bläulich-rötliche Papeln bis Knoten, die an der Haut und den Schleimhäuten vorkommen. Sie sind mit malignen Eigenschaften versehen und wachsen schnell. Eine seborrhoische Dermatitis des Gesichtes mit verstärktem Befall der zentralen Gesichtsareale ist häufig. Es zeigen sich gerötete, gelblich schuppende Hautherde mit fettigem Glanz ohne Juckreiz.

Im Bereich der Mundschleimhaut findet sich häufig ein Candida-Befall. Erkenntlich wird dieser durch weißliche, abwischbare Beläge. Ösophagus und Bronchialsystem können mitbetroffen sein und es kann zu Candida-Pneumonien kommen.

Eine weitere Auffälligkeit ist die orale Haarleukoplakie, die als weißliche, streifenförmig angeordnete Papeln an der Zungenseite erkennbar ist.

M *Derzeitig nimmt HIV v. a. in den östlichen Ländern und in der Dritten Welt zu, da hier unzureichende Kenntnisse über die Übertragung und unzureichende Schutzmaßnahmen bestehen. In der westlichen Welt entwickelt sich HIV zu einer Erkrankung von Risikogruppen, wobei v. a. Drogenabhängige und in zweiter Linie männliche Homosexuelle zu nennen sind.*

Diagnostik

Bei den Nachweisverfahren werden mit sehr empfindlichen Methoden virustypische Proteinstrukturen nachgewiesen. Zuerst wird ein Screening-Verfahren auf HIV-Antikörper (AIDS-Test) durchgeführt. Bei positivem Befund wird eine sicherere Bestätigungsreaktion (Western blot) durchgeführt.

In den ersten Wochen nach der eigentlichen Ansteckung sind die Antikörper noch nicht nachweisbar, das angesteckte Individuum ist aber seinerseits infektiös („diagnostische Lücke"). Die Antikörperbildung dauert ca. 4–6 Wochen, manchmal auch länger. Bei klinischem Verdacht und negativ ausfallenden Labortests ist daher ggf. eine Wiederholungstestung nach 1–2 Monaten angezeigt.

Therapie

Für die Therapie der HIV-Infektion stehen mittlerweile fortgeschrittene Möglichkeiten zur Verfügung, die eine Unterdrückung des Virus über lange Zeit ermöglichen. Die Lebenserwartung der Betroffenen stieg durch die Fortschritte der modernen HIV-Therapie beständig an. An einer wirksamen Impfung wird derzeit geforscht.

19.4 ⋮ Parasitosen

D *Allen Parasitosen ist gemeinsam, dass die menschliche Haut oder deren Anhangsgebilde von Kleinlebewesen befallen werden, die in dieser speziellen Umgebung existieren können. Die Nahrung dieser Parasiten besteht aus Blut oder Hornmaterial. Einige, aber nicht alle Parasitosen können von Mensch zu Mensch übertragen werden. Trotz der modernen hygienischen Verhältnisse sind parasitäre Erkrankungen im klinischen Alltag keine Seltenheit. Manche Erkrankungen haben eine saisonale Häufigkeit. Von Bedeutung sind Krätze (Scabies), Läuse (Pediculosis), Zeckenbefall und Erntekrätze (Trombidiose).*

19.4.1 ⋮ Krätze (Skabies)

D *Krätze wird durch die Krätzmilbe ausgelöst, die im Stratum corneum der Epidermis Gänge gräbt. Hier legt sie auch Eier und setzt Kot ab. Nach der Eiablage geht die Milbe zugrunde und es findet ein erneuter Lebenszyklus der nächsten Generation statt. Nur weibliche Tiere leben in der Haut. Die Übertragung findet v. a. durch mehrminütigen direkten körperlichen Kontakt statt. Eine Übertragung durch Kleidung oder Bettwäsche ist ebenfalls möglich, da die Milbe einige Zeit auf Oberflächen überleben kann. Manchmal sind ganze Familien von Skabies befallen.*

Symptome

Skabies ist mit einem intensiven Juckreiz verbunden. Dieser findet sich zum einen an den befallenen Stellen und zum anderen auch nach erfolgreicher Therapie der Erkrankung im Bereich des seitlichen Abdomens (postscabiotischer Juckreiz). Bei letzterem handelt es sich um eine Immunreaktion auf die Milbenantigene

und nicht um einen persistierenden Milbenbefall an den juckenden Stellen.

Diagnostik und Therapie

Klinisch erscheint eine Skabiesinfektion als Gangstruktur mit Entzündungsreaktion in der Haut. Oftmals ist eine eindeutige Identifizierung nicht mehr möglich, da aufgrund des starken Juckreizes massive Kratzspuren vorzufinden sind **(Abb. 19.13)**. Die bevorzugten Stellen sind Hände (Zwischenfingerräume) und Genitale. Beim Mann muss insbesondere der Penis untersucht werden. Skabies sollte als Differenzialdiagnose bei Handekzemen bedacht werden. Zur „Therapie von Skabies und Pedikulose" s. u.

19.4.2 ⋮ Läuse (Pedikulose)

D *Läuse sind blutsaugende Insekten, die in behaarten Körperbereichen oder in der Kleidung leben. Man unterscheidet je nach bevorzugt befallenem Areal Kopfläuse, Filzläuse (Schambereich, Achseln, Augenbrauen bei Kindern) und Kleiderläuse. Die Übertragung erfolgt von Mensch zu Mensch bei engem Kontakt. Entsprechend kann es in geeigneten Bereichen, wie Kindergärten oder Schulen, zu Epidemien mit dem Befall vieler Personen kommen.*

Symptome

Auffallend bei einem Befall mit Läusen ist der Juckreiz. Bei länger bestehender Erkrankung kann es zu ekzematischen Hautveränderungen kommen.

Diagnostik

Läuse legen ihre Eier als sog. Nissen an die Haare; diese sind bei der klinischen Untersuchung nachweisbar. Insbesondere bei Ekzemen im Bereich des Nackens sollte an Lausbefall gedacht werden **(Abb. 19.14)**.

Therapie von Skabies und Pedikulose

Eine medikamentöse Behandlung kann durch die in **Tab. 19.2** genannten antiparasitär wirksamen Mittel durchgeführt werden.

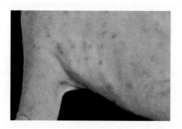

Abb. 19.13 ▪ **Skabies.** Skabiesinfektion (Krätze).

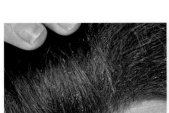
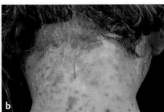

Abb. 19.14 ▪ **Läuse. a** Nissen bei Lausbefall, **b** Nackenekzem hervorgerufen durch Irritation nach Lausbissen.

Skabies. Im Normalfall wird die gesamte Körperoberfläche bis auf Gesicht und Kopf ohne Aussparungen mit dem entsprechenden Mittel 3-mal an 3 aufeinanderfolgenden Tagen eingerieben und erst am 4. Tag abgewaschen oder abgeduscht. Auch orale Therapeutika stehen zur Verfügung.

Pedikulose. Die entsprechenden Mittel werden je nach Herstellerangaben eingesetzt. Zur Entfernung der Nissen kann ein spezieller Lauskamm mit feinen Zinken eingesetzt werden. Zum Einweichen der Haare wird Essigwasser verwendet.

Tabelle 19.2 ⋮ **Antiparasitär wirkende Mittel.**

Substanz	Handelsname (Beispiele)
Hexachlorcyclohexan (Lindan)	Jacutin
Allethrin	Jacutin N, Spregal
Benzoylbenzoat	Antiscabiosum Mago KG
Pyrethrumextrakt	Goldgeist forte

19.4.3 ⋮ Erkrankungen durch Zecken

D *Zecken sind Blutsauger. Sie lassen sich nach Identifikation eines warmblütigen Lebewesens anhand des Geruches aus Bäumen, Sträuchern oder hohem Gras auf den Wirt herabfallen und saugen sich mit Blut voll. Danach fällt die Zecke wieder ab. Zeckenbisse sind insbesondere in den Sommermonaten ein häufig vorkommendes Hautproblem. Sie sind wegen der durch sie übertragbaren Krankheiten gefährlich. Es können Borrelia-burgdorferi-Spirochäten (eine Bakterienart) sowie sog. Arboviren übertragen werden. Die durch die Arboviren ausgelöste FSME (Frühsommer-Meningoenzephalitis) ist die zweite gefürchtete Krankheit, die durch Zeckenbisse übertragen werden kann. Sie kann einen tödlichen Ausgang nehmen oder neurologische Defekte als Folgeschäden hinterlassen.*

M *Bei einem Verdacht auf FSME ist es wichtig zu wissen, in welchem Gebiet der Patient seinen Zeckenbiss erhalten hat. Gefährdete Gebiete sind der Bayerische Wald und Teile des Schwarzwaldgebietes, das Donaugebiet sowie weiter südöstlich gelegene Waldgebiete (Österreich). Auch bei Befall der Zecke mit dem Virus kommt es nur in ca. 1 von 10 000 Fällen zu einer manifesten Meningoenzephalitis.*

Symptome

Die Borrelien lösen das Erythema chronicum migrans (Wanderröte) aus **(Abb. 19.15)**. Im Bereich der Einstichstelle findet sich eine flächige Rötung mit scharfem Rand, die einige Tage nach dem Zeckenstich auftritt.

Findet keine Therapie statt, kann es sowohl zur Spontanheilung als auch zur länger anhaltenden Symptomatik mit einem Wechsel der befallenen

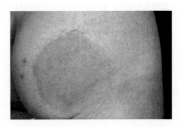

Abb. 19.15 ▪ **Erythema chronicum migrans.** Flächige, scharf begrenzte Rötung in der Nähe des Stichbereichs.

Hautgebiete kommen. Noch nach Jahren kann eine sog. Akrodermatitis atrophicans Herxheimer auftreten. Diese geht mit einer atrophischen, zigarettenpapierartigen Fältelung der Haut an den Extremitäten v. a. im Bereich der Gelenke einher. Neurologische Symptome können auftreten.

Zu den Spätfolgen einer Borrelieninfektion gehört auch die unter dem Namen Lyme disease bekannt gewordene Erkrankung, die mit Gelenkentzündungen und neurologischen Symptomen einhergeht. Hierbei wurden auch Todesfälle beobachtet.

Diagnostik

Außer der klinischen Beobachtung wird die Diagnose der Borreliose durch die Bestimmung der IgG- und IgM-Antikörper gesichert oder ausgeschlossen. Insbesondere ein positiver IgM-Titer oder ein Anstieg des IgG-Titers sprechen für eine akute Infektion und müssen eine Behandlung nach sich ziehen.

Therapie

Die Therapie der Borrelieninfektion besteht in jedem Stadium der Erkrankung in der Gabe von Antibiotika.

Eine vorbeugende Impfung gegen FSME ist erhältlich. Sie wird routinemäßig nur bei beruflich exponierten Personen (Waldarbeiter, Jäger etc.) durchgeführt. Bei nur gelegentlicher Exposition oder Aufenthalt in gefährdeten Gebieten wird in aller Regel das Impfrisiko im Verhältnis zur Wahrscheinlichkeit einer FSME als zu hoch angesehen.

19.4.4 Erntekrätze (Trombidiose)

D *Bei der Trombidiose handelt es sich wie bei der Krätze um eine durch Milben ausgelöste Erkrankung. Die Milben selbst leben auf Pflanzen, ihre Larven hingegen verursachen Hautveränderungen. Die Erkrankung tritt besonders im Spätsommer und Herbst auf.*

Symptome und Diagnostik

Es finden sich mückenstichähnliche Effloreszenzen. Diese sind von starkem Juckreiz gekennzeichnet, der ca. 7–10 Tage anhält. Die Patienten sind beunruhigt, da eine Zunahme der Effloreszenzen noch einige Tage nach dem Erstauftritt erfolgt. Die Diagnose wird klinisch gestellt.

Therapie

Die Erkrankung ist selbstbegrenzend, d. h. nach einiger Zeit endet sie von selbst. Eine Therapie erfolgt lediglich symptomatisch. Milde Kortikosteroide und orale Antihistaminika zur Juckreizstillung sind empfehlenswert.

19.5 Sexuell übertragbare Krankheiten

19.5.1 Gonorrhö (Tripper)

D *Bei der Gonorrhö handelt es sich zusammen mit Malaria um eine der häufigsten Infektionskrankheiten der Welt. Sie wird ausgelöst durch das Bakterium Neisseria gonorrhoeae. Die Bakterien sind gegenüber Umgebungseinflüssen sehr empfindlich und werden daher fast ausschließlich beim Geschlechtsverkehr übertragen.*

Symptome

Nach einer Inkubationszeit von 2–10 Tagen kommt es beim Mann zum charakteristischen grünlich-gelblichen Ausfluss mit Schmerzen. Bei Frauen verläuft dieses Stadium der Infektion oftmals unbemerkt. Eine Infektiosität ist selbstverständlich trotzdem gegeben.

Diagnostik

Außer dem Direktnachweis im mikroskopischen Präparat (charakteristische, intrazellulär gelagerte Diplokokken) ist die kulturelle Anzüchtung der Gonokokken für die Diagnosestellung und Therapiekontrolle wesentlich.

Komplikationen

Beim Fortschreiten der Infektion können beim Mann ein Befall des Nebenhodens und der Prostata, bei der Frau ein Befall der Zervix und der Eierstöcke auftreten. Diese Komplikationen gehen mit hoher Schmerzhaftigkeit einher. Sie treten meist nur bei nicht erkannten und nicht therapierten Gonorrhöfällen auf.

Bleibt die Erkrankung unbehandelt, kann es zur Zeugungsunfähigkeit (Infertilität) kommen. Als weitere Komplikation ist die Gonokokken-Sepsis zu nennen, die durch hämatogene Streuung der Bakterien entsteht. Die Gelenke können mitbeteiligt sein.

Therapie

Während der Therapie ist die sexuelle Enthaltsamkeit zwingend. Verabreicht werden in erster Linie Penicillin intramuskulär über 3 Tage oder alternativ in einmaliger Gabe Spectinomycin (Stanilo). Weitere Antibiotika stehen zur Behandlung der unkomplizierten Gonorrhö zur Verfügung.

19.5.2 Lues (Syphilis)

D *Die Lues ist eine Geschlechtskrankheit, die unbehandelt mehrere Organsysteme befallen kann. Ausgelöst wird sie durch eine Spirochäte (Treponema pallidum). Die Übertragung erfolgt überwiegend durch Geschlechtsverkehr. Treponema pallidum ist auf Oberflächen kaum lebensfähig.*

Symptome

Nach einer Inkubationszeit, die recht genau 21 Tage beträgt, tritt an der Eintrittspforte des Erregers ein schmerzloses Ulcus auf. Dieses Ulcus wird aufgrund seiner derben Konsistenz als Ulcus durum bezeichnet (harter Schanker, *Stadium I*). Ein Ulcus durum ist hochinfektiös. Man nennt es Primäraffekt. Kurz darauf tritt eine Lymphadenitis im benachbarten Lymphabflussgebiet auf. Die Kombination von geschwollenen Lymphknoten und Primäraffekt wird als Primärkomplex bezeichnet. In diesem Stadium I begeben sich viele Patienten bereits in ärztliche Behandlung. Geschieht dies nicht, heilt das Ulcus durum ohne Narbe ab.

Im anschließenden *Stadium II* folgt die Generalisierung der Infektion im gesamten Körper. Hierbei setzen immunologische Reaktionen ein. Nach einigen Wochen sind Antikörper gebildet. Wochen bis Monate nach der Infektion können Exantheme am gesamten Körper auftreten. Die Exantheme des Stadium II werden bei münzförmigem, rötlichem Erscheinungsbild mit Randschuppung als Roseolen bezeichnet. Diese finden sich meist im Bauchbereich. In diesem Stadium können an den Geschlechtsorganen sog. Condylomata lata (flache Kondylome, im Gegensatz zu den Condylomata acuminata, spitze Kondylome) vorgefunden werden. Sie sind hochinfektiös. In Abstrichen sind Treponemen nachweisbar.

Nach mehreren Jahren bis Jahrzehnten treten im *Stadium III* schließlich die sog. syphilitischen Gummen (Syphilome) auf. Es handelt sich um Granulome, die lediglich als Immunreaktion des Körpers zu werten sind und keine Treponemen mehr enthalten. Sie können destruktiv wachsen, d. h. Organstrukturen zerstören (z. B. das Gaumendach). Dieses Stadium der Syphilis ist heute selten geworden.

Im letzten Stadium, dem *Stadium IV* (Metalues) kommt es zum Befall des ZNS. Reflexausfälle, Lähmungserscheinungen sowie psychische Veränderungen werden beobachtet.

Diagnostik

Vom Ulcus durum (**Abb. 19.16**) sind bei entsprechender Präparationstechnik Treponemen nachweisbar. Im späteren Verlauf der Erkrankung auftretende Exantheme können sehr unterschiedlich ausgeprägt sein und den verschiedensten Erkrankungen ähneln. Die Syphilis sollte daher bei unklaren Exanthemen als Differenzialdiagnose immer in Erwägung gezogen werden.

Allerdings klingen diese und andere Hauterscheinungen spontan wieder ab. Es folgt ein jahrelanges Latenzstadium, das gelegentlich von weiteren Exanthemen begleitet ist. Als besonders syphilistypisch gelten Papeln an den Fußsohlen, die bei punktuellem Druck schmerzhaft sind.

Therapie

In allen Stadien der Syphilis besteht die Therapie in parenteraler Penicillingabe.

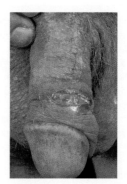

Abb. 19.16 ▪ **Primäraffekt.** Ulcus durum (harter Schanker) bei Syphilis.

> **M** In den letzten Jahren kommt die Syphilis wieder verstärkt vor, insbesondere durch Neuerkrankungen, die in östlichen Ländern stattgefunden haben.

19.5.3 Lymphogranuloma inguinale

> **D** Lymphogranuloma venereum ist eine sexuell übertragbare Erkrankung, die durch Chlamydia trachomatis ausgelöst wird. Sie kommt gehäuft in Südamerika und Südostasien vor.

Symptome

Nach einer meist unbemerkten Primärinfektion entstehen Wochen später halbseitig massiv geschwollene Lymphknoten in der Leiste (inguinal) mit stark entzündeter Haut. Es kann zu spontanen Eiterentleerungen an der Hautoberfläche kommen. Bei unbehandelter Erkrankung können Komplikationen durch den Befall der höher liegenden Urogenitalorgane auftreten (Epididymitis, Prostatitis, Zervizitis, Salpingitis). Daraus resultierend ist eine der Spätkomplikationen die Zeugungsunfähigkeit (Infertilität) bei Mann und Frau. Oftmals liegt eine Begleitinfektion des Auges vor. Es kann eine Übertragung genital-okulär erfolgen.

Diagnostik und Therapie

Außer der typischen Klinik sind bei der Diagnosestellung die Augen ebenfalls zu untersuchen. Die Therapie der Erkrankung besteht in der Einnahme von Tetrazyklinen.

19.5.4 Ulcus molle

> **D** Auslöser der Erkrankung ist das Bakterium Haemophilus Ducreyi. Die Erkrankung kommt in tropischen und subtropischen Gebieten vor. Der sog. Sextourismus spielt bei der Verbreitung eine gewisse Rolle.

Symptome

Im Gegensatz zur Syphilis finden sich beim Ulcus molle (weicher Schanker) an der Eintrittspforte (äußeres Genitale: v. a. Eichel und kleine Schamlippen) weiche Ulzera, die von starker Schmerzhaftigkeit begleitet sind. Nach einer Inkubationszeit von wenigen Tagen treten die beschriebenen Effloreszenzen auf. Es kann eine Spontanheilung eintreten. Die Läsionen sind infektiös. Meist besteht eine Begleitreaktion der regionalen Lymphabflusswege mit Schwellung und Rötung sowie ggf. eitriger Einschmelzung.

Diagnostik und Therapie

Die Diagnose wird mittels Direktnachweis des Erregers im Abstrich oder durch eine Anzucht gestellt. Die Therapie der Erkrankung besteht in der Einnahme von Tetrazyklinen.

19.5.5 ⋮ Trichomonadeninfektion

> **D** Eine Infektion mit Trichomonaden sind eine wichtige Differenzialdiagnose bei der Harnröhrenentzündung (Urethritis). Der Erreger ist Trichomonas vaginalis, ein Einzellerorganismus.

Symptome

Im Unterschied zur Gonorrhö ist der Ausfluss aus Penis oder Vagina nicht eitrig, sondern schleimig-trüb.

Diagnostik und Therapie

Der Nachweis des Erregers erfolgt nativ im Abstrichmaterial oder im Urinsediment: Zum Nachweis der Trichomonadeninfektion wird ein Deckgläschen mit einem Tropfen Kochsalzlösung vor der Probenabnahme vorbereitet. Danach folgt die Untersuchung unter dem Mikroskop. Der Einzeller ist anhand seiner Schlängelbewegungen nachweisbar, die er durch die Begeißelung zur Fortbewegung vollführt.

Infizierte asymptomatische Frauen gelten als Erregerreservoir. Die Therapie erfolgt mit Metronidazol (Clont), was sowohl als Vaginalzäpfchen als auch oral eingesetzt werden kann.

19.5.6 ⋮ Balanitis

> **D** Unter einer Balanitis versteht man die entzündliche Veränderungen der Eichel. Bei Mitbeteiligung der Vorhaut spricht man von Balanoposthitis.

Ursachen

Die Ursachen einer Balanitis können vielfältig sein. Am häufigsten festzustellen sind Candidainfektionen dieser Hautbereiche. Bakterielle Infektionen mit Keimen des Fäkalspektrums sind ebenfalls möglich. An der Eichel können sich Erkrankungen mit nicht-bakteriell bedingten Entzündungen des restlichen Hautorgans manifestieren (z. B. Lichen ruber, Psoriasis vulgaris, M. Reiter).

Therapie

Bringt eine Therapie mit Antimykotika und Farbstoffen keinen Erfolg, sollte zur Klärung der Diagnose gegebenenfalls eine Probeexzision durchgeführt werden. Manchmal verbirgt sich hinter einer lange bestehenden Balanitis eine prämaligne Erkrankung (Erythroplasie Queyrat).

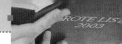

20 Venenerkrankungen, Urtikaria, Vaskulitis, Arzneimittelexantheme und Allergien

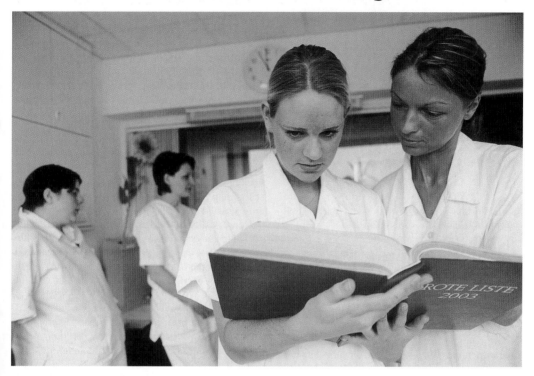

X **Examenswissen** *Stadien der chronisch-venösen Insuffizienz (S. 229), Therapie des Ulcus cruris (S. 230), Ursachen der Urtikaria (S. 232), Symptome des Arzneimittelexanthems (S. 233), Formen von Allergien (S. 235)*

20.1 Venenerkrankungen ■ ■ ■

D *Das Venensystem wird in ein tiefes und ein oberflächliches System unterteilt* **(Abb. 20.1)***. Verbunden sind beide Systeme über sog. Perforansvenen (Verbindungsvenen). Im Normalfall wird das in den oberflächlichen Venen gesammelte Blut über diese Perforansvenen in das weitlumigere tiefe Venensystem abgegeben. Von hier aus erfolgt der Rücktransport des Blutes zum Herzen. Bei diesem Vorgang ist die Aktivität der Beinmuskulatur wichtig, denn beim Gehen erfüllen die Muskeln eine Pumpfunk-*

tion. Venenerkrankungen der unteren Extremität (chronisch-venöse Insuffizienz) liegt ursächlich ein Defekt des Klappenapparates des Venensystems zugrunde.

Formen
Die chronisch-venöse Insuffizienz wird in 3 Stadien unterteilt:

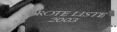
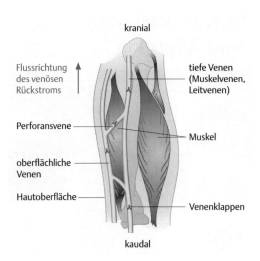

Abb. 20.1 ■ **Venensystem.** Aufbau des Venensystems der unteren Extremität.

- Stadium I: verstärkte Füllung der Venen im Sohlenbereich (Corona phlebectatica),
- Stadium II: Stauungsdermatose (Ödem und Hyperpigmentierung),
- Stadium III: Ulcus cruris (offene Stellen am distalen Unterschenkel).

Entsprechend der Lage der Klappeninsuffizienz kann eine chronisch-venöse Insuffizienz von einer Störung der verschiedenen Venen verursacht werden:

- der Leitvenen (Muskelvenen, tiefes Venensystem),
- der Oberflächenvenen (Hautvenen, V. saphena magna),
- der Verbindungsvenen zwischen beiden Systemen (Perforansvenen).

Die klinische Ausprägung der einzelnen Stadien gestaltet sich wie folgt.

20.1.1 ⋮ Besenreiser

D *Besenreiser sind kleinste Venen (Venolen) in den oberflächlichen Hautschichten, die v. a. am Oberschenkel vorkommen. Meist treten Besenreiser bei Frauen ab dem 20. Lebensjahr auf. Eine Schädigung der tiefer liegenden Venen oder gar der Leitvenen in der Tiefe liegt nicht vor. Es handelt sich um ein kosmetisches Problem ohne Krankheitswert.*

Ursache
Die Ursache der Besenreiser ist unbekannt, es werden jedoch anlagebedingte und hormonelle Faktoren vermutet. Ein weiterer Faktor ist die Einnahme oraler Kontrazeptiva (Pille). Ihnen wird eine unterstützende Wirkung bei der Entstehung von Venenerkrankungen zugeschrieben.

Symptome
Bei Besenreisern befinden sich feine bläuliche Gefäße nestartig zumeist an den mittleren Ober- und den Unterschenkeln. Die Gefäße haben einen Durchmesser von 0,1–1,5 mm. Subjektive Empfindungen bestehen keine, obwohl diese oftmals von den Patientinnen angegeben werden. Zumeist sind hierfür andere Ursachen gegeben.

Diagnostik
Zum Ausschluss einer Erkrankung des tieferen venösen Systems können Dopplersonographie (Messung des Gefäßdurchflusses) und Lichtreflexionsrheografie (Messung der Wiederauffüllzeit der Hautvenen) durchgeführt werden. Nötig ist dies in aller Regel nicht. Besenreiser werden als klinische Diagnose festgestellt. Zur Abgrenzung gegen arteriell gespeiste Gefäßsternchen kann eine Untersuchung mit dem Glasspatel erfolgen. Eine schnelle Füllung des Gefäßes spricht für arteriellen Ursprung.

Therapie
Bei Erweiterungen der oberflächlichen Venen mit einem Befall mit Besenreisern ist die Verödung Mittel der Wahl. Ebenso können die kleinen Gefäße mit speziellen Gefäßlasern behandelt werden. Es handelt sich um Geräte, die eine Laserlicht-Wellenlänge ausstrahlen, die sehr stark vom in den Gefäßen fließenden Blut absorbiert wird. Somit kommt es zu einer geringen lokalen Erwärmung, die das Gefäß schließlich zerstört.

20.1.2 ⋮ Retikuläre Varikose

D *Retikuläre Varizen sind erweiterte Venen im Beinbereich, die einen Durchmesser von ca. 3–7 mm aufweisen und nahe dem Hautniveau liegen. Der Name resultiert aus der netzartigen Struktur, die mehrere dieser erweiterten Venen unter der Haut zeichnen.*

Ursache
Bei retikulären Varizen ist als Ursache v. a. der genetische Hintergrund der Patienten zu sehen. Mit zunehmendem Alter ist das Auftreten bei entsprechender Veranlagung wahrscheinlicher. Einnahme von Hormonpräparaten, stehende Tätigkeit, mehrere Schwangerschaften sind weitere Einflussfaktoren.

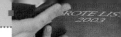

Symptome

Auch retikuläre Varizen sind in erster Linie symptomlos und ein kosmetisches Problem. Gelegentlich werden Schweregefühl in den Beinen oder Druckgefühl im Bereich der erweiterten Vene, v. a. bei warmer Witterung geäußert. Das Entstehen eines offenen Beines ist nicht zu erwarten. Die übrigen Komplikationen einer Schädigung des tiefen Venensystems treten nicht auf.

Diagnostik

Die Diagnose wird in erster Linie klinisch gestellt. In Anbetracht der Größe der Gefäße sollte jedoch ein Ausschluss einer weiterführenden Erkrankung der zuführenden tiefer liegenden Gefäße stattfinden. Dies geschieht mit der Dopplersonografie, deren Bilder genaue Rückschlüsse über die venöse Situation im Beinbereich erlauben (Farb-Duplex-Verfahren).

Therapie

Therapie der Wahl ist die Verödung. hierbei wird ein chemisch aggressives Mittel (Aethoxysklerol Kreussler, Varigloban) in die Vene eingespritzt und gleich danach ein festsitzender Kompressionsverband angelegt. Der Kompressionsverband bewirkt ein Aufeinanderliegen der Venenwand. Es kommt zu einer meist auf Jahre dauerhaften Verklebung der Vene, wodurch eine Füllung mit Blut nicht mehr möglich ist. Rekanalisierungen kommen mitunter vor und können erneut verödet (sklerosiert) werden. Ebenso kommen mikrochirurgische Verfahren in Betracht, bei denen die betroffenen Venen durch kleinste Hautschnitte mit speziellen kleinen Häkchen entfernt werden.

20.1.3 Stammvarikose (Insuffizienz der V. saphena magna)

D Bei einer Stammvarikose handelt es sich um eine venöse Fehlfunktion im Bereich der großen oberflächlichen Venen, v. a. bei der von der Leiste bis zum Knöchel verlaufenden V. saphena magna. Sie ist die Hauptvene des oberflächlichen Venensystems der unteren Extremität. Die Insuffizienz der V. saphena magna kann sich von der Mündung im Leistenbereich bis zum Knöchel ausdehnen.

Ursache

Es liegen krankhafte Veränderungen an den Venenklappen vor, wodurch die Venen ihre Transportfunktion nicht mehr voll erfüllen, und das Blut nicht mehr vollständig herzwärts transportiert wird. Dieses Phänomen wird als venöser Rückfluss (Reflux) bezeichnet. Hierdurch erfährt das venöse System eine Belastung, für die es nicht ausgelegt ist, und es kommt zur Erweiterung (Ektasie) der Venen.

Symptome

Die Hautvenen sind deutlich vergrößert und geschlängelt. Durchmesser von bis zu 1 cm können vorkommen. Teils ist nur ein einzelner Venenstrang betroffen, teils sind mehrere große Venen erweitert. In aller Regel finden sich früher oder später Stauungszeichen und Hautverfärbungen im Unterschenkelbereich.

Diagnostik

Außer der klinischen Diagnose wird ein kompletter Status des venösen Systems erhoben. Es gehört zusätzlich zur Dopplersonografie und Lichtreflexionsrheografie auch eine Phlebografie dazu (Röntgendarstellung der Venen im Beinbereich).

Therapie

Chirurgische Verfahren sind zur Therapie erforderlich. Ein chirurgisches Therapieverfahren ist die sog. Crossektomie mit anschließender Verödung. Als Crosse wird die Mündung der V. saphena magna in die kranial ziehende V. femoralis im Leistenbereich bezeichnet. Bei der Crossektomie wird diese Verbindung unterbrochen. Ein ähnliches Ergebnis kann auch mit alleiniger Verödung dieser Vene erreicht werden. Sollte die Crossektomie nicht erforderlich sein, wird in die V. saphena magna operativ ein Draht eingeführt und mit diesem die Vene chirurgisch entfernt (stripping).

20.1.4 Thrombose und postthrombotisches Syndrom

D Eine Thrombose ist der Verschluss eines Gefäßes durch ein Blutgerinnsel (Thrombus). Dieses tritt aus unterschiedlichen Ursachen auf (spontan, Unfallfolge, Verschiebung der Blutgerinnung etc.). Das Blutgerinnsel selbst entsteht immer durch das Zusammenspiel der 3 Faktoren Fließgeschwindigkeit und Gerinnungsstatus des Blutes sowie Schädigung der Gefäßwand. Beim postthrombotischen Syndrom handelt es sich um die Folgen einer Thrombose, wenn der Thrombus im akuten Stadium nicht operativ oder durch Auflösen (Lyse) entfernt wird, sondern durch körpereigene Prozesse langsam rekanalisiert wird.

Ursache

Ein Blutgerinnsel (Thrombus) entsteht durch das Zusammenkommen von 3 Faktoren (Virchow-Trias):
- Störung der Gerinnung (ggf. nur lokal),
- Verlangsamung des Blutflusses,
- Schädigung der Gefäßwand.

Symptome

Die akute Thrombose zeigt sich durch Rötung und Schwellung der betroffenen Extremität. Sollte der

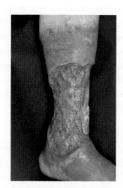

Abb. 20.2 ▪ **Stauungsdermatitis.** Gamaschenulkus mit einer Stauungsdermatitis als Folge eines mangelhaften Abtransports von Gewebeflüssigkeit durch das venöse System.

Thrombus nicht entfernt werden, bilden sich nach einigen Wochen Hautveränderungen aus (Stauungsdermatitis). Diese Stauungsdermatitis zeigt sich in Form von brauner Verfärbung und Ekzemherden im Bereich der unteren Extremität. Das postthrombotische Syndrom schließlich ist charakterisiert durch Verhärtungen der Haut, die im Knöchelbereich beginnen und das untere Drittel des Unterschenkels miteinbeziehen können.

Nach der akuten Phase ist das Gefäß durch den Thrombus für einige Zeit blockiert, und parallel laufende Gefäße müssen den Transport des Blutvolumens übernehmen. Durch Vorgänge im Blut auf zellulärer Ebene findet nach 1–2 Jahren eine Rekanalisierung statt. Gleichzeitig verbleiben allerdings ausgeprägte Funktionseinschränkungen des Gefäßes, die durch mangelnde Gefäßwandelastizität und fehlerhaften Klappenschluss gekennzeichnet sind. Da es sich um ein Krankheitsbild der Hauptvenen handelt, spricht man von einer Leitveneninsuffizienz. Die Folge ist nach Monaten bis Jahren das Entstehen eines postthrombotischen Syndroms, bei dem durch eine Klappen- und Wandschädigung der tiefen Venen eine Insuffizienz entsteht und das venöse Blut nicht mehr korrekt von den Venen herzwärts transportiert wird. Daraufhin kommt es zum Rückstau des Blutes im oberflächlichen Venensystem und den Perforansvenen, was zur sekundären Varikose führt. Sekundär bedeutet in diesem Fall, dass erst durch ein krankhaftes Geschehen an anderer Stelle eine Schädigung des oberflächlichen Venensystems entstanden ist. Es kommt zum Austritt von Eiweißmolekülen aus den Gefäßen in das umliegende Gewebe, die nach bindegewebiger Organisation zur Dermatosklerose (Verhärtung der Haut) führen.

Durch den Austritt von Blutbestandteilen, die durch den pathologisch erhöhten Druck der im Gefäß

stehenden Blutsäule zustande kommen, verfärbt sich nach einiger Zeit das von der Dermatosklerose befallene Hautareal bräunlich (Hämosiderose). Darüber hinaus laufen Entzündungsreaktionen, die durch die Blutbestandteile ausgelöst werden, ab. Diesen Zustand bezeichnet man als Stauungsdermatitis **(Abb. 20.2)**. Es kommt häufig zu Wasseransammlungen (Ödeme), die ein klinisches Zeichen für die ablaufenden krankhaften Vorgänge sind.

Diagnostik
Sofern die klinischen Symptome nicht eindeutig sind, lässt sich der Venenverschluss anhand einer radiologischen Darstellung der Venen im Beinbereich (Phlebografie) erkennen.

Therapie
Der Akutzustand einer Thrombose erfordert sofortiges ärztliches Eingreifen, um einen Dauerschaden des betroffenen Gefäßes und gefährliche Folgezustände wie eine Lungenembolie abzuwenden. Zu den therapeutischen Maßnahmen zählt die Hemmung der Blutgerinnung oder eine operative Entfernung des Thrombus. Die operative Entfernung des Blutgerinnsels (Thrombus) kann nur erfolgen, sofern das Geschehen noch nicht länger zurückliegt. Auch die Extraktion des Thrombus mit einer Gefäßsonde kann durchgeführt werden. Bei länger bestehenden Thrombosen wird eine Antikoagulation des Blutes mit gerinnungshemmenden Mitteln durchgeführt.

Im akuten Stadium muss die betroffene Extremität hoch gelagert werden. Ebenso wird in aller Regel Bettruhe für den Patienten verordnet. Durch die Anlage eines Kompressionsverbandes kann je nach klinischer Situation eine weitere Verbesserung herbeigeführt werden.

Die Therapie beim postthrombotischen Syndrom zielt auf die Vermeidung eines Ulcus cruris. Da ursächlich ein nicht behebbarer Defekt der tiefen Venen (Leitvenen) vorliegt, beschränkt sich die Therapie auf eine Kompression durch einen gut sitzenden Kompressionsstrumpf.

20.1.5 ⋮ **Ulcus cruris**

D *Ein Ulcus cruris (offenes Bein) entsteht an der Hautoberfläche als Ausdruck der geschädigten Gefäße in der Tiefe. Durch das Abpressen von Eiweißstoffen aus den Gefäßen in das umliegende Gewebe – die Eiweißstoffe können durch den Gegendruck nicht im Gefäß herzwärts transportiert werden – kommt es zu trophischen Störungen, d. h. das Gewebe und die darüber liegende Haut werden in ihrem normalen Stoffwechsel behindert. Im weiteren Ablauf erfolgt ein atrophischer Gewebeumbau (Atrophie blanche, Capillaritis alba)*

Ursache

Obwohl die pathophysiologischen Abläufe bekannt sind, gibt es derzeit keine Möglichkeit der Vorhersage, ob bei einer bestimmten krankhaften Gefäßsituation ein Ulcus cruris entstehen wird oder nicht. Es muss davon ausgegangen werden, dass auch hier der genetische Hintergrund eine maßgebliche Rolle spielt.

Symptome

Es zeigt sich eine weißlich porzellanartige Narbenplatte im Knöchelbereich (Atrophie blanche). Die Atrophie blanche ist sehr druckschmerzhaft. Bei Minimaltraumen kommt es zu einem Aufbrechen der Haut und zur Bildung eines Ulcus cruris. Die so entstandenen Ulzera haben eine schlechte Heilungstendenz, da das Minimaltrauma nicht ursächliche, sondern lediglich auslösende Funktion hatte. Wesentlich sind die bereits bestehenden pathologischen Veränderungen im Gewebe.

Langwierige Krankheitsverläufe über mehrere Jahre sind die Regel. Die Patienten haben meist keine Schmerzen an den ulzerös veränderten Hautstellen, nichtsdestoweniger mindert das andauernde Bestehen einer offenen, nässenden Wunde und der damit verbundene Pflegeaufwand die Lebensqualität.

Diagnostik

Die Diagnose ist klinisch und einfach zu stellen. Bei unklaren Verläufen sollte außerdem eine Abklärung der arteriellen Gefäßversorgung durchgeführt werden, um ggf. eine zusätzlich vorhandene problematische Versorgungssituation seitens der Arterien behandeln zu können.

Therapie

Ein manifestes Ulcus cruris ist ein therapeutisches Problem. Die Therapie ist langwierig und von Misserfolgen gekennzeichnet. Oftmals kommt es zur Superinfektion der Ulzera, manchmal gefolgt von Erysipelen. In der Regel finden sich ausgedehnte nekrotische Beläge. Die Entfernung dieser Beläge ist ein Ziel der Therapie und wird mit enzymhaltigen Zubereitungen bzw. durch chirurgische Maßnahmen erreicht. Zur weiteren Förderung der Granulation können Schaumstoffwundauflagen eingesetzt werden.

Die Lokaltherapie ist für die erfolgreiche Ulkusbehandlung jedoch von untergeordneter Bedeutung. Wesentlich für den Erfolg der Ulkustherapie ist die Kompression. Sie wird durch einen Verband mit Kurzzugbinden erreicht. Durch den Kompressionsverband erhält das Venensystem die notwendige Unterstützung beim Abtransport des Blutes. Ein Rückfluss des Blutes in das oberflächliche Venensystem wird verhindert. Ebenfalls kann eine Verödung der varikös

veränderten Venen im Bereich des Ulcus erfolgen. Nach abgeheiltem Ulcus ist es für den Patienten erforderlich, permanent Kompressionsstrümpfe zur Prophylaxe zu tragen.

Ein großes dermatologisches Problem ist das häufige Entstehen von Kontaktallergien auf therapeutisch eingesetzte Stoffe. Da die Haut nicht von einer schützenden Oberhaut abgeschlossen ist, werden Stoffe direkt den immunkompetenten Zellen präsentiert und lösen Sensibilisierungen aus. Erkennbar wird das Vorhandensein einer solchen durch eine Verschlechterung im Heilungsverlauf oder einer ausgeprägten Dermatitis im Randbereich des Ulcus. Allergietests mit dem Läppchentest (Epikutantest) müssen Klarheit über die noch einsetzbaren Salben und Pflegemittel bringen.

20.1.6 Thrombophlebitis

> **D** Bei einer Thrombophlebitis handelt es sich um eine entzündliche Veränderung im Bereich der oberflächlichen Venen.

Ursache

Thrombophlebitiden können infektiöser Natur sein und durch eingeschwemmte Keime verursacht werden. Ebenso sind iatrogene Auslöser möglich (z. B. Infusion gefäßtoxischer Substanzen). Möglich sind sie auch als Paraneoplasien, die im Rahmen einer malignen Grunderkrankung auftreten.

Symptome

Es zeigt sich ein 10–20 cm langer derber Venenstrang an der Hautoberfläche, der stark gerötet und sehr schmerzempfindlich auf Druck ist.

Diagnostik

Die Diagnose wird in erster Linie anhand der klinischen Symptome gestellt. In zweiter Linie können bei unklarer Klinik bildgebende Maßnahmen der Gefäßdiagnostik eingesetzt werden (Farb-Dopplersonografie, Phlebografie).

Therapie

Systemisch sollten Antiphlogistika verabreicht werden. Ist ein Thrombus vorhanden, sollte eine Entleerung des Thrombus mittels Stichinzision in Lokalanästhesie durchgeführt werden.

> **P** **Kompressionsverband.** Die wichtigste therapeutische Maßnahme bei einer Thrombophlebitis ist die Versorgung mit einem Kompressionsverband. Dieser kann mit einem Salbenverband mit Venensalbe oder Venengel kombiniert werden.

20.2 Urtikaria ■ ■

20.2.1 Akute Urtikaria und Quincke-Ödem

D *Bei der akuten Urtikaria (Nesselsucht) handelt es sich um meist am ganzen Körper ausgeprägte juckende Quaddeln, die durch ein Ödem der oberen Lederhaut zustande kommen. Der Auslöser in der Haut ist eine lokale Histaminausschüttung aus den Mastzellen.*

Liegt eine ödematöse Schwellung der Subkutis vor, besteht ein sog. Quincke-Ödem. Betrifft dieses die Larynxschleimhaut, kann ein Verschluss der Luftwege erfolgen. Auch können ausgedehnte Schwellungen im Bereich des Gesichtes vorkommen.

Ursache

Die Ursache ist zumeist in Nahrungsinhaltsstoffen zu suchen, was sich aber oftmals in den Untersuchungen nicht nachweisen lässt. Diese Stoffe provozieren eine sog. pseudoallergische Reaktion. Meist handelt es sich um Farbstoffe, Konservierungsstoffe, Geschmacksverstärker oder Konservierungsstoffe.

Außer den Nahrungsinhaltsstoffen können auch physikalische Einwirkungen ursächlich sein. Urtikaria kann ebenfalls ausgelöst werden durch:

- Druck: Druckurtikaria,
- Kälte: Kälteurtikaria,
- Kratzen auf der Haut: Urticaria factitia,
- Erhöhung der Körperkerntemperatur (Anstrengung, Stress): Urticaria cholinergica,
- UV-Licht: Lichturtikaria

Zur Behandlung dieser Urtikariaformen zählt in erster Linie die Vermeidung der Noxe.

Ein Quincke-Ödem tritt häufig als Reaktion bei einer Sensibilisierung auf Insektengifte (v. a. Wespengift, aber auch Bienengift) auf oder ist ein Folgezustand nach einem Insektenstich.

Symptome und Diagnostik

Ein hervorstechendes Symptom ist das Wechseln der Lokalisation innerhalb eines Tages. Die Hauterscheinungen bestehen meist nur über Stunden am gleichen Ort.

Die Mehrzahl der Fälle heilt von selbst aus und zeigt eine spontane Rückbildung nach einigen Tagen.

Therapie

Die Therapie der akuten Urtikaria erfolgt mit symptomatischen, lindernden Maßnahmen. Hauptsächlich werden Antihistaminika eingesetzt, die den Juckreiz lindern. Fälle mit stärkerer Ausprägung erhalten kurzfristig orale Kortikosteroide. Außerdem sollte eine Diät, die nur aus Tee und Zwieback besteht, für 3 Tage eingehalten werden.

P **Abführmaßnahmen.** *Abführende Maßnahmen (z. B. Verabreichung von Magnesiumsulfat) und das Trinken von mehr als 2 Litern Flüssigkeit täglich stellen eine zusätzliche Unterstützung der Therapie dar.*

Ein Quincke-Ödem muss mit systemisch verabreichten Kortikosteroiden behandelt werden. Eine Verabreichung in Depotform ist zusätzlich zur intravenösen Gabe erforderlich, um ein Wiederauftreten der Symptomatik zu verhindern.

20.2.2 Chronische Urtikaria

D *Besteht eine Urtikaria länger als 6 Wochen, spricht man von chronischer Urtikaria.*

Ursache

Nach einem solch langen Zeitraum kann nicht mehr von Nahrungsmittelbestandteilen als Ursache ausgegangen werden. Viele Krankheiten können an sich oder in ihrem Vorstadium eine Urtikaria auslösen. Oftmals bleiben die Ursachen jedoch verborgen.

Symptome

Die Symptome sind dieselben wie bei der akuten Urtikaria.

Diagnostik

Es sollte eine gründliche Allgemeinuntersuchung des Patienten erfolgen (allgemeine Blutuntersuchung, Untersuchung des Stuhls auf Parasiten, Rö-Thorax, Oberbauchsonografie, ggf. Abklärung einer Bindegewebserkrankung). Urtikariafälle, die länger als 3–6 Monate andauern, sind selten. Gegebenenfalls muss in bestimmten zeitlichen Abständen eine erneute Allgemeinuntersuchung erfolgen.

Therapie

Kann keine Ursache festgestellt werden, wird der Patient auf eine Antihistaminika-Dauermedikation zur Unterdrückung der Symptomatik eingestellt.

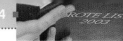

20.3 Allergische Vaskulitis

D Unter einer allergischen Vaskulitis versteht man eine Schädigung der Gefäßwand durch Immunkomplexe **(Abb. 20.3)**. Die Immunkomplexe kommen im Rahmen des immunologisch-allergologischen Geschehens zustande und werden in den Gefäßen angelagert.

Symptome
An der Hautoberfläche sieht man punktförmige, teils zusammenlaufende Einblutungen. Es kommt zum Übertritt von Blutbestandteilen in das benachbarte Gewebe ähnlich einem Hämatom. Klinisch sind im Bereich der unteren Extremität die Einblutungen nachweisbar (mit Glasspateldruck nicht wegdrückbar).

Ein Übertritt der Blutbestandteile aus dem Gefäß in das Gewebe wird im Bereich der unteren Extremität durch die darüber stehende Blutsäule erleichtert, weshalb in diesem Bereich die klinischen Zeichen zuerst sichtbar auftreten.

Diagnostik
Oft besteht gleichzeitig mit der Vaskulitis ein bakterieller Infekt, ein allergisches Geschehen oder in selteneren Fällen eine bösartige Grunderkrankung des Organismus. Insofern sollte eine Durchuntersuchung er-

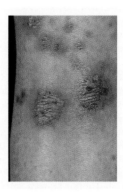

Abb. 20.3 ■ **Allergische Vaskulitis.** Makulo-papulöse Effloreszenzen, nicht wegdrückbar.

folgen, die sich schrittweise an der üblichen Tumorsuche orientiert.

Therapie
Die Therapie erfolgt symptomatisch, mit oraler Kortikosteroidgabe und abwartend, da es sich um eine selbstlimitierende Erkrankung handelt.

20.4 Arzneimittelexantheme

D Arzneimittelexantheme sind Hautveränderungen, die auf Arzneimittelnebenwirkungen zurückzuführen sind. Unerwünschte Arzneimittelnebenwirkungen zeigen sich häufig an der Haut. Man geht davon aus, dass ca. 5 % aller Hautveränderungen auf Arzneimittel zurückzuführen sind. Die Reaktionen laufen auf immunologischer Ebene ab. Das Medikament durchläuft im Körper verschiedene Stoffwechselschritte und wird dabei verändert. Die so entstehenden Metaboliten können in Wechselwirkung mit immunologischen Prozessen im Körper treten, wobei häufig Veränderungen an der Haut zu sehen sind.

Formen
Fixes Arzneiexanthem. Beim fixen Arzneiexanthem handelt es sich um eine lokal begrenzte Arzneimittelreaktion. Es entsteht häufig im Bereich der distalen Extremitäten als Rötung bis zur Blasenbildung. Es kann beispielsweise nach Barbiturateinnahme entstehen, was sich typischerweise im Fußbereich zeigt.
Makulo-papulöses Arzneiexanthem. Diese am häufigsten angetroffene Arzneimittelreaktion ist makulös bis makulo-papulös, d. h. es finden sich Maculae, die teilweise ein Infiltrat aufweisen. Die gesamte Körper-

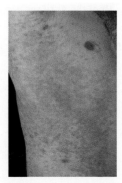

Abb. 20.4 ■ **Arzneimittelexanthem.** Makulo-papulöses Arzneimittelexanthem nach der Einnahme von Ampicillin.

oberfläche kann befallen sein **(Abb. 20.4)**. Ein gutes Beispiel hierfür ist das 10-Tage-Exanthem, das nach der Therapie einer Mononukleose (Pfeiffersches Drüsenfieber) mit Ampicillin nach ziemlich genau 10 Tagen als makulo-papulöses Exanthem am gesamten Körper auftritt. Da die Mononukleose in der Anfangsphase einem Infekt des oberen Nasenrachenraumes ähnelt, kann es zu einer derartigen irrtümlichen Verordnung kommen.

Erythema exsudativum multiforme und Stevens-Johnson-Syndrom. Diese Formen von Arzneimittelreaktionen stellen klinisch stärker beeinträchtigende Erscheinungen dar. Das Erythema exsudativum multiforme findet sich mit der typischen Kokardenläsion im Bereich der distalen Extremitäten. Die Kokarde zeigt eine zentrale bläuliche Färbung ggf. mit Blasenbildung. Konzentrisch darum ist das Umfeld heller, um dann mit einem geröteten Rand abzuschließen. Diese Erscheinungen stellen das schubweise Entstehen der Reaktion dar. Das Stevens-Johnson-Syndrom stellt die Maximalvariante des Erythema exsudativum multiforme dar. Es kommt zu ausgedehnten blasigen Veränderungen der Schleimhäute. Es kann zu lebensbedrohlichen Zuständen kommen. Erythema exsudativum multiforme und Stevens-Johnson-Syndrom können auch im Rahmen von bakteriellen und viralen Infektionen (z. B. Herpes-simplex-Virus) ausgelöst werden.

Lyell-Syndrom. Beim Lyell-Syndrom (toxische epidermale Nekrolyse) kommt es zu einer ausgedehnten Blasenbildung mit flächigen Hautablösungen. Die Symptomatik kann so ausgedehnt und schwer sein, dass selbst unter intensivmedizinischen Maßnahmen der Verlauf nicht mehr beherrschbar ist und der Patient verstirbt. Allerdings ist das Lyell-Syndrom wie auch das Stevens-Johnson-Syndrom als Maximalform einer allergischen Reaktionen sehr selten.

Symptome

Häufig in der Klinik angetroffene Erscheinungsformen sind ausgedehnte makulöse Exantheme nach Penicillingabe. Auch ein im Körper ablaufendes infektiöses Geschehen kann für sich und in Verbindung mit einem Medikament für die Entstehung von Überempfindlichkeitsreaktionen verantwortlich sein.

Diagnostik

Der Patient sollte durchuntersucht werden, um andere Prozesse ausschließen zu können. Eine genaue Medikamentenanamnese muss erhoben werden. Medikamente, die häufig Arzneiexantheme auslösen, gehen aus **Tab. 20.1** hervor.

In Hauttests kann ein Nachweis der Allergisierung auf das entsprechende Medikament versucht werden. Diese Tests dürfen frühestens 4–6 Wochen nach Absetzen und Abklingen der Hauterscheinungen durchgeführt werden. Oftmals bleibt dieses Nachweisverfahren jedoch ohne Ergebnis, auch wenn der Kausalzusammenhang eindeutig hergestellt wurde. Dies liegt daran, dass für die Entstehung der immunologischen Reaktion auf das Medikament häufig eine Grunderkrankung des Organismus erforderlich ist.

Therapie

Bei der Therapie aller Arzneimittelexantheme ist die erste Maßnahme das Weglassen des verdächtigen Medikaments. Gegebenenfalls muss das verabreichte Medikament durch ein chemisch unterschiedliches Vergleichspräparat mit ähnlicher Wirkung ersetzt werden. Allergien können auch nach langjähriger Einnahme eines Medikamentes entstehen. Trotzdem sind v. a. kurz vor dem Auftreten des Exanthems geänderte Medikationen verdächtig.

Auch ohne Therapie kommt es in der Regel zu einer Besserung der Symptomatik. Liegt ein sehr ausgedehnter, schwerer Befall vor, müssen Kortikosteroide eingesetzt werden. Da die Exantheme häufig mit Juckreiz einhergehen, sollte eine orale Therapie mit Antihistaminika erfolgen. Die Lokaltherapie beschränkt sich auf lindernde Maßnahmen, da das Geschehen nur systemisch beeinflusst werden kann.

Tabelle 20.1 ⋮ **Mögliche Auslöser von Arzneimittelreaktionen.**

Wirkstoffgruppe	Präparate
Antibiotika	Tetracyclin
Antibiotika	Penicillin, Cephalosporine
Harnstoffsenkende Mittel	Allopurinol
Nicht-steroidale Antirheumatika	Acetylsalicylsäure, Indomethacin, Diclofenac
Psychopharmaka	Benzodiazepine

20.5 ⋮ Allergien

D *Allergie bedeutet erworbene Unverträglichkeit auf einen normalerweise zu tolerierenden Einfluss von außerhalb. Es besteht eine Überempfindlichkeit des Organismus, die vom Immunsystem ausgeht. Eine Allergie prägt sich erst nach mehrmaligem Kontakt mit dem entsprechenden Allergieauslöser (Allergen) aus. Allergische Reaktionen werden in 4 Gruppen klassifiziert, wobei Überschneidungen bestehen können:*

- Typ-I-Reaktion: Reaktion vom Soforttyp,
- Typ-II-Reaktion: zytotoxische Reaktion,
- Typ-III-Reaktion: Immunkomplexreaktion,
- Typ-IV-Reaktion: Reaktion vom Spättyp.

Ursache

Ursächlich liegt in den meisten Fällen eine angeborene Neigung zur Allergiebildung vor (Atopie). Weiterhin können äußere Einflüsse den Organismus für die Ausprägung von Allergien bereiter machen. Als Beispiel kann der wiederholte Kontakt einer Frisörin mit Wasser die Haut auswaschen und den Weg für die allergieauslösenden Stoffe des Frisörhandwerks frei machen.

Einige Substanzen sind auch für Gesunde obligat allergieauslösend, wenn sie in bestimmter Kontaktform und zeitlichem Ablauf auf den Organismus einwirken. Hierzu zählen einige chemische Substanzen und auch Insektengifte, v. a. Wespengift.

Formen

Typ-I-Reaktion (Reaktion vom Soforttyp, Sensibilisierungen vom Soforttyp). Sie ist bei atopischen Patienten nachweisbar. Durch Eiweißkörper (Immunglobuline) werden die immunologischen Abläufe innerhalb von Minuten vermittelt. Werden derartige Sensibilisierungen im Scratch-, Prick- oder Intrakutantest nachgewiesen, gibt dies einen deutlichen Anhalt für das Vorliegen einer atopischen Veranlagung. Auslösende Substanzen sind z. B. Pollen, Schimmelpilze, bestimmte Nahrungsmittel, Mehle, Insektengifte, Latex oder Tierhaare. Kontakt zu den Allergenen führt zu einer unterschiedlich starken Schleimhautreaktion mit Niesreiz. Auch das Atemsystem kann mitbeteiligt sein (Asthma). In schweren Fällen treten Allgemeinreaktionen auf, die Schockzustände erreichen können (Insektengifte).

Typ-II-Reaktion (zytotoxische Reaktion). Diese Reaktion spielt sich an Zellmembranen ab. Durch immunologische Abläufe kommt es zur Zerstörung der betroffenen Zellen, was sich an der Haut zumeist an Einblutungen erkennen lässt (Purpura, Vaskulitis).

Typ-III-Reaktion (Immunkomplexreaktion). Antikörper und Allergen bilden im Blut einen Komplex und lösen weitere Funktionen des Immunsystems aus. Beispiele sind v. a. Arzneiunverträglichkeiten (ASS, Penicillin, Schmerzmittel, Sulfonamide etc.).

Typ-IV-Reaktion (Reaktion vom Spättyp, Sensibilisierungen vom Spättyp). Sie stellt die Ursache des Kontaktekzems dar. Hier basiert die Wiedererkennung des Allergens auf Zellen des Immunsystems. Die Zeitdauer bis zur Ausprägung beträgt Tage.

Diagnostik

Die entscheidende Diagnostik bei allen allergischen Reaktionen ist die Erhebung der korrekten und vollständigen Anamnese. Erst in zweiter Linie kommen Testverfahren zum Einsatz. Allergene, die Typ-I-, Typ-II- oder Typ-III-Reaktionen auslösen, werden bei vermuteter starker Sensibilisierung zunächst per *Scratchtest* überprüft. Hierzu wird die Haut mit einer feinen Lanzette leicht oberflächlich angekratzt und das Allergen als verdünnte Lösung aufgetragen. Nach ca. 10–15 min ist bei einer Sensibilisierung eine Reaktion erkennbar.

Im Anschluss daran kann die *Prick-Testung* erfolgen. Hier wird die Testlösung an der Innenseite der Unterarme tropfenweise aufgetragen. Sodann wird im Tropfen mit einer Blutlanzette oder Nadel eine oberflächliche Punktion der Haut durchgeführt. Dabei darf kein Blut austreten. Nach jedem Pricken muss die Lanzette abgestreift oder in steriler NaCl-Lösung gespült werden. Es muss auf einen ausreichenden Abstand der Lösungstropfen zueinander geachtet werden, damit Testreaktionen unterscheidbar und zur entsprechenden Testsubstanz zuordnungsfähig bleiben. Die Markierung mit Zahlen sollte mit Kugelschreiber o. ä. erfolgen und nach dem Test leicht entfernbar sein. Die Wartezeit nach dem Auftragen bis zur Kontrolle beträgt mindestens 10 min.

Beim *Intrakutantest* wird eine definierte Menge Allergenlösung subkutan injiziert. Dieser Test ist nur besonderen Fragestellungen vorbehalten. Zum *epikutanen Läppchentest* s. S. 202.

Bei *positivem* Testergebnis findet sich eine unterschiedlich große, gerötete Quaddel. Meist besteht Juckreiz. *Negatives* Testergebnis bedeutet, dass sich bei genauer Inspektion keinerlei Veränderungen des Testareals nachweisen lassen. Bei starker Ausprägung der Sensibilisierung können Schockfragmente oder Atembeschwerden auftreten. Nicht für alle Substanzen stehen Testlösungen zur Verfügung.

Der Patient muss vor der Testung befragt werden, ob er Antihistaminika einnimmt. Diese müssen 48 Stunden vor dem Test abgesetzt werden. Als Kontrolle für die Verwertbarkeit des Tests dient die Histaminquaddel, die *immer* positiv sein muss. Die Negativkontrolle in Form der NaCl-Testung muss negativ bleiben. Die Testinterpretation in Bezug auf das Vermeiden der Stoffe, die eine positive Reaktion zeigten, ist jedoch schwierig und bleibt dem erfahrenen Allergologen überlassen.

Insbesondere bei Heuschnupfen-Patienten ist der Testnachweis von Sensibilisierungen für das Meiden und die Planung der Hyposensibilisierungsbehandlung von Wichtigkeit. Hierbei muss jedoch an erster Stelle die Anamnese des Patienten berücksichtigt werden.

Therapie

Bei allen Erscheinungsformen der Allergien gilt, dass akute klinische Erkrankungen symptomatisch mit Antihistaminika und Kortikosteroiden behandelt werden. Im weiteren Verlauf wird dann die Therapie ursächlich angegangen.

Typ-I-Reaktion. Bei meidbaren Allergenen wie Tierhaaren, bestimmten Nahrungsmitteln, Schimmelpilzen und Berufsallergenen wie Latex und Mehlen steht die Allergenvermeidung im Vordergrund. Haustiere

müssen abgeschafft, eine Diät eingehalten oder der Beruf gewechselt werden. Bei nicht meidbaren Allergenen wie Pollen und Insektengiften wird eine Immuntherapie (Hyposensibilisierungsbehandlung) durchgeführt, die mit schrittweiser wohldosierter Allergengabe beim Betroffenen eine Toleranz gegenüber dem Allergen erzeugen soll. Diese Behandlung ist aufwändig und langwierig. Insbesondere bei Heuschnupfenpatienten mit beginnender Beteiligung des Bronchialsystems verhindert sie aber ein Fortschreiten zum Asthma. Für Insektengiftallergiker ist die Immuntherapie lebensnotwendig, da Insektenstiche nicht sicher vermieden werden können.

Typ-II- und Typ-III-Reaktion. Für die Typ-II- und Typ-III-Reaktion gilt ebenso die Meidung des auslösenden Allergens als die erforderliche Therapie.

Typ-IV-Reaktion. Bei der Typ-IV-Reaktion (Kontaktdermatitis) ist die Behandlung des akuten Stadiums langwieriger, da die Allergene lange in der Haut verbleiben können. Auch hier ist die Allergenmeidung essenziell. Ohne diese kann auch die stärkste Kortikosteroidcreme keine klinische Besserung erzielen. Bei beruflichen Allergenen kann ein Berufswechsel erforderlich werden.

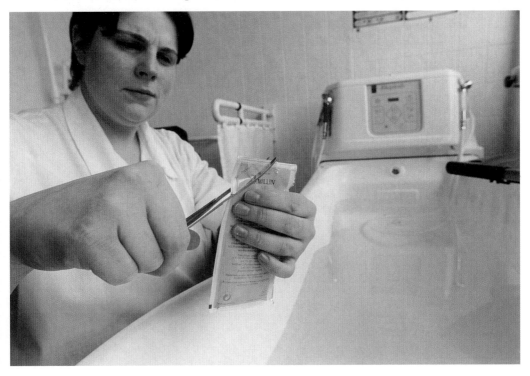

21 Tumoren der Haut, konservative und operative Dermatotherapie

X **Examenswissen** *Definition Hauttumoren (S. 237), Naevusarten (S. 239), Symptome des Basalioms (S. 242), Ursachen der Keratose (S. 242)*

21.1 Tumoren der Haut ■ ■

D Von Tumoren der Haut spricht man bei Geschwulst- oder Neubildungen. Diese können entsprechend ihrem klinischen Verlauf gutartig (benigne), Krebsvorstufen (prämaligne), oder bösartig (maligne) sein. Von den gutartigen Neubildungen treten viele im Lauf des Lebens an der Haut auf, ohne dass ihnen ein Krankheitswert beigemessen wird. Die häufigsten bösartigen Tumoren der Haut und deren Vorstufen sind lichtinduziert. Aufgrund der Wichtigkeit des malignen Melanoms spielt die Erkennung und Einteilung pigmentierter Hautneubildungen eine große Rolle.

Außer den erwähnten Tumoren existiert eine Vielfalt seltenerer gut- und bösartiger Geschwulstformen, die oftmals von Hautstrukturen oder hautspezifischen Zellen ihren Ursprung nehmen, und aufgrund ihres seltenen Vorkommens von untergeordneter klinischer Bedeutung sind. Auch im Körper bestehende Tumoren können als Absiedelungen Metastasen an der Haut bilden.

Ursache

Eine der wesentlichen Ursachen für einen Hauttumor ist die Lichtwirkung auf die Haut. Licht besteht aus elektromagnetischer Strahlung einer bestimmten Wellenlänge. Innerhalb des weiten Spektrums der elektromagnetischen Strahlen hat Licht eine wichtige Bedeutung als Energielieferant für das Leben auf der Erde. Das für Photoeffekte an der Haut verantwortliche UV-Spektrum ist mit der Wellenlänge knapp unterhalb des sichtbaren Lichtes angesiedelt. Die Unterteilung des UV-Lichtes erfolgt in die 3 Bereiche UV-A-, UV-B- und UV-C-Licht.

UV-C-Licht ist krebserregend und wird durch die Atmosphäre vollständig von der Erdoberfläche abgehalten. UV-A-Licht dringt bis zu ca. 1 cm in die Haut ein und bewirkt v. a. eine Bräunung sowie immunsuppressive Effekte in der Haut. UV-B-Licht ist für den Sonnenbrand verantwortlich. Es dringt nur wenige Millimeter in die Haut ein. UV-A-Licht und UV-B-Licht werden in der Dermatologie therapeutisch eingesetzt.

Die UV-Strahlen, die von der Sonne ausgestrahlt werden und zu einem bestimmten Teil an der Erdoberfläche ankommen, verursachen Schäden im Erbgut der Zellen. Diese können jedoch von entsprechenden Enzymsystemen wieder vollständig repariert werden. Sind diese Enzymsysteme jedoch über ihre Kapazität belastet, da eine sehr heftige Besonnung stattgefunden hat oder die Besonnung in kurzen Abständen wiederholt wurde, kann es zu Fehlern bei der Reparatur kommen. Diese können nach Jahrzehnten der Latenz zur Entstehung von Tumoren führen. Mit einer Abnahme der für das Ausfiltern des besonders energiereichen UV-C-Lichtes zuständigen Ozonschicht, ist mit einer weiteren Zunahme von sonneninduzierten bösartigen Tumoren in den nächsten Jahren und Jahrzehnten zu rechnen.

Außer der Auslösung einer kanzerogenen Entartung bzw. der Vorstufen führt eine verstärkte Sonnenbestrahlung zu einer Elastose der Haut, die mit einem Verlust von elastischen Fasern einhergeht. Hierdurch wird eine vermehrte Faltenbildung induziert und die Hautalterung beschleunigt.

Im Organismus ist das Sonnenlicht für den Vitamin-D$_3$-Stoffwechsel (Knochen) wichtig. Man geht davon aus, dass bei Mitteleuropäern für den Erhalt ei-

nes ausreichenden Stoffwechsels die in den Wintermonaten der Sonnenstrahlung ausgesetzten Hautareale (Handrücken, Gesicht) ausreichend sind.

Formen pigmentierter Hauttumoren

Im Wesentlichen handelt es sich bei dieser Gruppe um

- die verschiedenen Formen der Pigmentnaevi (sog. Leberflecke, Pfefferflecke und Muttermale):
  - banaler Naevus,
  - atypischer Naevus,
  - kongenitaler Naevus,
- das bösartige Melanom und
- andere pigmentierte Neubildungen wie:
  - Naevus bleu,
  - seborrhoische Keratose,
  - Angiokeratom.

21.1.1 ┊ Banaler Naevus

D *Banaler Naevus (Naevuszellnaevus) ist die korrekte Bezeichnung für in der Laiensprache als Male, Leberflecken und Pfefferflecken bezeichneten pigmentierten Hautveränderungen. Der banale Naevus ist ein gutartiger pigmentierter Hauttumor, der aus melaninproduzierenden Zellen (Naevuszellen) besteht. Hiervon kommt der ebenfalls gängige Begriff Naevuszellnaevus.*

Die Mehrzahl der Naevi bildet sich im Laufe der Pubertät und der Jahre danach aus. Besonnung kann ein Mehrauftreten von Naevi provozieren. Abgesehen davon ist die individuelle Tendenz, Naevi an der Haut auszuprägen, genetisch vorbestimmt. Im Normalfall geht man davon aus, dass bis zu 30 melanozytären Naevi an der gesamten Hautoberfläche beim gesunden Erwachsenen zu finden sind. Naevi sind das ganze Leben über aktiv. Sie können sich in Größe und Aussehen verändern. Bei Normalpersonen findet jenseits des 25. Lebensjahres eine Abnahme der bestehenden Naevi statt. Regressiv veränderte Naevi sind oftmals ebenfalls Anlass für eine Vorstellung beim Hautarzt. Aus der Tatsache der Regression allein ergibt sich jedoch keine Indikation zur Exzision.

Diagnostik

Bei einem Naevus von weniger als 5 mm im Durchmesser sowie einer regelmäßigen Pigmentierung besteht kein Anlass zur Besorgnis. Treten stärker pigmentierte Areale neu auf oder erfolgt ein Wachstum, ist eine hautärztliche Kontrolle erforderlich. Vor allem eine farbliche Veränderung oder eine Größenzunahme innerhalb kürzerer Zeit sollte Anlass zu einer klinischen Untersuchung geben. Die Beurteilung der Naevi erfolgt in erster Linie klinisch vom geübten Untersucher (Hautarzt). Die Richtigkeit der Diagnose liegt in diesem Fall sehr hoch. Zunächst wird beurteilt, ob eine chirurgische Entfernung angezeigt ist. Dieser folgt dann die histologische Untersuchung, anhand derer die Diagnose bestätigt wird. Neuere Verfahren ermöglichen anhand von Lasertechnik und geeigneten Auswertungsprogrammen eine automatisierte Beurteilung der Läsionen.

21.1.2 Atypischer Naevus

> **D** *Beim sog. atypischen Naevus liegt ein Durchmesser von mehr als 5 mm vor. Von den 3 Kriterien (unregelmäßige Begrenzung, unregelmäßige Pigmentierung und entzündlicher Rand) muss mindestens ein Kriterium erfüllt sein (**Abb. 21.1**).*

Diagnostik
Die klinischen Zeichen des atypischen Naevus sprechen für eine erhöhte Aktivität der Zellen. In der feingeweblichen Untersuchung werden Architekturstörungen im Aufbau, Zellatypien und weitere Zeichen von Aktivität vorgefunden. Diesem Naevus wird daher nach histologischer Untersuchung der Begriff *dysplastischer Naevus* zugeordnet. Im klinischen Sprachgebrauch werden die Begriffe atypisch und dysplastisch allerdings oftmals synonym gebraucht.

Therapie
Dysplastische Naevi gehen mit einem erhöhten Entartungsrisiko einher und sollten daher entfernt werden. Bei ausreichender Erfahrung des Untersuchers und gegebenenfalls nach einer Kontrolle über einen längeren Zeitraum kann die Indikation zur Exzision sicher gestellt werden.
Syndrom der dysplastischen Naevi (DNS). Beim Syndrom der dysplastischen Naevi (DNS) liegen sehr viele dysplastische Naevi vor. Außer den beschriebenen dysplastischen Naevi besteht bei diesen Patienten eine erhöhte Gesamtzahl aller Naevi. Bei der Gruppe der Patienten mit dem Syndrom der dysplastischen Naevi handelt es sich um überdurchschnittlich melanomgefährdete Individuen, die einer permanenten klinischen Kontrolle bedürfen. Häufige Exzisionen von Naevi werden im Verlauf der Betreuung erforderlich. Ziel der Betreuung sollte es sein, aktive Male vor der Umkehr zur Bösartigkeit rechtzeitig zu entfernen. Aufgrund der großen Anzahl ist es jedoch nicht möglich, alle Naevi prophylaktisch zu entfernen. Eine langjährige Überwachung ist daher erforderlich. Den Patienten muss gesagt werden, dass intensive Besonnung und Sonnenbrände als zusätzliche Risikofaktoren für die Hautkrebsentstehung unbedingt vermieden werden müssen.

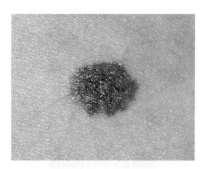

Abb. 21.1 ■ Atypischer Naevus. Charakteristisch sind die Größe, unregelmäßige Begrenzung und unregelmäßige Pigmentierung.

21.1.3 Kongenitale Naevi

> **D** *Naevi, die bereits bei der Geburt bestehen oder kurz danach neu auftreten, werden als kongenitale Naevi bezeichnet. Sie können sehr unterschiedlich gestaltet sein. Meist sind sie größer als 1 cm. Papulöse Anteile können vorkommen. Eine unregelmäßige Pigmentierung mit Einsprengungen von dunklen, pigmentierten Arealen sind häufig.*

Therapie
Das therapeutische Vorgehen bei diesen Läsionen ist ebenfalls von ihrer klinischen Entwicklung bestimmt. Da aber ein erhöhtes Entartungsrisiko im Verlauf des Lebens besteht, wird zu einer Exzision in der Zeit vor der Pubertät geraten. Zum einen ist dem Patienten die Maßnahme einsichtiger, und er lässt sie leichter über sich ergehen, zum anderen findet während des normalen Größenwachstums des Kindes ein Mitwachstum des Naevus statt, was an sich noch keine Indikation zur Exzision darstellt. Bei einer Exzision im früheren Kindesalter kommt es außerdem zu einer Größenzunahme der entstandenen Narbe im Verlauf des weiteren Wachstums.

Bei sehr ausgedehnten bei der Geburt bestehenden Naevi (Tierfellnaevi, Garment-Naevi), die ganze Körperregionen betreffen, sollte aufgrund des weiteren Verhaltens der Pigmentzellen eine baldige chirurgische Entfernung (Abschleifen oder Laserung) möglichst in den ersten beiden Lebenswochen angestrebt werden (**Abb. 21.2**).

21.1.4 Malignes Melanom ■■

> **D** *Das maligne Melanom („schwarzer Hautkrebs") ist einer der bösartigsten Geschwulsttypen. Es findet sich als schwarz-brauner Herd mit unterschiedlicher Färbung, Struktur*

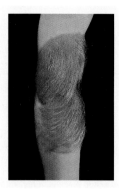

Abb. 21.2 ■ Garment-Naevus. Ein Garment-Naevus (alter Begriff = Tierfellnaevus).

und Begrenzung mit einer Größe von meist mehr als 1 cm. Melanome können aus atypischen Naevi entstehen. Die überwiegende Anzahl entsteht auf vorher gesunder Haut (Abb. 21.3). Das maligne Melanom hat in den letzten Jahren durch seine starke Zunahme enorm an Bedeutung gewonnen. Auf 100.000 Europäer kommen ca. 10 Melanome pro Jahr neu vor.

Formen

Histologisch werden verschiedene Melanomtypen unterschieden:

- spuerfiziell spreitendes,
- noduläres und
- Lentigo maligna Melanom.

Diese Melanomtypen unterscheiden sich in Bezug auf Ihre Prognose und das jeweils typische Patientenalter.

Ursache

Die folgenden Risikofaktoren begünstigen das Auftreten von Melanomen:

- Gesamtzahl der Naevi,
- Gesamtzahl der atypischen Naevi,
- helle Haut und Sonnenexposition, v. a. Sonnenbrände.

Der größte Risikofaktor für das maligne Melanom ist die Gesamtzahl der Naevi. Bis zu 30 an der gesamten Körperoberfläche werden als normal angesehen. Über diese Anzahl hinaus nimmt das Melanomrisiko stetig zu. Vor allem bei Personen mit mehr als 100 Naevi besteht ein vielfaches Risiko gegenüber gleichaltrigen und gleichgeschlechtlichen Normalpersonen.

Ein wichtiger Faktor bei der Melanomentstehung, der einer Beeinflussung zugänglich ist, ist die Besonnung. Das heutige Schönheitsideal ist es, sonnengebräunt zu sein. Um dies zu erreichen, nehmen viele eine intensive Besonnung in Kauf. Für das maligne Melanom gilt, dass insbesondere schwere Sonnenbrände und Sonnenbrände im Kindesalter, die erwartungsgemäß mit einer massiven Schädigung der Zellsubstanz einhergehen, als Risikofaktor anzusehen sind.

Sonnenempfindliche Haut erhöht zusätzlich das Melanomrisiko. Die Kriterien lichtempfindlicher Haut (helle Komplexion) sind:

- blasser Teint,
- rote Haare,
- Sommersprossen,
- blaue Augen.

Diagnostik

In erster Linie hängt die Diagnose eines malignen Melanoms von der Erfahrung des Untersuchers ab. Unterstützend können auch die Sonografie und ein Lasersystem mit einem angeschlossenen Computer eingesetzt werden. Hier wird das aufgenommene Bild einem Algorithmus unterworfen, der mit mehr als 95 %iger Wahrscheinlichkeit eine Aussage darüber trifft, ob es sich um ein Melanom handelt oder nicht.

Als Differenzialdiagnose zum malignen Melanom gilt der gutartige Naevus bleu (blauer Naevus, Naevus coeruleus). Er erscheint als bläulich-schwarzer Tumor im Hautniveau.

Ebenso können teilweise seborrhoische Keratosen dem Erscheinungsbild eines Melanoms nahe kommen (Abb. 21.4).

Therapie

Die Therapie des malignen Melanoms besteht in der chirurgischen Exzision. Bei strittigen Befunden sollte sicherheitshalber immer eine Exzision erfolgen. Das

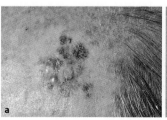
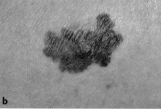

a   b

Abb. 21.3 ■ Malignes Melanom. Unterschiedliche klinische Formen des malignen Melanoms: auffallend ist die sehr dunkle Pigmentierung mit teilweise unregelmäßig gefärbten Arealen. Meist sind die Läsionen etwas erhaben im Bezug zur umgebenden Haut.

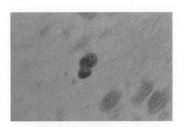

verdächtige Mal wird mit einem geringen Abstand zur Umgebung herausgeschnitten und zur histologischen Untersuchung eingesandt.

Lautet die Diagnose malignes Melanom, erfolgt eine Nachexzision mit einem Sicherheitsabstand, der sich nach der Eindringtiefe des Melanoms richtet. Hierdurch werden bereits in die Umgebung auswandernde Tumorzellen mitentfernt.

Als Auswirkung der in den letzten Jahren durchgeführten öffentlichen Aufklärungsmaßnahmen ist derzeit ein Rückgang der fortgeschrittenen Tumorstadien zu verzeichnen. Trotz aller intensiven Bemühungen in Europa und Nordamerika gibt es momentan zwar Ansätze, jedoch keine überzeugend wirksame Therapieform des Melanoms außer der rechtzeitigen Exzision. Erfolgversprechend sind neuere Ansätze mit Impfmodellen.

Wesentlich für die Prognose ist die Eindringtiefe des Tumors, die in Millimetern gemessen wird. Beim *Melanoma in situ* haben die tumorösen Zellen die Basalmembran noch nicht überschritten. Hier handelt es sich um einen intraepidermalen Tumor, nach dessen Entfernung die Lebenserwartung des Patienten prinzipiell nicht vermindert ist.

21.1.5 ┊ Pendulierende Fibrome

D *Pendulierende Fibrome sind häufige, gutartige Hauttumoren. Sie kommen meist erst jenseits des 30. Lebensjahres vor und sind häufig im Hals- oder Achselbereich lokalisiert. Auch unter der weiblichen Brust ist eine Prädilektionsstelle.*

Ursache
Genetischer Hintergrund und virale Ursachen werden diskutiert. Ein gewisser Risikofaktor für pendulierende Fibrome ist Übergewicht. Eine Streuung durch Entfernen der Fibrome ist nicht möglich.

Symptome
Es handelt sich um hautfarbene bis bräunliche Ausstülpungen von ca. 2–10 mm Größe. Sie können sehr ausgedehnt vorkommen. Für die Patienten sind sie störend, da sie sich mit Kettchen oder Kleidungsstücken verhaken können.

Therapie
Die Therapie besteht im Entfernen der Läsionen mit einem spitzen Präparierscherchen, nachdem das Fibrom mit der Pinzette etwas in die Länge gezogen wurde. Diese Prozedur kann ohne Betäubung stattfinden. Narben bleiben keine zurück, allerdings können Rezidive bzw. das Auftreten neuer benachbarter Fibrome vorkommen.

Abb. 21.4 ▪ **Seborrhoische Keratose.** In Anordnung entlang der Hautspaltlinien befindliche seborrhoische Keratosen.

Tabelle 21.1 ┊ **Prognose des malignen Melanoms entsprechend der Eindringtiefe, die zum einen in mm angegeben wird und zum anderen in Abhängigkeit von der betroffenen epidermalen Hautschicht.**

	5-Jahres-Überlebensrate	10-Jahres-Überlebensrate
< 1 mm Level I/II	98 %	> 95 %
1–2 mm Level III/IV	80–90 %	70–85 %
> 2 mm Level V	<70 %	<60 %

21.1.6 ┊ Senile Hämangiome

D *Ein häufig anzutreffender Befund sind klein-papulöse, meist hellrötliche Tumoren im Bereich der Thoraxwand, die nach dem 20. Lebensjahr auftreten. Ein Entartungsrisiko besteht nicht.*

Ursache
In erster Linie ist die Neigung zur Ausprägung von senilen Hämangiomen vererbt. Gewisse Änderungen des Immunsystems mit zunehmendem Lebensalter werden ebenfalls als Ursache vermutet. Je nach Veranlagung können die Hautveränderungen sehr zahlreich vorkommen.

Symptome
Die Hautveränderungen sind symptomlos. Allerdings kann es bei größeren Läsionen zu heftigen Blutungen kommen, wenn sie mechanisch irritiert werden.

Therapie
Senile Hämangiome sind an sich nicht therapiebedürftig. Bei Bedarf kann eine Entfernung mit dem Elektrokauter oder dem Gefäßlaser erfolgen. Neu auf-

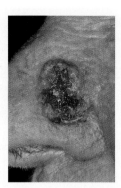

Abb. 21.5 ■ Basaliom. Ein Basaliom mit lokal destruierendem Wachstum.

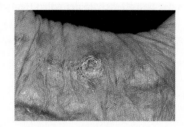

Abb. 21.6 ■ Aktinische Keratosen. Ausgedehnte aktinische Keratosen als Ausdruck eines chronischen Lichtschadens der Haut

tretende Hämangiome kommen allerdings öfter vor, wodurch die Behandlung gelegentlich wiederholt werden muss.

21.1.7 ⋮ Basaliom

> **D** *Das Basaliom ist ein lichtinduzierter Tumor, dessen Entstehung eine hohe chronische Lichtexposition erfordert. Es ist daher ein Tumor des höheren Lebensalters. Das Basaliom ist halbbösartig. Metastasen im Körper entstehen nicht, aber der Tumor wächst lokal destruktiv in der Haut und ihren Anhangsgebilden. Knorpelstrukturen und Knochen können in späten Stadien angegriffen werden.*

Symptome
Typische Stellen des Auftretens sind die sog. Lichtterrassen. Dies sind die Areale, die beim aufrecht gehenden Menschen von der Sonne beschienen werden (Stirn, Jochbeinregion, Unterlippe, Kinn, Ohren, Unterarme und Handrücken). Bei Patienten mit einem Beruf, der im Freien ausgeübt wird, sind auch Nacken, oberer Rücken und die Region hinter dem Ohr Prädilektionsstellen für diese Lichttumoren. Beim selben Patienten können unterschiedliche Tumoren vorkommen.

Diagnostik
Klinisch findet sich beim Basaliom ein sog. hornperlenartiger Saum in Form von glänzenden Papeln am Rand des Tumors. Diese zeigen oft Teleangiektasien. Zentral kann sich ein Ulcus finden. Die Färbung ist meist hautfarben bis rosa, pigmentierte Formen kommen vor **(Abb. 21.5)**.

Basaliome werden von den Patienten oft jahrelang als „Pickel" verkannt. Sehr häufig wird über einen Auslöser, wie z. B. einen Baumast, der im Gesicht eine kleine Verletzung verursacht hat, berichtet. Zusammenhänge mit mechanischen Traumen sind jedoch nicht gegeben. Relevant ist allein die Lichtanamnese.

Therapie
Die Therapie besteht in der vollständigen Exzision. Bei Sonderformen, die eine der klinischen Inspektion nicht zugängliche Ausdehnung unter der Haut haben, kommen spezielle chirurgische Behandlungsverfahren in Betracht. Nicht vollständig entfernte Basaliome können rezidivieren. Erforderlichenfalls sind klinische Kontrollen nach der Exzision nötig.

21.1.8 ⋮ Spinaliom

> **D** *Das infiltrierend wachsende Spinaliom ist ein bösartiger Tumor, der metastasiert. Auch dieser Tumortyp ist lichtinduziert und findet sich v. a. im Bereich der Lichtterrassen. Es zeigt sich ein knotiges Wachstum mit zentralem Ulcus bei größeren Befunden.*

Symptome
Dem Spinaliom geht meist eine aktinische Keratose voraus. Diese findet sich in Form von hyperkeratotisch, gelblich schuppenden Arealen, v. a. im Bereich von Stirn, Nasenrücken und unbehaartem Kopfbereich bei älteren Menschen **(Abb. 21.6)**. Es handelt sich um eine Krebsvorstufe.

Therapie
Die Therapie erfolgt durch mechanisches Entfernen (Curettage) oder durch eine chemochirurgische Behandlung mit ätzenden Substanzen. Auch eine Lasertherapie kann erfolgen. Bei zweifelhaften Befunden sollte eine Biopsie durchgeführt werden, da beurteilt werden muss, ob die bösartigen Zellen bereits die Basalmembran überschritten haben. Therapie des Spinalioms ist die frühzeitige chirurgische Exzision.

21.1.9 Seborrhoische Keratose

D *Vor allem bei älteren Patienten kommen stammbetont und im Gesichtsbereich, aber auch an den Extremitäten, seborrhoische Keratosen („Alterswarzen") vor. Sie imponieren als papillomatöse Tumoren, die bei bräunlicher bis schwarzer Pigmentierung über das Hautniveau erhaben sind und 1 bis mehrere cm im Durchmesser betragen (Abb. 21.4). Typischerweise finden sich einzelne dunklere Hornpfröpfe innerhalb der Läsion. Seborrhoische Keratosen sind gutartig.*

Ursache

Seborrhoische Keratosen werden höchstwahrscheinlich durch Viren hervorgerufen, die der Gruppe der humanen Papillomviren angehören. In manchen Hautveränderungen konnten solche Viren nachgewiesen werden. Trotzdem sind Häufigkeit und Altersbeginn wohl genetisch vorbestimmt.

Symptome

Die bräunlichen Hautveränderungen sind symptomlos, können aber an ungünstigen Stellen, z. B. in Körperfalten, durch Superinfektion Juckreiz und Nässen verursachen. Ein typischer Bereich hierfür ist die Haut unter der weiblichen Brust.

Therapie

Die Läsionen werden mechanisch durch Curettage (Abtragung mit dem scharfen Löffel) oder per Laser entfernt. Zur Diagnosesicherung sollte generell eine histologische Untersuchung angestrebt werden. Unauffällige Läsionen können belassen werden.

21.2 Konservative Dermatotherapie

21.2.1 Überblick

Bei den dermatologischen Therapeutika sind die folgenden Wirkungsweisen von besonderer Wichtigkeit:
- antientzündlich/zellwachstumshemmend (antiproliferativ),
- keimtötend (antimikrobiell),
- schuppenlösend (keratolytisch),
- juckreizstillend (antipruriginös),
- sekrethemmend,
- rückfettend.

Die jeweilige Wirkung wird durch den Einsatz entsprechend geeigneter Grundlagen (Trägersubstanzen, Vehikel) erreicht, in die die Wirkstoffe eingearbeitet werden.

M *Bei der äußerlichen Therapie von Hauterkrankungen (Externatherapie, Dermatotherapie) wird die Wirksubstanz direkt an den Ort des Geschehens gebracht. Dieser Unterschied zum Behandlungsprinzip bei fast allen Krankheitszuständen des Körpers ist wesentlich. Damit geht eine einfache Anwendbarkeit durch den Patienten selbst einher.*

21.2.2 Externagrundlagen

Für die Dermatotherapie einer jeden Hautkrankheit stehen vielfältige Zubereitungsformen zur Verfügung. Durch die geeignete Wahl der Grundlage wird die Wirkstoffaufnahme in die Haut entscheidend verbessert. Das Phasendreieck der Grundlagen verdeutlicht

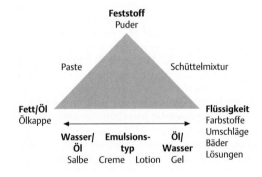

Abb. 21.7 ▪ Externagrundlagen. Phasendreieck der Externagrundlagen

die Prinzipien der Zusammensetzung **(Abb. 21.7)**. In **Tab. 21.2** ist die Zuordnung der klinisch eingesetzten Darreichungsformen zu den prinzipiellen Grundkonsistenzen wiedergegeben.

Öl. Reine Öle kommen zu Reinigungszwecken, sowie als 10%iges Salizylöl bei der Therapie der Kopfpsoriasis zum Ablösen der Schuppen zum Einsatz (Keratolyse).

Vaseline. Vaseline ist das am häufigsten eingesetzte rein mineralische Fett. Es enthält keine Wasseranteile und wird bei sehr trockenen Hautzuständen angewendet. Ein großer Vorteil von Vaseline ist das Fehlen einer allergenen Wirkung. Vaseline sollte daher immer dann als Grundlage eingesetzt werden, wenn auf nicht absehbare Zeit ein Hautbereich ständig mit Externa behandelt werden muss. Hiermit wird das Auf-

Tabelle 21.2 ⋮ Darreichungsformen der Externagrundlagen und ihre Grundkonsistenz.

Externagrundlage	Grundkonsistenz
Öl/Vaseline	fett
Fettsalbe	fett
Salbe	fett
halbfette Creme	fett
Creme	fett
Lotion	wässrig
Lösung	flüssig
Puder	fest
Paste	Mischung fett/fest
Schüttelmixtur	Mischung flüssig/fest

treten von epidermalen Sensibilisierungen auf Salbengrundlagen vermieden. Ein typisches Beispiel ist die Hautpflege der nicht ulzerös veränderten Hautareale bei Patienten mit Ulcus cruris.

Salbe. Salben sind Wasser-in-Öl-Emulsionen und werden aufgrund des hohen Fettgehaltes für trockenere Haut verwendet, oder wenn eine lange Verweildauer des Wirkstoffes auf der Haut erforderlich ist. Dies ist beispielsweise beim beruflich erforderlichen Hautschutz der Fall.

Creme. Cremes sind stärker wasserhaltig als Salben und zeichnen sich durch schnelles Einziehen aus. Bei ihnen handelt es sich um eine Emulsion von wenig Öl in viel Wasser (Öl-in-Wasser-Emulsion). Der höhere Wassergehalt bewirkt ein besseres Eindringen der beigemischten Wirkstoffe in die Haut. Die Begriffe Fettsalbe, halbfette Creme, Lipolotio, Cremesalbe etc. stellen Zwischenformen zwischen Cremes und Salben dar, die unterschiedliche Hersteller anbieten.

Gel. Gele bestehen aus einem Verdickungsmittel und Wasser, ggf. mit Zusatz von Alkohol. Sie geben nach dem Auftragen viel Flüssigkeit per Verdunstung ab, was einen Kühleffekt bewirkt. Durch diese Eigenschaft entziehen sie der Haut ebenso Feuchtigkeit. Eingesetzt werden sie bei entzündlichen und nässenden Dermatosen, bei denen eine Abtrocknung erwünscht ist.

Lotion. Die Lotion findet sich im Phasendreieck mehr in Richtung Flüssigkeit. Sie hat ein ähnliches Einsatzgebiet wie Gele. Da Lotionen weniger austrocknend wirken, dienen sie v. a. der leichten Verteilbarkeit von Wirkstoffen auf großflächigen Hautarealen (z. B. Antimykotikum bei Pityriasis versicolor). Lotionen werden außerdem bei Sonnenschutzpräparaten eingesetzt.

Lösung. Lösungen dienen v. a. zur Austrocknung nässender Dermatosen. Sie wirken sekrethemmend und antientzündlich. In Form von Farbstofflösungen werden sie zur Therapie z. B. von Ulcus cruris, infizierten Operationswunden, Mykosen etc. eingesetzt. Farbstofflösungen sind ausgezeichnet wirksam gegen Bakterien und Pilze. Insbesondere die austrocknende wie keimtötende Wirkung ist höchst effizient. Farbstofflösungen zeichnen sich durch gute Verträglichkeit, gute Kontrollmöglichkeit der Behandlung und Kosteneffizienz aus. Hier sind auch *desinfizierende Bäder* mit z. B. Kaliumpermanganat oder Polyvidon-Jodkomplexlösungen und Gerbstoffen als Zusatz zu nennen.

Ölbad. Von Ölbädern profitieren v. a. Personen mit konstitutionell trockener Haut. Der Formenkreis der Erkrankungen, die auf einer atopischen Veranlagung beruhen, steht bei der Anwendung von Ölbädern im Vordergrund. Vor allem in der kälteren Jahreszeit, wenn ein Rückgang der Aktivität der Talgdrüsen einsetzt, besteht bei vielen Patienten ein zusätzlicher Bedarf an Rückfettung. Auch ältere Menschen, deren Talgdrüsenaktivität ebenfalls reduziert ist, sollten regelmäßig Ölbäder einsetzen. Ölbäder wirken auch gegen den mit trockener Haut verbundenen Juckreiz. *Teerölbäder* sind bei entzündlichen Dermatosen und Psoriasis sinnvoll, da sie durch die antientzündliche und antiproliferative (zellwachstumshemmende) Wirkung des Teers einen weiteren therapeutischen Aspekt besitzen.

Tinktur. Tinkturen werden besonders an stark fettenden Hautarealen, wie z. B. der Kopfhaut eingesetzt. Sie haben oft eine alkoholische Basis. Ein Kortikosteroid kann zugesetzt sein.

Puder. Puder dienen der Behandlung nässender Hautveränderungen. Der Puder nimmt die Flüssigkeit auf und sorgt für eine Verdunstung, woraus ein austrocknender Effekt resultiert. Einsatzgebiete sind Zwischenzehenmykosen, die antibiotische Behandlung von Wunden und die Austrocknung von Ulzera unabhängig von der Genese.

M *Puder dienen nicht der Behandlung juckender, trockener Dermatosen. Entsprechend dem Wirkprinzip kommt es zu einem starken Fettentzug, was eine Verstärkung des Juckreizes nach sich zieht. Erkennbar wird dieser Zustand an der Auflagerung feiner Schuppen.*

Paste. Pasten sind Fette mit Feststoffanteil. Mit ihnen kann eine Abdeckung eines Hautareals erreicht werden. Sie sind daher an Stellen angezeigt, bei denen Schutz vor aggressiven Stoffen erforderlich ist und zeichnen sich durch die Möglichkeit zur Flüssigkeitsaufnahme aus.

Tabelle 21.3 ⋮ **Die Wirkprinzipien von Wirkstoffen und die gebräuchlichen Konzentrationen (nach Jung1).**

Wirkprinzip	Wirkstoff	Konzentration
antientzündlich und zellwachstumshemmend (antiproliferativ)	Kortikosteroide Teere	[unterschiedlich] 5–20 %
Keimtötend (antimikrobiell)	Chlorquinaldol Clioquinol Antibiotika	1–3 % 0,5–2 % [unterschiedlich]
Schuppenlösend (keratolytisch)	Salicylsäure Harnstoff (Urea)	5–20 % 5–20 %
Juckreizstillend (antipruriginös)	Thesit Menthol	2–5 % 0,5–2 %

Tabelle 21.4 ⋮ **Klassifizierung einiger gängiger Kortikosteroidzubereitungen. Die Einteilung in Klassen erfolgt entsprechend der Wirkstärke (I = schwach, IV = stark).**

Klasse I	Klasse II	Klasse III	Klasse IV
Ficortril	Advantan	Ecural	Dermoxin
Vaspit	Kaban	Diprosone	Flutivate
Emovate	Dermatop	Ultralan	Karison

Schüttelmixtur. Eine Schüttelmixtur vereint Feststoff und Flüssigkeit. Wie der Name sagt, entsteht nur bei Schütteln eine Aufschwemmung der beiden Phasen. Nach dem Auftragen verdunstet der flüssige Anteil, wodurch der Haut Wärme entzogen wird. Es entsteht ein Kühleffekt. Danach verbleibt der Feststoffanteil als dünne Puderschicht auf der Haut, und kann wieder Flüssigkeit, diesmal von der Haut, aufnehmen.

21.2.3 ⋮ Wirkstoffe

In der Dermatologie häufig eingesetzte Wirkstoffe sind in **Tab. 21.3** aufgelistet.

Kortikosteroide

Die meisten Dermatosen sind durch entzündliche Vorgänge in der Haut gekennzeichnet. Wirkstoffe, die diese Vorgänge vermindern oder vollständig blockieren können, sind daher von großer Wichtigkeit.

Vor der Ära der lokal anwendbaren Kortikosteroide blieb bei vielen Hautkrankheiten außer einer abwartenden Haltung gegenüber dem Ablauf der entzündlichen Vorgänge keine Therapieform übrig. Stationäre Aufenthalte dauerten zu dieser Zeit wesentlich länger. Auch lag die Therapiedauer beim Vielfachen der heute benötigten Therapiezeit. Die Entwicklung der lokal anwendbaren Kortikosteroide hat die Behandlung vieler Dermatosen wesentlich erleichtert. Trotzdem haben Kortikosteroide in den letzten Jahren durch Veröffentlichungen in der Laienpresse einen schlechten Ruf bekommen. Dieser schlechte Ruf ist nicht gerechtfertigt, da Kortikosteroide bei sachgemäßem Einsatz durch den Hautarzt nur wenig Nebenwirkungen zeigen. Die **Tab. 21.4** bietet einen Überblick über die gängigen Kortikosteroidpräparate.

M *Beim Einsatz von Kortikosteroiden gilt der folgende Grundsatz: je stärker die Wirksamkeit, desto kürzer die Anwendungsdauer.*

Nebenwirkungen

Verdünnung und Atrophie der Haut. Die am schnellsten eintretenden Nebenwirkungen sind die Verdünnung und die Atrophie der Haut. Mittels spezieller Messmethoden können diese Effekte in Abhängigkeit von der Wirkstärke des eingesetzten Kortikosteroids bereits nach wenigen Tagen Therapiedauer nachgewiesen werden. Eine Verdünnung der Haut ist reversibel. Hat jedoch bereits eine Atrophie stattgefunden, d. h. sind Hautstrukturen zugrunde gegangen, so können diese nicht mehr ersetzt werden und es bleibt ein funktionsreduzierter Restzustand der Hautstelle zurück. Besonders atrophiegefährdete Areale sind die Oberschenkelinnenseiten, Hals und Gesicht, wo dementsprechend schwächere Präparate eingesetzt werden. Im Genitalbereich ist die Resorption von Kortikosteroiden gut, sodass dort ebenfalls nur schwächer wirksame Substanzen eingesetzt werden.

Striae distensae. In der Regel nur an empfindlichen Hautarealen können besonders ausgeprägte atrophische Narbenzustände, die Striae distensae, auftreten. Sie werden auch bei systemischer Kortikosteroidtherapie beobachtet. Eine Neigung zu Striae distensae kann auch anlagebedingt sein. In diesem Fall treten die Hautveränderungen ohne äußeres Zutun meist während der Pubertät auf.

Teleangiektasien. Neu auftretende und irreversible Erweiterungen kleiner Hautgefäße, die Teleangiektasien, sind vornehmlich im Gesichtsbereich und Dekolleté zu beobachten. Sie sind bleibend und können nur mit Verödung mit hochfrequentem Strom oder einer Laserbehandlung rückgängig gemacht werden.

M *Kortikosteroidzubereitungen der Klassen III und IV werden nicht im Gesicht eingesetzt, da es hier besonders leicht zu Teleangiektasien kommen kann.*

Hypertrichose. Durch die Stimulierung der vorhandenen Haarwurzeln kann es im behandelten Areal zu einer Hypertrichose, einem vermehrten Haarwuchs kommen.

Spontanblutungen. Spontane Blutungen werden besonders häufig bei systemischer Kortikosteroidmedikation beobachtet, doch kann auch eine intensive Lokalbehandlung dazu führen. Man findet Hämatome meist im Bereich der Unterarme, für die nach den Angaben des Patienten kein äußerer Anlass besteht. Sie heilen ab, neigen jedoch bei Beibehaltung der Medikation zu Rezidiven.

Nebennierenrindensuppression. Die systemischen Nebeneffekte durch Resorption sind bei kleinflächigen Behandlungsarealen vernachlässigbar. Unter stationären Bedingungen mit Ganzkörpertuchverbänden kann es jedoch zu einer Nebennierenrindensuppression kommen.

Teere

D *Teer ist eine Mischung aus Kohlenwasserstoffmolekülen unterschiedlicher Kettenlänge. Die genaue Zusammensetzung ist nicht ermittelbar, da eine Vielzahl von Molekülen in Teer enthalten ist. Die Zusammensetzung kann je nach Charge geringfügig unterschiedlich sein.*

In der Dermatologie werden verschiedene Teerarten therapeutisch eingesetzt:

- Steinkohleteer (Pix lithantracis): gewonnen durch Destillation von Steinkohle,
- Ichthyol: gewonnen aus schwefelreichem Schieferöl,

- Tumenol: gewonnen aus schwefelarmem Schieferöl.

Teere wirken antientzündlich, antipruriginös (juckreizstillend) und hemmend auf das Zellwachstum. Die Entstehung von Karzinomen bei Einsatz von Teeren unter ärztlich kontrollierten Bedingungen wurde bisher nicht beschrieben.

Steinkohleteer. Eingesetzt wird Steinkohleteer in Konzentrationen von 5–20 % und in manchen Fällen unverdünnt bei der Therapie von chronisch entzündlichen Hautleiden. In angelsächsischen Ländern werden höhere Konzentrationen bei der Psoriasistherapie eingesetzt. In Deutschland findet Teer für die Therapie einer chronisch-lichenifizierten Neurodermitis oder eines chronischen Ekzems anderer Genese Einsatz. Die Therapie der Stauungsdermatitis spricht gut auf Steinkohleteer an. *Liquor carbonis detergens* ist eine flüssige Zubereitung von Steinkohleteer. Es wird in viele fette Salbengrundlagen eingearbeitet. Aufgrund des intensiven Geruches ist manchen Teerzubereitungen Kokosöl oder ein anderes Geruchskorrigenz beigegeben. Der intensive Geruch schränkt den außerstationären Gebrauch der Präparate ein.

Ichthyol und Tumenol. Für Ichthyol und Tumenol gelten vergleichbare Indikationsgebiete, wie für den Steinkohleteer. Ichthyol findet in Lösungen bei der Aknetherapie einen Einsatz, weiterhin ist es als „Zugsalbe" weit verbreitet. Durch diese Salbe wird die Entzündung eingegrenzt, wodurch eine chirurgische Eiterentleerung in der Folge erleichtert wird. Tumenol ist eine gut wirksame Teersubstanz mit weniger intensivem Geruch als Steinkohleteer und kann daher in Zubereitungen bei der nichtstationären Therapie gut eingesetzt werden.

Antimikrobielle Stoffe

Chlorquinaldol und *Clioquinol* sind desinfizierende Stoffe, die in Rezepturen verwendet werden können. Sie wirken gegen Bakterien und Pilze. Ein Nachteil der Wirkstoffe ist die mögliche Entstehung von epidermalen Sensibilisierungen bei länger dauerndem Einsatz auf offenen Stellen (z. B. Ulcus cruris). Clioquinol ist ein Jod-Abkömmling und darf bei Personen mit Jodallergie nicht verwendet werden. Es führt zu einer gelblichen Verfärbung, die sich auch aus der Wäsche nur schwer entfernen lässt.

Keratolytische Stoffe

Viele Hautkrankheiten gehen mit einer verstärkten Abschilferung von Hornmaterial einher. Insbesondere an den stark belasteten Stellen wie Handteller und

Fußsohlen kann es zu massiven Hornauflagerungen kommen. Um ein Eindringen der Therapeutika in die Haut zu ermöglichen, müssen hyperkeratotische (stark verhornte) Auflagerungen mit geeigneten Mitteln angelöst und entfernt werden.

Am häufigsten wird hierfür *Salicylsäure* eingesetzt. In Konzentrationen von 5–20 % wirkt sie keratolytisch. Zur Wirkungssteigerung kann ein salicylsäurehaltiges Mittel unter einem okklusiven Verband angewandt werden.

Urea (Harnstoff) dient in Rezepturen dem Lösen von verhornten Belägen. Urea ist weniger stark wirksam als Salicylsäure. Man verwendet es v. a. bei der Therapie von sehr trockenen Hautzuständen, da es den Feuchtigkeitsgehalt der Haut verbessert. Hiervon profitieren insbesondere Personen mit atopischer Veranlagung (Neurodermitis, trockene Haut). Auf offenen Hautstellen kann Urea bei Beginn der Therapie ein Brennen auslösen.

Antipruriginöse Stoffe

Zur vorübergehenden Behandlung akut juckender Dermatosen können die juckreizstillenden Stoffe *Thesit* und *Menthol* zum Einsatz kommen. Kombiniert mit Kortikosteroiden in Lösungen, die einen zusätzlichen kühlenden Effekt auf der Haut haben, bringen sie rasch Linderung. Thesit ist ein Lokalanästhetikum und kann auch in der Schwangerschaft lokal angewendet werden.

21.2.4 Praxis der Externatherapie

Minutentherapie mit Cignolin

Bei der Behandlung der Psoriasis vulgaris mit Cignolin kann die sog. Minutentherapie angewendet werden. Hierbei bleibt die Cignolin-Zubereitung nur 15–30 Minuten auf den befallenen Stellen und wird dann wieder abgewaschen, mit einer geeigneten Salbe abgelöst (z. B. Unguentum Cordes) oder mechanisch entfernt. Die Wirkstoffaufnahme hat in dieser kurzen Zeit stattgefunden. Die Minutentherapie sollte einmal täglich durchgeführt werden. In der anderen Tageshälfte wird eine Pflegecreme aufgetragen, z. B. weiße Vaseline (Vaselinum album).

M *Mit dieser Therapieform kann die sonst ausgeprägt störende Verfärbung der Wäsche besser vermieden werden. Violett-bräunliche Flecke, die Cignolin in Baumwolle hinterlässt, sind nur schwer entfernbar. Auf der Haut hinterlässt Cignolin eine bräunliche Verfärbung, die bis zum Abheilen des Herdes bleibt.*

P *Anwendungshinweise für Cignolin. Beim Arbeiten mit Cignolin ist es wesentlich, dass Sie das Therapeutikum präzise auf die befallenen Stellen auftragen, da bei Kontakt mit gesunder Haut Hautreizungen entstehen. Diese können im Einzelfall für den Patienten sehr unangenehm sein. Sie sollten den Patienten vor der Behandlung darauf aufmerksam machen, dass ein leichtes brennendes Gefühl bei der Cignolintherapie unvermeidlich ist. Cignolin dürfen Sie nicht im Bereich der äußeren Geschlechtsteile und im Gesicht einsetzen. Bei Anwendung in der näheren Umgebung dieser Gebiete sollten Sie zum Schutz eine Abdeckung mit Vaseline vornehmen.*

Pinselung

Bei sehr schmerzhaften Dermatosen oder Hauterkrankungen, die mit erhöhter Flüssigkeitsabsonderung verbunden sind, können Pinselungen erforderlich werden. Eine flüssige Zubereitung wird auf das Hautareal aufgebracht. Zum praktischen Einsatz haben sich Pipetten (Pasteurpipetten) bewährt. Dadurch wird die Berührung auf ein Minimum reduziert, der Wirkstoff aber trotzdem gleichmäßig verteilt.

Umschläge

Die Therapie mit Flüssigkeiten ist ein Eckpfeiler der Dermatotherapie. Das Anlegen von Umschlägen ist bei Hauterkrankungen mit starker Flüssigkeitsabsonderung v. a. in der akuten Phase erforderlich. Außerdem werden Umschläge zur Kühlung bei stark entzündlichen Hautveränderungen eingesetzt.

Für Umschläge dürfen nur luftdurchlässige Stoffe verwendet werden, da sonst keine Abdunstung möglich ist. Ein Wärmestau kann entstehen, der einen gegenteiligen Effekt auf die Erkrankung hat.

P *Kühlwirkung. Bei großflächigen Umschlägen müssen Sie bedenken, dass der Patient bedingt durch die Kühlwirkung leicht zu frieren beginnt.*

Dermatologische Bäder

Therapeutische Bäder bieten den Vorteil, dass die Wirksubstanzen an jede Hautstelle des Körpers kommen. Häufige Einsatzgebiete von Bädern in der Dermatotherapie sind Ölbäder, Bäder mit Teer- und desinfizierenden Zusätzen. Das Bad mit Teerzusatz hat zusätzlich eine juckreizstillende und antientzündliche Wirkung. Die Bäder sollten eine Temperatur von 35°C nicht überschreiten. Bei der Neurodermitistherapie stellen Bäder eine Basistherapie zur Hautrückfettung dar.

P *Dermatologisches Bad. Allzu lange Badezeiten sollten bei diesen Patienten vermieden werden, da sonst eine Austrocknung der Haut eintreten kann. Als Anhaltspunkt für eine geeignete Badezeit können 5–10 Minuten gelten. Erwachsene Neu-*

rodermitiker können die Ölbäder auch zum Duschen verwenden. Für intertriginöse Hautareale (Achseln, Schritt) kann Seife verwendet werden. Duschgele sollten wegen zu starker Austrocknung der Haut vermieden werden.

Teerölbäder werden aufgrund ihrer lichtsensibilisierenden Wirkung auch in Kombination mit einer Bestrahlung zur Psoriasistherapie eingesetzt. Bäder mit desinfizierenden Zusätzen (Kaliumpermanganat, Braunol, Betaisodona) können bei schlechtem Pflegezustand der Haut hilfreich sein. Häufig sind sie jedoch nur als Teilbäder (z. B. Unterschenkel) oder in Form von Sitzbädern zur OP-Vorbereitung erforderlich. Um die Wirksamkeit einer nachfolgenden UVA-Bestrahlung zu erhöhen (Bade-PUVA), kann ein Vollbad mit lichtsensibilisierender Substanz versetzt werden.

21.2.5 ⁝ Debridement

D *Unter Debridement versteht man das Entfernen von totem Gewebe auf Wunden. Angewendet wird dieses Verfahren v. a. bei Strahlenulkus, Dekubitus, Ulcus cruris oder Hautnekrosen durch fehlerhafte Infusionen (paravasal).*

Schlecht heilende Wunden müssen häufig gereinigt werden, um eine Verbesserung der Heilungstendenz zu erreichen. Abgestorbenes (nekrotisches) Gewebe muss entfernt werden. Ist der Schmerz tolerabel, können ohne vorherige Lokalanästhesie Beläge mit Pinzette und Skalpell bzw. Schere abgetragen werden. Unter Umständen wird jedoch eine Lokal- oder Kälteanästhesie erforderlich. Insbesondere beim Ulcus cruris können sehr ausgedehnte, dicke und fest haftende nekrotische Beläge auftreten. Zur leichteren Entfernung können Verbände mit enzymhaltigen Gelen mehrere Tage vor der mechanischen Abtragung der Beläge eingesetzt werden.

Zunächst erfolgt eine Reinigung des Ulkusareals mit Wasserstoffsuperoxyd (H_2O_2). Dadurch werden die Beläge angelöst, und das Entfernen wird erleichtert. Zusätzlich wirkt Wasserstoffsuperoxyd bakterizid. Nachgespült wird mit Kochsalzlösung. Die Ulkusumgebung wird mit Öl (z. B. Olivenöl) bestrichen, um ein schonendes Ablösen von Krusten zu ermöglichen.

21.2.6 ⁝ Manuell-physikalische Therapie

Die Acne vulgaris und Rosacea erfordern zusätzlich zur Lokaltherapie und der Einnahme von Medikamenten eine manuell-physikalische Therapie. Häufig wird diese Therapie durch Kosmetikerinnen und speziell geschulten Arzthelferinnen und teilweise auch von Pflegepersonen durchgeführt. In regelmäßigen Abständen, in der Regel 2-mal wöchentlich, erfolgt ein Entfernen von Talgpfropfen in den Talgdrüsenmündungen und ein Anstechen und behutsames Ausdrücken eitriger Hautveränderungen.

Bei der Rosacea kann durch gezielte Massage im Gesicht (Bindegewebsmassage) eine Verbesserung des Hautzustandes erreicht werden. Diese Massage kann nach einer entsprechenden Anleitung durch den Patienten selbst durchgeführt werden.

21.2.7 ⁝ UV-Bestrahlung

Entsprechend dem Bestrahlungsplan, der durch den Arzt aufgestellt wurde, wird die UV-Bestrahlungsintensität am Gerät eingestellt.

P *Psychische Betreuung und Hilfestellung. Die Patienten müssen während der Dauer der Bestrahlung überwacht werden, da oft Angstgefühle in den engen Geräten auftreten. Viele Patienten klagen über Hitzewallungen. Alte und behinderte Patienten benötigen Hilfe beim Betreten und Positionieren in den Geräten.*

Bei Teilbestrahlungen, wie z. B. der lokalen PUVA an Handtellern und Fußsohlen bei Psoriasis, wird die lichtsensibilisierende Substanz Methoxypsoralen (Meladinine) 20 min vor der Bestrahlung auf die betroffenen Hautstellen aufgetragen. Diese Therapieform wird z. B. bei der Alopecia areata eingesetzt. Hierfür werden spezielle Teilbestrahlungsgeräte angeboten, auch sog. Kopflampen sind auf dem Markt. Die Teilbestrahlung von Gesicht und Dekolleté sind bei der Aknetherapie ein gutes Hilfsmittel.

M *Bei der Bestrahlung müssen die Patienten eine grün gefärbte Schutzbrille tragen, um ihre Augen vor der UV-Strahlung zu schützen.*

P Pflegeschwerpunkt dermatologische Verbände

Bei zahlreichen dermatologischen Therapien kommen verschiedene Verbände zum Einsatz. Die wichtigsten Verbandformen in der Dermatologie sind:

- Tuchverband,
- Kopfkappe,
- Okklusivverband,
- Kompressionsverband,
- Verbände mit speziellen Folien.

Tuchverband

Der Tuchverband ist eine Domäne der stationären Therapie. Der Patient wird auf 2 Leintücher gelegt und durch eine Pflegeperson eingesalbt. Für einen Tuchverband wird das Externum stärker aufgetragen. Danach wird der Patient in die Leintücher eingeschlagen, die möglichst eng am Körper anliegen sollen. Zuerst ergreift der Patient der Reihe nach die Tuchenden des unter dem Körper liegenden Tuches und schlägt diese über der Brust übereinander. Über den Beinen wird das Tuch von der Pflegeperson zusammengeschlagen. Dann werden die Arme des Patienten mit dem 2. Tuch im Oberkörperbereich eingeschlagen. Die Berührung von Haut auf Haut muss unbedingt vermieden werden. Am Schluss wird der Patient mit einer Decke zugedeckt. In dieser Position verharrt der Patient für eine Stunde. Durch das Anliegen des Leintuchs direkt an der Haut kommt es zu einer verbesserten Aufnahme des Wirkstoffes. Die Bettwärme unterstützt diesen Effekt.

Tuchverbände können nicht nur bei ausgedehnten Dermatosen mit wirkstoffhaltigen Salben eingesetzt werden, sondern auch mit wirkstofffreien Grundlagen allein zur Behandlung von sehr trockener Haut am gesamten Körper. Nach Beendigung des Tuchverbandes werden Salbenreste entfernt oder in die Haut eingerieben.

Kopfkappe

Mit der Kopfkappe wird eine ausgeprägte Kopfschuppung behandelt. Entsprechende Wirkstoffe können die Schuppenschicht am Haarboden nicht durchdringen, daher muss vor einer spezifischen Therapie das Ablösen der Schuppen erfolgen.

Auch hier wird nach dem Prinzip der Okklusion eine keratolytisch wirksame Substanz (salicylsäurehaltiges Öl) auf den behaarten Kopf aufgebracht und eine eng anliegende Folienkappe aus Polyäthylenfolie

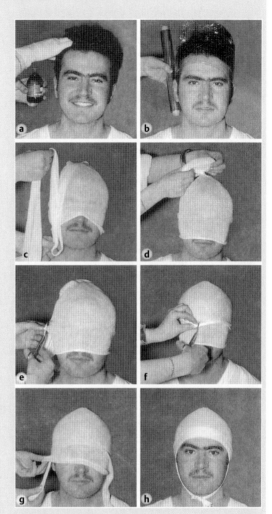

Abb. 21.8 • **Kopfkappe. a** u. **b** Nach dem Auftragen des Medikaments wird der Kopf mit Folie umwickelt. **c** u. **d** Ein ausreichend großer Schlauchverband wird über den Kopf gestülpt. **e** In den unteren Teil wird auf Höhe der Ohren ein Loch geschnitten. **f** Die Verbandränder des oberen Teils werden hochgerollt und im Stirn- und Nackenbereich durchschnitten. **g** u. **h** Die Verbandränder werden durch die Löcher im unteren Teil geführt und über dem Kinn zusammengeknotet; als Abschluss werden die Ränder des unteren Verbandes hochgeschlagen.

und ein Schlauchverband darüber befestigt (Abb. 21.8).

Die Behandlung muss meist einige Tage konsequent durchgeführt werden, um ein vollständiges Ablösen der Schuppen zu erreichen. Erst dann kommen spezifische Lokaltherapeutika zum Einsatz.

Okklusionsverband

Die Wirkstoffaufnahme und damit die Medikamentenwirkung können durch einen Okklusivverband (abdichtender Verband) unter Verwendung einer im Haushalt üblichen Polyäthylenfolie (Frischhaltefolie) wesentlich gesteigert werden. Diesen Effekt macht man sich v. a. bei der Kortikosteroidtherapie und keratolytischen Substanzen zunutze. Die Verbände könne an den Gliedmaßen und am Kopf angelegt werden. Nach Auftragen der Salbe wird ein zugeschnittenes Stück Haushaltsfolie direkt über der Salbe aufgelegt. Danach erfolgt die Abdeckung mit saugfähigem Verbandmaterial und die Fixierung des Ganzen mittels Klebestreifen oder einem Schlauchverband.

Kompressionsverband

Der Kompressionsverband wird zur Entstauungstherapie bei einem Lymphödem und zur Verbesserung des venösen Rückstroms bei chronisch venöser Insuffizienz und Ulcus cruris eingesetzt.

Für den Kompressionsverband werden sog. textilelastische Kurzzugbinden verwendet. Hält man die Binde zwischen beiden Händen und zieht daran, ist nur eine Dehnung von ca. 4–5 cm möglich. Kann die Binde um mehr gedehnt werden, ist sie für den Kompressionsverband nicht geeignet. Ein Verband mit Langzugbinden ist ohne Effekt auf eine chronisch venöse Insuffizienz, da bei Muskelanspannung kein Gegendruck durch die Binde aufgebaut wird.

Vor dem ersten Kompressionsverband muss bei dem Patienten eine arterielle Verschlusskrankheit ausgeschlossen sein, um Nekrosen am Fuß durch Kompression der Arterien zu vermeiden. Patienten mit einer arteriellen Verschlusskrankheit können bei einer stark ausgeprägter Symptomatik nicht mit einem Kompressionsverband versorgt werden.

Beim Anlegen des Verbandes ist darauf zu achten, dass die Bindenrolle nie vom Bein abgehoben werden darf. Die Bindenrolle sollte beim Abwickeln direkt von der einen zur anderen Hand übergeben werden. Für einen korrekt sitzenden Kompressionsverband bis unter das Knie werden 2 volle Binden mit 10 cm Breite benötigt. Nach dem Anlegen des Verbandes muss eine Kontrolle der Zehendurchblutung erfolgen. Ebenfalls ist der Patient nach seinem Befinden zu fragen.

M *Als Kriterium zur Festigkeit eines Kompressionsverbandes bei einem Patienten mit Ulcus cruris kann gelten, dass ein Zeigefinger gerade noch zwischen Haut und Verband passen sollte.*

21.3 Operative Dermatotherapie

21.3.1 Chirurgische Techniken

Die Oberflächenchirurgie in der Dermatologie verfügt über verschiedene, häufig praktizierte Techniken.

Probeexzision

Eine Probeexzision, auch Hautstanze genannt, wird zur Sicherung einer klinischen Diagnose, zur Klärung eines strittigen Befundes oder zur Stadienermittlung aus dem betroffenen Hautareal entnommen. Nach der Entnahme, die möglichst atraumatisch erfolgen sollte, wird das Gewebestück in eine Formalinlösung gegeben und pathohistologisch untersucht.

Dehnungsplastik

Ist der Defekt günstig lokalisiert oder von nur geringem Ausmaß, kann der Wundverschluss mittels Dehnungsplastik geschehen. Hierbei handelt es sich um einen primären Wundverschluss ohne Hautverschie-bung. Lediglich die Wundränder werden unterminiert, um ein spannungsloses Verschließen zu ermöglichen. Der Verlauf der Hautspaltlinien muss dabei beachtet werden, um zu einer geringeren Narbenbildung beizutragen.

Verschiebelappenplastik

Bei größeren Defekten ist es oftmals erforderlich, eine aufwändigere Lappenplastik als Wundverschlussverfahren einzusetzen. Zu nennen ist das Verfahren der Verschiebelappenplastik.

Nach Exzision des Defektes wird die Schnittführung an einem Ende in eine bestimmte Richtung verlängert und der umschnittene Hautlappen freipräpariert. Danach wird der Hautlappen, der noch breitbasig mit der umgebenden Haut verbunden ist, in das Defektgebiet verschoben. Da der Hautlappen, der zum Wundverschluss freipräpariert wird, aus der direkten Umgebung des Defektes stammt, spricht man von einer Nahlappenplastik.

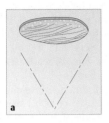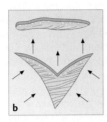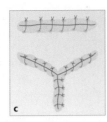

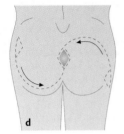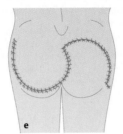

Abb. 21.9 ▪ Verschiebeplastiken. Schematisierte operative Verfahren bei Verschiebeplastiken.

Eine Vielzahl von Variationen dieses Grundprinzips wird im klinischen Gebrauch eingesetzt. Eine Auswahl gängiger Techniken ist in **Abb. 21.9** dargestellt. Durch kunstvolle Kombination verschiedener Verfahren sind Defektdeckungen großen Ausmaßes ohne Hauttransplantation möglich. Außer der Beachtung der Hautlinien muss auf eine vergleichbare Struktur der Haut, die zur Deckung des Defektes verwendet wird, geachtet werden. Besonders im Gesicht, das durch die chronische Lichtexposition eine andere Textur hat als von Kleidung bedeckte Körperregionen, sind solche Verfahren aufgrund ihres günstigen kosmetischen Ergebnisses anzustreben.

Hauttransplantation

Ist eine Defektdeckung mittels Verschiebeplastik nicht mehr möglich, muss eine Hauttransplantation durchgeführt werden. Bei der Vollhauttransplantation wird ein geeignetes Stück Haut an einer anderen Körperstelle entnommen, auf die entsprechende Größe zugeschnitten und vom subkutanen Fettgewebe befreit. Dieses Transplantat wird in die Wunde eingenäht und mit einem Verband fixiert. Da es sich um körpereigenes Gewebe handelt, erfolgt die Einheilung komplikationslos, sofern keine Wundinfektion komplizierend eintritt. In aller Regel wird ein Entnahmebereich oberhalb der Leiste oder unterhalb des Schlüsselbeins gewählt. Die Entnahmestelle wird durch eine Dehnungsplastik verschlossen.

Bei der Deckung großflächiger Defekte können durch maschinelle Verfahren entnommene und aufgearbeitete Hautstücke eingesetzt werden. Durch ein

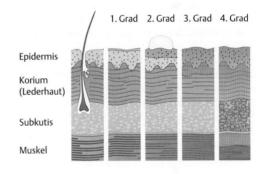

Abb. 21.10 ▪ Verbrennungen. Einteilung der Verbrennungen nach Tiefenausdehnung.

pneumatisch betriebenes Schneidegerät mit einstellbarer Schichtdicke (Dermatom) können Hautstreifen entnommen werden. Diese werden zu einem Netz weiter aufgearbeitet (mesh graft) und in das zu verschließende Hautgebiet transplantiert. Diese Verfahren werden beispielsweise bei Verbrennungen oder anderen großflächigen Hautdefekten eingesetzt.

21.3.2 Therapie von Verbrennungen

Entsprechend der betroffenen Hautstrukturen wird eine Verbrennung (Combustio) in 3 Grade eingeteilt **(Abb. 21.10)**:

- Verbrennung I. Grades: lediglich Hautrötung, keine Blasen, Schmerzen, keine Narbenbildung,

- Verbrennung II. Grades: Hautrötung, Blasenbildung, starke Schmerzen, keine Narbenbildung,
- Verbrennung III. Grades: schwärzliche Auflagerungen, keine Schmerzen, Narbenbildung, da tiefgehende Gewebezerstörung.

Verbrennungen I. Grades

Patienten mit Verbrennungen I. Grades sind häufige Notfallpatienten, da direkt nach dem Unfallereignis ein Arzt aufgesucht wird. Als Soforttherapie ist v. a. eine Kühlung zur Schmerzlinderung und Schadensbegrenzung im betroffenen Gewebe erforderlich. Dann sollte auf die betroffenen Stellen ein Klasse-III-Kortikosteroid aufgetragen werden (S. 245). Diese Lokaltherapie kann nach wenigen Tagen wieder abgesetzt werden. Dem Patienten sollten Schmerzmittel oder ein entsprechendes Rezept mitgegeben werden.

Verbrennungen II. Grades

Verbrennungen II. Grades unterscheiden sich von den Verbrennungen I. Grades durch die Blasenbildung. Je nach Intensität der Verbrennung können die Blasen sehr groß sein. Sie entstehen durch Spaltbildung in der Epidermis und Lympheinstrom in der Haut. Zusätzlich zur lokalen Kühlung sollten die Blasen punktiert, nicht aber die Blasendecke abgetragen werden. Sie bietet zunächst noch Schutz für die darunter liegenden Hautschichten. Wichtig ist das Auftragen eines antibiotischen Gels, das Infektionen verhindert. Salben dürfen nicht aufgetragen werden, da sie die Wunde verkleben.

M *Beim Verbinden ist auf absolute Sterilität zu achten. Der Verband sollte von leichter Beschaffenheit sein (z. B. Schlauchverband).*

Verbrennungen III. Grades

Verbrennungen III. Grades sind durch eine Zerstörung der Oberhaut und der oberen Schichten der Lederhaut gekennzeichnet. Das Schmerzempfinden an der betroffenen Stelle ist ausgeschaltet, da die Nervenendigungen zerstört sind. Aufgrund der Beteiligung der Lederhaut erfolgt eine narbige Abheilung. Ist der Bereich eines Gelenkes betroffen, können die Narben zu Kontrakturen führen, was später je nach Ausdehnung und Lokalisation der Verbrennung orthopädische Probleme verursachen kann.

Ebenfalls für Verbrennungen III. Grades gilt, dass bei der Erstversorgung keine Salben und Puder aufgebracht werden dürfen. Das Wundgebiet sollte lediglich mit möglichst sauberen oder sterilen Tüchern abgedeckt werden. Verbrennungen III. Grades bedürfen

meist einer stationären Therapie. Im Rahmen der weiteren Versorgung spielt extreme Keimfreiheit die größte Rolle. Schwerstverbrannte versterben nur selten an der Verbrennung selbst, sondern meist an den Komplikationen, die sich durch einen hohen Flüssigkeitsverlust und Infektionen ergeben.

Größere Hautdefekte müssen durch Transplantation von Hautstücken, die vom Patienten selbst stammen, gedeckt werden. Hierzu ist meist eine Vielzahl von Operationen erforderlich.

M *In Abhängigkeit von der Flächenausdehnung jeder Art von Verbrennung sollte eine stationäre Aufnahme veranlasst werden. Dies gilt insbesondere für Kinder und bei Patienten mit instabilem Kreislauf. In der Klinik kann dann eine adäquate Infusionstherapie und die antibiotische Behandlung begonnen werden.*

21.3.3 Kosmetische Verfahren

In der Dermatologie werden auch Eingriffe durchgeführt, die eine Verbesserung des Hautzustandes bzw. des Aussehens zum Ziel haben. Da die angeführten Verfahren in den meisten Fällen einer medizinischen Indikation entbehren, müssen die Kosten vom Patienten selbst getragen werden.

Laser-skin-resurfacing. Ein modernes Verfahren zur Glättung der Gesichtshaut ist das Laser-skin-resurfacing mit einem CO_2- oder Er:YAG-Laser. Für die Behandlung ist eine Vollnarkose erforderlich. Das Laserlicht wird sehr stark in Wasser, das zu 70 % in Hautzellen enthalten ist, absorbiert. Bei der Behandlung mit dem Laser werden Hautzellen beim Auftreffen des Lichts direkt verdampft (vaporisiert), woraus eine oberflächliche Abtragung der Hautschichten mit nachfolgender Reepithelialisierung resultiert. Nach erfolgter Operation werden feuchte Verbände und antibiotische Salben aufgetragen. Auch muss der Patient in der Abheilungsphase und in den Monaten danach strengen Lichtschutz einhalten, um Pigmentverschiebungen zu vermeiden.

Kollagenunterspritzung. Zur Behandlung von Narben nach Unfällen dient die Unterspritzung mit Füllsubstanzen (Kollagen oder Hyaluronsäure). Auch vermehrte oder vertiefte mimische Falten im Gesicht lassen sich hierdurch verbessern. Die Substanz wird direkt intrakutan mit einer feinen Nadel in Serienpunktionen injiziert und verbleibt an der Stelle. Bedingt durch die gegenüber dem Fremdmaterial einsetzenden abbauenden Vorgänge kann eine Wiederholung der Behandlung nach ca. 6–12 Monaten erforderlich werden.

Injektion von Botulinumtoxin. Das Nervengift Botulinumtoxin A (Dysport, Botox) wird in entsprechender Konzentration eingesetzt, um die feine mimische

Muskulatur z. B. im Stirn- oder Augenbereich zu lähmen. Hierdurch resultiert eine Glättung der Hautoberfläche. Der Effekt hält ca. 6 Monate vor. Über diese kosmetische Wirkung hinaus bremst Botulinumtoxin A nachhaltig die überschüssige Schweißproduktion unter den Achseln, indem es intrakutan an den am stärksten vom Schwitzen betroffenen Stellen eingespritzt wird.

Facelifting und Phenolpeeling. Entsprechend spezialisierte Dermatochirurgen führen kosmetische Verfahren wie z. B. das Facelifting aus. Hierbei wird die Gesichtshaut im Bereich der Ohren eingeschnitten, ein Streifen entfernt und die verbliebene Haut über die Knochenstrukturen des Gesichtsschädels gespannt und wieder vernäht. Ebenfalls zur Behandlung von Altershaut kann ein sog. Phenolpeeling im gesamten Gesicht eingesetzt werden, bei dem durch gleichmäßiges Auftragen einer Phenollösung eine Schälung erreicht wird.

Fetttransplantation.
Eine weitere Möglichkeit der kosmetischen Hautglättung besteht in der Transplantation von Fettgewebe. Mit einer großkalibrigen Nadel wird am Oberschenkel Fettgewebe entnommen, das zur Aufpolsterung verschiedener Areale im Gesichtsbereich (Oberlippe, Wange, Stirn) wieder eingespritzt wird. Ein Teil des Fettgewebes wird resorbiert, ein Teil jedoch bleibt an der neuen Stelle bestehen.

21.3.4 Dermatochirurgische Verbandtechniken

Druckverband

Wesentlich für den Operationserfolg bei der Oberflächenchirurgie, wie sie Dermatologen durchführen, ist die postoperative Anlage eines korrekt sitzenden Druckverbands. Nach den üblichen Prinzipien bei operativen Eingriffen muss eine Hämatombildung durch Nachblutung ins Operationsgebiet vermieden werden, da Hämatome ein erhöhtes Infektionsrisiko bergen und die Wundheilung verzögern.

Bei den sehr diffizil ausgeführten Operationen spielen auch Blutungen aus kleinen Gefäßen eine nicht unwesentliche Rolle. Bedingt durch das im Lokalanästhetikum enthaltene Adrenalin sind kleine Gefäße intraoperativ nicht als Blutungsquelle feststellbar. Lässt nach einiger Zeit die Vasokonstriktion (das Zusammenziehen der Gefäße) nach, können postoperativ Blutungen auftreten. Sie zu unterbinden und zusätzlich eine mechanische Stabilisierung des Operationsgebietes zu geben, ist die Aufgabe des Druckverbands. Ein solcher Verband wird nach 48 Stunden entfernt, die Wunde kontrolliert und ein weniger fest sitzender Druckverband für weitere 1–2 Tage angebracht. Danach erfolgt lediglich ein Abdecken der Wunde mit Klebepflastern bis zur Entfernung der Fäden.

P   **Druckverband im Gesicht.** *Dermatologische Operationen finden häufig im Gesichtsbereich statt. Es kann mitunter äußerst problematisch sein, auf die OP-Gebiete durch einen gut sitzenden Verband Druck auszuüben. Hier ist ein entsprechendes Geschick und Maß an Erfahrung der Pflegeperson erforderlich.*

Postoperative Kompressionsbinde

An den Extremitäten kann zur weiteren Unterstützung eines Druckverbandes eine Kompressionsbinde angelegt werden. Hierfür werden Klebebinden eingesetzt. Sie sind nur wenig dehnbar und werden im Bereich des operierten Areals über dem Druckverband angebracht.

Gegebenenfalls kann die Extremität vollständig mit der Kompressionsbinde versorgt werden. Nach 48 Stunden wird auch diese Binde wieder entfernt. Der Nachteil der Kompressionsbinde ist die fehlende Möglichkeit zur Kontrolle des Verbandes (Nachblutung). Andererseits bietet die Kompressionsbinde ein Höchstmaß an Sicherheit, um genau dies zu verhindern.

Eingenähter Verband

Bei Vollhauttransplantationen wird über dem eingesetzten und vernähten Hautstück zunächst eine auf die Größe des Hautdefektes zugeschnittene Gaze, die mit einer desinfizierenden oder antibiotikahaltigen Lösung getränkt ist, fixiert. Darüber werden mehrere Lagen ebenfalls auf Größe zugeschnittene Kompressen geschichtet. Über diesen Verband werden dann die an den beiden Enden des Wundverschlusses ca. 15 cm überstehenden Fäden geknüpft.

Durch diese Verbandtechnik ist es möglich, direkt am Wundort Druck auszuüben. Manche operative Zentren bevorzugen allerdings die Versorgung von Transplantationen nur mit einem Druckverband. Im weiteren postoperativen Verlauf verbleibt der Verband 5–7 Tage ungeöffnet. Danach erfolgt das Lösen der Fäden und der Verbandsschichten, nachdem sie mit steriler Kochsalzlösung aufgeweicht wurden.

Neben den Hauttransplantationen ist ein weiteres Einsatzgebiet des eingenähten Verbands die Operation am behaarten Kopf. Da eine Pflasterbefestigung hier nicht möglich ist, wird eine sterile Zellstoffrolle mit Haltefäden über der Wunde als Verband eingenäht.

22 Erkrankungen der Haare und des Bindegewebes

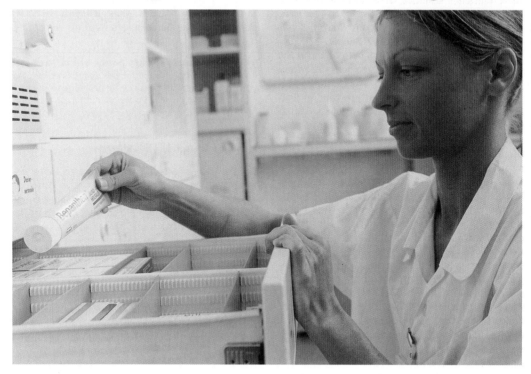

22.1 Erkrankungen der Haare

Das Wachstum der Haare ist nicht kontinuierlich, sondern verläuft in 3 Phasen. In der jahrelangen Wachs-
tumsphase (anagen) wird das Haar neu synthetisiert
und ausgestoßen. Ca. 80 % aller Haare befinden sich in
dieser Phase. Nach einer oft nur Wochen dauernden
Übergangsphase (katagen) geht die Haarwurzel in die
Monate dauernde Ruhephase (telogen) über. In dieser
Phase ist die Haarwurzel nicht aktiv. Das Haar wird lediglich noch im Schaft gehalten. Nach Ablauf der telogenen Phase fällt das Haar aus.

Eine Ausfallrate von 80–120 Haaren pro Tag ist
physiologisch. Es handelt sich nicht um einen echten
Verlust der Haare, da nach dem Ausfall der Haare am
Ende der telogenen Phase die Haarwurzel wieder aktiviert wird und in eine neue anagene Phase übergeht.

22.1.1 Diffuser Haarausfall (Effluvium)

D *Unter Effluvium wird der aktuell bestehende Haarausfall
verstanden. Davon abzugrenzen ist der Begriff Alopezie,
der einen Zustand nach einem Haarausfall, also das Fehlen der
Haare, bezeichnet.*

Formen
Ein Großteil dermatologischer Patienten sucht den
Arzt wegen Haarproblemen auf. Das herausragende
Problem ist der Haarausfall. Man unterscheidet beim
diffusen Haarausfall verschiedene Formen.
Telogenes Effluvium. Ergibt sich bei der Auszählung
ein vermehrter Anteil telogener Haare (Haare in der

D *Definition* **M** *Merke* **P** *Pflege* **W** *Wissen* **X** *Examenswissen*

Ruhephase), handelt es sich um ein telogenes Effluvium (telogener Haarausfall). Dieser ist Ausdruck eines beschleunigten Ablaufs der einzelnen Lebensphasen eines Haares und ist in der Regel nur vorübergehend. Er kann jedoch Monate bis Jahre anhalten. Eine vollständige Heilung erfolgt meist spontan. Zur Unterstützung kann jedoch eine Therapie durch östrogen- bzw. steroidhaltige Externa (Kopftinkturen) erfolgen. Bei ausgeprägtem Befund ist eine Bestrahlungstherapie der Kopfhaut mit UV-Licht oder Hochfrequenzströmen zur Anregung der Durchblutung möglich.

Dystrophisches Effluvium. Finden sich im Trichogramm (Auszählung der Phasenanteile) dagegen überwiegend dystrophe Haare, die ein Zeichen einer durch Mangel- oder Fehlernährung bedingten Störung sind, ist von einer massiven Schädigung der Haarwurzel auszugehen. Eine solche Schädigung kann z. B. durch eine Infektionskrankheit, aber auch durch eine äußere Schädigung der Haare (z. B. Dauerwelle) verursacht werden. Dies ist durch die Anamnese zu erfragen. Auch beim dystrophischen Effluvium handelt es sich um eine vorübergehende Störung, die allerdings noch einige Zeit nach dem Erstauftreten anhalten kann. In erster Linie muss die Schädigung erkannt und eingegrenzt werden. Ist dies gelungen, kann unterstützend eine Lokaltherapie durchgeführt werden.

Androgenetisches Effluvium. Eine häufige Ursache des Haarverlustes kann die androgenetische Alopezie sein. Es handelt sich um eine verstärkte Sensibilität der Haarwurzel auf normale Blutspiegel der männlichen Geschlechtshormone. Das Phänomen tritt bei beiden Geschlechtern auf. Es kommt zum Ausfallen der Haare (männliche Glatzenbildung) und es erfolgt eine Ausdünnung der Haare und ein Dickenverlust des Haarschaftes. Das Ausfallmuster beim androgenetischen Haarausfall unterscheidet sich bei Männern und Frauen. Während beim Mann nach der Ausbildung von sog. Geheimratsecken links und rechts im Bereich der Stirn ein Rückgang des gesamten Haares im frontalen und okzipitalen Bereich eintreten kann, bleibt jedoch immer ein Haarkranz bestehen. Bei Frauen erfolgt ebenfalls eine Ausdünnung okzipital-frontal, jedoch bleibt ein Haarkranz auch im frontalen Stirnbereich bestehen **(Abb. 22.1).**

Diagnostik

Zur Beurteilung der momentanen Situation erfolgt die fachgerechte Epilation (Ausreißen der Haare) von ca. 30–40 Haaren im betroffenen Areal und die anschließende Auszählung der Phasenanteile (Trichogramm).

Begleitend zum Trichogramm sollte eine Allgemeinuntersuchung des Patienten erfolgen. Bestimmt werden muss das freie Testosteron sowie DHEA/S, der

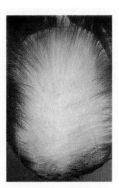

Abb. 22.1 ▪ Alopezie. Androgenetische Alopezie bei einer Frau mit erhaltener frontaler Haarlinie.

Zink- und Biotinspiegel, die Parameter des Eisenhaushaltes und die Schilddrüsenparameter.

Therapie

Bei Männern steht als am besten wirksames Therapeutikum Finasterid (Propecia) zur Verfügung. Es bringt den männlichen Haarausfall zum Stillstand und lässt aus bestehenden Haarwurzeln wieder Haare wachsen, sofern die Wurzeln noch nicht resorbiert sind. Das Mittel hilft nur für die Dauer der Einnahme, die über Jahre nötig ist. Darüber hinaus ist eine Lokaltherapie mit Minoxidil-Lösung (Regaine) Erfolg versprechend.

Bei Frauen können antiandrogen wirksame Präparate (Cyproteronacetat in Androcur, Diane 35) oral eingesetzt werden. In erster Linie sollte jedoch eine Lokaltherapie mit östrogenhaltigen Haartinkturen stattfinden.

Bei internistischen Auffälligkeiten muss eine entsprechende kausale Therapie erfolgen (z. B. bei Schilddrüsenunterfunktion, Anämie, Eisen-, Biotin-, oder Zinkmangel).

22.1.2 Kreisrunder Haarausfall (Alopecia areata)

D *Beim kreisrunden Haarausfall finden sich einzelne Herde mit fast vollständigem Haarverlust in einem dicht behaarten Körperareal (Kopf, Bartbereich). Der Haarausfall vollzieht sich innerhalb kurzer Zeit.*

Ursache

Im Bereich der Haarwurzeln laufen immunologische Reaktionen ab, die das Haarwachstum blockieren. Eine Ursache ist meist nicht feststellbar. In vielen Fällen liegt eine erbliche Disposition vor. Der Haarausfall ist meist nur von vorübergehender Dauer, kann allerdings Jahre andauern.

Therapie

Es muss eine Therapie mit lokalen Kortikosteroiden und ggf. eine Zinksubstitution eingeleitet werden. Alternativ kann eine Reiztherapie mit Vitamin-A-Säure oder Cignolin durchgeführt werden.

Über die Induktion einer Entzündung kommt es zu einem Zurückdrängen der ursächlich für den Haarverlust verantwortlichen immunologischen Vorgänge. Bei erfolgreicher Therapie beginnt wieder ein Haarwachstum. Nach längerem Bestehen jedoch kann es zu Vernarbungen kommen, die auf keine Therapie mehr ansprechen (Pseudopelade Brocq).

22.2 ┆ Erkrankungen des Bindegewebes (Kollagenosen)

> **D** Bei den Bindegewebserkrankungen handelt es sich um Autoimmunkrankheiten, die eine Verfärbung oder Verhärtung der Haut bewirken und auf keinen anderen fassbaren Anlass zurückzuführen sind. Anhand der typischen klinischen Bilder sowie serologischer Untersuchungen auf charakteristische Antikörper lässt sich die Diagnose sichern.

Formen

Die 3 wichtigsten Krankheitsbilder dieser Gruppe von Erkrankungen sind:

- diskoider Lupus erythematodes (DLE),
- systemischer Lupus erythematodes (SLE),
- Sklerodermie,
- Dermatomyositis.

22.2.1 ┆ Diskoider Lupus erythematodes

Symptome

Beim diskoiden Lupus erythematodes, der nur auf die Haut beschränkt ist, finden sich derbe, gerötete Plaques im Hautniveau mit Atrophiezeichen. Beim Befühlen der Läsionen ist eine typische Rauigkeit festzustellen. Prädilektionsstellen sind die lichtexponierten Areale, Gesicht, Ohr und Oberkörper. Ein Befall mit nur vereinzelten Herden kann vorkommen. Oftmals besteht bei den Einzelherden eine Schmerzempfindlichkeit bei Berührung (Hyperästhesie).

Diagnostik

Die Diagnose wird durch eine Probeexzision aus einem befallenen Areal gesichert. Außer den typischen Veränderungen im histologischen Bild lässt sich durch eine spezielle immunhistologische Gewebeuntersuchungen Gewissheit über die Diagnose gewinnen.

Für diese Erkrankung existiert keine typische Autoantikörper-Befundkonstellation, die im Blut nachweisbar wäre. Auch die sonstigen Blutwerte sind zumeist unauffällig.

Therapie

Die Therapie erfolgt mit lokal wirkenden Kortikosteroiden, bei ausgedehntem Befall sind auch weitergehende Therapiemaßnahmen möglich. Ein Lichtschutz ist erforderlich.

22.2.2 ┆ Systemischer Lupus erythematodes

> **D** Beim systemischen Lupus erythematodes besteht ein Befall des gesamten Körpers. Die inneren Organe sind ebenfalls betroffen.

Symptome

An der Haut finden sich meist, aber nicht immer, typische Erscheinungen. Hierzu gehört das bekannte schmetterlingsförmige Erythem im Gesicht **(Abb. 22.2)**. Diskoide Lupus-erythematodes-Herde können bestehen.

Bei den Patienten finden sich Arthritiden, neurologische Symptome und Lymphknotenschwellungen. Insbesondere im akuten Stadium sind Arthralgien und Myalgien (Gelenk- und Muskelschmerzen) typisch. Für die Prognose ist insbesondere die Nierenfunktion wichtig, da die Niere oft mitbeteiligt ist.

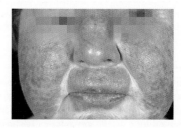

Abb. 22.2 ■ Lupus erythematodes. Charakteristisches Bild bei systemischem Lupus erythematodes (Schmetterlingsflechte).

Diagnostik

Der Nachweis der Erkrankung wird durch eine Probebiopsie aus der Haut in einem befallenen Areal geführt. Insbesondere aber sind die im Blut feststellbaren Autoantikörper für die Diagnose wichtig.

Therapie

Die Therapie erfolgt bei schwerem Krankheitsverlauf mit immunsuppressiven Medikamenten. Bei einem leichten Verlauf kann man sich auf eine symptomatische Therapie beschränken.

22.2.3 Sklerodermie

D *Die Sklerodermie führt zu einer Sklerosierung (Verhärtung) und Atrophie der Haut. Die Verläufe sind langwierig. Bei nur lokal begrenztem Befall spricht man von Morphaea (zirkumskripte Sklerodermie).*

Symptome

Als Frühsymptom der progressiven Sklerodermie, die sowohl die Haut als auch innere Organe betreffen kann, findet sich fast immer eine Raynaud-Symptomatik („Leichenfinger"). Nach anfänglichen Schwellungen kommt es schließlich zu einer Verfestigung der Haut, die sich im Lauf der Zeit wie ein eng anliegendes Tuch über die Gelenke spannt. Dies ist besonders im Bereich der Finger eindrücklich. Durch die Ummantelung der Gelenke und Schrumpfung der Haut kommt es zu einer Bewegungseinschränkung.

Eine weitere Stelle des Auftretens ist das Gesicht, und v. a. der Mund. Man spricht bei fortgeschrittenen Stadien von einem Tabaksbeutelmund (eingezogene Lippen, verkleinerte Mundöffnung) und einem Maskengesicht, da keine Mimik mehr möglich ist. Bei der diffusen Sklerodermie kann auch ein Organbefall bestehen.

Ein Subtyp der Sklerodermie ist das sog. CREST-Syndrom, benannt nach den Anfangsbuchstaben der Hauptsymptome Calcinosis (Kalkeinlagerungen in die Haut im Unterarm- und Handbereich), Raynaud-Symptomatik, Sklerodaktylie (Verhärtung und Schrumpfung der Haut im Bereich der Finger), Mitbeteiligung des Ösophagus (engl. esophagus)und Teleangiektasie (bleibende Erweiterungen kleiner Hautgefäße).

Therapie

Die Therapie konzentriert sich auf antientzündliche Maßnahmen. Immunsuppressiva können eingesetzt werden.

22.2.4 Dermatomyositis

D *Die Dermatomyositis ist eine durch Autoimmunphänomene ausgelöste entzündliche Erkrankung überwiegend der Skelettmuskulatur. Auch innere Organe können befallen sein. Die Dermatomyositis kommt im höheren Erwachsenenalter vor, Fälle bei jungen Menschen und Kindern sind jedoch beschrieben.*

Symptome

Es finden sich v. a. im Gesicht, am Oberkörper und an den Fingerrücken charakteristische livid-bläuliche, flüchtige Erytheme („fliederfarbene Erytheme"). Viele der Patienten klagen beim ersten Auftreten der Erkrankung über eine bisher nicht gekannte Muskelschwäche in der Schultergürtel- oder Beckengürtel-Muskulatur. Bei einem klinischem Verdacht sollte daher nach neu aufgetretenen Schwierigkeiten beim Tragen von Taschen oder beim Treppensteigen gefragt werden. Da die Dermatomyositis mit malignen Tumoren assoziiert sein kann, muss auch die Frage nach einem akuten Gewichtsverlust gestellt werden.

Therapie

Besteht ein maligner Tumor, kommt es nach der Tumorentfernung zu einem Rückgang der Beschwerden. Bei nicht tumorbedingten Formen erfolgt die Therapie mit Immunsuppressiva.

IV

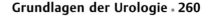

IV Urologie

Jürgen Sökeland und Michael Krieger

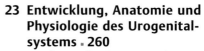

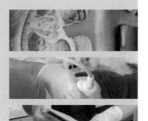

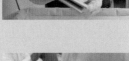

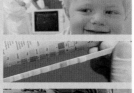

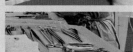

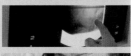

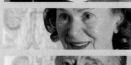

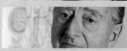

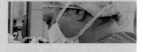

23 ┆ Entwicklung, Anatomie und Physiologie des Urogenitalsystems

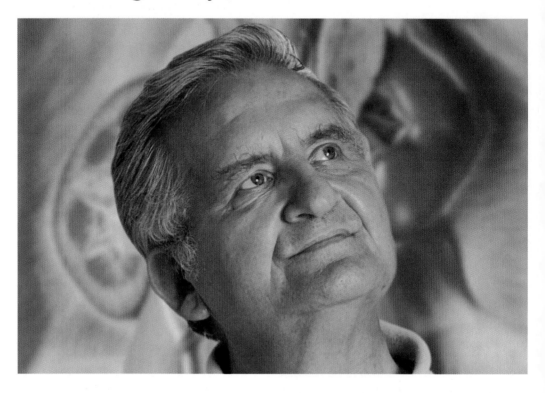

23.1 ┆ Entwicklung des Urogenitalsystems

D *Unter dem Begriff Urogenitalsystem werden die Nieren, die ableitenden Harnwege und die Geschlechtsorgane zusammengefasst.*

23.1.1 ┆ Entwicklung der Niere

Es gibt kein Organsystem des menschlichen Körpers, das eine derartige Vielzahl angeborener Fehlbildungen und innerhalb der Norm liegender Formverschiedenheiten aufweist wie Nieren, Harnwege und Genitale.

M *Diese zahlreichen Anomalien der Nieren und Harnleiter erklären sich aus der komplizierten vorgeburtlichen Nierenentwicklung von Vor-, Ur- und Nachniere sowie der Wanderung der Niere und ihrer Rotation bis zur endgültigen Nierenanlage beim Ungeborenen.*

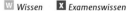
D *Definition* **M** *Merke* **P** *Pflege* **W** *Wissen* **X** *Examenswissen*

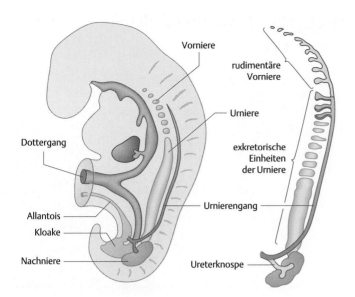

Abb. 23.1 ▪ **Vorniere, Urniere und Nachniere.** Entwicklung der Nieren und ableitenden Harnwege: Urniere, Vorniere und Nachniere (aus Sadler, T.: Medizinische Embryologie, 9. Aufl. Thieme, Stuttgart 1998).

Vorniere

rudimentäre Vorniere

Urniere

Dottergang

exkretorische Einheiten der Urniere

Allantois

Urnierengang

Kloake

Nachniere

Ureterknospe

Vorniere, Urniere und Nachniere

Vorniere, Urniere und Nachniere sind vorgeburtliche Stadien bei der Umwandlung eines weniger differenzierten Organs jeweils in ein vollkommeneres und leistungsfähigeres **(Abb. 23.1)**, an dessen Ende die Niere in ihrer bekannten Form und Funktion steht.

Aufstieg (Aszensus) der Niere

Die Niere entsteht im unteren Körperbereich und bewegt sich während der Embryonalperiode nach oben. Bei dieser Entwicklung dreht sich die Niere außerdem um ihre Achse.

Nierenfunktion

Die Funktion der Niere setzt bereits in der Embryonalzeit ein. Ab dem 4. Embryonalmonat beginnen die Nieren zu arbeiten, der Harn entleert sich in das Fruchtwasser. Allerdings ist die Nierenfunktion während des intrauterinen Lebens nicht notwendig. Kinder mit angeborenem Nierenmangel entwickeln sich bis zur Geburt normal, da die Entgiftung des embryonalen Stoffwechsels über die Plazenta erfolgt.

23.1.2 Entwicklung der Keimdrüsen (Gonaden)

Die Geschlechtsbestimmung erfolgt beim Menschen im Moment der Befruchtung. Trotzdem besteht in der Ausgestaltung der Geschlechtsorgane (Keimdrüsen, Ausführungsgänge, äußere Geschlechtsorgane) bis zur 7. Woche kein Unterschied **(Abb. 23.2)**.

M *Die Entwicklung der Harn- und Geschlechtsorgane erfolgt bei Mann und Frau aus zunächst noch undifferenzierten Anlagen.*

Abstieg (Deszensus) der Keimdrüsen

Während die Lage der Gonaden an der hinteren Bauchwand zunächst bei beiden Geschlechtern gleich ist, kommt es in der späteren Embryonalzeit (3. Monat) zu geschlechtsspezifischen Unterschieden.

Die Lageveränderung der Keimdrüsen wird als Abstieg – Deszensus – beschrieben. Beim männlichen Geschlecht bleiben die Hoden bis zum 7. Monat an der Stelle des Leistenringes und wandern dann bis zur Geburt, in manchen Fällen auch erst im 1. Lebensjahr, in den Hodensack – das Skrotum – hinunter.

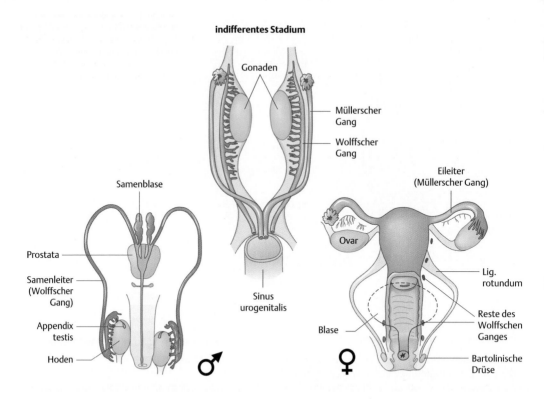

indifferentes Stadium

Gonaden

Müllerscher Gang

Wolffscher Gang

Eileiter (Müllerscher Gang)

Samenblase

Ovar

Prostata

Lig. rotundum

Samenleiter (Wolffscher Gang)

Sinus urogenitalis

Reste des Wolffschen Ganges

Appendix testis

Blase

Hoden

Bartolinische Drüse

♂

♀

Abb. 23.2 ■ **Gonaden und innere Geschlechtsorgane.** Entwicklung der Keimdrüsen und inneren Geschlechtsorgane und Einfluss der Gonaden auf die Differenzierung des fetalen Genitaltraktes.

23.1.3 Entwicklung des äußeren Genitales

Das äußere Genitale entwickelt sich ebenfalls aus einer undifferenzierten Anlage, dem *Genitalhügel*, der sich in das Glansgebiet, die Geschlechtsfalten und -wülste sowie den Analhöcker gliedert **(Abb. 23.3)**. Durch Umbau- und Verschmelzungsprozesse entstehen die verschiedenen Abschnitte Glans, Penis und Urethra.

23.2 Anatomie und Physiologie des Urogenitalsystems

23.2.1 Nieren und obere Harnwege

Nieren und obere Harnwege liegen hinter dem Bauchfell – retroperitoneal – in unmittelbarem Kontakt mit dem zur Rückenseite gelegenen Peritoneum.

Die rechte Niere steht aufgrund der dort liegenden Leber 2–3 cm tiefer als die linke. Nach hinten sind die Nieren geschützt durch die Masse der Rückenmuskulatur, seitlich und nach vorne durch die 11. und 12. Rippe und die Bauchorgane. Aus diesem Grund ist eine normale Niere nicht tastbar **(Abb. 23.4)**.

M *Krankhafte Veränderungen der Nieren, des Nierenbeckens und des Harnleiters können infolge der engen Nachbarschaft zum Peritoneum abdominelle Symptome verursachen (z. B. Subileus).*

P **Warme Wickel.** *Leiden Patienten unter kolikartigen Schmerzen in der Nierengegend, können Sie diesen oftmals Linderung verschaffen, indem Sie den Patienten in Höhe des Überganges der Brust- zur Lendenwirbelsäule warme Wickel auflegen.*

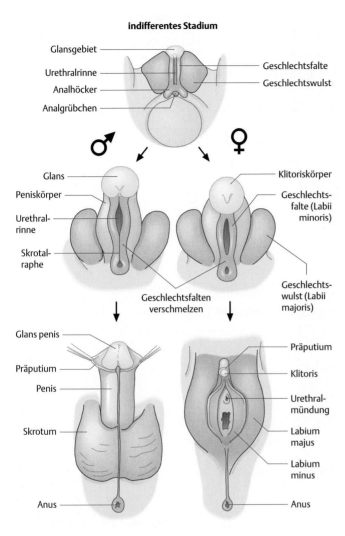

indifferentes Stadium

Glansgebiet

Urethralrinne

Analhöcker

Analgrübchen

Geschlechtsfalte

Geschlechtswulst

♂ ♀

Glans

Peniskörper

Urethral-
rinne

Skrotal-
raphe

Klitoriskörper

Geschlechts-
falte (Labii
minoris)

Geschlechtsfalten
verschmelzen

Geschlechts-
wulst (Labii
majoris)

Glans penis

Präputium

Penis

Skrotum

Anus

Präputium

Klitoris

Urethral-
mündung

Labium
majus

Labium
minus

Anus

Abb. 23.3 ▪ **Entwicklung des äußeren Genitale.** Darstellung der Entwick-
lungsstufen des äußeren Genitale beim
Mann und bei der Frau.

Zur Beurteilung krankhafter Vorgänge müssen einige physiologische Daten ins Gedächtnis zurückgerufen werden:

Durch die Niere fließt innerhalb von 24 Stunden eine Blutmenge von etwa 1600 l. Daraus werden in den Glomeruli 160–190 l Primärharn filtriert; das entspricht etwa einer Badewannenfüllung. 99 % dieser Primärharnmenge werden noch in den Nieren wieder ins Blut aufgenommen.

Der Harn wird vom Nierenbecken aus wellenförmig durch peristaltische Kontraktionen des Nierenbeckens und des Harnleiters bis zur Blase transportiert.

P **Lagerung.** *Die unteren Pole der Nieren liegen im Bereich der Taille. Achten Sie bei der Lagerung eines Patienten da-*

rauf, dass dieser Bereich nicht allzu sehr abgeknickt wird. Eine lagebedingte Abknickung des Harnleiters kann beim Patienten Schmerzen und Koliken verursachen.

23.2.2 Harnblase und untere Harnwege

Die Harnblase liegt außerhalb der Bauchhöhle – extraperitoneal im kleinen Becken –, wird jedoch zum Teil von der beweglichen vorderen Umschlagfalte des Peritoneums überzogen **(Abb. 23.5** u. **23.6)**.

Je nach Füllungszustand der Blase schiebt sich die Umschlagfalte mehr nabel- oder mehr symphysenwärts. Bei maximaler Füllung (z. B. bei Harnverhalt) wird oberhalb der Symphyse ein breiter Streifen der

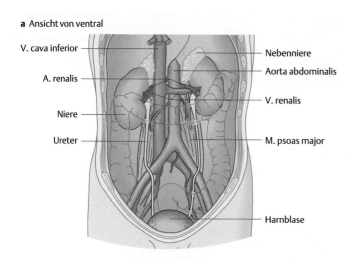

a Ansicht von ventral

- V. cava inferior
- A. renalis
- Niere
- Ureter

- Nebenniere
- Aorta abdominalis
- V. renalis
- M. psoas major
- Harnblase

Abb. 23.4 ▪ **Nieren.** Lage der Nieren (ventrale und dorsale Ansicht).

b Ansicht von dorsal

- Ureter
- Samenleiter
- Samenblase

- 12. Rippe
- 1. Lendenwirbel
- Harnblase
- Prostata

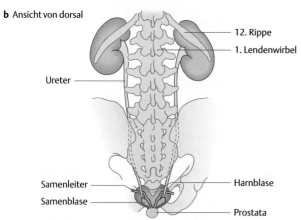

- Ovar
- Tube
- Lig. teres uteri
- Bauchfell
- Uterus
- Harnblase
- Klitoris
- kleine Labien
- große Labien

- Douglas-Raum
- Scheiden-gewölbe
- Scheide
- Mastdarm

Abb. 23.5 ▪ **Urogenitalsystem bei der Frau.** Weibliches Becken und weibliche Harnröhre.

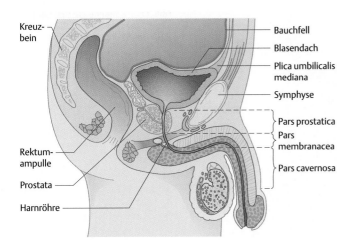

Abb. 23.6 ▪ **Urogenitalsystem beim Mann.** Seitliche Ansicht von Blase, Prostata und Harnröhre beim Mann.

Kreuz-
bein

Rektum-
ampulle

Prostata

Harnröhre

Bauchfell

Blasendach

Plica umbilicalis
mediana

Symphyse

Pars prostatica
Pars
membranacea

Pars cavernosa

Blasenwand frei, sodass hier ohne Gefahr einer Bauchfellverletzung punktiert werden kann.

M *Bei stark gefüllter Blase ist eine Punktion oder Blasenablei-tung oberhalb des Schambeins ohne Verletzung des Bauchfells möglich. Die Blase muss sicher tastbar oder im Ultra-schallbild deutlich gefüllt sein.*

Die gesunde Blase ist in der Lage, sich allmählich bis zu ihrer normalen Füllung auszudehnen, ohne dass der Blaseninnendruck merklich zunimmt.

Die Blasenentleerung wird über das unabhängige – autonome – Nervensystem gesteuert und über bahnende und hemmende Reflexe vom Hirnstamm aus kontrolliert.

Weibliche Harnröhre

Die weibliche Harnröhre ist bedeutend kürzer als die männliche. Im Allgemeinen hat sie eine Länge von 3–4 cm und einen Durchmesser von 8 mm (24 Charr.). Sie verläuft leicht bogenförmig vor der Scheide bzw. unter der Symphyse **(Abb. 23.5)**.

Männliche Harnröhre

Die männliche Harnröhre beginnt am Blasenausgang und hat eine Länge von etwa 25 cm sowie eine durch-schnittliche Weite von 7–9 mm (27 Charr.).

M *Charrière (Charr.): Instrumentenbauer in Paris (1803–1876), Maßeinheit (Außendurchmesser) für Katheter und Instrumente, 1 Charr. entspricht 1/3 mm – im angloamerikani-schen Sprachgebrauch wird diese Maßeinheit auch „French" (F.) genannt.*

Die äußere Öffnung – Orifizium externum – stellt die engste Stelle dar, nach deren Passage die normale Harnröhre für jedes Instrument durchgängig ist.

Harnblasenschließmuskel-System

Am Blasenhals im Bereich des inneren Schließmus-kels, des sog. *Sphincter internus*, lassen sich 3 Muskel-schichten aus glatter Muskulatur unterscheiden, die nicht willentlich beeinflussbar sind und vegetativ in-nerviert sind.

Der äußere quergestreifte Schließmuskel – *Sphincter externus* – ist willkürlich kontrolliert und unterhält einen Dauertonus.

Durch das Miktionszentren im Gehirn kann die Miktion willkürlich ausgelöst oder hinausgezögert werden.

23.2.3 Männliches Genitale

Die männlichen Geschlechtsorgane bestehen aus Vor-steherdrüse (Prostata) und Samenblasen **(Abb. 23.7)** sowie den Hoden und Nebenhoden.

Die *Prostata* grenzt mit ihrer nach oben gerichteten Basis an den Boden der Harnblase. Nach unten ver-jüngt sie sich und erreicht mit ihrer Spitze den Be-ckenboden – das Diaphragma urogenitale. Die nor-male Prostata ist vom Rektum aus tastbar. Sie hat etwa die Form und Größe einer dicken Esskastanie. Oberhalb der Prostata liegen die beiden *Samenblasen* dem Blasenboden hinten seitlich an.

Im Hodensack (Skrotum) liegen *Hoden und Neben-hoden* von mehreren Hüllen umgeben. Diese Hüllen sind eine Fortsetzung der Schichten der vorderen

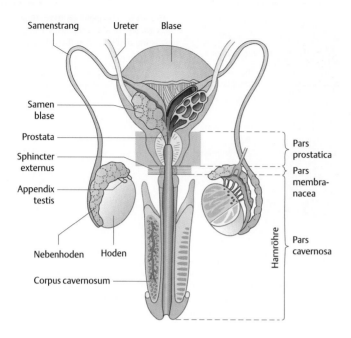

Abb. 23.7 ▪ **Männliche Genitalorgane.** Schnittbild der männlichen Genitalorgane und unteren Harnwege.

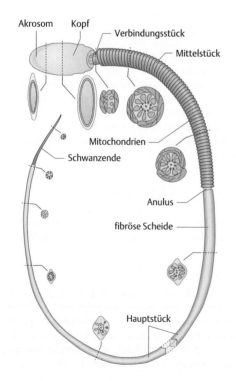

Abb. 23.8 ▪ **Samenfaden.** Schematische Darstellung des Aufbaus eines Samenfadens.

Bauchwand, die die Hoden beim Abstieg in den Hodensack sozusagen mitgenommen haben.

Der normale Hoden ist etwa eiförmig, die Größe schwankt erheblich, sein Volumen liegt individuell zwischen 12 und 30 ml (im Durchschnitt 18 ml). Der glatte, ovale Hodenkörper hat eine prall-elastische Konsistenz. Der am hinteren Rand des Hodens anliegende Nebenhoden ist durch eine tastbare Furche vom Hodenkörper getrennt **(Abb. 23.7)**.

M *Hoden und Nebenhoden bilden eine funktionelle Einheit, sodass bei Erkrankungen oft beide gemeinsam betroffen sind.*

23.2.4 Sexualfunktion und hormonelle Regulation

Die männliche Geschlechtsreife tritt normalerweise mit 14–15 Jahren ein. Zu diesem Zeitpunkt sind die inneren und äußeren Genitalorgane voll entwickelt. Zeichen der Pubertät sind der Stimmbruch, die einsetzende männliche Behaarung sowie beginnende Gliedversteifungen, Erektionen und Samenergüsse.

Entwicklung und Funktion der Genitalorgane sind hormonell – von Hypophyse, Nebennierenrinde und Keimdrüse – gesteuert.

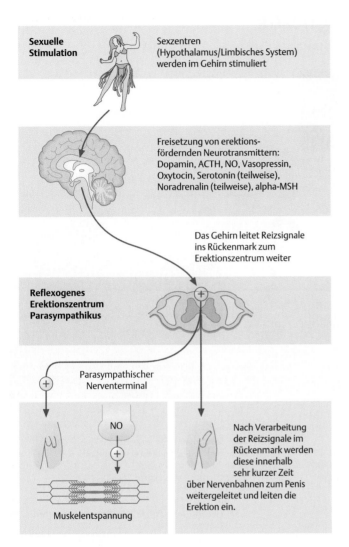

Entwicklung der Spermien

Die Bildung der männlichen Samenzellen erfolgt im Keimgewebe des Hodens. Der normal entwickelte Samenfaden ist etwa 50 µm lang und hat 3 Abschnitte: Kopfteil, Mittelstück und Schwanz **(Abb. 23.8)**.

Gliedsteife (Erektion)

Der komplexe Vorgang der Erektion **(Abb. 23.9)** wird von verschiedenen Reizen unterschiedlicher Art, z. B. von Sehen, Riechen, Hören oder taktilen Reizen, sowie von Erinnerung und Phantasie stimuliert. Diese Reize werden im Hypothalamus gesammelt und dem *Erektionszentrum* im Rückenmarksegment ($Th_{11} - L_2$) bzw. dem *sakralen Erektionszentrum* ($S_2 - S_4$) zugeführt.

Beide Erektionszentren wirken synergistisch und bilden die nervösen Voraussetzungen für eine normale Erektion.

Samenerguss (Ejakulation)

Über den Nebenhoden und den Samenleiter gelangen die Samenfäden in die sog. Ampulle, den erweiterten Endpol des Samenleiters, und in die Samenblase. Beide enthalten Samen, wobei die Samenblasen zusätzlich ein Begleitsekret und Fructose produzieren.

Die Menge eines normalen Ejakulats beträgt durchschnittlich 2–6 ml. Die Reaktion ist schwach alkalisch. 1 ml Ejakulat enthält über 20 Mio. Spermien, sodass bei einer normalen Ejakulation über 40 Mio. Spermien vorhanden sind.

24 Urologische Diagnostik

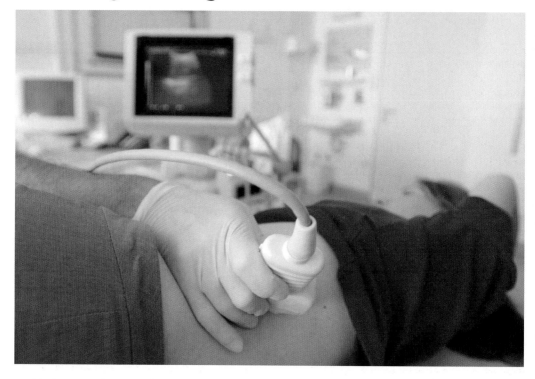

24.1 Anamnese – Vorgeschichte

M *Die Vorgeschichte ist zur Erkennung der Krankheit, für die Behandlung und die Genesung des Patienten besonders wichtig.*

Krankhafte Symptome und Befunde der Urogenitalorgane sind in der Regel charakteristisch: Blut im Harn, Beschwerden beim Wasserlassen, Inkontinenz, Koliken u. a. Die Nachbarschaft der Verdauungsorgane zu den Harnorganen veranlasst zur Frage nach Appetit, Durstempfinden, Magenbeschwerden, Stuhlgang

usw. Nach früheren Geschlechtskrankheiten zu fragen, ist selbstverständlich.

P **Krankenbeobachtung.** *Bei der Krankenbeobachtung gibt es einige Zeichen, die Ihnen Hinweise auf ein urologisches Problem geben können: Insbesondere ist dies die Zunge des Patienten, die bei Nierenentzündungen trocken und rot und bei Urosepsis oder Nierenversagen braun und borkig werden kann. Weiterhin gibt der Hautturgor Auskunft über den Wasserhaushalt des Körpers – bei Flüssigkeitsdefizit bleibt nach einem leichten Kneifen eine Hautfalte stehen, bei Ödemen bleibt nach einem leichten Eindrücken der Haut eine Delle zurück.*

D *Definition* **M** *Merke* **P** *Pflege* **W** *Wissen* **X** *Examenswissen*

24.2 Untersuchung der Urogenitalorgane

In flacher Rückenlage erfolgt die Tastuntersuchung der Nieren. Der Harnleiter selbst ist auch bei schweren krankhaften Veränderungen selten zu tasten. Bei der Untersuchung der Blase steht die Betrachtung des Unterbauchs auf sichtbare Vorwölbung im Vordergrund. Nur die maximal gefüllte bzw. überdehnte Blase ist tastbar.

Die Untersuchung des Genitales beginnt mit der Inspektion des Penis, der Harnröhrenöffnung und der Eichel, besonders der Kranzfurche (Sulcus coronarius) nach Zurückstreifen der Vorhaut. Beim Abtasten der Hoden werden ihre Größe und Druckempfindlichkeit sowie ggf. Verhärtungen beurteilt.

Bei der Prüfung der Bruchpforten werden Hernien ausgeschlossen. Die Untersuchungen werden am liegenden Patienten ausgeführt.

P **Lagerung.** *Achten Sie bei der Lagerung des Patienten darauf, dass dieser die Beine leicht anwinkelt. Dadurch entspannt sich die Bauchdecke, wodurch die Untersuchung erleichtert und für den Patienten angenehmer wird.*

Anschließend erfolgt die Beurteilung des Hodenstandes im Stehen sowie ein Vergleich der Niveauunterschiede links und rechts. Hodenkrampfadern (Varikozelen) lassen sich nur im Stehen erkennen. Die Selbstpalpation der Hoden sollte bei Vorsorgemaßnahmen immer wieder empfohlen werden **(Abb. 24.1)**.

M *Jede Verhärtung der Hoden ist tumorverdächtig!*

Die rektale Untersuchung ist für den Patienten unangenehm und wird bei straffem Analsphinkter als schmerzhaft empfunden, besonders wenn der Arzt mit dem wenig eingefetteten Handschuh Haare mitzieht oder Analerkrankungen wie Hämorrhoiden vorliegen.

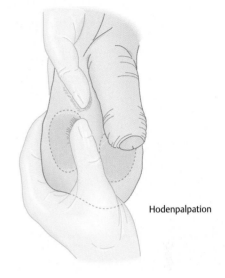

Hodenpalpation

Abb. 24.1 ▪ **Untersuchung der Hoden.** Palpation der Hoden mit beiden Händen.

Die Analöffnung und der untersuchende Finger müssen ausgiebig eingefettet werden. Mit Zeigefinger und Daumenkuppe der linken Hand wird die Analfalte gespreizt **(Abb. 24.2)**. So lassen sich auch Veränderungen im Analbereich feststellen. Vom Rektum aus ist nur die Hinterfläche der normal gut kastaniengroßen Prostata zu betasten.

M *Eine entspannte Position des Patienten und der ausgiebige Gebrauch von Gleitmittel sind die Voraussetzungen jeder rektalen Untersuchung.*

24.3 Untersuchungen im urologischen Labor

24.3.1 Serumuntersuchungen bei urologischen Erkrankungen

Kreatinin und Harnstoff dienen der Prüfung der Nierenfunktion. Sie sind erhöht beim Nierenversagen.

Bei den verschiedenen Formen der Steinerkrankungen sind von diagnostischer Bedeutung für die Erfassung von Stoffwechselstörungen: Harnsäure, Kalzium, Phosphor, Zitrat und Oxalat sowie Parathormon und Kalzitonin (S. 325).

P **Nüchtern zur Blutentnahme.** *Der Einfluss der Nahrungsaufnahme ist vernachlässigbar bei der Bestimmung von Kreatinin, Gesamteiweiß, Bilirubin, Elektrolyten, Amylase, alkalischer Phosphatase und Transaminasen. Soll jedoch Harnstoff, Glukose, Cholesterin, Harnsäure oder Eisen laborchemisch untersucht werden, muss der Patient zur Blutentnahme nüchtern sein, damit keine verfälschten Werte auftreten.*

Bei Prostataerkrankungen dient das prostataspezifische Antigen (PSA) der Diagnostik des Prostatakarzinoms und zur Kontrolle der Therapie (S. 319).

Nach vorn gebeugter
Oberkörper (Ambulanz)

Knie-Ellenbogen-Lage
(zur differenzierteren
Diagnostik)

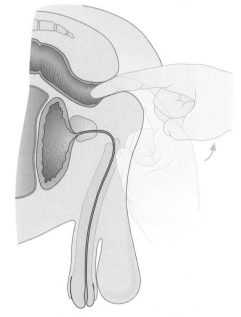

Steinschnittlage
(bei instrumentellen
Untersuchungen)

Seitenlage
(bei bettlägerigen
Patienten)

Abb. 24.2 ▪ **Rektale Untersuchung.** Untersuchung von Prostata, Samenblasen und Rektum.

Bei Hodentumoren ist die Bestimmung der sog. Tumormarker α-Fetoprotein, β-HCG, PLAP insbesondere auch für die Verlaufskontrolle wichtig (S. 314).

Bei hormonellen Störungen ist unter Umständen die Bestimmung von LH, FSH, Prolaktin, Testosteron, Östradiol, ACTH usw. von Bedeutung (S. 335).

24.3.2 Harnuntersuchung

Zu Methode und Technik der einzelnen Untersuchungen siehe auch Lehrbücher der Inneren Medizin.

M *Prinzipiell soll nur frischer Harn verwandt werden, um aussagekräftige Werte zu erhalten. Der Urin aus Urinauffangbeuteln ist für bakteriologische Untersuchungen ungeeignet. Hier sollte der Urin unter sterilen Kautelen aus der im Konnektor eingelassenen Entnahmestelle entnommen werden.*

Mittelstrahlurin

P **Mittelstrahlurin.** *Die Gewinnung des Mittelstrahlurins ist Grundlage für weitere Harnuntersuchungen im Labor. Die genaue Vorgehensweise finden Sie in Kap. 25 auf S. 281 beschrieben.*

Der Strahlurin des Mannes stammt aus der Blase und läuft durch die Harnröhre ab.

Die 2-Gläser- bzw. 3-Gläser-Probe dient der Unterscheidung von Erkrankungen der Harnröhre bzw. Prostata und der oberen Harnwege **(Abb. 24.3)**.

Bei der Harnuntersuchung sind mehrere Verfahren möglich:

- Teststreifenuntersuchungen,
- mikroskopische Beurteilung des Urinsedimentes mit der Gesichtsfeldmethode oder
- Auszählung der Zellelemente in der Zählkammer.

M *Bei den Teststreifenuntersuchungen sind für die Urologie wichtig: pH-Wert, spezifisches Gewicht, Glukose, Eiweiß, Erythrozyten/Hb, Nitrit, Leukozyten. Jeder von der Norm abweichende Befund in einem Stäbchentest muss mit einer quantitativen Labormethode überprüft werden.*

Das spezifische Gewicht (Normwert 1001–1030 g/l) erlaubt eine Aussage über die Harnkonzentration. Der pH-Wert schwankt zwischen 4,5 und 8 und dient der Kontrolle beim *Steinleiden* und bei *Infekten*. Eine Eiweißausscheidung über 150 mg in 24 Stunden ist krankhaft und muss weiter geklärt werden. Ein Nitritnachweis stützt den Verdacht einer *Harninfektion*.

Die Zuckerprobe kann gelegentlich auch im Harn Gesunder leicht positiv ausfallen. Ehe man aus dem Befund therapeutische Konsequenzen zieht, soll die Probe unter gleichzeitiger Kontrolle des Blutzuckers am nächsten Tag wiederholt werden.

Mit der *Sedimentuntersuchung* werden die Zellelemente im Harn zahlenmäßig erfasst **(Abb. 24.4)**.

Die Urinzytologie dient der Erkennung von Tumorzellen im Harntrakt (S. 301).

Kultur, Resistenzbestimmung

Durch die *Kultur* wird die *Art der Erreger*, durch die *Resistenzbestimmung* ihre *Empfindlichkeit* gegenüber den Medikamenten, die therapeutisch zur Anwendung kommen sollen, bestimmt. Zur Keimzahlbestimmung hat sich in Praxis und Klinik die Objektträgerkultur bewährt.

Bei dem Verdacht auf eine *Tuberkulose* sollen Harnproben zur Kultur auf Tuberkelbakterien eingeschickt werden.

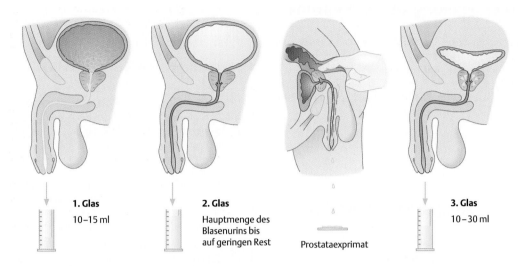

1. Glas	2. Glas		3. Glas
10–15 ml	Hauptmenge des Blasenurins bis auf geringen Rest	Prostataexprimat	10–30 ml

Abb. 24.3 ▪ **2- bzw. 3-Gläserprobe.** Harnuntersuchung anhand der 2-/3-Gläserprobe.

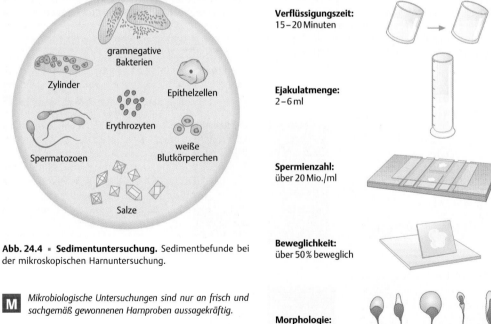

Abb. 24.4 ▪ **Sedimentuntersuchung.** Sedimentbefunde bei der mikroskopischen Harnuntersuchung.

M *Mikrobiologische Untersuchungen sind nur an frisch und sachgemäß gewonnenen Harnproben aussagekräftig.*

24.3.3 Untersuchungen des Ejakulats

Zu einer orientierenden Übersichtsuntersuchung soll das Sperma nach fünftägiger sexueller Abstinenz durch Masturbation in den Praxisräumlichkeiten des Arztes gewonnen werden **(Abb. 24.5)**. Kondomsperma ist unbrauchbar.

Verflüssigungszeit:
15–20 Minuten

Ejakulatmenge:
2–6 ml

Spermienzahl:
über 20 Mio./ml

Beweglichkeit:
über 50 % beweglich

Morphologie:
über 30 % normal

Abb. 24.5 ▪ **Spermauntersuchung.** Untersuchung von Sperma als urologische Laboruntersuchung.

24.4 ⋮ Prüfung der Nierenfunktion

Zur Prüfung der Nierenfunktion werden körpereigene Substanzen (Kreatinin) oder radioaktiv markierte Stoffe verwandt. Mit sog. Clearance-Untersuchungen (Klärwertverfahren) lassen sich Teilfunktionen der Niere – die Glomerulusfiltration und die Tubulusfunktionen – ggf. seitengetrennt erfassen.

D *Unter einer renalen Clearance versteht man die Plasmamenge (ml/min), die von einer körpereigenen oder körperfremden Substanz innerhalb von einer Minute in der Niere befreit wird.*

Die Nierenperfusions- und die Nierenfunktionsszintigraphie sind wegen ihrer geringen Belastung für den Patienten häufig benutzte Verfahren. In der Urologie steht die Bestimmung der seitengetrennten Nierenclearance im Vordergrund.

24.5 ⋮ Bildgebende Verfahren

24.5.1 ⋮ Ultraschalldiagnostik in der Urologie

Die Sonographie der Nieren, der Blase, der Prostata und der Hoden gehört zur urologischen Basisdiagnostik. Nach der körperlichen Untersuchung ist die Ultraschalldiagnostik sozusagen der „verlängerte Finger" des Urologen und für den Patienten wenig belastend.

Mit diesem Verfahren kann man sowohl Tumoren der Niere (S. 309), Missbildungen (S. 291 ff),

Harnstauungen, Zysten (S. 292), Blutungen und auch Eiteransammlungen der Nieren erfassen **(Abb. 24.6)**. Nach einer Nierentransplantation lassen sich Abstoßungserscheinungen schneller feststellen.

Mit der Ultraschalldiagnostik der Harnblase ist die Restharnbestimmung leicht durchzuführen, auch die Größe der Prostata lässt sich gut feststellen **(Abb. 24.7)**.

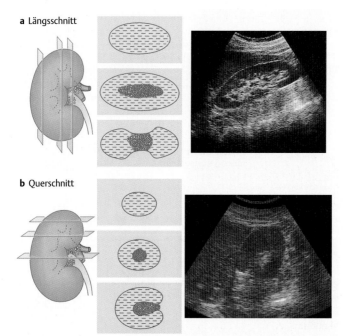

a Längsschnitt

b Querschnitt

Abb. 24.6 ▪ **Ultraschall.** Sonographische Untersuchung der Nieren.

Mit speziellen Nahschallköpfen lassen sich Hoden-tumoren und Nebenhodenveränderungen – z. B. Sper-matozele, Hydrozele etc. – erfassen.

Mit Hilfe der sonographisch gesteuerten Punktion lassen sich einige Organe gezielt punktieren: z. B. Nie-renzysten, das Nierenbeckenkelchsystem, die Blase oder die Prostata.

24.5.2 Urologische Röntgenuntersuchung

Einen allgemeinen Überblick über die Röntgendar-stellungen in der Urologie gibt **Abb. 24.8**. Mit den Standarduntersuchungen der Abdomenübersichts-aufnahme und dem Urogramm – der intravenösen Kontrastmittelfüllung der Harnwege – werden die Nieren und die ableitenden Harnwege dargestellt.

P | **Überempfindlichkeitsreaktionen.** *Es ist bekannt, dass es Überempfindlichkeitsreaktionen gegenüber jodhaltigen Kontrastmitteln geben kann. Alle Präparate und Geräte müssen vorhanden sein, um eine schwere Überempfindlichkeitsreaktion nach einer Kontrastmittelinjektion sofort bekämpfen zu können.*

Im pflegerischen Aufnahmegespräch ist der Patient nach Allergien (z. B. Heuschnupfen, nach Überemp-findlichkeitsreaktionen gegen Nahrungsmittel, Medi-kamente, Pflaster) zu befragen. Unverträglichkeitser-scheinungen bei früheren Röntgenuntersuchungen, Blutungsneigung (z. B. Blutungen nach einer Zahnex-

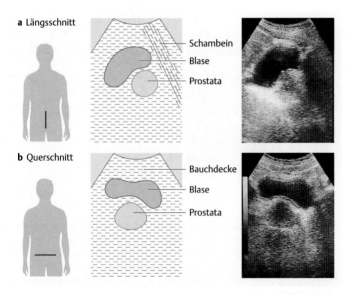

a Längsschnitt

Schambein
Blase
Prostata

b Querschnitt

Bauchdecke
Blase
Prostata

Abb. 24.7 ▪ Restharnbestimmung. Sonographie von Blase und Prostata und zur Restharnbestimmung.

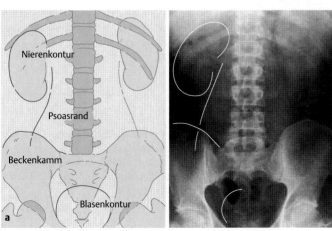

Nierenkontur

Psoasrand

Beckenkamm

Blasenkontur

a

Abb. 24.8 ▪ Abdomenübersicht und Urogramm. Röntgenaufnahmen und Schemata des Abdomens vor und nach einem Urogramm.

Abb. 24.8b ▷

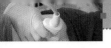

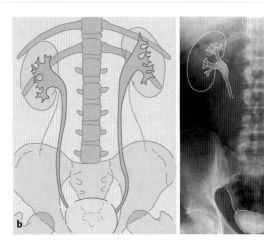

Abb. 24.8b

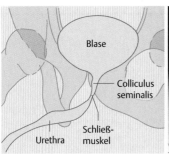

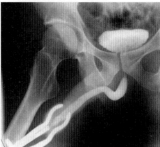

Abb. 24.9 ■ **Urethrogramm.** Urethrogramm mit Bezeichnung der wichtigsten Strukturen.

traktion) müssen erfragt, eine Schwangerschaft ausgeschlossen werden.

Lässt sich mit dem Urogramm oder sonographisch keine eindeutige Diagnose treffen, sollte unter aseptischen Bedingungen eine Röntgendarstellung des Harnleiters und des Nierenbeckenkelchsystems von der Blase aus – Zystoskopie mit retrograder Sondierung und Kontrastmittelfüllung – durchgeführt werden (*retrograde Urographie*).

Bei der Darstellung der Harnblase – *Zystographie* – wird Kontrastmittel über einen Blasenkatheter eingespritzt. Die *Urethrographie* ist das einfache Auffüllen der Harnröhre mit Kontrastmittel **(Abb. 24.9)**.

Die *Computertomographie* und *Kernspintomographie* ist in der Urologie besonders geeignet für die Untersuchung von Tumorerkrankungen von Nebenniere und Niere, aber auch die Harnblase sowie die Prostata sind zuverlässig erfassbar.

24.6 : Urodynamische Untersuchungen

D *Unter urodynamischen Untersuchungen verstehen wir Funktionsuntersuchungen im Bereich der ableitenden Harnwege: Uroflowmetrie, Zystometrie und Elektromyographie.*

Mit der Harnflussmessung (Uroflowmetrie) lässt sich eine gestörte Miktion objektiv als Zahlenwert erfassen **(Abb. 24.10)**. Die Blasendruckmessung (Zystometrie) zeichnet die Druckwerte in der Blase unter verschiedenen Füllungszuständen kontinuierlich auf. Mit der Elektromyographie werden die Muskelströme des Beckenbodens gemessen.

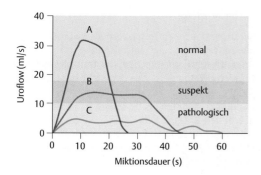

Abb. 24.10 ▪ **Uroflowmetrie.** Schema zur Beurteilung der Uroflowkurven (nach Palmtag).

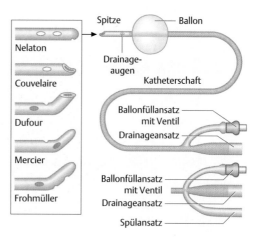

Abb. 24.11 ▪ **Blasenkatheter.** Kathetertypen (aus Sökeland, J.: Katheterismus, 2. Aufl. Spitta, Balingen 1998).

24.7 Instrumentelle Untersuchungen

Der Außendurchmesser urologischer Instrumente, Sonden, Katheter und Zystoskope wird in Charrière (French) gemessen (1 Charr. = 1/3 mm) (S. 265). Ein Katheter von 24 Charr. hat demnach einen Außendurchmesser von 8 mm. Diese Größenbezeichnung hat sich auch für die Bestimmung der lichten Weite von Hohlwegen eingebürgert.

Bei der Frau wird ein kurzer Plastikkatheter von 8 cm Länge und Charr. 14–18 benutzt. Für die Katheterisierung beim Mann sind die weichen Silikon- oder Plastikkatheter (Tiemann und Mercier, Charr. 14–18) am zweckmäßigsten. Die gebräuchlichsten Typen sind in **Abb. 24.11** dargestellt.

Als Verweilkatheter dient das Nelaton-Modell, meist als Ballonkatheter. Der sog. „Einmalkatheter" aus Plastik wird in steriler Packung geliefert und nach einmaligem Gebrauch weggeworfen.

Zur Vorbereitung der diagnostischen Eingriffe ist eine Minderung der Bakterienzahl im Bereich des äußeren Genitales durch sorgfältige Reinigung anzustreben. Darüber hinaus sollte das Genitale mit einer aseptischen Lösung (z. B. Polyvidon-Jod-Waschdesinfiziens) desinfiziert werden. Die Oberschenkel sind in den Reinigungsvorgang mit einzubeziehen.

P **Grundsätze.** *Bei diagnostischen Untersuchungen gelten folgende Grundsätze:*
- *Es gibt keine halbe Asepsis!*
- *Grundvoraussetzung jedes Eingriffs ist absolute Sterilität.*

- *An die Wahrung der Intimsphäre des Patienten ist immer wieder zu denken.*
- *Die Prämedikation ist zeitlich mit dem Arzt genau abzustimmen.*
- *Eine bequeme Lagerung (Schaumgummiunterlage) ist insbesondere für ältere Patienten, Querschnittgelähmte und Behinderte unabdingbar.*

24.7.1 Katheterismus

Bei jedem Katheterismus besteht die Gefahr der Verschleppung pathogener Keime, die besonders bei Restharn zu schweren entzündlichen Komplikationen führen können. Eine Sondierung der Harnröhre ist immer unangenehm, darf aber, korrekt ausgeführt, nicht schmerzhaft sein. Der Eingriff soll *schonend und vorsichtig* ausgeführt werden. In Kap. 25 (S. 284) wird das Legen eines transurethralen Katheters ausführlich beschrieben und gezeigt.

Dauer- oder Verweilkatheter

Bei chronischer Harnverhaltung muss ein Dauerkatheter gelegt werden. Ein Nelaton-Ballonkatheter Charr. 18–20 wird in der üblichen Weise eingeführt. Sobald Urin abläuft, wird der Katheter 3 cm tiefer geschoben und mit 10 ml steriler Flüssigkeit geblockt.

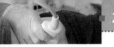

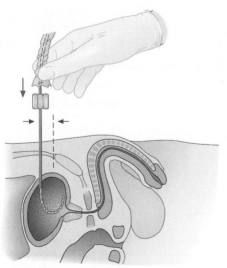

Punktion der Blase, Einführen des Katheters

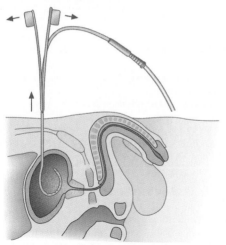

Entfernen der Punktionskanüle

Abb. 24.12 ▪ Suprapubische Drainage. Vorgehensweise bei der suprapubischen Drainage.

P **Flüssigkeit zum Blocken.** *Bei der Wahl der Flüssigkeit zum Blocken sollten Sie Aqua dest. bzw. sterile Glycerinlösung (8–10%) bevorzugen, da isotonische Kochsalzlösung nach längerem Liegen des Katheters auskristallisieren kann; der Ballon kann dann nicht mehr entblockt werden.*

Katheterpflege

Bei Dauerkatheterträgern kommt es in der Regel nach etwa 3 Tagen zu einer aufsteigenden Infektion trotz sorgfältigster Katheterpflege. Der transurethrale Blasenverweilkatheter ist eine der wichtigsten Ursachen nosokomialer Harnwegsinfektionen. Bei richtiger Handhabung sollten bei liegenden Dauerkathetern in den ersten 3 Tagen keine Bakterien eintreten; auch bei länger liegenden Kathetern darf die Infektion nicht ausufern. Die Grundlagen der Katheterpflege sind auf S. 285 beschrieben.

Suprapubische Punktion

Die suprapubische Punktion der Blase ist eine verbreitete Methode, um vorübergehend oder dauernd die Harnableitung zu sichern.

Wenn bei einer akuten Harnverhaltung ein Katheterismus aus technischen Gründen – z. B. Harnröhrenstriktur, Via falsa – nicht möglich ist oder eine Katheterbehandlung vermieden werden soll, kann die Blase steril punktiert und so die Harnableitung gesichert werden **(Abb. 24.12)**.

24.7.2 Urethrozystoskopie

Bei der Urethrozystoskopie wird das Instrument mit einer Geradeausoptik (0°–12°) eingeführt. Unter dem Spülstrom erweitert sich die Harnröhre vor dem Endoskop, sodass unter allmählichem Vorgehen die Harnröhre in ihrer ganzen Länge bis zur Blase inspiziert werden kann. Wenn das Instrument die Blase erreicht hat, bleibt der Schaft liegen und nur die Optik mit einem anderen Blickwinkel (70°) wird zur Inspektion der Blase ausgetauscht. In der mit Wasser gefüllten, hell erleuchteten Blase sind alle Einzelheiten als direktes aufrechtes Bild gut sichtbar. Entzündungen der Blasenschleimhaut, Tumoren, Steine und Fremdkörper sind gut erkennbar **(Abb. 24.13)**.

24.7.3 Ureterenkatheterismus

Der Ureterenkatheter ist eine Hohlsonde aus Kunststoff von Charr. 4–10 mit Zentimetereinteilung; er ist aufgrund seiner Kontrastmittelimprägnierung im Röntgenbild sichtbar. Unter Leitung des Auges wird er in das Harnleiterostium eingeführt und kann bis in das Nierenbecken vorgeschoben werden.

Die retrograde Pyelographie, die Kontrastmittelfüllung des Nierenbeckens, ist erst durch den Ureterenkatheterismus möglich.

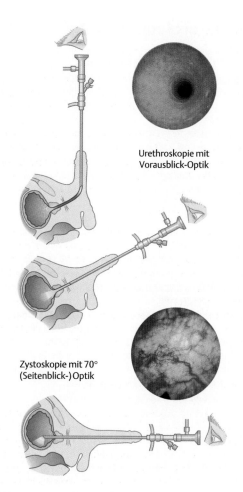

Urethroskopie mit
Vorausblick-Optik

Zystoskopie mit 70°
(Seitenblick-)Optik

Abb. 24.13 ▪ **Urethrozystokopie.** Flexible Zystoskopie, Videozystoskopie.

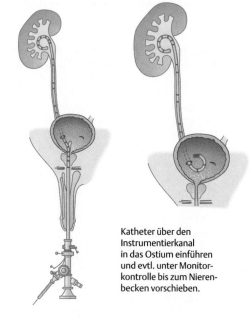

Katheter über den
Instrumentierkanal
in das Ostium einführen
und evtl. unter Monitor-
kontrolle bis zum Nieren-
becken vorschieben.

Abb. 24.14 ▪ **Innere Schienung.** Innere Schienung mit Doppel-J-Katheter.

24.7.4 Innere Schienung

Zahlreiche verschiedene Plastikkatheter stehen zur inneren Schienung des Harnleiters zur Verfügung. Das Instrumentarium ist in einem Set verpackt, muss aber für den Eingriff sorgfältig und unter sterilen Bedingungen zusammengesetzt werden. Das Set besteht aus dem Spezialkatheter (Pigtail), einem Seldinger-Draht, 1 oder 2 Spezialklemmen und dem Schiebeschlauch **(Abb. 24.14)**. Ein versenkter Splint wird in 3- bis 6-wöchigen Abständen gewechselt.

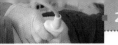

P Pflegeschwerpunkt Mithilfe bei der urologischen Diagnostik

Insbesondere urologische Untersuchungen stellen hohe Anforderungen an die Kooperation des Patienten. Der Patient empfindet die Untersuchungen in aller Regel als unangenehm und als Eindringen in seine Intimität und Privatsphäre. Dies erfordert auch von pflegerischer Seite ein hohes Maß an Einfühlsamkeit und Professionalität bei der Assistenz und beim Begleiten des Patienten vor, während und nach der Untersuchung. Durch den täglichen Umgang und den routinemäßigen Ablauf der urologischen Arbeiten ist Ärzten, Krankenschwestern und Krankenpflegern die natürliche Scheu der Patienten vor Untersuchungen im Genitalbereich oft nicht mehr bewusst, sodass man sich dies von Zeit zu Zeit wieder ins Bewusstsein rufen muss.

Vorbereitung

Grundsätzlich wird der Patient zuerst vom Arzt eingehend über die Art des Vorgehens informiert. Informieren Sie den Patienten frühzeitig über den Zeitpunkt von bevorstehenden Untersuchungen, um diesem die Möglichkeit zu geben, sich aktiv mit seinen Ängsten auseinanderzusetzen. Geben Sie dem Patienten die Möglichkeit, ein offenes Gespräch mit Ihnen zu führen und offene Fragen zu erörtern. Bei Bedarf können Sie dem Patienten ein weiteres Gespräch mit dem Arzt vermitteln.

Eine ärztlich angeordnete Prämedikation – z. B. vor einer Endoskopie – muss dem Patienten rechtzeitig vor der Untersuchung gegeben werden, damit sich die gewünschte Wirkung von Schmerz- bzw. Beruhigungsmitteln entfalten kann.

Während der Untersuchung

Achten Sie besonders während Untersuchungen darauf, dass der Raum nicht von fremden Personen betreten wird.

Bieten Sie dem Patienten bei Untersuchungen Mithilfe beim Entkleiden und bei der Lagerung an. Achten Sie auf eine angenehme und sichere Lagerung, um Unfällen, Thrombosen, Nervenschädigungen und Druckgeschwüren vorzubeugen. Decken Sie den entkleideten Patienten bis zur Untersuchung mit einem Tuch oder Laken ab.

Die Vorbereitung bei instrumentellen Eingriffen muss besonders gewissenhaft erfolgen. Bei der Untersuchung ist es wichtig zu wissen, in welcher Reihenfolge die Untersuchung ablaufen soll. Fragen Sie den Arzt, ob der Patient bei voller oder leerer Blase untersucht werden soll.

Die Wiederholung des Hinweises, dass die Eingriffe zwar unangenehm, aber schmerzlos sind, dient der Beruhigung des Patienten und fördert einen ruhigen Untersuchungsverlauf. Lassen Sie den Patienten vor, während und unmittelbar nach der Untersuchung nicht unbeaufsichtigt und beobachten Sie ihn währenddessen auf sein Allgemeinbefinden.

Nach der Untersuchung

Helfen Sie dem Patienten beim Ankleiden und befragen Sie ihn nach seinem Befinden. Weitere angeordnete Maßnahmen und eine Vitalzeichenkontrolle müssen beachtet werden.

25 Pflege in der Urologie

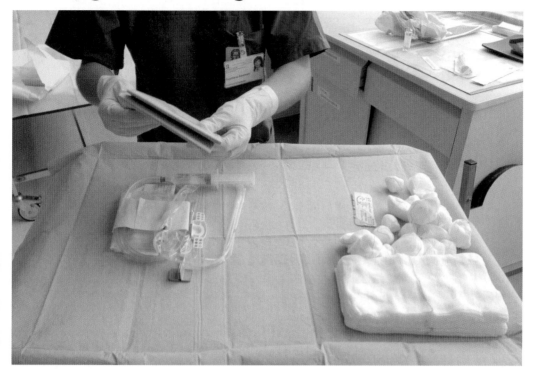

X **Examenswissen** *Harnbeobachtung (S. 280), Definition Hämaturie (S. 280), Gewinnung von Mittelstrahlurin (S. 281), Katheterismus beim Mann (S. 283), Katheterismus bei der Frau (S. 284), Katheterpflege (S. 285)*

Vorbemerkung

Die Urologie ist in der Krankenpflegeausbildung ein Nebenfach. Der Anteil urologischer Erkrankungen in Praxis und Klinik liegt bei etwa 15 % und entspricht damit dem Anteil der Gynäkologie. In urologischen Fachabteilungen werden häufige Erkrankungen wie Steinleiden, Blasen- und Prostataerkrankungen, aber auch sehr spezielle Krankheitsbilder behandelt.

Näher betrachtet, gibt es kaum einen Bereich in der Pflege, der auf urologische Grundkenntnisse verzich-

ten könnte: Denken Sie z. B. an die vielen *Urinproben*, die jeden Tag untersucht werden müssen, oder an die Harnableitungen – *Dauerkatheter* oder *suprapubische Ableitung* –, die bei Patienten dauerhaft oder zeitweilig im Rahmen eines Krankenhausaufenthaltes angelegt werden müssen. Bei den meisten *Operationen* wird der Urin künstlich abgeleitet. Viele Patienten sind aufgrund einer urologischen oder gynäkologischen Erkrankung mit einer *Inkontinenz* belastet.

Um die spezielle Pflege in der Urologie zu vertiefen, haben wir für Sie dieses Kapitel eingefügt und an anderer Stelle 8 Pflegeschwerpunkte formuliert:

- Pflegeschwerpunkt Mithilfe bei der urologischen Diagnostik (S. 278),
- Pflegeschwerpunkt Phimose (S. 298),
- Pflegeschwerpunkt Pyelonephritis (S. 306),
- Pflegeschwerpunkt Onkologie in der Urologie (S. 321),
- Pflegeschwerpunkt Koliken (S. 328),
- Pflegeschwerpunkt Inkontinenz (S. 331),
- Pflegeschwerpunkt Impotenz (S. 336),
- Pflegeschwerpunkt Urologische Notfälle (S. 343).

25.1 Aufnahmegespräch

Das pflegerische Aufnahmegespräch ist größtenteils durch Formulare standardisiert. Wichtige Informationen für die urologische Pflege ergeben sich z. B. aus folgenden Fragen:

- Liegt eine urologische Erkrankung vor?
- Hat der Patient Beschwerden beim Wasserlassen?
- Trägt der Patient eine Harnableitung – Dauerkatheter oder suprapubischer Katheter? Wenn ja: Wie lange liegt die Drainage bereits?
- Besteht eine Inkontinenz?
- Nimmt der Patient Medikamente ein, die Einfluss auf die Harnproduktion und -ausscheidung haben?

25.2 Harnbeobachtung und Harnuntersuchungen

25.2.1 Harnbeobachtung

Menge, Farbe, Geruch, Zusammensetzung und Reaktion des Harns hängen von der Flüssigkeitszufuhr, der Ernährung sowie vom Stoffwechsel ab, sie sind daher bereits im Bereich des Normalen gewissen Schwankungen unterworfen. Der frisch entleerte, normale, körperwarme Harn ist hell- bis dunkelgelb, durchsichtig und klar. Bei reichlicher Flüssigkeitszufuhr wird er fast wasserhell, nach starker körperlicher Anstrengung, Schwitzen und im Fieber dunkelgelb bis bräunlich. Die vorhandenen Salze fallen in der Kälte aus und machen den Harn trüb.

M *Wichtige Begriffe aus dem Bereich der Urologie sind:*
- *Anurie: Harnmenge unter 100 ml/24 Std.,*
- *Oligurie: Harnmenge unter 500 ml/24 Std.,*
- *Polyurie: Harnmenge über 2000 ml/24 Std.,*
- *Glukosurie: Zuckerausscheidung im Harn,*
- *Pyurie: eitriger Harn, unangenehmer Geruch,*
- *Bakteriurie: bakterielle Ausscheidung im Urin (Urin ist normalerweise steril),*
- *Proteinurie: erhöhte Eiweißausscheidung,*
- *Leukozyturie: erhöhte Ausscheidung von Leukozyten,*
- *Hämaturie: erhöhte Ausscheidung von Erythrozyten,*
- *Mikrohämaturie: nur mikroskopisch sichtbare Erythrozyten,*
- *Makrohämaturie: sichtbare Rotfärbung des Urins.*

Im Rahmen der Krankenbeobachtung fällt auch das Beobachten der Ausscheidungen in den Aufgabenbereich des Pflegepersonals. Insofern muss eine regelmäßige Kontrolle der Urinausscheidung erfolgen, damit Sie mögliche Erkrankungen erkennen und den Verlauf einer Erkrankung einschätzen können:

- *Urinmenge.* Kontrolle der ausgeschiedenen Urinmenge pro Zeiteinheit: Abweichungen von der Norm können auf Erkrankungen (z. B. akutes Nierenversagen) hinweisen. Leiten Sie diese Beobachtungen an den Arzt weiter und beobachten Sie die weitere Entwicklung der Urinausscheidung.
- *Veränderungen der Farbe und Konsistenz.* Überprüfung des Urins auf auffällige Veränderungen der Farbe und Konsistenz: Farbveränderungen des Urins oder Ausfällungen sind wichtige Fingerzeige auf eine Störung. Auch hier ist eine weitergehende Kontrolle und die Information an den Arzt wichtig.
- *Geruchsveränderungen.* Bemerken von Geruchsveränderungen des Urins: Besonders Stoffwechselstörungen (z. B. Diabetes mellitus oder ketoazidotisches Koma) oder krankhafte Prozesse wie Entzündungen verändern den Geruch.

25.2.2 Sammelurin

Für einige Laboruntersuchungen wird eine Urinprobe benötigt, die über einen Zeitraum von 24 Stunden gesammelt wurde (*24-h-Sammelurin*). Notwendig ist dies z. B. bei Stoffwechseluntersuchungen, da die Konzentration des ausgeschiedenen Stoffes zeitlichen Schwankungen unterliegt.

Der Beginn der Sammelperiode – am besten morgens um 7 Uhr, damit die Urinprobe am nächsten Tag noch im Labor untersucht werden kann – wird auf dem Sammelgefäß dokumentiert. Den Patienten müssen Sie folgendermaßen anweisen:

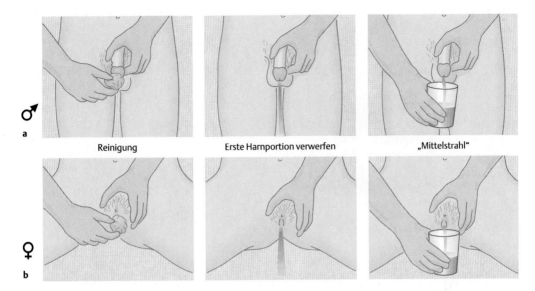

Abb. 25.1 ▪ **Mittelstrahlurin.** Gewinnung von Mittelstrahlurin **a** beim Mann und **b** bei der Frau (nach Dreikorn).

- Zu *Beginn* der Sammelperiode muss der Patient die Blase entleeren. Dieser Harn wird *nicht* gesammelt.
- Ab diesem Zeitpunkt wird *jeder* Harn gesammelt.
- Am nächsten Morgen leert der Patient seine Blase zum *Ende* der Sammelzeit ein letztes Mal in das Sammelgefäß.

Aus dem Sammelgefäß füllen Sie eine Urinprobe – nach Durchmischen des Urins im Sammelgefäß – in ein Probenbehältnis. Auf dem Laborzettel notieren Sie die *Sammeldauer* (z.B. 24 Stunden) und die *Gesamtmenge* des Urins im Sammelgefäß (z.B. 1380 ml).

M *Achten Sie im Umgang mit Urin auf Hygiene und schützen Sie sich mit Handschuhen.*

Kann die Harnprobe nicht sofort in das Labor weitergeleitet werden, sollten Sie diese möglichst in einem Kühlschrank aufbewahren.

25.2.3 Mittelstrahlurin

Für Urinuntersuchungen im Labor wird Urin benötigt, der möglichst frei von Verunreinigungen ist. Zur Gewinnung des Mittelstrahlurins wird beim *Mann* die Vorhaut zurückgestreift, die Harnröhrenmündung mit einem Schleimhaut-Desinfektionsmittel gesäubert und der Urin in ein sauberes Gefäß entleert **(Abb. 25.1a)**.

Bei der *Frau* sollte nach Möglichkeit ebenfalls Mittelstrahlurin gewonnen werden **(Abb. 25.1b)**. Um

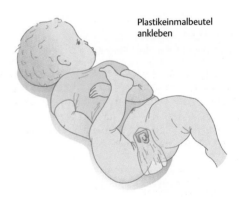

Plastikeinmalbeutel ankleben

Abb. 25.2 ▪ **Uringewinnung beim Kleinkind.** Verwendung von Einmalklebebeuteln zur Uringewinnung beim Säugling und Kleinkind.

Keimverunreinigungen zu vermeiden, kann bei der Frau auch der Blasenurin mit einem dünnen, kurzen Plastikkatheter unter sterilen Bedingungen entnommen werden.

Bei *Säuglingen* und *Kleinkindern* kann man nach Desinfektion des Genitales den Harn durch Plastikklebebeutel auffangen **(Abb. 25.2)**. In der Praxis werden den Eltern nach sorgfältiger Unterweisung derartige Beutel mit nach Hause gegeben. Die Eltern müssen jedoch darauf hingewiesen werden, dass der Harn „möglichst frisch" untersucht werden sollte und das Genitale des Kindes vor dem Aufkleben gründlich ge-

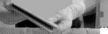

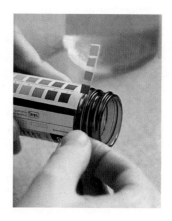

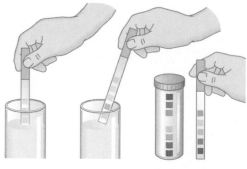

**Harnunter-
suchungen auf:**

- pH
- Eiweiß
- Zucker
- Ketonkörper
- Nitrit
- Ubg
- Bilirubin
- Blut

1 eintauchen   **2** abstreifen   **3** ablesen innerhalb
von 60 Sekunden

Abb. 25.3 ▪ **Urinuntersuchung.** Untersuchung mit dem Teststreifen.

waschen und mit Schleimhaut-Desinfektionsmittel gereinigt werden muss.

Abb. 25.3 zeigt eine gängige Untersuchung der Harnprobe mit Teststreifen, die auch auf Station durchgeführt werden kann.

Mittelstrahluringewinnung beim Mann: Anweisungen für den Patienten

Nur durch richtiges Sammeln des Harns ist eine sichere Unterscheidung zwischen Harnwegsentzündungen und Verunreinigungen möglich.

Vorbereitung
1. Das Glied ist mit Wasser und Seife auch unter der Vorhaut zu waschen, anschließend abtrocknen.
2. Hände mit Wasser und Seife waschen und mit Einmalhandtuch abtrocknen.

Durchführung
1. Unterhose ganz herunterstreifen.
2. Mit gespreizten Beinen über der Toilette stehen.
3. Vorhaut über die Eichel zurückstreifen.
4. Harnröhrenöffnung mit einem Desinfektionsmittel säubern. Nicht abtrocknen, gebrauchte Tupfer in die Toilette fallen lassen.
5. Lassen Sie eine kleine Urinmenge, welche die Harnröhre reinigt, in die Toilette fließen. Harnstrahl stoppen!
6. Sammelbehälter von außen anfassen und unter die Harnröhrenöffnung halten, ohne die Behälterinnenseite zu berühren.
7. Gefüllten Sammelbehälter ins Labor geben bzw. abgeben.

Mittelstrahluringewinnung bei der Frau: Anweisungen für die Patientin

Nur durch richtiges Sammeln des Harns ist eine sichere Unterscheidung zwischen Harnwegsentzündungen und Verunreinigungen möglich.

Vorbereitung
1. Genitale mit Wasser und Seife ausgiebig und sorgfältig waschen (Bidet), abtrocknen.
2. Hände mit Wasser und Seife waschen und mit Einmalhandtuch abtrocknen.

Durchführung
1. Unterhose ganz ausziehen.
2. Rittlings auf die Toilette setzen.
3. Beine möglichst weit spreizen. Diese Stellung wird bis zur Beendigung des Sammelns beibehalten. Mit der linken Hand die Schamlippen spreizen. Diese während des ganzen Vorgangs gespreizt halten.
4. Harnröhreneingang mit einem vorbereiteten, mit Desinfektionsmittel getränkten Tupfer langsam von vorn nach hinten waschen.
5. Lassen Sie eine kleine Harnmenge, welche die Harnröhre reinigt, in die Toilette fließen. Harnstrahl stoppen!
6. Lassen Sie jetzt den weiteren Harnstrahl in den Sammelbehälter fließen. Den Behälter außen anfassen, die Behälteröffnung nicht mit dem Körper berühren.
7. Gefülltes Behältnis ins Labor geben bzw. abgeben.

25.3 Katheterismus

M *Bei der Katheterisierung unterscheidet man den diagnostischen Katheterismus (z. B. bei der Anurie oder für eine Probenentnahme) und den therapeutischen Katheterismus (z. B. beim Harnverhalt).*

Informieren Sie den Patienten darüber, was Sie gerade tun und vorhaben!

25.3.1 Vorbereitung

Lagern Sie den Patienten auf einer festen und geraden Unterlage, das Gesäß kann durch ein Lagerungskissen etwas erhöht werden. Das zum Katheterismus erforderliche Material wird in einem entsprechenden Set oder auf einer Ablage bereitgelegt **(Abb. 25.4a)**.

Vor dem Eingriff waschen und desinfizieren Sie sich die Hände. Nach Vorbereitung des Sets ziehen Sie sterile Handschuhe an. Je nach klinikinternem Standard liegen dem Set 2 bzw. 3 sterile Handschuhe bei. Liegen 3 Handschuhe bei, so ziehen Sie sich an der Hand einen 2. Handschuh über, mit der Sie die Desinfizierung vornehmen. Vor dem Einführen des Katheters ziehen Sie diesen dritten Handschuh wieder aus und werfen ihn ab. Diese Maßnahme soll dafür sorgen, dass der Katheter nur mit sterilen Handschuhen berührt wird.

25.3.2 Durchführung

Katheterismus beim Mann

Decken Sie das Umfeld des Gliedes mit einem sterilen Lochtuch ab (mit der Öffnung über dem Glied) und stellen Sie eine sterile Nierenschale zwischen die Oberschenkel.

Nach dem Zurückstreifen der Vorhaut reinigen Sie Orifizium (Harnröhrenöffnung) und Glans (Eichel) mit einem Schleimhaut-Desinfektionsmittel. Hierzu verwenden Sie mehrere sterile Tupfer. Zuletzt wischen Sie noch einmal mit einem frischen Tupfer über die Harnröhrenmündung.

Die Verwendung eines Gleitmittels ist heute Standard und macht die Katheterisierung für den Patienten wesentlich angenehmer. Mittlerweile gibt es Gleitmittel und Schleimhautanästhetikum in Fertigspritzen kombiniert **(Abb. 25.4b)**. Träufeln Sie zuerst einige Tropfen des Gleitmittels auf das Orifizium, denn dieses ist besonders empfindlich. Nach Aufsetzen des Konus der Gleitmittelspritze auf das Orifizium strecken Sie die Harnröhre und installieren ohne jegliche Druckanwendung. Damit erhält die gesamte Harnröhre einen Gleitfilm, der die Reibung zwischen Fremdkörper (Katheter) und Schleimhaut verringert und den Katheter weitgehend schmerzlos in die Blase gleiten lässt.

Nach der Instillation können Sie eine sterile Penisklemme aufsetzen, damit das Gleitmittel nicht zurückfließt und das Schleimhautanästhetikum einwirken kann. In eiligeren Fällen reicht eine kurzzeitige manuelle Kompression der Harnröhrenmündung aus.

M *Die Richtgröße für einen Katheter beträgt bei Männern ca. 14–16 Charr/French. Grundsätzlich gilt: Besser den Katheter kleiner wählen als zu groß.*

Durch einen leichten Zug strecken Sie die Harnröhre, führen die Katheterspitze zunächst 5 cm tief ein und schieben dann den Katheter durch wiederholtes kurzes Nachfassen in gleitenden Zügen vor **(Abb. 25.4c)**. Bei einem Tiemann- oder Mercier-Katheter muss dabei die Spitze nach oben zeigen.

M *Beim Katheterisieren darf keine Gewalt angewendet werden. Meistens entsteht am Sphincter externus ein leichter Widerstand, den Sie mit gleichmäßig sanftem Druck überwinden können. Durch die Streckung des Gliedes beim Katheterismus wird die vordere Harnröhrenkrümmung ausgeglichen und die Sondierung erleichtert.*

Sobald der Katheter ca. 25 cm eingeführt ist, läuft der Urin ab. Das Katheterauge befindet sich jetzt unmittelbar jenseits des inneren Schließmuskels. Nach dem weiteren Vorschieben um 3 cm liegt die Katheterspitze dann ausreichend tief in der Blase, so dass auch durch Bewegen des Gliedes das Katheterauge nicht mehr verschoben werden kann. Dieses Vorschieben ist besonders wichtig beim Anlegen eines Dauerkatheters, da der Ballon bei korrekter Lage in der Blase noch geblockt werden muss.

M *Beim Auftreten eines Widerstandes genügt mitunter eine kleine Drehung des Katheters, um die Katheterspitze aus einer Schleimhautfalte wieder in die Harnröhre zu führen. Bei Hindernissen dürfen Sie die Harnröhrenpassage keinesfalls erzwingen.*

Gelingt die Katheterisierung nicht, ist ein erneuter Versuch mit einem dünneren Katheter empfehlenswert. Gelingt auch hier die Sondierung nicht, ist ggf. eine Einführung unter Sicht mit Hilfe der sog. prograden Urethrozystoskopie durch den Urologen angezeigt.

Katheterismus bei der Frau

Das Lochtuch platzieren Sie so, dass die Harnröhrenöffnung sichtbar ist.

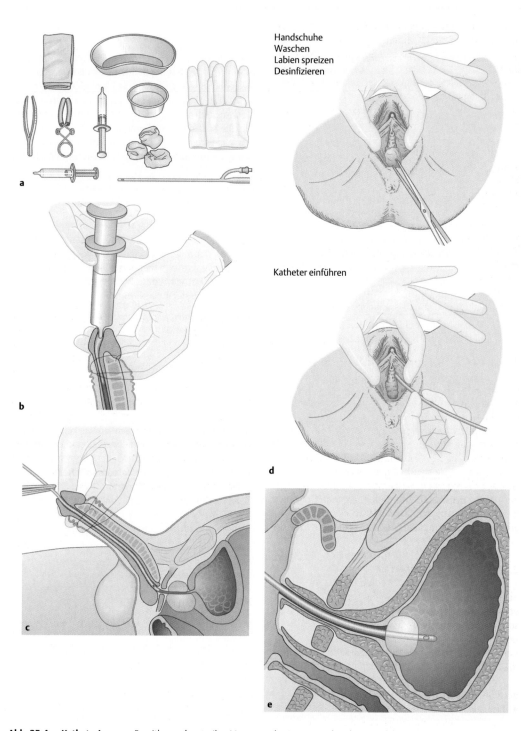

Handschuhe
Waschen
Labien spreizen
Desinfizieren

Katheter einführen

Abb. 25.4 ■ **Katheterismus. a** Bereitlegen der sterilen Materialien: Lochtuch, Auffangschale, Pinzette, Penisklemme, Gleitmittel, Schleimhaut-Desinfektionsmittel, Tupfer, Handschuhe, Katheter, Aqua dest. sowie 10-ml-Spritze zum Füllen des Ballons. **b** Schematische Darstellung der Harnröhrenanäs- thesie. **c** Vorgehen beim Einführen des Katheters. **d** Katheterismus der Frau: Säuberung, Desinfektion und Katheterismus. **e** Fixierung in der Blase durch Zurückziehen des geblockten Katheters (aus Sökeland, J.: Katheterismus, 2. Aufl. Spitta, Balingen 1998).

Die großen Schamlippen desinfizieren Sie mit je einem Tupfer vom Schambein (Symphyse) weg zum Anus. Spreizen Sie dann die großen Schamlippen mit Daumen und Zeigefinger. Die kleinen Schamlippen werden in der gleichen Weise mit je einem weiteren Tupfer desinfiziert. Die eine Hand spreizt während des gesamten Vorgangs die Labien. Mit der anderen Hand wird die Katheterisierung durchgeführt **(Abb. 25.4d)**.

Nach der Instillation von sterilem Gleitmittel (z. B. Instillagel) führen Sie den Katheter, Richtgröße ca. 12–14 Charr/French bei Frauen, in die Harnröhrenöffnung ein und schieben ihn langsam vor. Hat er die Blase erreicht, fließt Urin ab.

Soll der Katheter als Dauerkatheter verbleiben, verwenden Sie einen Ballonkatheter. Vor dem Auffüllen des Ballons wird der Katheter noch etwa 3 cm weiter in die Blase vorgeschoben. Dann wird der Ballon mit 10 ml sterilem Aqua dest. oder steriler Glycerinlösung 8–10 % **(Abb. 25.4e)** geblockt. Ziehen Sie den Katheter jetzt vorsichtig zurück und prüfen Sie so seinen festen Sitz.

25.3.3 Suprapubische Blasenpunktion

Die suprapubische Punktion der Blase ist eine gängige Methode, um vorübergehend oder dauernd die Harnableitung zu sichern (S. 262).

Als gut verträglich haben sich Katheter aus Silikon erwiesen, die nur geringe Irritationen hervorrufen und weniger häufig gewechselt werden müssen.

Der richtige Zeitpunkt für einen Katheterwechsel ist z. B. abhängig von Inkrustationen, Verschmutzungen, Durchlässigkeit des Katheters etc. Als Richtgröße können Sie eine **maximale** Liegezeit von 6–7 Wochen annehmen, bei zuvor genannten Anzeichen sofort.

25.3.4 Katheterpflege

Bei Dauerkatheterträgern kommt es in der Regel nach etwa 3 Tagen zu einer aufsteigenden Infektion trotz sorgfältigster Katheterpflege. Bei richtiger Handhabung sollten in den ersten 3 Tagen keine Bakterien eintreten; auch bei länger liegenden Kathetern darf die Infektion nicht ausufern.

Das Harnableitungssystem bei Dauerkatheterträgern hat 3 kritische Punkte **(Abb. 25.5):**
▪ Eintrittsstelle des Katheters in die Harnröhre: Achten Sie auf eine sorgfältige Pflege des äußeren Genitales mit regelmäßiger Reinigung unter Verwendung von Wasser und Seife und einer Desinfektion mit Schleimhaut-Desinfektionsmittel.

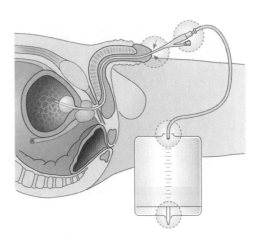

Abb. 25.5 ▪ **Keimbesiedlung.** Eintrittspforten für Keime in das Harnableitungssystem (aus Sökeland, J.: Katheterismus, 2. Aufl. Spitta, Balingen 1998).

▪ Anschlussstelle des Katheters am Urinbeutel: Wird der Katheter von Zeit zu Zeit abgestöpselt, müssen Sie in der Zwischenzeit für eine keimarme, besser sterile Aufbewahrung des Katheterstöpsels sorgen. Weisen Sie den Patienten darauf hin, dass er den Katheterstöpsel nur am Griffteil anfasst. Beim Abhängen des Beutels sollte auch das Anschlussstück des Schlauches durch eine sterile Kappe vor Verunreinigung geschützt werden.
▪ Verbindungsstelle zwischen Beutel und Schlauch: Beutel mit Rückschlagventil sollten bevorzugt werden, damit ein Wiederaufsteigen von Urin in die Blase bzw. ein Aufsteigen von Bakterien verhindert wird.

M *Bei länger liegenden Kathetern müssen Sie auf entstehende Druckgeschwüre achten. Diese können besonders schnell bei neurogenen Störungen oder bei älteren Patienten entstehen. Verändern Sie die Lage des Katheters regelmäßig und sorgen Sie für eine gut bewegliche Lage des Katheters ohne Einklemmungen.*

M *Urinablaufsysteme sollten niemals über Blasenniveau gehoben werden. Sollte dies bei bettlägerigen Patienten bei der Umlagerung nicht zu umgehen sein, so muss der körpernahe Katheterschlauch noch unterhalb des Blasenniveaus abgeklemmt werden, bevor das ganze System über den Patienten gehoben werden kann* **(Abb. 25.6)**.

25.3.5 Blasentraining

Eine Harnableitung über einen Dauerkatheter oder eine suprapubische Fistel besteht für die meisten Patienten nur vorübergehend. Ein Blasentraining wird auch bei länger dauernder Ableitung nicht für erfor-

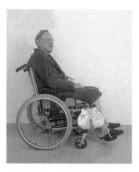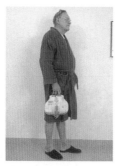

Abb. 25.6 ■ **Urinrückfluss.** Um einen Urinrückfluss zu vermeiden, darf der Urinauffangbeutel niemals über das Harnblasenniveau angehoben werden.

derlich gehalten, nach heutigen Erkenntnissen ist eher davon abzuraten. Ein befürchteter Elastizitätsverlust verbunden mit einer Abnahme des Fassungsvolumens ist eher Folge einer chronischen Entzündung und nicht allein durch den Katheter bedingt.

Sofern erwünscht, kann eine Dauerableitung zur Nacht sinnvoll sein, um die Nachtruhe zu gewährleisten, tagsüber kann der Katheter dann mit einer Klemme und ggf. mit einem sterilen Katheterstöpsel abgeklemmt werden. Bei Blasendruck oder nach einer

festzulegenden Zeitspanne wird der Durchfluss wieder geöffnet und die Blase entleert.

25.3.6 Entfernen eines Dauerkatheters

Soll ein transurethraler Dauerkatheter gezogen werden, benötigen Sie hierzu Schutzhandschuhe, eine 10-ml-Spritze, eine Einmalunterlage sowie einen Abwurfbeutel. Legen Sie beim liegenden Patienten die Einmalunterlage zwischen die Beine und entblocken Sie den Ballon mit der Spritze.

M *Um Verletzungen zu vermeiden, müssen Sie unbedingt darauf achten, dass die Blockflüssigkeit vollständig abgezogen wurde.*

Versuchen Sie, den Patienten abzulenken, indem Sie ihn z. B. bitten, tief Luft zu holen. Ziehen Sie zügig, aber *ohne* Kraftanstrengung den Katheter heraus. Flüssigkeit, die aus der Harnröhrenmündung tropft, nehmen Sie mit etwas Zellstoff auf.

Der normale Miktionsrhythmus stellt sich in der Regel von alleine wieder ein. Der Patient sollte innerhalb der nächsten Stunden Spontanurin lassen, bei schmerzhaft gefüllter Blase kann eine Einmalkatheterisierung nötig sein.

25.4 Prä-, intra- und postoperative Pflege

25.4.1 Präoperative Pflege

Bei einem Patienten, bei dem ein operativer Eingriff ansteht, entwickeln sich sehr häufig Ängste und Unsicherheiten. Helfen Sie dem Patienten mit diesen Ängsten umzugehen und gehen Sie auf seine Fragen und Befürchtungen ein. Erklären Sie den Ablauf einer Operation und schildern Sie die Umgebung, die den Patienten im Operationsbereich und nach der Operation, z. B. im Aufwachraum oder ggf. auch auf der Intensivstation, erwartet. Vermitteln Sie bei Bedarf ein Gespräch mit dem Stationsarzt.

Leiten Sie den Patienten an, frühzeitig vor der Operation Fähigkeiten zu entwickeln und Techniken zu präzisieren, die ihm in der Zeit nach der Operation helfen können. Zeigen Sie ihm z. B. wie ein möglichst wundschonendes und schmerzloses Aufstehen ohne direkte Hilfestellung möglich sein kann; vermitteln Sie hierfür ggf. ein Beratungsgespräch mit einem Physiotherapeuten. Weitere Beispiele sind das Einüben der Lippenbremse zur postoperativen Pneumonieprophylaxe oder das sorgsame, schmerzfreie Abhusten durch Auflegen der Hände auf das Wundgebiet.

Präoperative Rasuren

Eine sorgfältige präoperative Rasur am Operationstag ist eine der wichtigsten hygienischen Maßnahmen zur Verhütung von sekundären Wundinfektionen. In **Abb. 25.7** sind die allgemeinen Rasurgrenzen bei verschiedenen urologischen Operationen dargestellt.

Die Patienten müssen bei Nieren- und hohen Harnleitereingriffen vorne bis zur Brustwarze, hinten bis zur Wirbelsäule rasiert werden. Oberrand ist die Brustwarze, Unterrand die Darmbeinspitze und der Nabel.

Bei transperitonealen Eingriffen muss bis eine Hand breit oberhalb der Brustwarze rasiert werden, Unterrand ist das Schambein.

Beim Unterbauchmittelschnitt (bei suprapubischen Eingriffen, z. B. bei der Prostatektomie und bei Blasenoperationen) muss die Haut bis eine Hand breit über dem Nabel rasiert sein. Die seitliche Begrenzung ist die vordere Darmbeinspitze. Skrotum und After sind sorgfältig mitzurasieren. Bei Operationen mit einem Schnitt über der Leiste erfolgt dieselbe Rasur mit der Begrenzung eine Hand breit über dem Nabel bis zur Symphyse.

25.4.2 Intraoperative Pflege

Insbesondere die Zeit bis zur Narkoseeinleitung kann für den Patienten einsam und Furcht einflößend sein, aber auch bei Operationen in Lokalanästhesie benötigt der Patient eine Ansprechperson.

Achten Sie auf eine korrekte Lagerung des Patienten, damit keine Nervenschädigungen oder Druckgeschwüre entstehen. Häufige Lagerungsarten bei Untersuchungen und Operationen sind die Steinschnittlage sowie Seiten- und Rückenlagerung.

25.4.3 Postoperative Pflege

Nach urologischen Operationen führen Sie eine gewissenhafte Krankenbeobachtung und postoperative Versorgung durch:

- Kontrollieren Sie in regelmäßigen Abständen die Vitalzeichen und die Urinausscheidung anhand eines Überwachungsbogens.
- Achten Sie auf Nachblutungen im Wundgebiet (blutige Verbände).
- Beobachten Sie evtl. vorhandene Drainagen:
  - kontrollieren Sie die Durchgängigkeit,
  - Nierenfisteln müssen Sie besonders sorgfältig befestigen,
  - die Befestigung der Drainagen müssen Sie mehrmals täglich überprüfen,
  - bei einer Redon-Drainage ist wegen der Möglichkeit des stärkeren Urinabflusses besonders sorgfältig auf ein kontinuierliches Vakuum zu achten; bei längerer Harnsekretion aus den Drainagen müssen Sie den Arzt benachrichtigen.
- Drainagen werden, je nach Fördermenge, in der Regel ab dem 2. postoperativen Tag entfernt (nach ärztlicher Anordnung).
- Einen eingelegten Dauerkatheter entfernen Sie möglichst frühzeitig.
- Der Kostaufbau erfolgt nach ärztlicher Anordnung.
- Meist wird der Patient am Abend des OP-Tages erstmals mobilisiert.
- Postoperative Kontrolluntersuchungen erfolgen auf Anordnung: z. B. Urinuntersuchungen, Blutbild, Nierenfunktionsüberprüfung, Sonographie etc.

In der unmittelbaren postoperativen Phase liegt Ihre Aufgabe vorwiegend in der Krankenbeobachtung. Kurz nach der Operation ist der Patient wahrscheinlich noch benommen und auf Ihre Unterstützung angewiesen. Lassen Sie ihn nicht unbeaufsichtigt und überprüfen Sie regelmäßig die Vitalzeichen, insbesondere die Bewusstseinslage. Bei Übelkeit stellen Sie

Nieren- und hohe Harnleitereingriffe

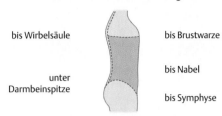

bis Wirbelsäule — bis Brustwarze — bis Nabel — unter Darmbeinspitze — bis Symphyse

transperitoneale Eingriffe, z. B. Lymphknotenausräumung

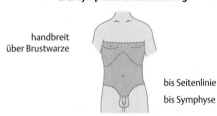

handbreit über Brustwarze — bis Seitenlinie — bis Symphyse

suprapubische Prostataadenom- und Blasenoperation

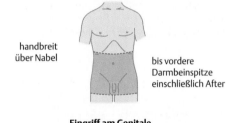

handbreit über Nabel — bis vordere Darmbeinspitze einschließlich After

Eingriff am Genitale

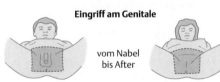

vom Nabel bis After

Abb. 25.7 ■ **Rasur.** Rasurgrenzen bei urologischen Operationen (nach Haubensak).

Nierenschale und Zellstoff griffbereit. Erbricht der Patient, müssen Sie darauf achten, dass er nicht aspiriert.

Ist die erste Phase nach der Operation vorüber, können Sie zusammen mit dem Patienten versuchen, die im Vorfeld erlernten Fähigkeiten umzusetzen. Legen Sie dabei insbesondere Wert auf die Einhaltung der Pneumonie-, Thrombose- und Obstipationsprophylaxe.

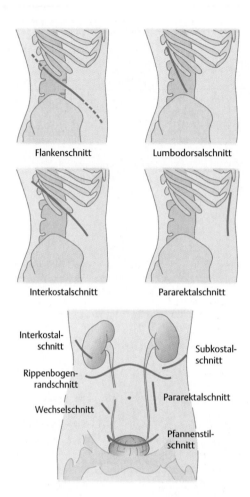

Abb. 25.8 ■ **Schnittführungen.** Darstellung der unterschiedlichen Schnittführungen bei urologischen Operationen.

25.4.4 Urologische Operationen

Häufige Operationen

Die in der Urologie üblichen Schnittführungen sind in **Abb. 25.8** dargestellt. Die häufigsten urologischen Operationen sind:

Operationen an der Niere. Nierenentfernung (Nephrektomie), Nierenteilresektion, Nieren- und Harnleiterentfernung (Ureteronephrektomie), Nierenbeckenplastik, Nierenfistelung.

Operationen an Harnleiter, Blase und Prostata. Ureterolithotomie (Steinentfernung aus dem Harnleiter), Megaureter (angeborene Erweiterung des Harnleiters), Antirefluxoperation, Sectio alta (Eröffnung der

Blase), Zystektomie (Harnblasenentfernung), Blasenekstrophie (Blasenfehlbildung), Prostatektomie (Entfernung der Vorsteherdrüse), Lymphadenektomie (Lymphknotenentfernung), Inkontinenzoperation nach Burch.

Operationen am Genitale. Prostatabiopsie (Probenentnahme aus der Prostata), Hodenfreilegung, Hydrozelenoperation (Wasserbruchoperation), Semikastration (einseitige Hoden-Nebenhoden-Entfernung), Vasoresektion (Unterbrechung des Samenleiters), Varikozelen-Sklerosierung nach Tauber, Varikozelen-Operation (Krampfaderbruch), Zirkumzision (Beschneidung, Entfernung der Vorhaut), Kryptorchismus-Operation (Bauchhoden), Hypospadie-Operation (Fehlmündung der Harnröhre), Penisamputation, Priapismus (schmerzhafte Dauererektion).

Endoskopische Operationen. *Transurethrale Operationen* (perkutane Verfahren): Meatotomie (Erweiterung der Harnröhrenmündung), Urethrotomie (Eröffnung der Harnröhre), transurethrale Prostataresektion (TUR-P), transurethrale Prostata-Inzision (TUI), transurethrale Blasentumorresektion (TUR-B), Blasensteinzertrümmerung, alternative Prostataoperationsverfahren. *Endourologische Eingriffe:* perkutane Nephrolithotomie (Nierensteinentfernung), Urethrorenoskopie

ESWL. Extrakorporale Stoßwellenlithotripsie (ESWL): Steinzertrümmerung durch von außen einwirkende Stoßwellen.

Alternative Verfahren

Auf der Suche nach Operationsmethoden, die für den Patienten schonender und mit weniger Begleiterscheinungen (z. B. Blutverlust) verbunden sind, wurden in letzter Zeit eine Reihe neuer Verfahren entwickelt. Diese neuen Verfahren führen insgesamt zu einer Verkürzung des Krankenhausaufenthaltes.

Hierzu gehören die Lasertherapie, die Thermotherapie, der fokussierte (gebündelte) Ultraschall, die Elektro-Vaporisation, das Einlegen von Stents, die Ballondilatation und die Hyperthermie.

Spülwasser in der Urologie

Da bei transurethralen Operationen die Gefahr besteht, dass große Mengen Spülwasser in die geöffneten Venen eingeschwemmt werden, sollte isotones Sterilwasser mit Zusatz von Glukose oder ähnlichen Lösungen (z. B. Purisole-System) verwendet werden. Diese Spüllösung gibt es als Fertiglösung in 3- oder 10-l-Behältern.

Die Einschwemmung von Spülflüssigkeit in das Gefäßsystem (Venen) führt zu einem Überschuss an

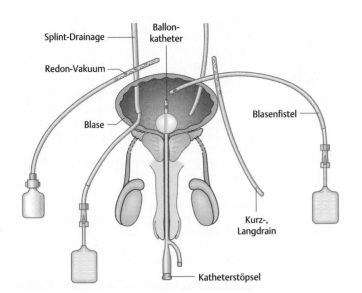

Abb. 25.9 ■ **Drainagen.** Darstellung verschiedener Möglichkeiten zur Drainage im Blasenbereich.

Flüssigkeit und zu einem Natrium-Mangel. Verwirrtheitszustände, Lungenödem, Hirnödem, Hämolyse und Nierenversagen sind die gefürchteten Komplikationen, die unter dem Begriff TUR-Syndrom zusammengefasst werden.

Harnableitung und Drainagen

Die Wartung und Sicherung der Harnableitung ist in der Urologie ein zentraler Bereich. Sickert Harn in das Gewebe, kommt es zu Wundphlegmonen, unerwünschten Vernarbungen und damit zu einer Gefährdung des postoperativen Ergebnisses.

Harnblasenkatheter – Drainagen an der Blase. Ein Blasenkatheter kann entweder durch die Harnröhre in die Blase eingeführt werden oder durch die Bauchdecke bzw. die Operationswunde in die Blase führen **(Abb. 25.9)**. Ein Blasenkatheter dient der kontinuierli-

chen Harnableitung aus der Blase; seine Indikationen sind: Flüssigkeitsbilanzierung, fehlende Spontanmiktion, postoperative Harnableitung.

Spülkatheter. Ein suprapubischer Blasenspülkatheter wird durch die Wunde eingelegt und dient der kontinuierlichen Spülung der Blase zur Verhinderung von Gerinnselbildungen.

Redon-Drainage, Kurz- oder Langdrain. Eine Redon-Drainage bzw. ein Kurz- oder Langdrain (z. B. geschlossene Drainage nach Robinson) liegt neben der Blase und dient zur kurzfristigen Ableitung von Harn- und Gewebewasser.

M *Alle Drainagen müssen so fixiert werden, dass sie nicht abknicken können und der Patient sie nicht durch unkontrollierte Bewegungen versehentlich entfernt. Drainagen, die im Gewebe liegen, dürfen nicht angespült werden.*

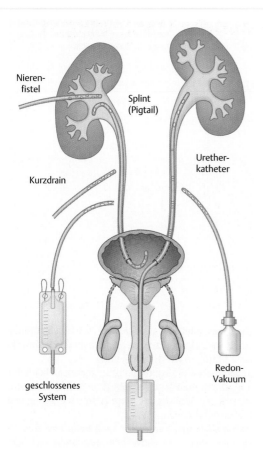

Nieren-
fistel

Splint
(Pigtail)

Urether-
katheter

Kurzdrain

geschlossenes
System

Redon-
Vakuum

Abb. 25.10 ▪ **Drainagen.** Lagemöglichkeiten der Drainagen im Nieren- und Harnleiterbereich.

Harnableitung und Drainagen an der Niere und dem Harnleiter.
Anwendungsbeispiele dieser Verfahren sind **(Abb. 25.10)**:

- Harnableitung aus dem Nierenbecken bei Harnleiterverlegung (z. B. durch Steine oder Tumoren),
- Harnableitung aus dem Nierenbecken bei Harnleiterkompression von außen (z. B. durch Tumoren, retroperitoneale Narbenbildung, Lymphknoten),
- nach Operationen an Niere, Nierenbecken, Harnleiter und Blase,
- bei Verengungen am Nierenbeckenabgang oder am Ureterostium.

Nierenfistelkatheter. Der Nierenfistelkatheter liegt im Nierenbecken und leitet kontinuierlich den Harn ab. Eine Verlegung des Fistelkatheters führt zum Harnrückstau und zu einer Schädigung der Nieren. Ein Fistelkatheter darf ohne ärztliche Anordnung *niemals abgestöpselt* werden.

Doppel-J-Katheter. Diese sog. innere Schienung drainiert als Doppel-J-Katheter (pigtail) das Nierenbecken bis zur Blase. Ein versenkter Splint sollte in 3- bis 6-wöchigen Abständen gewechselt werden. Bei Schmerzen, Fieber usw. muss der Patient sofort den Urologen aufsuchen.

M *Pflegemaßnahmen entfallen: Die innere Schiene ist von außen nicht zugänglich.*

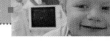
26 Fehlbildungen und urologische Erkrankungen im Kindesalter

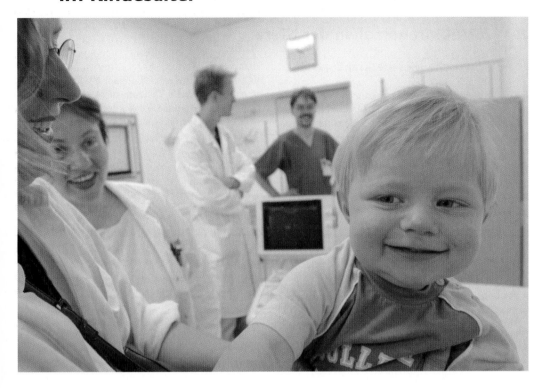

Vorbemerkung

M *Von 100 Neugeborenen kommen 2 mit angeborenen Fehlbildungen – Anomalien – zur Welt. Bei einem Drittel dieser Kinder handelt es sich um Anomalien der Urogenitalorgane. Die Häufigkeit der Missbildungen in diesem Bereich erklärt sich durch ihre komplizierte Entwicklung (S. 304).*

Viele angeborene Fehlbildungen von Nieren und Harnleiter bleiben symptomlos. Sie werden beim Erwachsenen als Zufallsbefund erkannt oder sind Ursache zusätzlicher Erkrankungen wie Entzündungen, Abflussstörungen, Steinbildung usw.

Nicht erklärbare Gedeihstörungen oder unklare Befunde im Kindesalter sollten daher an eine urologi-

sche Erkrankung denken lassen. Schwere Krankheitssymptome treten im Kindesalter erst dann auf, wenn die Funktion der Organe erheblich gestört ist.

Die Symptomatik einer Harnwegsinfektion z. B. ist im Kindesalter nicht typisch. Klinisch stehen Gedeihstörungen, Blässe, fehlendes Hungergefühl und auch Brechneigung im Vordergrund. Körpergröße und Körpergewicht können entgegen der Altersnorm vermindert sein.

Auffällig ist auch die rasche Ermüdbarkeit von „Nierenkindern". Rezidivierende Fieberschübe werden häufig von den Eltern als Zahnfieber angesehen, da ein Kind vom 6. Monat bis zum Ende des 3. Lebensjahres eigentlich ständig zahnt.

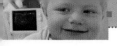

26.1 Strukturanomalien der Niere

26.1.1 Zystische Nierenerkrankung

Zystische Nierenveränderungen können vererbt, angeboren oder erworben sein. 10 % aller kindlichen und erwachsenen Patienten mit chronischem Nierenversagen zeigen unterschiedliche Formen zystischer Nierenerkrankungen. Für einige zystische Nierenveränderungen wurden inzwischen defekte Gene identifiziert.

Zystennieren

D *Zystennieren (adulte polyzystische Nierenerkrankung) stellen eine erbliche, meist beidseitige Nierenerkrankung mit einer Häufigkeit von 1:1000 dar. Beide Nieren sind mit kleinen Zysten durchsetzt, die in einer sehr langsamen, fortschreitenden Entwicklung an Größe zunehmen (**Abb. 26.1**). Es besteht ein Bluthochdruck. Meist nach dem 40. Lebensjahr entwickelt sich ein zunehmendes Nierenversagen (Niereninsuffizienz).*

Diagnostik

Sonographisch sind beide Nieren vergrößert. Mitunter können die vergrößerten Nieren getastet werden.

Therapie

Aufgrund des angeborenen doppelseitigen Charakters ist eine ursächliche Therapie nicht möglich. Durch sorgfältige Behandlung des Blutdruckes und ggf. eines Infektes lässt sich jedoch eine Verschlechterung der Nierenfunktion verhindern.

Nierenzysten

D *Bei den sog. einfachen Nierenzysten handelt es sich um einfach oder mehrfach auftretende angeborene oder erworbene Wassersackbildungen in und an der Niere (**Abb. 26.2**). Bei der Hälfte der über 50-jährigen Personen finden sich kleinere, gelegentlich vielfache Zysten.*

Ursache

Die Ursache von Nierenzysten ist unklar, ein genetischer Defekt liegt nicht vor.

Symptome

Die meisten Zysten machen keinerlei Beschwerden. Bei großen Zysten kann ein Druckgefühl auftreten. Da das funktionsfähige Nierengewebe verdrängt wird,

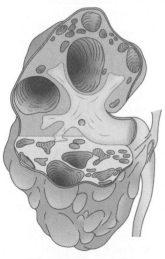

Polyzystische Degeneration

Computertomogramm

Urogramm: Kelchhälse auseinandergedrängt

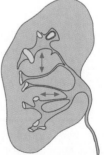

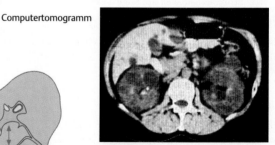

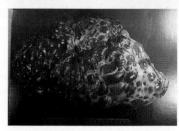

Abb. 26.1 ■ **Zystenniere.** Verschiedene Darstellungen der Zystenniere.

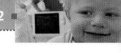

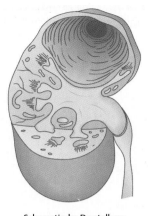 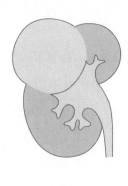 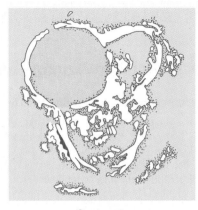

| Schematische Darstellung | Urogramm | Sonogramm |

Abb. 26.2 ▪ **Nierenzyste.** Verschiedene Darstellungen der Nierenzyste.

können diese Zysten gelegentlich eine bösartige Nierengeschwulst vortäuschen. Verlaufskontrollen (Ultraschall, ggf. CT) sind daher notwendig.

Therapie
Kleinere Zysten müssen nicht behandelt werden, wenn ein Tumor sicher ausgeschlossen ist. Größere Zysten können ultraschallgesteuert punktiert und durch Füllung mit reinem Alkohol verödet werden.

M *Bei allen zystischen Nierenprozessen muss ein bösartiger Tumor ausgeschlossen werden.*

26.2 Numerische Nierenanomalien

Eine Übersicht über Nierenanomalien gibt **Abb. 26.3**.

Fehlen einer Niere (Nierenaplasie)

Das völlige Fehlen einer Niere nennt man Nierenaplasie. Die Niere der anderen Seite übernimmt normalerweise die Funktion in vollem Umfang.

„Schrumpfniere" (Nierenhypoplasie)

Die angeborenen Formen der „Schrumpfniere" sind von erworbenen (z. B. durch Infekt, Reflux) – sog. sekundär hypoplastischen Nieren – schwer zu unterscheiden.

Doppelniere

Doppelanlagen von Niere und Harnleiter haben 2 getrennte Nierenbecken und Harnleiterabgänge und zumindest teilweise verdoppelte Harnleiter **(Abb. 26.3)**.

Abb. 26.3 ▪ **Harnwegsanomalien.** Schematische Darstellung von Anomalien der Harnwege.

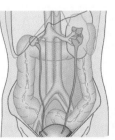 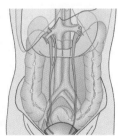

| Nierenaplasie rechts, Kuchenniere links | Hufeneisenniere mit Spaltureter rechts |

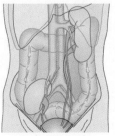 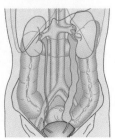

| Beckenniere rechts, Doppelniere, Doppelureter links | Megaureter links |

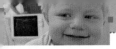
Doppelnieren sind relativ häufig (ca. 1 % der Bevölkerung). Da die Missbildung als solche keine Beschwerden verursacht, hat die Doppelniere allein keine krankmachende Bedeutung.

26.3 ⋮ Verschmelzungs- und Lageanomalien

Verschmelzungsniere – Gekreuzte Dystopie

Die Vereinigung beider Nierenanlagen auf einer Seite bei fehlender Außendrehung nennt man Verschmelzungsniere oder Kuchenniere **(Abb. 26.3)**.

Behandlungsbedarf besteht nur bei Auftreten von Infekten, Harnstauung, Steinbildung etc.

Hufeisenniere, Beckenniere

Bei der Hufeisenniere handelt es sich um eine Verschmelzung beider Nieren in der Mittellinie mit einer Bindegewebsbrücke **(Abb. 26.3)**.

Eine Beckenniere ist eine Lageanomalie; sie kann ein Geburtshindernis sein.

Nierenbeckenabgangsstenose

> **D** *Eine subpelvine Stenose ist angeboren und wird durch Bindegewebsstränge, atypische Gefäßverläufe oder kurzstreckige Verengungen des Harnleiters verursacht.*

Symptome
Die Symptomatik ist wenig charakteristisch. Gelegentlich wird über chronische Leibschmerzen, Appetitlosigkeit, Druckgefühl im Bauchraum oder Kreuzschmerzen geklagt; Koliken sind selten.

Therapie
Standardoperation ist die Nierenbeckenplastik. Hierbei wird die Engstelle reseziert und eine breite Verbindung zwischen dem Nierenbecken und dem Harnleiter geschaffen **(Abb. 26.4)**.

Senkniere (Nephroptose)

Bei einer sog. Senkniere liegt eine Bindegewebsschwäche vor, die überwiegend bei schlanken Frauen beobachtet wird. Eine Operation – Nephropexie – wird in den seltensten Fällen notwendig.

Ureterozele

Eine Ureterozele ist eine Erweiterung eines Harnleiteranteils im Blasenbereich; sie ist zusammen mit Doppelbildungen von Nieren und Harnleiter relativ häufig (ca. 1 % der Bevölkerung) **(Abb. 26.5)**.

Megaureter

> **D** *Beim Megaureter handelt es sich um eine Erweiterung des Harnleiterlumens über 2 cm mit oder ohne Rückfluss von Harn in die Harnleiter bzw. Nieren oder in die Ostiumenge* **(Abb. 26.5)**.

Resektionsgrenzen
bei einer Nierenbeckenplastik

Anastomose
bei einer Nierenbeckenplastik

Abb. 26.4 ▪ Subpelvine Stenose. Nierenbeckenplastik bei einer subpelvinen Stenose.

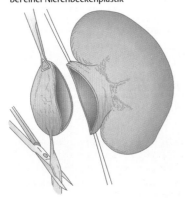
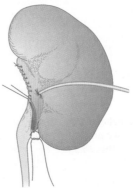

Ursache

Wir unterscheiden den angeborenen, häufig doppelseitigen primären Megaureter vom sekundären Megaureter, der durch Blasenentleerungsstörungen verursacht wird.

Symptome

Die wichtigsten Symptome sind Fieber unklarer Ursache, Gedeihstörungen und Leibschmerzen.

Diagnostik

Durch ein Miktionszysturethrogramm wird ein „refluxiver" Megaureter ausgeschlossen.

Therapie

Bei Neugeborenen, v. a., wenn sie z. B. durch eine Harnwegsinfektion in schlechtem Allgemeinbefinden sind, erfolgt die operative Behandlung zunächst in Form einer hohen Harnableitung (Ringureterokutaneostomie).

Nach Beseitigung der Blasenentleerungsstörung ist bei einem Teil der Kinder eine Harnleiterneueinpflanzung in die Blase mit Antirefluxschutz (S. 296) notwendig.

Harnröhrenklappen

Klappenbildungen in der hinteren Harnröhre sind als angeborene Engen der Harnröhre bereits in der Fetalzeit als Hindernis wirksam und führen zu schweren Rückstauungsschäden **(Abb. 26.5)**.

M *Die meisten Anomalien werden erst bei Hinzutreten von Abflussstörungen oder Harnwegsinfekten behandlungsbedürftig.*

Vesikoureteraler Reflux
(Harnrückfluss in Harnleiter und Niere)

D *Unter einem vesikoureteralen Reflux versteht man das Zurückfließen von Harn in den Harnleiter und das Nierenbecken bei ruhender Blase oder bei der Miktion.*

Bei 50 % der Neugeborenen besteht ein Reflux, während nur 5 % Kinder über 5 Jahren einen Reflux aufweisen. Man spricht daher von Reifung oder Maturation. Angeborene Veränderungen im Bereich der Harnleiter-Blasen-Verbindung nennen wir primären Reflux.

Symptome

Bei 30–50 % aller Kinder mit einem rezidivierenden Harninfekt besteht ein Reflux.

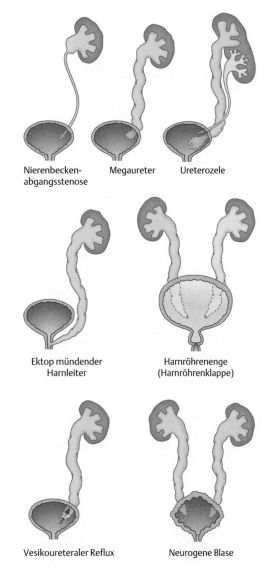

Nierenbecken-abgangsstenose   Megaureter   Ureterozele

Ektop mündender Harnleiter   Harnröhrenenge (Harnröhrenklappe)

Vesikoureteraler Reflux   Neurogene Blase

Abb. 26.5 ▪ Harnabflussstörungen. Häufige Ursachen einer Harnabflussstörung.

Diagnostik

Der vesikoureterorenale Reflux wird mit Hilfe des Miktionszystourethrogramms diagnostiziert.

Therapie

Eine antibiotische Infektbehandlung und Prophylaxe ist von entscheidender Bedeutung, da 60 % der Refluxerkrankungen spontan ausheilen. Erst bei einem Versagen der konservativen Therapie ist eine Antirefluxoperation angezeigt.

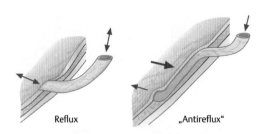

Abb. 26.6 ▪ Refluxoperation. Prinzip der submukösen Verlagerung zur Refluxbeseitigung.

Die Antirefluxoperation stellt den Ventilmechanismus an der Harnleiter-Blasen-Verbindung wieder her. Das Prinzip der meisten Antirefluxoperationen ist die submuköse Verlagerung des Harnleiters **(Abb. 26.6)**.

Vorhautverengung (Phimose)

> **D** Eine Phimose ist eine angeborene oder erworbene Enge des äußeren Vorhautringes. Die Häufigkeit bei Erwachsenen beträgt ca. 1 %. Die Vorhaut kann im Säuglingsalter bei 50 % der Knaben nicht über die Glans penis bis zur Kranzfurche (Sulcus coronarius) zurückgezogen werden. Bei der „echten" narbigen Phimose unterscheidet man verschiedene Grade von der leichten Enge bis zur punktförmigen Öffnung, die den Harn nur tropfenweise passieren lässt.

Therapie
Da eine Verklebung des inneren Vorhautblattes mit der Oberfläche der Eichel im Säuglingsalter noch physiologisch ist – sie löst sich von selbst in den ersten

3 Lebensjahren – sollte eine Vorhautdehnung unterbleiben. Dabei kann es zu kleinen Schleimhauteinrissen kommen, die zu Entzündungen und Vernarbungen führen. Aus einer „normalen" Vorhautverengung entsteht dann eine narbige Phimose, die der Operation bedarf. Nur echte Verengungen sollten im Säuglingsalter operativ angegangen werden **(Abb. 26.7)**.

Komplikationen
Da die tägliche Reinigung des Vorhautsackes nicht mehr möglich ist, kommt es zur Sekretstauung und Entzündung (*Balanitis*).

Im Alter kann sich auf dem Boden der chronischen Entzündung ein *Peniskarzinom* (S. 315) entwickeln – Risiko 10–20 %.

Durch die Schwellung der zurückgestreiften Vorhaut mit der Ausbildung eines Schnürrings kann es zur *Paraphimose* („spanischer Kragen") kommen **(Abb. 26.7)**. Als therapeutische Maßnahme bei einer Paraphimose erfolgt die Kompression der Eichel mit den Fingerkuppen etwa 3–5 Min. unter gleichzeitiger leichter Massage bis zur Rückbildung des Ödems und zum Zurückgleiten unter die Vorhaut. Bei längerem Bestehen und in schweren Fällen hilft nur die Inzision des äußeren Schnürringes.

Spaltbildung der Harnröhre (Hypospadie)

> **D** Bei der angeborenen Spaltbildung der Harnröhre (Hypospadie) liegt die Harnröhrenöffnung (Meatus urethrae) nicht an der Glansspitze, sondern auf der Unterseite des Penis. Häufig besteht eine Verkrümmung des Penis. 0,5 % aller Neugebo-

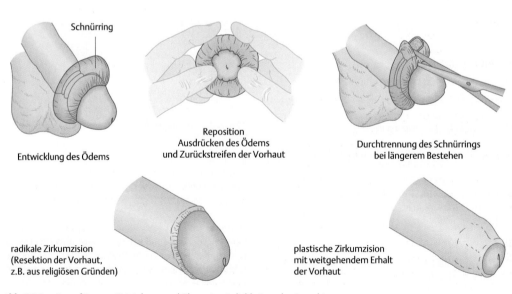

Schnürring

Entwicklung des Ödems

Reposition
Ausdrücken des Ödems
und Zurückstreifen der Vorhaut

Durchtrennung des Schnürrings
bei längerem Bestehen

radikale Zirkumzision
(Resektion der Vorhaut,
z.B. aus religiösen Gründen)

plastische Zirkumzision
mit weitgehendem Erhalt
der Vorhaut

Abb. 26.7 ▪ Paraphimose. Entstehung und Therapiemöglichkeiten der Paraphimose.

renen leiden unter einer Hypospadie. Man unterscheidet verschiedene Formen **(Abb. 26.8)***:*

- *distale Hypospadie (glandulär, koronar, subkoronar),*
- *mittlere Hypospadie (Penisschaft),*
- *proximale Hypospadie (penoskrotal, skrotal, perineal).*

Therapie
Eine operative Korrektur der Hypospadie sollte vor dem 2. Lebensjahr erfolgen.

Blasenekstrophie

> **D** *Bei der Blasenekstrophie handelt es sich um einen fehlenden Verschluss der vorderen Bauchwand durch eine Fehlentwicklung der sog. Kloakenmembran.*

Therapie
Die Blasenekstrophie wird wie ein urologischer „Notfall" behandelt und sollte in den ersten 3 Lebenstagen operiert werden (Verschluss der Blase, Wiederherstellung der Bauchwand).

> **P** **Hautpflege bei Blasenekstrophie.** *Durch den unkontrollierten und ständigen Ausfluss des Urins kommt es zu Hautschädigungen bis hin zu flächenhaften Entzündungen der betroffenen Hautareale. Achten Sie besonders auf eine gute und häufige Hautpflege. Bedenken Sie, dass die Haut trocken sein muss, um ihren Schutzmechanismus zu erhalten.*

Vordere Harnröhrenspalte (Epispadie)

> **D** *Die Epispadie stellt einen geringeren Grad desselben Entwicklungsfehlers wie bei der Blasenekstrophie dar. Die Harnröhrenöffnung liegt auf der Oberseite des Penis, meist fehlt die Anlage des Blasenschließmuskels.*

Therapie
Bei den betroffenen Patienten erfolgt eine operative plastische Neubildung der Harnröhre und evtl. des Blasenschließmuskels.

Hodenhochstand (Maldescensus testis)

> **D** *Von einem Hodenhochstand spricht man, wenn die Hoden außerhalb des Hodensacks (Skrotum) lokalisiert sind; je* nach Ort, an dem sich die Hoden finden, unterscheidet man:

- *Leistenhoden: die Hoden liegen außerhalb des Skrotums in der Leiste,*
- *Bauchhoden: die Hoden liegen im Bauch,*
- *Kryptorchismus: verborgene Hoden, unlokalisierbar,*
- *ektoper Hoden: die Hoden befinden sich im Oberschenkel- oder Bauchdeckenbereich.*

Die Hoden sollen normalerweise bei der Geburt im Skrotum liegen (96–97 %), spätestens jedoch am Ende des 1. Lebensjahres. Danach kommt es nur in seltenen Fällen zu einem spontanen Abstieg **(Abb. 26.9)**.

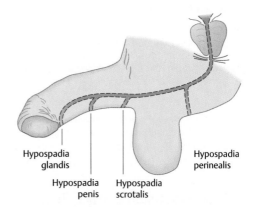

Hypospadia glandis

Hypospadia penis

Hypospadia scrotalis

Hypospadia perinealis

Abb. 26.8 ▪ Hypospadie. Mögliche Austrittspforten der Harnröhre bei Hypospadie.

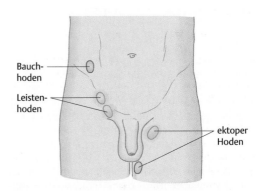

Bauch-hoden

Leisten-hoden

ektoper Hoden

Abb. 26.9 ▪ Pathologische Hodenlagen. Retentio Testis rechts, Ektopie links.

> **W** *Bei einem anhaltenden Hodenhochstand ist die Spermiogenese gefährdet. Die Spermienentwicklung ist temperaturempfindlich. Die Temperatur muss bei der Spermienentwicklung unter der Körpertemperatur liegen. Dies gelingt dem Körper, indem er die Hoden als Entstehungsort der Spermien aus der Bauchhöhle verlagert hat.*

Therapie
Jede Lageanomalie des Hodens muss bis zum 2. Lebensjahr behandelt werden. Eine spätere Korrektur hat keinen sicheren Einfluss mehr auf eine normale Spermiogenese.

Bei der Operation werden der Hoden und der Samenstrang aus ihren Verwachsungen gelöst, ggf. wird ein gleichzeitig bestehender Leistenbruch beseitigt und der Hoden an der vorgesehenen Stelle im Hodensack befestigt.

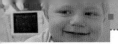
Bettnässen (Enuresis)

D *Nächtliches Einnässen nach dem 4. Lebensjahr wird als Enuresis bezeichnet. In der Harnblasenwand und in der Harnröhre befinden sich Nerven, die das Signal „volle Blase" an das Gehirn weitergeben. Das Kind lernt bis zum 4. Lebensjahr, auf diese Signale hin aufzuwachen, der Bettnässer dagegen nicht.*

Therapie

Beim Blasentraining, der sog. Blasenkonditionierung, lernt das Kind in einzelnen Lernschritten, sich von der vollen Blase wecken zu lassen.

Ein sog. „Tiefschläfer" braucht dabei die Hilfe des Erwachsenen. Die Heilungsquote durch die Blasenkonditionierung beträgt etwa 90 % in 2 Monaten.

Da aber Bettnässen in seltenen Fällen auch auf eine Erkrankung hinweisen kann, ist eine urologische Untersuchung und Beratung sinnvoll.

P Pflegeschwerpunkt Phimose

Die Vorhautverengung kommt sowohl bei Kindern als auch bei erwachsenen Männern vor. Daraus lassen sich verschiedene Pflegeziele ableiten.

Gesundheitsberatung der Eltern

Eine Vorhautverengung ist häufig angeboren und kann durch Hausmittel wie Salben oder Dehnen der Vorhaut nicht behoben werden. Ein solches Vorgehen kann sogar den Grad der Verengung noch verstärken. Je nach Ausprägung sind die Einschränkungen, wie z. B. Probleme bei der Intimhygiene und beim Wasserlassen, so stark, dass eine operative Entfernung der Vorhaut dringend anzuraten ist. Die Paraphimose, also die Abschnürung der Eichel durch die gewaltsam zurückgestreifte Vorhaut, ist schmerzhaft und bedrohlich zugleich. Ein Arzt ist in diesem Fall sofort aufzusuchen!

Vorgehen bei einer narbigen Phimose

Aufgrund des erschwerten Zugangs zur Eichel steht eine intensivierte Intimhygiene – soweit dies möglich ist – an vorderer Stelle. Durch mangelnde Hygiene kommt es zur Sekretansammlung unter der Vorhaut. Folge davon sind Entzündungen und ein erhöhtes Risiko eines Peniskarzinoms im Alter.

Auch Kinder haben ein Schamgefühl und müssen daher ebenso sensibel und rücksichtsvoll wie Erwachsene behandelt werden. Versuchen Sie, eine Vertrauensbasis aufzubauen, indem Sie einfühlsam sind und dem Patienten die benötigte Zeit lassen.

Bei Kindern und Erwachsenen kann durch die Phimose die Ausscheidung erschwert sein. Versuchen Sie, dem Patienten den nötigen Freiraum zu geben und die Intimsphäre beim Wasserlassen zu wahren.

Erklären Sie den Patienten und bei Kindern auch den Eltern, wie eine Paraphimose entsteht und dass eine sofortige Behandlung notwendig ist.

Vorgehen nach Zirkumzision

Es gelten grundsätzlich die allgemeinen postoperativen Maßnahmen. Achten Sie jedoch besonders auf Nachblutungen und kontrollieren Sie regelmäßig die Durchblutung und die Hautfarbe des Operationsgebietes. Auch hier sorgen Sie wieder für eine angemessene Intimsphäre.

27 │ Entzündliche Erkrankungen

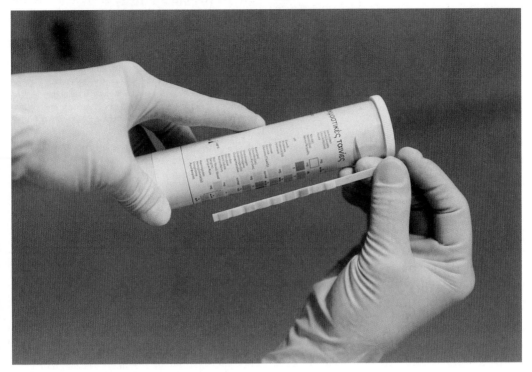

X **Examenswissen** *Harnwegsinfektion (S. 299 f.), Formen der Pyelonephritis (S. 300 f.), Zystitis (S. 302)*

27.1 │ Harnwegsinfektionen (unspezifische Entzündungen der Harnorgane) ▪ ▪ ▪

D *Eine Harnwegsinfektion ist gekennzeichnet durch eine krankhafte Keimbesiedelung der Harnwege (≥ 10^4 Keime pro ml Urin). Nach den Infektionen der Atemwege ist die Harnwegsinfektion die häufigste bakterielle Erkrankung; die Häufigkeit ist alters- und geschlechtsabhängig.*

M *Urin ist normalerweise steril.*

Klinik

Bei einer Infektion der oberen Harnwege (Nieren-Nierenbeckeninfektion – Pyelonephritis) ist der Organismus allgemein stärker betroffen als bei einer Infektion der unteren Harnwege (Harnröhren- oder Bleseninfektion – Urethritis bzw. Zystitis).

Wenn normale anatomische und funktionelle Verhältnisse vorliegen und kein weiterer Infekt im Körper besteht, spricht man von einer *primären* Ent-

---

D *Definition* **M** *Merke* **P** *Pflege* **W** *Wissen* **X** *Examenswissen*

primäre Pyelonephritis	sekundäre Pyelonephritis

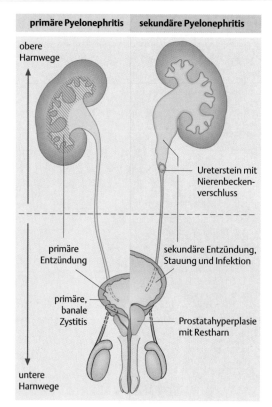

obere Harnwege

Ureterstein mit Nierenbeckenverschluss

primäre Entzündung

sekundäre Entzündung, Stauung und Infektion

primäre, banale Zystitis

Prostatahyperplasie mit Restharn

untere Harnwege

Abb. 27.1 ■ **Pyelonephritis.** Primäre und sekundäre Pyelonephritis.

zündung (z. B. unkomplizierte Pyelonephritis, Zystitis).

Kommt eine weitere urologische Erkrankung zu der Infektion hinzu, z. B. eine Abflussstörung durch einen Steinverschluss des Harnleiters (S. 324) oder eine Prostatahyperplasie mit Restharn (S. 317), liegt eine *sekundäre,* komplizierte Entzündung vor.

Unbehandelt kann jede Harnwegsinfektion – auch der unteren Harnwege – zur Pyelonephritis führen. Früherkennung und Therapie im Frühstadium ermöglichen eine gute Prognose der sonst folgenschweren Erkrankung.

M *Eine komplizierte Infektion wird erst restlos abheilen, wenn das urologische Grundleiden erfolgreich behandelt wurde.*

M *Heilt eine Harnwegsentzündung bei regelrechter gezielter Chemotherapie in 2–4 Wochen nicht aus oder rezidiviert die Erkrankung nach einem freien Intervall, ist weitere Diagnostik angezeigt, um eine sekundäre Entzündung auszuschließen.*

27.1.1 Nieren-Nierenbeckenentzündung (Pyelonephritis) ■ ■ ■

D *Bei der Pyelonephritis handelt es sich um eine im Nierenzwischengewebe liegende (interstitielle), bakterielle Entzündung. Nach dem Verlauf unterscheidet man eine akute und eine chronische, nach der Entstehung eine primäre (unkomplizierte) und eine sekundäre (komplizierte) Pyelonephritis. Die Pyelonephritis ist eine der häufigsten Nierenerkrankungen (6–20 % der Bevölkerung). In etwa 80 % wird eine chronische Pyelonephritis nicht erkannt. Sie ist in 20 % Ursache des Nierenversagens.*

Akute primäre (unkomplizierte) Pyelonephritis

Symptome
Nach einem einleitenden (initialen) Schüttelfrost kommt es zu einem dumpfen Spannungsgefühl in der Niere mit hohem kontinuierlichen Fieber. Leichtere Blasenbeschwerden können vorausgehen oder bestehen gleichzeitig. Als Folge der Infektion kommt es zu Appetitlosigkeit, Übelkeit und Obstipation.

Diagnostik
Plötzlicher fieberhafter Beginn, Druck- und Klopfempfindlichkeit meist nur einer Niere, leichtes häufiges Wasserlassen (Pollakisurie), im Urinsediment massenhaft Leukozyten und Bakterien, Eiweiß schwach positiv, vereinzelt Zylinder sind typische Zeichen und sprechen für eine akute Pyelonephritis.

Sonographie, Abdomenübersicht und Urogramm werden zum Ausschluss von Begleiterkrankungen, z. B. Abflussstörungen, durchgeführt.

Therapie
Die Therapie besteht aus Bettruhe, guter Spülung der Harnwege durch Trinken beliebiger schmackhafter Flüssigkeiten, leichter Kost, Obstipationsbehandlung, Antibiotika.

P **Flüssigkeitszufuhr und Ernährung.** *Trotz einer Pollakisurie müssen Sie darauf achten, dass der Patient weiterhin genügend Flüssigkeit zu sich nimmt. Der Patient hat wegen der subjektiven Beschwerden bei der Pollakisurie die Tendenz, zu wenig zu trinken. Unter Umständen muss auf ärztliche Anordnung eine Infusionstherapie erfolgen. Bei der Ernährung raten Sie dem Patienten zur Entlastung der Nieren zu einer salzarmen und eiweißarmen Diät.*

Akute sekundäre (komplizierte) Pyelonephritis

Symptome
Es zeigt sich ein schweres Krankheitsbild mit hohem Fieber, Schüttelfrost, drohender Sepsis von Seiten der Harnorgane, eine ausgeprägte Druckempfindlichkeit einer oder beider Nieren. Der Patient hat eine rote,

trockene oder bräunlich belegte borkige Zunge. In der Urinuntersuchung ist das Eiweiß positiv, es finden sich granulierte Zylinder, massenhaft Leukozyten und Bakterien.

Diagnostik

Durch Sonographie, Abdomenübersicht und Urogramm können Abflussstörungen, wie z. B. angeborene Harnabflussstörungen, Steine, Entleerungsstörungen der Blase mit Restharn etc. ausgeschlossen werden (S. 317).

Therapie

Eine Klinikeinweisung ist notwendig. Da das hoch fieberhafte Krankheitsbild durch eine Stauung oder durch Begleiterkrankungen unterhalten wird, kann eine hochdosierte antibiotische Therapie das Krankheitsbild bessern und verschleiern, aber nicht ausheilen.

Primäres Therapieziel ist die Beseitigung der Harnstauung bzw. der Begleiterkrankung; bei einseitigen Prozessen – bei Urosepsis – erfolgt notfalls eine Nephrektomie.

Septische Harnstauungsnieren (Urosepsis)

D *Eine septische Harnstauungsniere ist eine Infektion der Nieren und der ableitenden Harnwege bei einer Harnabflussstörung; die Infektion ist so weit vorangeschritten, dass sie ein septisches Krankheitsbild verursacht. Bei einer Urosepsis ist der Patient hochgradig gefährdet.*

Symptome

Schüttelfrost, Schockzeichen, Fieber, Blutdruckabfall und geringe Harnausscheidung (Oligurie) sind alarmierende Befunde.

P **Intensive Krankenbeobachtung.** *Die ausgeprägten Symptome verlangen nach einer besonders intensiven Krankenbeobachtung des Patienten. Achten Sie insbesondere auf die Vitalzeichen und den Allgemeinzustand des Patienten. Bemerken Sie Anzeichen für einen Schock, der sich neben Bewusstseinsstörungen durch Hypotonie, Tachykardie und Anurie bemerkbar macht, ist dies ein lebensbedrohlicher Zustand. Informieren Sie umgehend einen Arzt!*

Diagnostik

Zur Diagnosestellung wird eine Blutuntersuchung durchgeführt. Es entwickeln sich eine Leukozytose, später eine Leukopenie, Thrombozytopenie und Gerinnungsstörungen.

Therapie

Die Abflussstörung muss sofort beseitigt werden: z. B. durch eine Nierenfistel oder eine ausreichende, rechtzeitige Drainage. Darüber hinaus werden hochdosiert Antibiotika verabreicht. Bei einer Schocksymptomatik steht die Schockbekämpfung im Vordergrund.

Unter Umständen kann bei einer Verschlechterung des Krankheitsbildes eine Notnephrektomie lebensrettend sein.

27.1.2 Chronische Pyelonephritis

D *Eine chronische Pyelonephritis (interstitielle Nephritis) kann nach einer nicht ausgeheilten Pyelonephritis entstehen und/oder durch Infektion fördernde (prädisponierende) Faktoren ausgelöst werden.*

Ursache

Prädisponierende Faktoren der chronischen Pyelonephritis sind:

- Harnabflussstörungen: Fehlbildungen, Obstruktion (Steine, Harnröhrenstrikturen, Tumoren), Blasenfunktionsstörung (z. B. Querschnittslähmung), lange Bettlägerigkeit,
- hormonelle Veränderungen: Schwangerschaft, Östrogenmangel, hormonelle Empfängnisverhütung,
- Stoffwechselstörungen: Diabetes mellitus, Gicht,
- iatrogene (durch den Arzt bedingte) Ursachen: Eingriffe an den Harnwegen, Spinalanästhesie,
- allgemeine und lokale Abwehrschwäche: chronische Erkrankungen, Infektionskrankheiten und chronische Infekte, hohes Alter,
- Medikamente: Analgetika, Antibiotika, Kortikoide,
- genetische Faktoren: Bakterien-Adhärenz.

Symptome

Die Erkrankung ist oft nahezu symptomlos, unspezifische Allgemeinerscheinungen sind: Ermüdbarkeit, Kopfschmerzen, Appetitlosigkeit, Blutarmut (Anämie), Blutdruckanstieg, Nierenfunktionsstörung; bei akutem Schub: Schmerzen im Nierenlager, Fieberschübe, Bakteriurie, Leukozyturie.

Diagnostik

Diagnostische Maßnahmen sind: Urinstatus, Erregerresistenzprüfung, Sonographie, Abdomenübersicht, Urogramm, Miktionszystourethrogramm zum Ausschluss eines Refluxes, Nierenfunktionsprüfung.

Therapie

Im akuten Schub erfolgt eine gezielte antibiotische Therapie, evtl. eine mikrobiologische Langzeitbehandlung und die Verhütung eines Rezidivs.

27.1.3 Nierenkarbunkel – paranephritischer Abszess

D *Es handelt sich um eine Eiteransammlung in der Nierenrinde (Nierenkarbunkel) oder zwischen Nierenrinde und Nierenkapsel (perinephritischer Abszess).*

Ursache
Ein Nierenkarbunkel bzw. ein para- oder perinephritischer Abszess entsteht meist durch Bakterienaussaat auf dem Blutweg (hämatogen) von einem nierenfernen Herd aus (z. B. Furunkel, Panaritien, Mastitis, Angina).

Symptome
Die wichtigsten Symptome sind hohes Fieber und Schüttelfrost.

Therapie
Im Anfangsstadium hat die konservative Therapie Aussicht auf Erfolg. Es erfolgt eine Fiebersenkung und eine aktive Chemotherapie. Weitere Maßnahmen sind die breite Abszesseröffnung und die Drainage.

P **Senkung der Körpertemperatur.** *Bei einem Patienten mit erhöhter Temperatur können Sie versuchen, durch folgende Maßnahmen – evtl. nach Absprache mit dem Arzt – eine Absenkung der Körpertemperatur zu erreichen:*

- *Durchführung von Wadenwickeln.*
- *Bieten Sie dem Patienten eine dünne Decke an, um einen Wärmestau zu vermeiden.*
- *Ein feuchter Waschlappen auf der Stirn des Patienten sorgt für Erfrischung.*
- *Achten Sie auf eine ausreichende Flüssigkeitszufuhr, da der Patient durch Schwitzen vermehrt Flüssigkeit verliert. Denken Sie dabei aber auch an Kontraindikationen, wie z. B. Herz- oder Niereninsuffizienz.*
- *Sorgen Sie für einen ausreichend häufigen Wäschewechsel (Bettwäsche und Patientenkleidung).*
- *Bieten Sie dem Patienten eine schweißreduzierende Teilwaschung mit Salbeitee (4 l Wasser auf 1 l Salbeitee) oder eine fiebersenkende Teilwaschung mit Pfefferminztee an (4 l Wasser auf 1 l Pfefferminztee).*
- *Bei hohem Fieber können Sie eine Eisblase oder ein mit einem Tuch umwickeltes Kühlelement auf die Leistengegend des Patienten legen. Es darf dabei nicht zu lokalen Unterkühlungen kommen (Vorsicht bei Bewusstseinsgetrübten!).*
- *Kontrollieren Sie in regelmäßigen Abständen die Körpertemperatur. Informieren Sie den Arzt auf jeden Fall über den Fieberverlauf und dokumentieren Sie die gemessenen Werte.*

27.1.4 Infektionen der unteren Harnwege

D *Die Blasenentzündung (Zystitis) und die Harnröhrenentzündung (Urethritis) werden als Infektionen der unteren Harnwege bezeichnet Eine Prostataentzündung (Prostatitis) und Nebenhodenentzündung (Epididymitis) können begleitend, aber auch isoliert auftreten.*

Blasenentzündung (akute primäre Zystitis)

D *Eine Zystitis ist eine infektiöse Entzündung der Blase.*

Ursache
20–30 % der erwachsenen Frauen haben einmal oder häufiger im Jahr eine Episode mit Beschwerden beim Wasserlassen. Bei etwa der Hälfte davon besteht eine Zystitis. Da Kälteeinwirkungen seltener zu einer Zystitis führen, muss bei wiederholten Infekten nach weiteren Ursachen, z. B. Meatusstenose, Reizblase, Tuberkulose, gefahndet werden.

Symptome
Die wichtigsten Symptome sind: Dysurie, Algurie, Pollakisurie und starker Harndrang.

Diagnose
Die Beschwerden sind im Vergleich von Tag und Nacht ohne Unterschied. Es besteht kein Fieber. Im Urin finden sich massenhaft Leukozyten, unterschiedliche Erythrozytenbefunde und 10–20 Erythrozyten pro Gesichtsfeld sowie bei der hämorrhagischen Zystitis massenhaft Erythrozyten. Der Bakteriennachweis ist positiv. Mit dem typischen Urinbefund ist die Diagnose gesichert.

Differenzialdiagnosen sind Fremdkörper, Blasensteine, Prostatitis, Adnexitis, Urethritis, Trichomonaden, perivesikale Entzündungen und Tumoren. Zusätzliche Erkrankungen wie Meatusstenose, Urethraldivertikel oder gynäkologische Erkrankungen müssen ausgeschlossen werden.

Therapie
Bei der akuten primären Zystitis ist die antibiotische Kurzzeittherapie über 3 Tage die Therapie der Wahl. Die Bekämpfung der subjektiven Beschwerden erfolgt mit Analgetika, reichlich Flüssigkeit wird zugeführt: $1^1/_2$–2 Liter beliebiger Flüssigkeit führen zu einer vermehrten Ausschwemmung der Bakterien.

27.1.5 ⋮ Prostatitis-Syndrom

M *Das Prostatitis-Syndrom ist bei jedem 2. Mann zumindest zeitweise im Laufe seines Lebens anzutreffen. Als drüsiges, gut durchblutetes, regelmäßig physiologischen Beanspruchungen (Miktion, Defäkation, Koitus) unterworfenes Organ ist die Prostata häufig Sitz von Reizerscheinungen oder akuter bzw. chronischer Infektionen. Prädisponierende Faktoren sind in **Abb. 27.2** aufgeführt.*

Akute bakterielle Prostatitis

D *Bei dieser Prostatitisform handelt es sich um eine bakterielle Entzündung der Prostata. Aufgrund einer fortgeleiteten Harnwegsinfektion wie Urethritis, Zystitis oder einer Epididymitis. Nach urologischen Eingriffen wie einer Katheterisierung oder Urethrozystoskopie kann es zur Entwicklung einer akuten Prostatitis kommen.*

Symptome
Wie bei einer Blasenentzündung finden sich zunächst Pollakisurie, Dysurie, Algurie und starker Harndrang. Darüber hinaus treten hohes Fieber mit Schüttelfrost, Dammschmerzen als Ausdruck des Spannungs- und Druckgefühls in der Prostata, Stuhldrang und Schmerzen bei der Stuhlentleerung sowie zuweilen ein leichter Ausfluss aus der Harnröhre auf.

Diagnostik
Der typische Beschwerdenkomplex mit Fieber und Schüttelfrost weist auf die Erkrankung. Bei der rektalen Untersuchung ist die Prostata schmerzhaft, die Kontur der Prostata nicht exakt abgrenzbar.

Therapie
Therapeutische Maßnahmen sind: geregelte Darmentleerung, analgetische und spasmolytische Suppositorien und eine hoch dosierte Antibiotikatherapie. Wenn die diffuse eitrige Entzündung nicht gestoppt wird, kann es zur Einschmelzung und zum Prostataabszess kommen. Mitunter erfolgt eine suprapubische Harnableitung.

Chronische bakterielle Prostatitis

D *Bei der chronischen bakteriellen Prostatitis handelt es sich um eine blande, afebril verlaufende chronische Entzündung der Vorsteherdrüse.*

Symptome
Es besteht ein leichtes Spannungs- und Druckgefühl in der Dammgegend, das von dort in die Hoden und Leisten ausstrahlt. Weiterhin sind Kreuzschmerzen, verstärkt beim Aufrichten nach längerem Sitzen, Kälteempfindlichkeit und Störungen der Sexualfunktion zu beobachten.

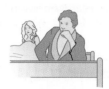

direkte Traumen (z.B. Katheter) können zu infektiösen Komplikationen führen

sexuelle Abstinenz, sexuelle Exzesse

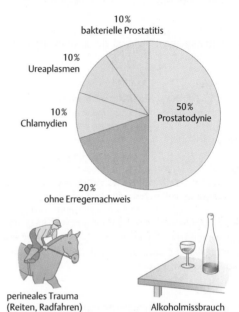

10% bakterielle Prostatitis

10% Ureaplasmen

10% Chlamydien

50% Prostatodynie

20% ohne Erregernachweis

perineales Trauma (Reiten, Radfahren)

Alkoholmissbrauch

Abb. 27.2 ▪ **Prostatitis.** Prädisponierende Faktoren der Prostatitis.

Diagnostik
In der Anamnese finden sich eine akute Prostatitis, eine Epididymitis oder eine Urethritis. Bei der rektalen Betastung fällt eine Druckempfindlichkeit auf. Im Exprimat oder Ejakulat können Entzündungselemente und Bakterien nachgewiesen werden.

Therapie
Ein wichtiger therapeutischer Aspekt ist die Aufklärung des Patienten darüber, dass es sich um eine chronische, lang anhaltende Erkrankung handelt, die einer länger dauernden Behandlung bedarf. Antibiotika werden nach dem Antibiogramm verabreicht. Ferner werden sedierende, spasmolytische und durchblutungsfördernde Mittel auf pflanzlicher Basis verabreicht. Bei Obstipation erfolgt eine Stuhlregulierung. Darüber hinaus kann eine psychosomatische Behandlung angeraten sein, da der sensible Patient sich u. U. auf die Beschwerden fixiert und einer medikamentö-

sen oder auch psychotherapeutischen Unterstützung bedarf.

Chronisches abakterielles Schmerzsyndrom des Beckens

D *Unter dem Begriff des chronischen abakteriellen Schmerzsyndroms des Beckens werden die chronische abakterielle Prostatitis und die Prostatodynie zusammengefasst.*

Symptome
Die Symptomatik entspricht der chronischen bakteriellen Prostatitis.

Diagnostik
Die diagnostischen Maßnahmen entsprechen der Diagnostik bei der chronischen bakteriellen Prostatitis. Der fehlende Bakteriennachweis ist dabei charakteristisch.

Therapie
Es bedarf der Aufklärung des Patienten, dass es sich um funktionelle Beschwerden handelt. Es werden daher keine Antibiotika gegeben. Sedierende und durchblutungsfördernde Mittel auf pflanzlicher Basis werden verabreicht. Bei einer Obstipation erfolgt eine Stuhlregulierung. Darüber hinaus kann psychosomatisch behandelt werden.

27.1.6 Entzündung der Harnröhre (Urethritis)

D *Die unspezifische Urethritis wird durch grampositive und gramnegative Bakterien, Mykoplasmen, Chlamydien, Ureaplasmen, Corynebakterien oder Trichomonaden hervorgerufen (Abb. 27.3). In seltenen Fällen kann ein Pilzbefall vorliegen.*

Ursache
Häufige Ursache einer unspezifischen Urethritis sind instrumentelle Eingriffe im Bereich der Harnröhre.

Eine häufige Ursache hartnäckiger Harnröhrenentzündungen sind Trichomonaden. Gelegentlich wird eine Urethritis auch durch Mykoplasmen (zellwandlose Mikroorganismen) verursacht. Der Nachweis erfolgt durch spezielle Kulturverfahren. Bei Männern mit einer Urethritis posterior, aber auch bei Prostatitis und Epididymitis werden häufiger Chlamydien gefunden.

Symptome
Die typischen Symptome sind: Ausfluss aus der Harnröhre (Fluor genitalis), ständiges Jucken und Brennen in der Harnröhre, ein brennender Schmerz beim Wasserlassen.

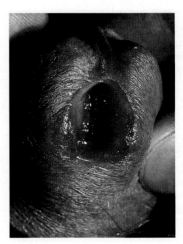

Abb. 27.3 ■ **Urethritis.** Eine Urethritis im Bereich der Harnröhrenmündung.

P **Intimhygiene.** *Bei einer Urethritis können Sitzbäder mit Kamillezusätzen lindernd wirken. Für die Intimhygiene des Patienten sind Waschlotionen mit Kamillewirkstoffen empfehlenswert.*

Diagnostik
Die Diagnose wird durch einen Ausstrich des Urethralfluors und die Zweigläserprobe mit der Untersuchung des frisch gelassenen Harns gestellt.

27.1.7 Entzündung des Nebenhodens (Epididymitis)

D *Die Epididymitis ist eine bakterielle Entzündung des Nebenhodens, meist fortgeleitet von einer Harnwegsentzündung oder einer Prostatitis.*

Symptome
Die Epididymitis entsteht oft ohne erkennbare Ursache. In wenigen Stunden kommt es zu einer bis gänseeigroßen Anschwellung einer Skrotalhälfte.

Diagnostik
Die Diagnose ergibt sich aus dem Inspektions- und Tastbefund. Das plötzliche Auftreten und die sehr schnelle Entwicklung sind – nach Ausschluss einer Hodentorsion – immer für eine unspezifische Infektion charakteristisch. Die Differenzialdiagnostik ist in **Abb. 27.4** dargestellt.

Therapie
Eine wichtige therapeutische Maßnahme ist die Hochlagerung des Hodens auf ein Mullkissen oder ei-

nen Handtuchverband; der Hoden muss auf dem Niveau der Oberschenkel liegen. Der um das 4- bis 5-fach vergrößerte, schwere Skrotalsack hängt ansonsten nach unten, verursacht einen Zugschmerz am Samenstrang und erschwert den Lymphabfluss. Das Hochlagern wird sofort als Erleichterung empfunden (Pren'sche Zeichen). Bei sehr starken Schmerzen erfolgt eine Novocain-Infiltration des Samenstranges (5–10 ml einer 1 %igen Novocain-Lösung).

Es erfolgt eine sofortige hochdosierte Chemotherapie mit Antibiotika, um das Keimgewebe des Hodens abzuschirmen und Narbenstenosen der Samenleiter zu verhindern.

Zur therapeutischen Unterstützung werden Hirudoid-Salbenverbände angelegt.

27.1.8 Entzündung der Vorhaut (Balanitis)

Bei der Balanitis handelt es sich um eine Entzündung des äußeren und inneren Vorhautblattes (Balanoposthitis).

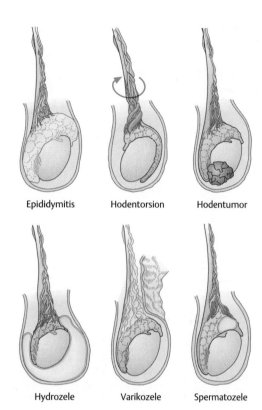

Epididymitis   Hodentorsion   Hodentumor

Hydrozele   Varikozele   Spermatozele

Abb. 27.4 ▪ **Epididymitis.** Differenzialdiagnose der Epididymitis.

27.2 Spezifische Entzündungen der Harnorgane

27.2.1 Urogenitaltuberkulose

D *Die Urogenitaltuberkulose steht unter den extrapulmonalen Organtuberkulosen an erster Stelle (35 %) vor der Knochentuberkulose. Vom pulmonalen Primärherd aus, seltener von einem anderen Primärherd, kommt es zur hämatogenen Infektion beider Nieren im Rindengebiet. Das renale Frühinfiltrat kann ausheilen oder zu der offenen Nierentuberkulose, dem ulzerokavernösen Stadium, führen. Der tuberkulöse Zerfallsherd steht direkt mit dem Hohlsystem in Verbindung, sodass reichlich Leukozyten und Tbc-Bakterien im Harn erscheinen. Gleichzeitig beginnt, dem Harnstrom folgend, die deszendierende Infektion der Harnwege sowie des inneren und äußeren Genitales. Es resultiert die Urogenitaltuberkulose* **(Abb. 27.5).**

Ursache

Eine Urogenitaltuberkulose entsteht nach einer Streuung durch den Tuberkulose-Erreger (Mycobacterium tuberculosis). Weltweit erkranken 4–10 Mio. Menschen an Tuberkulose pro Jahr.

Symptome

Die Patienten sind durch die Infektion nicht wesentlich im Allgemeinbefinden eingeschränkt. Sie klagen über subfebrile Temperaturen, Dysurie, Hämaturie, in einem Drittel der Fälle über Flankenschmerzen. Die tuberkulöse Bakteriurie kann zu einer Zystitis und nachfolgend zu einer Schrumpfblase führen.

P **Schutzmaßnahmen.** *Bei Patienten mit einer offenen Nierentuberkulose, die jedoch keine offene Lungentuberkulose haben, müssen Sie keine Schutzmaßnahmen wie z. B. eine Isolation berücksichtigen. Die Ausscheidungen müssen Sie entsprechend desinfizieren und entsorgen. Orientieren Sie sich dabei am Hygieneplan Ihrer Klinik.*

Diagnostik

Anhand verschiedener Untersuchungen wird die Diagnose gestellt: perkutaner Tuberkulintest (Stärke 1 TE), BSG, C-reaktives Protein im Serum, Harnanalyse: Makrohämaturie (16 %), sterile Pyurie (15 %), Mi-

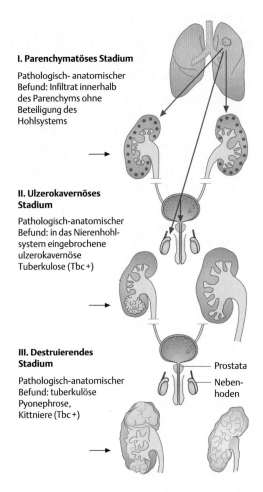

I. Parenchymatöses Stadium

Pathologisch-anatomischer Befund: Infiltrat innerhalb des Parenchyms ohne Beteiligung des Hohlsystems

II. Ulzerokavernöses Stadium

Pathologisch-anatomischer Befund: in das Nierenhohlsystem eingebrochene ulzerokavernöse Tuberkulose (Tbc+)

III. Destruierendes Stadium

Pathologisch-anatomischer Befund: tuberkulöse Pyonephrose, Kittniere (Tbc+)

Prostata
Nebenhoden

Abb. 27.5 ■ **Urogenitaltuberkulose.** Entwicklung der Urogenitaltuberkulose.

Tabelle 27.1 ⋮ **Die wichtigsten Medikamente und ihre Nebenwirkungen.**

Medikament	Nebenwirkung(en)
Rifampicin (RMP)	Leberschäden
Ethambutol (EMB)	Augenschädigungen
Isoniazid (INH)	Nervenschäden
Pyrazinamid (PZA)	Leber- und Nierenschäden, Harnsäureerhöhung (Achtung: akuter Gichtanfall)
Streptomycin (SM)	Schädigungen des Innenohres, Nierenfunktionsstörungen

krobiologie: Mikroskopie (Ziehl-Nehlsen) und Kultur (3-mal eine Probe einsenden!), Sonographie, Urogramm.

M *Die Urogenitaltuberkulose wird oft als Blasenentzündung manifest. Die Verdachtsdiagnose wird durch den kulturellen Bakteriennachweis gesichert.*

Therapie
Die Urogenitaltuberkulose ist kein isoliertes Organleiden, sondern eine örtliche Manifestation einer früheren tuberkulösen Allgemeinerkrankung. Daher ist meist eine tuberkulostatische Ersttherapie erfolgreich.

In der „Intensiv-Anfangsphase" wird die Kombinationstherapie mit 4 Tuberkulostatika eingeleitet. Während 2–3 Monaten wird täglich INH (Isoniazid), RMP (Rifampicin), PZA (Pyrazinamid) und EMB (Myambutol, wahlweise SM – Streptomycin) verabreicht. Die zahlreichen Nebenwirkungen der Medikamente (**Tab. 27.1**) machen periodische Kontrolluntersuchungen unter der Therapie erforderlich.

In der sich anschließenden „Stabilisierungsphase" wird bis zu einer Gesamttherapiedauer von wenigstens 6–9 Monaten täglich INH und RMP in unveränderter Dosierung gegeben.

P Pflegeschwerpunkt Pyelonephritis

Die Nieren- bzw. Nierenbeckenentzündung ist ein schweres Krankheitsbild. Dementsprechend leiden die betroffenen Patienten u. a. an Fieberschüben, Schmerzen, Müdigkeit und allgemeiner Abgeschlagenheit. Hier gibt es vielfältige Notwendigkeiten der pflegerischen Betreuung des Patienten.
Krankenbeobachtung. Zur Verlaufskontrolle sind regelmäßige Temperaturmessungen und Vitalzeichenkontrollen notwendig. Die in den meisten Fällen künstliche Harnableitung erlaubt eine Überwachung

der Ausscheidungen auf Menge und Zusammensetzung (Blut, Eiter). Wichtig ist der ungehinderte Harnabfluss. Eine Harnstauung verschlimmert das Krankheitsbild und kann durch eine Verstopfung des ableitenden Systems verursacht werden. Neben der Hautbeobachtung auf evtl. Wassereinlagerungen und Farbveränderungen ist eine Flüssigkeitsbilanzierung in Form einer Ein- und Ausfuhrkontrolle sinnvoll.
Regulierung der Körpertemperatur. Hohe Temperaturen prägen das diffuse Erscheinungsbild der Pyelo-

nephritis. Daher ist eine sorgfältige und regelmäßige Kontrolle der Kerntemperatur notwendig (Messung rektal oder im Ohr). Verschaffen Sie dem Patienten Linderung durch fiebersenkende Maßnahmen. Bei Anzeichen auf einen septischen Schock informieren Sie sofort einen Arzt!

Ernährung. Einige Patienten reduzieren unbewusst ihre Trinkmenge. Weisen Sie darauf hin, dass eine Mindestmenge von 2–2,5 Litern Flüssigkeit pro Tag unbedingt notwendig ist – sofern keine Kontraindikationen bestehen. Bei der Ernährung sollte der Patient auf eine schonende und nicht stopfende Kost achten, aber proteinreiche Lebensmittel meiden.

Schmerzen. Den diffusen Schmerzen des Patienten können Sie mit lokalen Wärmeanwendungen begegnen. Dafür eignen sich z. B. Infrarot-Lampen oder auch warme Auflagen im Bereich der oberen Lendenwirbelsäule (paravertebral). Als Auflagen eignen sich Wärmeflaschen oder feucht-warme Tücher. Sorgen Sie dafür, dass die Auflagen nicht zu heiß sind und der Patient nicht zu lange der Wärme ausgesetzt ist. In der Regel reichen mehrere kürzere Anwendungen, um die Schmerzen zu lindern.

Mobilität. Der Patient muss – je nach Krankheitsintensität – Bettruhe einhalten. Aus diesem Grund werden die üblichen Prophylaxen, wie z. B. Dekubitus-, Thrombose-, Obstipations-, Pneumonie- und Kontrakturprophylaxe, durchgeführt. Bei fiebernden Patienten ist die Intertrigoprophylaxe von besonderer Bedeutung, da es durch das vermehrte Schwitzen zu Hautirritationen kommen kann. Darf der Patient wieder mobilisiert werden, bieten Sie ihm Unterstützung beim Aufrichten, Aufstehen und Gehen an, da die Schmerzen den Patienten in seiner Beweglichkeit sehr einschränken können. Beobachten Sie bei der Mobilisation die Kreislaufsituation des Patienten genau.

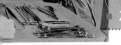
28 ┆ Gut- und bösartige Neubildungen

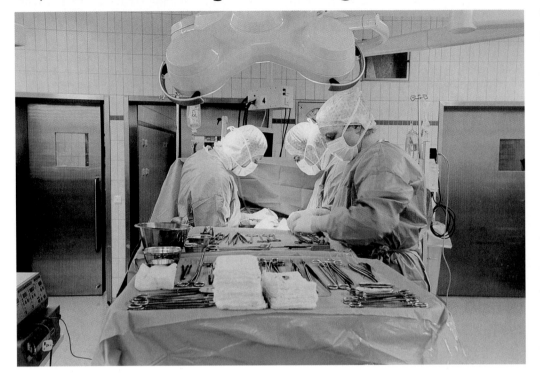

28.1 ┆ Einteilung

Eine Heilung von bösartigen Geschwülsten ist auch in
der Urologie am ehesten erreichbar, wenn sie im
Frühstadium erkannt und radikal im gesunden Gewebe entfernt werden.

28.1.1 ┆ TNM-System

Die internationale Union gegen den Krebs (UICC) hat
im Rahmen ihres TNM-Komitees Vorschläge zu einer
internationalen Einteilung von Krebserkrankungen
gegeben. Einen Überblick über das TNM-System in
der Urologie gibt **Abb. 28.1**.

Grundsätzlich sagen die 3 Symbole des TNM-Sys-
tems Folgendes aus:

D *Definition* **M** *Merke* **P** *Pflege* **W** *Wissen* **X** *Examenswissen*

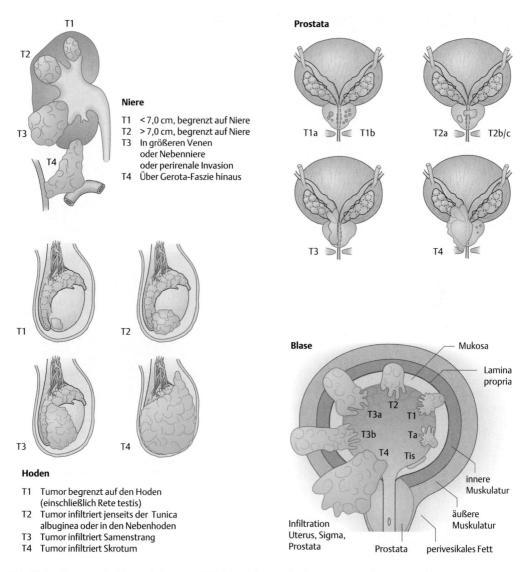

Niere

T1   < 7,0 cm, begrenzt auf Niere
T2   > 7,0 cm, begrenzt auf Niere
T3   In größeren Venen
     oder Nebenniere
     oder perirenale Invasion
T4   Über Gerota-Faszie hinaus

Prostata

T1a   T1b   T2a   T2b/c

T3   T4

Hoden

T1   Tumor begrenzt auf den Hoden
     (einschließlich Rete testis)
T2   Tumor infiltriert jenseits der Tunica
     albuginea oder in den Nebenhoden
T3   Tumor infiltriert Samenstrang
T4   Tumor infiltriert Skrotum

Blase

Mukosa
Lamina propria
T2
T3a   T1
T3b   Ta
T4   Tis
innere Muskulatur
äußere Muskulatur
Infiltration Uterus, Sigma, Prostata
Prostata   perivesikales Fett

Abb. 28.1 ▪ **Tumoren der Urogenitalorgane.** TNM-System bei verschiedenen Tumoren der Urogenitalorgane.

- **T**: lokale Ausdehnung des Tumors entsprechend klinischer und histologischer Untersuchung.
- **N**: klinischer Nachweis eines regionalen Lymphknotenbefalls.
- **M**: Vorhandensein von Fernmetastasen einschließlich entfernt gelegener Lymphknoten.

Der ursprünglichen TNM-Klassifikation kann eine mikroskopische Einstufung des Tumors hinzugefügt werden, die jeweils mit **p** bezeichnet wird. Darüber hinaus kann der Bösartigkeitsgrad (Grading) mit **G** angegeben werden. Der Bösartigkeitsgrad eines Tumors ist gekennzeichnet durch die Fähigkeit zum Wachstum und zur Metastasierung.

Einen Überblick über gut- und bösartige Neubildungen in der Urologie gibt **Abb. 28.2**.

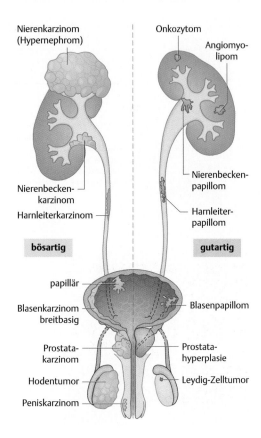

Nierenkarzinom
(Hypernephrom)

Onkozytom

Angiomyo-
lipom

Nierenbecken-
papillom

Nierenbecken-
karzinom

Harnleiterkarzinom

Harnleiter-
papillom

bösartig

gutartig

papillär

Blasenkarzinom
breitbasig

Blasenpapillom

Prostata-
karzinom

Prostata-
hyperplasie

Hodentumor

Leydig-Zelltumor

Peniskarzinom

Abb. 28.2 ▪ **Tumoren der Urogenitalorgane.** Gut- und bösartige Tumoren der Urogenitalorgane.

28.2 Nierenzellkarzinom

D *Das bösartige Nierenzellkarzinom wird auch als Adenokarzinom, Grawitztumor oder Hypernephrom bezeichnet. 3 % aller bösartigen Tumoren des Erwachsenen sind Nierentumoren. Das Verhältnis Männer zu Frauen beträgt 2–3,5 : 1. Betroffen sind vorwiegend Menschen im 5. und 6. Lebensjahrzehnt.*

Symptome
Im Frühstadium macht ein Nierenzellkarzinom keine Beschwerden. Ein alarmierendes Krankheitszeichen ist eine plötzliche, ohne erkennbare Ursache auftretende schmerzlose Blutung, allerdings ist dies ein Spätsymptom. Weitere Symptome sind: tastbarer Tumor, Flankenschmerz, Gewichtsverlust, Temperaturerhöhung, Varikozele.

Frühstadien werden zunehmend als Zufallsbefund bei der Sonographie erkannt.

P **Urinbeobachtung.** *Durch das aggressive, sog. infiltrative Wachstum des Karzinoms werden u. a. auch Blutgefäße* zerstört. Dadurch kann es zu einer Blutung kommen, die sich in der Urologie häufig als Hämaturie zeigt. Achten Sie auf Anzeichen dieser Blutungen, wie z. B. blutiger Urin, aber auch Blutbeimengungen im Stuhl. Nehmen Sie auch Beobachtungen der Patienten ernst und leiten Sie Ihre Informationen an den behandelnden Arzt weiter.

Diagnostik
Folgende diagnostischen Maßnahmen sichern den Befund: Urinanalyse (makroskopische oder mikroskopische Hämaturie), Erhöhung der BSG, Blutarmut (Anämie), Blutbildveränderungen (Polyzytämie). Die Verdachtsdiagnose wird durch Sonographie, Urogramm, Computertomographie bzw. Kernspintomographie gesichert **(Abb. 28.3)**.

Lunge und Knochensystem werden röntgenologisch bzw. szintigraphisch auf Metastasen hin überprüft.

a Ultraschallbild

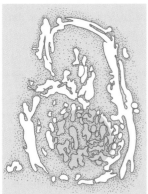

b unterer Nierenpol vergrößert, kein Konkrement
Urogramm: Kelchverdrängung

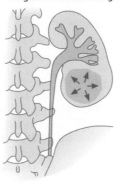

Abb. 28.3 ■ **Nierentumor.** Diagnostische Maßnahmen.

c Computertomogramm

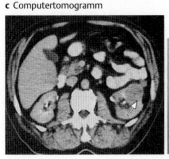

d OP-Präparat: Nierentumor mit Einbruch ins Nierenbecken

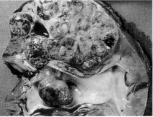

Therapie

Die primäre Therapie besteht in der radikalen Nephrektomie (S. 288). Bei ausgedehnten Lungen- und Knochenmetastasen ist die Nephrektomie jedoch zwecklos.

Eine Resektion nur des Tumors ist bei kleinen, unter 3 cm großen, in der Peripherie liegenden Tumoren, insbesondere bei Einzelnieren, möglich.

28.3 Nierenbeckenkarzinom und Harnleiterkarzinom

D *Es handelt sich hierbei um Karzinome der Nierenbecken- und der Harnleiterschleimhaut. 1 % der Tumoren der Urogenitalorgane zählen zu diesem Karzinomtyp. Das Verhältnis Männer zu Frauen beträgt 2,8:1. Erwachsene im 7. Lebensjahrzehnt sind am häufigsten betroffen. Eine berufsbedingte Exposition ist wie bei Blasentumoren gegeben (S. 312 f.).*

Symptome

Nierenbecken- und Harnleiterkarzinome machen im Wesentlichen die gleichen Beschwerden. Insbesondere bei einem Tumorsitz in der Nähe des Nierenbeckenausganges kommt es früh zur Blutung sowie durch Blutkoagel zu Abflussstörungen mit Koliken.

Diagnostik

Bei unklarer Hämaturie erfolgt eine Klärung durch Sonographie, Urogramm und Zystoskopie evtl. mit retrograder Urographie (Suche nach Kontrastmittelaussparungen oder Konturunregelmäßigkeiten).

Die Diagnose wird gesichert durch die Gewinnung einer Zytologie, durch Ureterorenoskopie und ggf. durch eine Computertomographie.

Therapie

Die Therapie besteht in der Entfernung von Niere *und* Harnleiter. Durch die Verschleppung kleiner Karzinomanteile mit dem Urinstrom können sich Impfmetastasen im Harnleiter und in der Blase bilden.

Aus Sicherheitsgründen werden mit der Niere der gesamte Harnleiter und eine Manschette der Blase mit dem Ostium entfernt.

28.4 Harnblasentumoren

D Harnblasentumoren sind sog. Übergangszellkarzinome *(mehrreihige Zellverbände)* und machen etwa 3% aller bösartigen Tumoren aus. Das Verhältnis Männer zu Frauen beträgt 3 : 1. Erwachsene sind im 5. und 6. Lebensjahrzehnt am häufigsten betroffen.

W Eine Berufsexposition ist zu beobachten. Arbeiter in der chemischen Industrie, Farbindustrie (z. B. Haarfarbstoffe), gummiverarbeitenden Industrie, Aluminiumindustrie und Textilindustrie, aber auch in Kokereien und im Bergbau sowie in der Druckindustrie sind häufiger von Blasentumoren betroffen, auch Zigarettenraucher.

Symptome
Die schmerzlose totale Blutung ist das typische Erstsymptom (80%). Gelegentlich sind Blasenbeschwerden im Sinne einer Blasenentzündung auch Frühsymptom von Blasentumoren. Schmerzen beim Wasserlassen können auch auf ein Karzinom hinweisen.

Diagnostik
Nach sorgfältiger Anamnese, klinischer Untersuchung, Harnanalyse (Hämaturie) sowie Ultraschallkontrolle sollte bei einer Blutung zunächst eine Röntgenuntersuchung (Urogramm) und eine Urethrozystoskopie erfolgen. Bei dieser endoskopischen Untersuchung können ggf. in Narkose bereits eine Gewebe-entnahme und die Ersttherapie (Elektroresektion) in einem Arbeitsgang erfolgen.

Therapie
Bei der transurethralen Resektion werden die aus der Schleimhaut herauswachsenden (exophytischen) Tumoranteile abgetragen. Die Tumorbasis, einschließlich der Blasenmuskulatur, und die Tumorränder werden getrennt zur mikroskopischen Untersuchung eingeschickt **(Abb. 28.4)**. Bei unvollständiger Resektion erfolgt innerhalb der nächsten Wochen eine Nachresektion.

Bei infiltrativ wachsenden Tumoren ist die Indikation zur Blasenentfernung gegeben **(Abb. 28.5 und 28.6)**. Nach einer Blasenentfernung muss der Harn nach außen abgeleitet werden **(Abb. 28.7)**.

Wir unterscheiden prinzipiell 2 Verfahren zur Harnableitung:
■ *kontinente* Harnableitung: bei der kontinenten Harnableitung können die Harnleiter
1. in den ausgeschalteten Dickdarm eingeleitet werden (Urethrosigmoidostomie); Harn und Stuhl werden danach zusammen entleert,
2. in die Dünndarmblase (Ileum-Neoblase) eingeleitet werden,

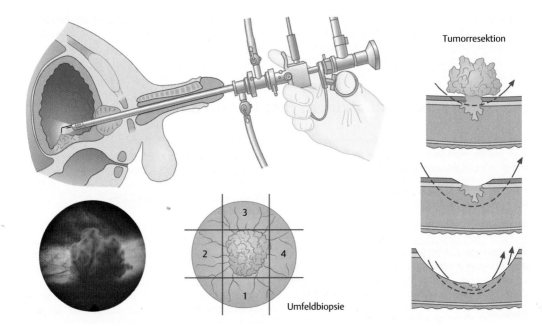

Tumorresektion

Umfeldbiopsie

Abb. 28.4 ■ **Elektroresektion.** Die Elektroresektion eines Blasentumors, Quadrantenbiopsie.

- *inkontinente* Harnableitung: sind die Voraussetzungen für eine innere Harnableitung nicht gegeben, muss der Harn direkt zur Haut abgeleitet werden; der Harn wird mit einem Klebebeutel aufgefangen;
  - Harnleiterhautfistel (Ureterokutaneostomie),
  - Nierenfistel (Nephrostomie),
  - Ileum-Conduit: aus dem Dünndarm wird ein Stück herausgeschnitten; ein Ende wird wie beim Bauchafter in die Haut eingenäht, das andere Ende wird verschlossen. In das ausgeschaltete Dünndarmstück werden die Harnleiter eingepflanzt.

P **Pflegeaufgaben.** *Drainagen, Splinte, Blasenkatheter etc. müssen exakt fixiert und kontrolliert werden. Die Ein- und Ausfuhr des Harns müssen gemessen und dokumentiert werden. Das besondere Augenmerk gilt Nachblutungen.*

Eine lokale Behandlung mit Zellgiften (Blaseninstillation) wird im Wesentlichen zur Rezidivprophylaxe eingesetzt.

Die radikale Zystektomie führt im Stadium T2 zu 5-Jahres-Überlebensraten von etwa 75 %, im Stadium T3 von 40 % und im Stadium T4 von 25 %. Die Tumornachsorge mit zystoskopischen Kontrollen erfolgt in 3- bis 6-monatigen Abständen.

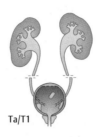

Ta/T1

Nicht infiltrierender Tumor:

transurethrale Resektion
Engmaschige Kontrollen

topische Chemotherapie

Nachresektion

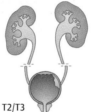

T2/T3

Muskelinfiltrierender Tumor:

Elektroresektion
(diagn. Eingriff)

radikale Zystektomie

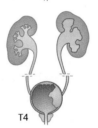

T4

Infiltrierender Tumor:

Muskeln und Umgebung infiltrierender Tumor mit Metastasierung

palliative Resektion

systemische Chemotherapie

Abb. 28.5 ▪ **Therapie von Blasentumoren.** Therapie der Blasentumoren in Abhängigkeit von Stadium und Malignitätsgrad. ▷

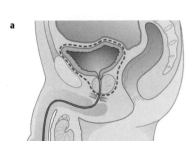

a

Resektionsgrenzen beim Mann

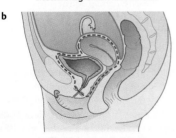

b

Resektionsgrenzen bei der Frau

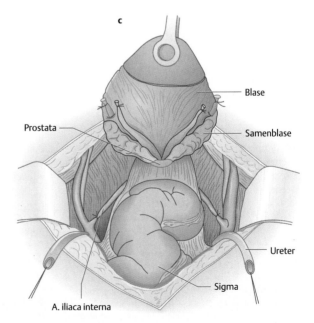

c

Blase

Prostata

Samenblase

Ureter

Sigma

A. iliaca interna

Abb. 28.6 ▪ **Zystektomie.** Darstellung der Zystektomiegrenzen.

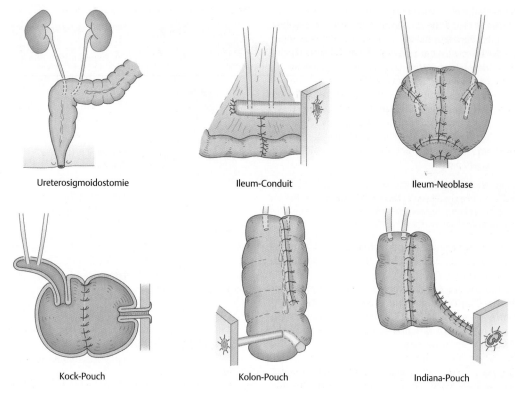

Ureterosigmoidostomie	Ileum-Conduit	Ileum-Neoblase

Kock-Pouch	Kolon-Pouch	Indiana-Pouch

Abb. 28.7 ▪ **Harnumleitung.** Verschiedene Möglichkeiten der Harnumleitung.

28.5 ⋮ Hodentumoren

> **D** Bei Hodentumoren handelt es sich überwiegend um Keim-
> gewebetumoren (95 %). Etwa 1 % aller Tumoren des Man-
> nes sind Hodentumoren. Der Häufigkeitsgipfel liegt zwischen
> 20 und 40 Lebensjahren.

Symptome

Hauptsymptom ist die schmerzlose Entwicklung einer einseitigen Hodenschwellung, die langsam an
Größe zunimmt. Es kommt zu einem Schweregefühl
im Hoden; durch das vermehrte Gewicht kommt es zu
ziehenden Schmerzen im Samenstrang. Schnell wach-
sende Tumoren können Spannungsschmerzen verursachen.

> **P** **Entlastung des Hodens.** Bieten Sie dem Patienten eine
> Hodenhochlagerung an, um die Hoden von den schmerz-
> haften Zugkräften zu entlasten. Denken Sie auch an die Möglich-
> keit einer Hodentorsion – hier bringt die Hochlagerung der Hoden
> keine Schmerzlinderung. Da die Zugkräfte am Samenstrang im
> Stehen durch die Schwerkraft größer und damit schmerzhafter
> sind, sollte der Patient eine eng anliegende, aber nicht drückende
> Unterhose anziehen.

Diagnostik

Zu erkennen ist eine einseitige, meist glatte, derbe
Vergrößerung des Hodenkörpers. Nach Ausschluss eines Wasserbruches (Diaphanoskopie, Sonographie)
oder einer Leistenhernie (Überprüfung der Bruchpforten) besteht immer der Verdacht auf einen Hodentumor. Die Verdachtsdiagnose wird durch die Sonographie gestützt und muss sofort Anlass zur Klinikeinweisung und Probefreilegung sein.

Die sog. Hodentumormarker: β-HCG, α-Fetoprotein, die plazentare alkalische Phosphatase (PLAP)
und die Laktatdehydrogenase (LDH) können bei Hodentumoren erhöht sein.

Die Einteilung der Hodentumoren erfolgt nach klinischen und histologischen Gesichtspunkten in Seminome und Nichtseminome. Nichtseminome teilen
sich histologisch auf in die embryonalen Karzinome,
Teratokarzinome und Chorionkarzinome. Mischfor-
men der histologischen Typen sind häufig.

Therapie

Die Basis der Behandlung ist die Hodenentfernung (Semikastration) mit nachfolgender histologischer Untersuchung – ggf. im Schnellschnitt –, bevor der Hoden entfernt wird.

Eine Lymphadenektomie wird bei Nichtseminomen durchgeführt, um auch einen Tumorbefall der retroperitonealen Lymphknoten zu entfernen.

Die Therapie erfolgt unterschiedlich für Seminome und Nichtseminome und ist stadienabhängig (**Tabelle 28.1**).

Tabelle 28.1 : Therapie der Hodentumoren.

	Seminom	Nichtseminom
Stadium I	Bestrahlung (26 Gy), „watch and wait"	Lymphadenektomie, „watch and wait", risikoadaptiertes Vorgehen
Stadium II	Bestrahlung (30 Gy)	Lymphadenektomie, adjuvante Chemotherapie
Stadium III	Chemotherapie	Chemotherapie

28.6 : Tumoren des Penis

28.6.1 : Feigwarzen (Condylomata acuminata)

> **D** Bei Condylomata acuminata handelt es sich um durch humane Papillomviren (HPV) hervorgerufene Warzen. Differenzialdiagnosen sind Leukoplakie, Buschke-Löwenstein-Tumor, Morbus Bowen, Morbus Paget.

Symptome

Im Allgemeinen ermöglicht bereits die Inspektion die Diagnose der aus der Schleimhaut herauswachsenden (exophytisch wachsenden) Condylomata acuminata.

Therapie

Condylomata acuminata werden u. a. durch eine Laserkoagulation entfernt.

28.6.2 : Peniskarzinom

> **D** Beim Peniskarzinom handelt es sich um ein Plattenepithelkarzinom. Das Peniskarzinom ist in Mitteleuropa mit 0,5 % aller männlichen Karzinome selten. Es findet sich in 80 % jenseits des 55. Lebensjahres.

Symptome

Symptome sind: wässrig-eitrige Absonderung aus dem Vorhautsack, Verhärtung der Eichel und der Vorhaut, Kontaktblutungen und ein Anschwellen der Leistenlymphknoten.

Diagnostik

Die wichtigsten diagnostischen Maßnahmen sind Inspektion, Palpation und Probeexzision.

Therapie

In Frühfällen erfolgt eine Teilamputation, regionale Bestrahlung oder Lasertherapie. Dabei erfolgt das Absetzen des Penis im Gesunden. Die Lymphknotenausräumung bei palpablen Lymphknoten sollte verzögert nach Behandlung entzündlicher Begleitschwellungen erfolgen.

28.7 : Gutartige Vergrößerung der Vorsteherdrüse (benigne Prostatahyperplasie)

> **D** Bei der benignen Prostatahyperplasie (BPH) handelt es sich um eine gutartige Vergrößerung der epithelialen und stromalen Anteile (Drüsen, Muskel- und Bindegewebe) der Prostata. Die BPH ist die häufigste Ursache männlicher Blasenentleerungsstörungen. Sie befällt etwa 50 % aller über 60 Jahre alten Männer; allerdings leiden nur 25 % aller Patienten unter Beschwerden.

Ursache

Die Prostata hat die Form und Größe einer Esskastanie, mit einer vom Rektum her tastbaren mittelständigen Furche, dem Sulcus. Die Prostata wird in 4 Zonen unterteilt (**Abb. 28.8**): Makroskopisch unterscheidet man zwischen den Seitenlappen und einem gelegentlich vorkommenden Mittellappen bzw. einer Vernarbung am Blasenausgang, der sog. Sphinkter-

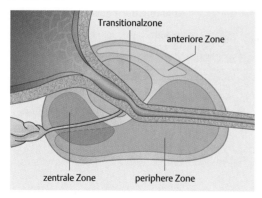

Abb. 28.8 ▪ **Prostata.** Anatomische Einteilung der Prostata.

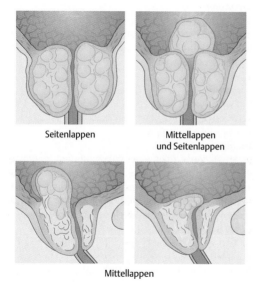

Abb. 28.9 ▪ **Prostatahyperplasie.** Verschiedene Formen der Prostatahyperplasie.

sklerose **(Abb. 28.9)**. Wie bei einer Apfelsine entspricht das Fruchtfleisch der Wucherung und die Schale dem verdrängten Prostatagewebe.

Trotz zahlreicher Anstrengungen der Grundlagenforschung ist die Entstehung der Prostatahyperplasie nach wie vor unklar. Prinzipiell wird ein gestörtes Zusammenspiel von männlichen und weiblichen Hormonen angenommen.

Symptome

Die Zeichen einer Prostatahyperplasie sind vielgestaltig. Wir unterscheiden zwischen Zeichen von *Entleerungsstörungen* und *Reizerscheinungen* (obstruktive und irritative Symptome) **(Tabelle 28.2)**, die mit einem standardisierten Fragebogen (IPSS) erhoben werden können.

Die Abnahme der Stärke des Harnstrahls wird von den Patienten meist erst sehr spät bemerkt, da sie langsam erfolgt.

Die Patienten müssen häufiger urinieren, besonders nachts. Die Zeit, die die Patienten zum Wasserlassen benötigen, ist verlängert (Miktionszeit über 30 sec.). Die Patienten müssen bei der Miktion vermehrt pressen. Schmerzhaft wird das Wasserlassen erst beim Hinzutreten einer Harninfektion. Nach dem Wasserlassen kann ein Rest von Harn in der Blase verbleiben, der sog. Restharn. Den klinischen Symptomen entsprechen verschiedene Veränderungen der Blase, so dass man 3 Stadien unterscheiden kann:

- Reizstadium: obstruktive und irritative Symptome, allmähliche Entwicklung einer Balkenblase aufgrund der Mehrbelastung der Blasenmuskulatur.
- Restharnstadium: Beginn der Dekompensation des Entleerungsmechanismus. Zunahme der Miktionsfrequenz (Polakisurie).
- Rückstauungsstadium: Dekompensation der Blase: bei zunehmendem Restharn (> 150 ml) versagt allmählich die Austreibungskraft der Blase. Die Folge der Dekompensation ist eine chronische, komplette Harnverhaltung oder eine Überlaufblase.

Tabelle 28.2 ⋮ **Miktionssymptome bei benigner Prostatahyperplasie.**

Obstruktive Symptome	Irritative Symptome
(durch die „Gewebevermehrung" am Blasenhals verursacht)	(„Reizsymptome" der Blase und des Blasenhalses)

<ul><li>abgeschwächter Harnstrahl,</li><li>verlängerte Miktionszeit > 30 sec.,</li><li>verzögerter Miktionsbeginn,</li><li>sog. Harnstottern,</li><li>Nachträufeln,</li><li>gelegentlich Restharn.</li></ul>	<ul><li>erhöhte Miktionsfrequenz:
	  – tagsüber > 3-stündlich,
	  – nachts > 0-mal,</li><li>schmerzhafte Miktion,</li><li>imperativer Harndrang,</li><li>Dranginkontinenz,</li><li>Restharngefühl.</li></ul>

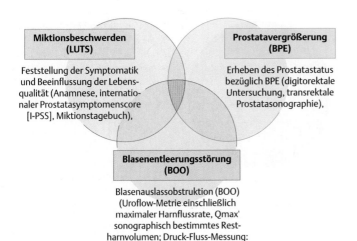

Abb. 28.10 ▪ **Prostatasyndrom.**
Nomenklatur des Prostatasyndroms.

Die neuere Nomenklatur „L.U.T.S." wird in **Abb. 28.10** dargestellt.

Diagnostik

Bei der rektalen Untersuchung wird zunächst die Größe und die Gewebedichte der Prostatadrüse (weich, hart oder knotig) festgestellt. Bei der Ultraschalluntersuchung (Sonographie) wird die Größe der Prostata, ein evtl. vorhandener, in die Blase ragender Anteil sowie vorliegender Restharn beurteilt.

Die transrektale Sonographie ermöglicht eine noch genauere Größenbestimmung der Prostata sowie das Erkennen von Strukturveränderungen.

Die Harnstrahlmessung (Uroflowmetrie) klärt das Ausmaß der Entleerungsstörung. Der Normalwert für das maximale Harnflussvolumen liegt zwischen 15 und 40 ml/s. Ein Wert unter 15 ml/s ist krankhaft.

Die Serum-Kreatinin-Werte geben Aufschluss über mögliche Nierenschädigungen.

Das prostataspezifische Antigen (PSA) ist zur Abgrenzung des Prostatakarzinoms wichtig. Es kann bei größeren Vorsteherdrüsen sowie bei Entzündungen leicht erhöht sein.

Komplikationen

Komplikationen sind Harnwegsinfekte, Harnverhalt, Blutung, Blasensteine, Balkenblase und Divertikel, Überlaufblase sowie Rückstauungsschäden.

In allen Stadien kann eine ungewohnt große Flüssigkeitszufuhr einen Spannungsverlust der Harnblasenmuskulatur auslösen und zu einem Harnverhalt führen.

Therapie

Drei Formen der Therapie sind zu unterscheiden:

- *konservative* Therapie,
- *operative* Therapie,
- *abwartende* Therapie.

Bei der *abwartenden Therapie* (wait and see) wird der Patient aufgeklärt, dass die Abschwächung des Harnstrahls, gelegentliches Nachträufeln am Schluss des Wasserlassens sowie das einmalige nächtliche Aufstehen bei zunehmendem Alter zu den Erscheinungen gehören, mit denen er sich abfinden muss.

Mit der *Therapie mit pflanzlichen Naturheilstoffen* (Phytotherapie) lassen sich die Beschwerden deutlich lindern, insbesondere können die Reizerscheinungen und Schwellungen der Prostata beseitigt werden. Es werden hierbei Extrakte aus Stechpalmenarten (Hypoxis-rooperi-Wurzeln), Brennnesselwurzeln, Sägepalmenfrüchten sowie Kürbissamen eingesetzt.

Die Therapie mit Alpharezeptorenblockern beruhigt die sog. Alpharezeptoren in der glatten Muskulatur am Blasenhals und der Blase. In 70 % der Fälle werden die Reizerscheinungen der Prostatahyperplasie gelindert. Eine Hormontherapie kann mit sog. Alpha-Reduktasehemmern durchgeführt werden. Diese Substanzen blockieren die Entstehung des Hormons Dihydrotestosteron, das zum Prostatawachstum beiträgt.

Bei der *operativen Therapie* lassen sich verschiedene Verfahren unterscheiden:

- transurethrale Inzision der Prostata: Inzision des Blasenhalses bei 5 und 7 Uhr mit einem Resektoskop bei kleiner Prostata oder Prostatasphinktersklerose,

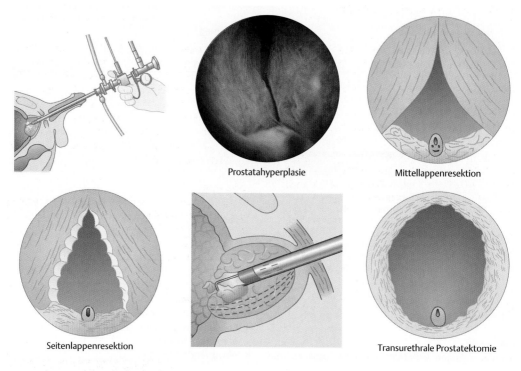

Prostatahyperplasie

Mittellappenresektion

Seitenlappenresektion

Transurethrale Prostatektomie

Abb. 28.11 ▪ **Elektroresektion der Prostata.** Operationsschritte bei der Elektroresektion der Prostata.

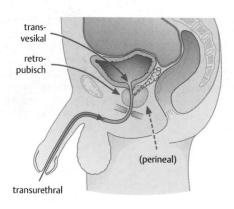

trans-
vesikal

retro-
pubisch

(perineal)

transurethral

- transurethrale Prostataresektion: die Prostata wird transurethral durch ein Resektoskop mit einer elektrischen Schlinge in kleine Späne zerlegt („hobeln"), die mit einer Spritze durch den Instrumentenschaft aus der Blase herausgespült werden **(Abb. 28.11)**,
- suprapubische, retropubische oder perineale Prostatektomie: Entfernen der Vorsteherdrüse nach Eröffnung der Blase oder direkt durch die Prostatakapsel bzw. vom Damm her **(Abb. 28.12)**.

Abb. 28.12 ▪ **Prostatahyperplasie.** Operative Therapie bei Prostatahyperplasie (Zugangswege).

28.8 ▪ Prostatakarzinom

D *Beim Prostatakarzinon handelt es sich vorwiegend um ein Adenokarzinom ausgehend von den Epithelien der äußeren Drüsenanteile. Das Prostatakarzinom ist der häufigste urologische Krebs. Der Häufigkeitsgipfel des Leidens liegt bei 70 Jahren.*

Ursache

Die Entstehungsursachen des Prostatakarzinoms sind weitgehend unbekannt.

Eine Stimulation durch männliche Hormone scheint zum Karzinomwachstum notwendig zu sein, da bei Eunuchen dieser Krebs nicht vorkommt. Außerdem wurden Therapieerfolge mit gegengeschlechtlicher Therapie erzielt.

Symptomatik

Frühbeschwerden beim Prostatakarzinom sind äußerst selten. Kleine Geschwulstknoten, noch auf das Organ begrenzt, bewirken weder Schmerzen noch andere Beschwerden. Erst das Fortschreiten des Krebses führt zu den Beschwerden, die auch bei der Prostata-hyperplasie geläufig sind: Abschwächung des Harnstrahls, häufiges und nächtliches Wasserlassen.

Tiefe Rückenschmerzen, Ischiasbeschwerden oder ziehende Schmerzen im Beckenbereich können durch Knochenmetastasen verursacht werden. Daher sind Kreuzschmerzen und sog. Ischialgien bei Männern über 45 Jahren stets auf ein Prostatakarzinom verdächtig. In diesen Fällen muss ein Prostatakarzinom ausgeschlossen werden.

Diagnostik

Die rektale Untersuchung als Vorsorgeuntersuchung wird bei allen Männern über 45 Jahren empfohlen, unabhängig davon, ob Beschwerden vorliegen oder nicht **(Abb. 28.13)**.

Neben der rektalen-digitalen Untersuchung und der transrektalen Sonographie ist heute der PSA-Spiegel, der Spiegel des prostataspezifischen Antigens im Blut, ein wichtiger Parameter.

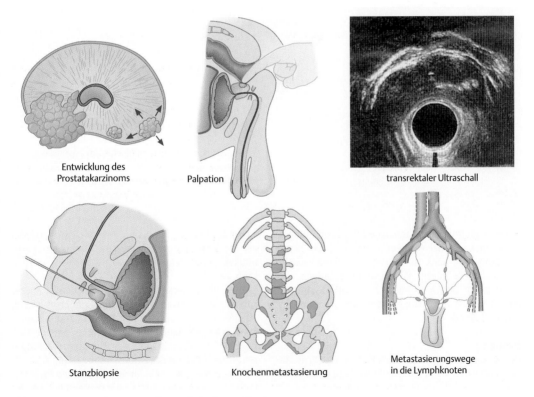

Entwicklung des Prostatakarzinoms

Palpation

transrektaler Ultraschall

Stanzbiopsie

Knochenmetastasierung

Metastasierungswege in die Lymphknoten

Abb. 28.13 ▪ **Prostatakarzinom.** Diagnostik des Prostatakarzinoms.

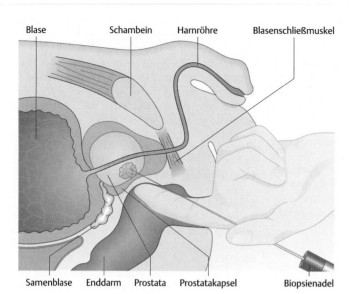

Blase   Schambein   Harnröhre   Blasenschließmuskel

Samenblase   Enddarm   Prostata   Prostatakapsel   Biopsienadel

Abb. 28.14 ▪ Prostatabiopsie. Transrektale Prostatabiopsie.

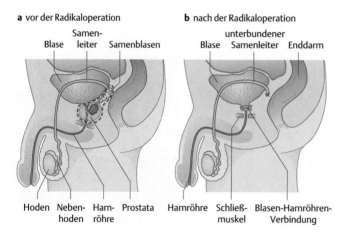

a vor der Radikaloperation

Blase   Samen-leiter   Samenblasen

Hoden   Neben-hoden   Harn-röhre   Prostata

b nach der Radikaloperation

unterbundener
Blase   Samenleiter   Enddarm

Harnröhre   Schließ-muskel   Blasen-Harnröhren-Verbindung

Abb. 28.15 ▪ Radikale Prostatektomie. Entfernung von Prostata und Samenblasen.

Die Sicherung der Diagnose erfolgt durch Biopsie transrektal, seltener vom Perineum aus **(Abb. 28.14)**. Die Entnahme kann in lokaler Betäubung oder in Kurznarkose erfolgen. Röntgenuntersuchungen der ableitenden Harnwege sowie die Knochenszintigraphie zum Ausschluss von Knochenmetastasen ergänzen die Befunde.

Therapie

Der Zeitpunkt der Diagnosestellung eines Prostatakarzinoms bzw. das vorliegende Stadium entscheidet über weitere Therapiekonzepte. Während das lokal fortgeschrittene oder bereits metastasierte Prostata-

karzinom keiner operativen Therapie mehr zugänglich ist, kann der organbegrenzte Tumor durch eine radikale Prostatektomie kurativ operiert werden **(Abb. 28.15)**.

Im frühen Tumorstadium des Prostatakarzinoms kann die lokale Strahlenbehandlung (Brachytherapie) eine Alternative zur radikalen Prostatektomie sein.

Konservative Behandlung. Die hormonsenkende Therapie ist der Grundpfeiler der Therapie des fortgeschrittenen Prostatakarzinoms **(Abb. 28.16)**. Männliche Hormone gelten als fördernd für einen Prostatakrebs. Die Orchiektomie ist auch heute üblich bei der Behandlung des Prostatakarzinoms mit sicherem Ab-

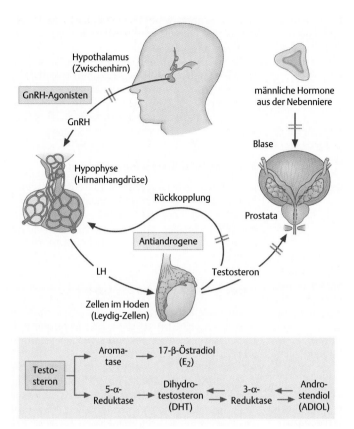

Abb. 28.16 ▪ **Hormonwirkung auf die Prostata.** Intraprostatisches Stoffwechselgeschehen.

senken des Testosteronspiegels auf Kastrationsniveau (10% des ursprünglichen Wertes). In der Regel wird heute die Hormonabsenkung medikamentös mit LHRH-Analoga oder durch Einsatz von Antiandrogenen vorgenommen. Die Medikamente werden in Depotform auf Monats- oder Dreimonatsdepots unter die Haut injiziert. Nebenwirkungen sind Hitzewallungen sowie psychische Probleme des Patienten mit Verlust von Libido.

Zytostatikatherapie.
Eine bewährte hormonelle Therapie in Kombination mit einem Zytostatikum ist als Zweittherapie bei Fortschreiten der Erkrankung mit Estramustinphosphat (z. B. Estracyt) möglich. Die konventionelle zytostatische Chemotherapie mit Epirubicin, Cyclophosphamid, Fluorouracil, Cisplatin und Vinblastin spielt wegen geringer Ansprechraten bisher eine eher nachgeordnete Rolle.

P Pflegeschwerpunkt Onkologie in der Urologie

Früherkennung

Im Rahmen der Krankenbeobachtung entdecken Sie möglicherweise Symptome wie Hämaturie oder Schmerzen beim Wasserlassen. Leiten Sie Ihre Beobachtungen an den behandelnden Arzt weiter.

Psychische Betreuung

Die Diagnose „Krebs" bedeutet für den Patienten eine extreme psychische Belastung. Zukunftspläne, die Familie, letztendlich das gesamte Leben des Patienten wird durch diese Erkrankung in Frage gestellt. Dementsprechend reagiert der Patient oftmals mit Angst, teilweise sogar mit Panik. In dieser Situation ist es wichtig, dem Patienten Gelegenheit für Fragen zu geben. Ein intensives Gespräch mit dem Arzt und auch den Angehörigen kann hilfreich sein. Nehmen Sie die Ängste des Patienten ernst, versuchen Sie aber auch, Hoffnungen und Ressourcen zu wecken.

Pflege im Verlauf der Krankheit

Im Verlauf dieser Erkrankungsbilder kann Ihnen je nach Ausgang der Therapiemöglichkeiten jede Form der Pflegebedürftigkeit begegnen. Passen Sie sich an die Situation an und überfordern Sie den Patienten nicht. Versuchen Sie trotzdem, den Patienten sowohl körperlich als auch geistig zu fördern.

Strahlentherapie

Die Auswirkungen der Strahlung können sich beim Patienten in Form von Übelkeit, Erbrechen und allgemeiner Abgeschlagenheit bemerkbar machen. Leisten Sie dem Patienten Hilfestellung und überzeugen Sie ihn von der Notwendigkeit der Therapie. Die bestrahlten Hautareale werden stark angegriffen und dürfen keiner mechanischen Beanspruchung ausgesetzt werden, wie z. B. Waschen, Abtrocknen, Pflaster etc.

Chemotherapie

Eine Chemotherapie ist ein schwerer Eingriff in den Körper des Patienten. Dies zeigt sich in den Auswirkungen, wie z. B. Haarausfall, Übelkeit, Erbrechen oder Kopfschmerzen. Zeigen Sie Verständnis für die schwierige Situation des Patienten und versuchen Sie, die Übelkeit z. B. mit Kamillentee zu lindern oder geben Sie bei Bedarf und nach Rücksprache mit dem Arzt entsprechende Medikamente. Achten Sie besonders darauf, dass die Infusionsflüssigkeit nicht in das Gewebe läuft (Paravasat).

Wichtig ist auch die Beachtung der Schutzvorschriften für den Umgang mit Zytostatika. So darf z. B. nur geschultes Personal Zytostatika zubereiten. Ausscheidungen wie Urin, Stuhl oder Erbrochenes müssen Sie als kontaminierten Zytostatikaabfall entsorgen.

Vorsorge- und Kontrolluntersuchungen

Informieren Sie den Patienten darüber, dass regelmäßige Kontrolluntersuchungen wichtig für den Therapieerfolg sind. Auch nicht an Krebs erkrankte Personen sollten Vorsorgeuntersuchungen nutzen, um die Früherkennung und damit die Heilungschancen zu heben.

Pflege in der Endphase des Lebens

Leider lässt sich der Krebs manchmal trotz aller Bemühungen nicht therapieren. Dann bleibt die Aufgabe, für ein menschenwürdiges und schmerzfreies Sterben zu sorgen. Unterstützen Sie den Patienten und die Angehörigen, den Tod zu akzeptieren, indem Sie z. B. nach Wünschen oder unvollendeten Aufgaben fragen und Sie auf Wunsch den Kontakt zu einem Seelsorger oder Psychologen herstellen. Zeigen Sie Verständnis für die schweren Phasen des Abschiednehmens sowohl beim Patienten als auch bei den Angehörigen. Vergessen Sie sich dabei aber nicht selber, sondern suchen Sie Unterstützung und Gespräche in Ihrem Team.

29 ⋮ Steinerkrankungen

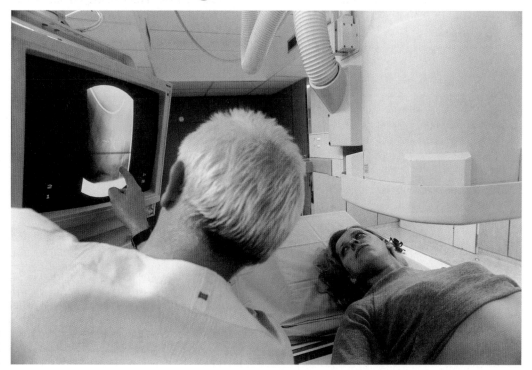

29.1 ⋮ Steinbildung

D *Harnsteine entstehen durch Störungen des physikalisch-chemischen Gleichgewichtes des Harns. Sie bestehen aus vorwiegend kristallinen und organischen und/oder anorganischen Bestandteilen. Etwa 5 % aller Bürger der Bundesrepublik Deutschland erkranken im Laufe ihres Lebens an einem Harnstein. Erwachsene sind zwischen dem 30. und 50. Lebensjahr am häufigsten betroffen.*

29.1.1 ⋮ Formalgenese der Harnsteinbildung

Die Steinbildung ist noch nicht in allen Einzelheiten geklärt. Zwei Theorien versuchen die Steinbildung zu erklären:

- bei der Kristallisationstheorie geht man von der Steinbildung als Kristallisation aus, bei der die Konkremente aus einer Kristallisation in übersättigten Lösungen entstehen,
- nach der Kolloid- oder Matrixtheorie werden von der Niere organische Substanzen ausgeschieden, an der sich die Harnsalze ablagern.

Daneben spielen die sog. Kristallisationshemmer – auch Lösungsvermittler genannt –, z. B. Magnesium, Zitrat, Pyrophosphat, Peptide und Schwermetalle, eine wichtige Rolle bei der Kristallisation von Salzen.

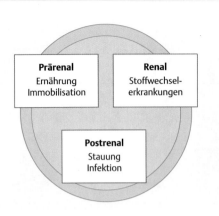

Abb. 29.1 ■ **Harnsteinentstehung.** Faktoren der Harnsteinpathogenese.

29.1.2 Kausalgenese der Steinbildung

Die Harnsteinentstehung kann verschiedene Ursachen haben. Diese Ursachen können vor der Niere (prärenal), in der Niere (renal) oder unterhalb der Niere (postrenal) liegen **(Abb. 29.1)**:

- *prärenale* Faktoren sind Ernährung, Immobilisation, Hyperparathyreoidismus und Gicht,
- als *renale* Faktoren gelten Stoffwechselerkrankungen (tubuläre Azidose, Hyperkalzurie, Zystinurie),
- *postrenale* Ursachen sind Harnabflussstörungen und Infekte.

Bei den meisten Patienten mit kalziumhaltigen Nierensteinen ist die Pathogenese nicht bekannt.

29.2 Nieren- und Harnleitersteine ■ ■ ■

Einen Überblick über die möglichen Steinlokalisationen gibt **Abb. 29.2**.

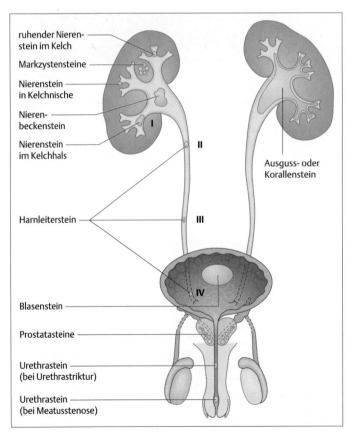

Abb. 29.2 ■ **Harnsteine.** Lokalisation von Harnsteinen.

Symptome

Bei einer Steineinklemmung kommt es zu akuten krampfartigen unterschiedlich ausstrahlenden Schmerzen; diese Symptome werden Kolik genannt **(Abb. 29.3)**. Zum klinischen Bild der Harnsteinkolik gehören Übelkeit, Erbrechen, Blähbauch und unter Umständen ein reflektorischer Subileus. Der Steinkranke ist motorisch unruhig, krümmt sich vor Schmerzen, die wehenartigen Charakter mit einem schmerzfreien Intervall haben können.

Bei einer Einklemmung kommt es gesetzmäßig zur Harnleitererweiterung im darüber liegenden Teil, die sich nierenwärts als Rückstauung auswirkt. Nach Passage des Harnleiterostiums gelangt das wandernde Konkrement in die Blase, verursacht in dem weiten Reservoirorgan keine Beschwerden und wird bei der Miktion mit dem Harnstrahl entleert.

P **Ausgeschiedene Steine.** *Untersuchen Sie den ausgeschiedenen Urin der betroffenen Patienten regelmäßig auf ausgeschiedene Steine und leiten diese bei Bedarf zur Untersuchung ins Labor weiter. Hierzu gibt es Steinsiebe, durch die der Urin geleitet wird. Selbst kleine Steine lassen sich so finden.*

Diagnostik

Der Urinstatus zeigt im Sediment vermehrt Erythrozyten, zuweilen eine leichte Makrohämaturie. Sonographie, Abdomenübersicht und Urogramm sichern den Befund.

Folgende Laborbefunde sind wichtig: Serumkalzium, Phosphat, Harnsäure, Kreatinin, Harnsäureausscheidung (24-h-Urin), Zitrat, Oxalat.

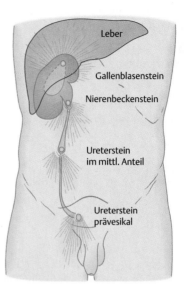

Abb. 29.3 ■ **Koliken.** Schmerzausbreitung: schematische Darstellung der Schmerzprojektionen beim Gallen-, Nieren- und Ureterstein.

Steinarten. Harnsteine setzen sich häufig aus verschiedenen Substanzen zusammen **(Abb. 29.4)**. Bei anorganischen kalziumhaltigen Steinen unterscheiden wir Kalzium-Oxalate (70–80 %), Kalzium-Phosphate (5 %), Magnesium-Ammonium-Phosphate (10 %). Bei Harnsäuresteinen (15–20 %) sowie den sel-

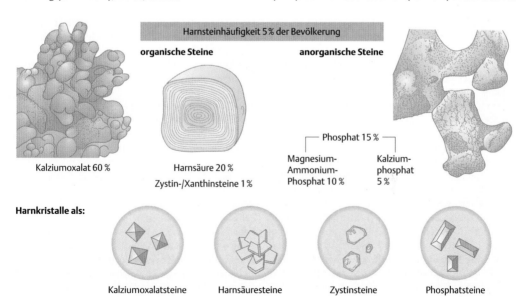

Abb. 29.4 ■ **Harnsteine.** Steinhäufigkeit und Steinarten.

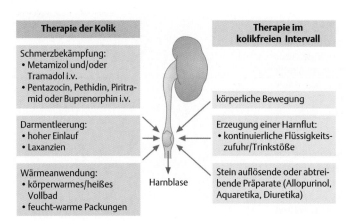

Therapie der Kolik	Therapie im kolikfreien Intervall
Schmerzbekämpfung: • Metamizol und/oder Tramadol i.v. • Pentazocin, Pethidin, Piritramid oder Buprenorphin i.v.	körperliche Bewegung
Darmentleerung: • hoher Einlauf • Laxanzien	Erzeugung einer Harnflut: • kontinuierliche Flüssigkeitszufuhr/Trinkstöße
Wärmeanwendung: • körperwarmes/heißes Vollbad • feucht-warme Packungen	Stein auflösende oder abtreibende Präparate (Allopurinol, Aquaretika, Diuretika)

Harnblase

Abb. 29.5 ▪ Schmerzbekämpfung. Verschiedene Maßnahmen der Schmerzbekämpfung.

tenen Zystinsteinen (1 %) handelt es sich um organische Steine. Die Steinzusammensetzung sollte durch die Infrarotspektographie oder durch die Röntgendiffraktion untersucht werden.

Therapie der Steinkolik
Die Therapie der akuten Steinkolik besteht in der intravenösen Gabe von Analgetika (z. B. Metamizol oder Tramadol, ggf. in Kombination). Tabletten, Tropfen, Suppositorien sind bei der akuten schweren Kolik kaum wirksam.

P **Darmregulierung und Entkrampfung.** *Bei Stuhl- und Windverhaltung empfiehlt sich ein hoher Einlauf zur Darmentleerung und Darmregulierung. Bei leichteren Beschwerden ist zur Entkrampfung ein körperwarmes bis heißes Vollbad wirksam* **(Abb. 29.5)**.

Harnsteine bis zu einer Größe von maximal 7 mm Durchmesser sind spontan abgangsfähig. Reichliches Trinken beliebiger Flüssigkeiten, wobei eine kontinuierliche Flüssigkeitszufuhr zu bevorzugen ist, fördert den Steinabgang.

Therapie durch Steinentfernung
Extrakorporale Stoßwellenlithotripsie (ESWL). Bei der extrakorporalen Stoßwellenlithotripsie wird eine Stoßwelle in einem abgekapselten Wasserbad durch eine Funkenentladung (Zündkerze), eine elektromagnetische Energieumwandlung (Lautsprecherprinzip) oder durch piezoelektrische Elemente ausgelöst. Die Stoßwellen werden über ein Ellipsoid oder eine akustische Linse fokussiert. Mit Hilfe eines Röntgen- oder Ultraschallortungssystems wird der Brennpunkt der Stoßwellen auf den Stein gerichtet. Im Bereich des Steines trifft somit die höchste Energie auf, so dass das Konkrement durch Druck- bzw. Zugkräfte in sand-

korngroße, spontan abgangsfähige Steinpartikel zerfällt **(Abb. 29.6)**.
Perkutane Nephrolithotomie (PCN). Bei der perkutanen Nephrolithotomie wird nach der Punktion der Niere unter kombinierter Ultraschall- und Durchleuchtungskontrolle der Punktionskanal aufgedehnt und ein Endoskop in das Nierenbecken eingeführt. Bei kleinen Steinen kann die Entfernung durch entsprechende Fasszangen durch den Nephroskopschaft direkt erfolgen. Größere Steine werden durch Ultraschall-Röntgen-Lithotripsie, elektrohydraulische oder balistische Lithotripsie zerkleinert. Nach der Operation wird ein Nephrostomie-Katheter in das Hohlsystem eingelegt **(Abb. 29.7)**.
Ureterorenoskopie. Wenn ein Stein nicht spontan abgeht und im Harnleiter stecken bleibt, kommt u. U. eine ureteroskopische Steinentfernung in Betracht. Für diese Behandlung sind besonders tief sitzende Harnleitersteine geeignet **(Abb. 29.8)**.

Allgemeine und spezielle Therapie
Die Auflösung von Harnsteinen durch oral eingenommene Medikamente ist das Fernziel therapeutischer Entwicklungsarbeit. Harnsäuresteine ausgenommen, können die derzeit angebotenen Medikamente im günstigsten Fall den Abgang kleinerer Steine fördern oder das Größenwachstum verlangsamen, jedoch keine Auflösung bewirken. Das gleiche gilt für Mineralwässer und Heiltees.
Lebensweise. Eine ausreichende körperliche Bewegung ist allgemeine Grundlage einer gesunden Lebensweise. Insbesondere bei sitzenden Berufen empfiehlt sich als Ausgleich der regelmäßige Fußweg zur Arbeitsstelle, die leichte Gartenarbeit oder regelmäßiger Ausgleich durch Sport, Gymnastik, Schwimmen, Tennis etc. Mikrolithen und Harngrieß werden so

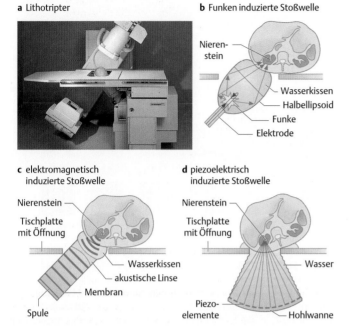

a Lithotripter **b** Funken induzierte Stoßwelle

Nieren-stein

Wasserkissen
Halbellipsoid
Funke
Elektrode

c elektromagnetisch induzierte Stoßwelle **d** piezoelektrisch induzierte Stoßwelle

Nierenstein
Tischplatte mit Öffnung

Wasserkissen
akustische Linse
Membran
Spule

Nierenstein
Tischplatte mit Öffnung

Wasser

Piezo-elemente
Hohlwanne

Abb. 29.6 ▪ **Extrakorporale Stoßwellenbehandlung.** Drei unterschiedliche Ausformungen der Stoßwelle.

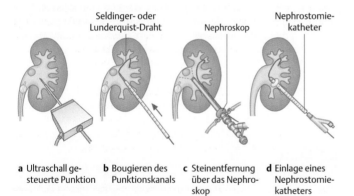

Seldinger- oder Lunderquist-Draht Nephroskop Nephrostomie-katheter

a Ultraschall ge-steuerte Punktion **b** Bougieren des Punktionskanals **c** Steinentfernung über das Nephro-skop **d** Einlage eines Nephrostomie-katheters

Abb. 29.7 ▪ **Perkutane Nephrolitholapaxie.** Punktion des Nierenbeckens, Einführen eines Endoskopes, Steinzertrümmerung und Entfernung.

leichter ausgeschwemmt. Zudem sollten ein Laxantienabusus vermieden und Harnwegsinfekte umgehend behandelt werden.

Flüssigkeitszufuhr. Bei der Prophylaxe von Harnsteinen ist der Flüssigkeitsbedarf von besonderer Bedeutung. Menschen mit einer Veranlagung zur Steinbildung sollten starkes Schwitzen durch direkte Sonneneinstrahlung oder Sauna vermeiden. Bei vermehrtem Flüssigkeitsverlust muss die Flüssigkeitszufuhr erheblich gesteigert werden, wenn keine Kontraindikationen wie z. B. eine Herzinsuffizienz vorliegen.

Reichliche und gleichmäßige Flüssigkeitszufuhr, z. B. auch nachts, bewirkt eine Harnverdünnung. Die Durchspülung führt gleichzeitig zur Ausschwemmung von Harnsteingrieß. Zur Harnverdünnung wird eine Steigerung der täglichen Flüssigkeitszufuhr empfohlen, so dass eine Harnausscheidung von mindestens 2–2,5 Liter in 24 Stunden erreicht wird.

Ernährung. Üppige eiweißhaltige Mahlzeiten und übermäßige Mengen von Alkohol sollten vermieden werden. Die Ernährung sollte nicht einseitig sein und die Deckung des Eiweißbedarfes wechselweise über

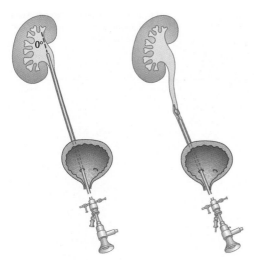

Abb. 29.8 ▪ **Ureterorenoskopie.** Harnsteinentfernung durch Ureterorenoskopie.

| unter 5,4 | 5,4 | 5,8 | 6,2 |
| 6,4 | 6,7 | 7,0 | über 7,0 |

Abb. 29.9 ▪ **pH-Wert.** Messung des Urin-pH-Wertes.

Milch und Milchprodukte, Fleisch, Fisch oder Geflügel erfolgen. Eine normale Mischkost ist empfehlenswert. *Harnsäuresteine* lösen sich im alkalischen Milieu auf. Eine basenreiche, alkalisierende Kost wird empfohlen – bestehend aus Kartoffeln, Gemüse, Früchten und Mehlspeisen. Die tägliche Eiweißzufuhr sollte 1 g pro Kilogramm Körpergewicht nicht überschreiten. Harnsteinleiden sind oft mit Übergewicht verbunden. Eine konsequente Senkung des Übergewichtes kann durch Verminderung der Kalorienzufuhr das Risiko einer Steinentstehung mindern.

Medikamentöse Behandlung. Die medikamentöse Alkalisierungstherapie ist heute bei Harnsäuresteinen die Methode der Wahl sowohl zur Auflösung als auch zur Rezidivprophylaxe. Der zur Steinauflösung und Rezidivprophylaxe günstige Urin-pH-Wert liegt zwischen 6,4 und 6,7. Die Patienten kontrollieren 3-mal täglich den pH-Wert ihres Urins mit einem Spezialindikatorpapier und steuern danach die orale Medikamenteneinnahme selbst **(Abb. 29.9)**.

P Pflegeschwerpunkt Koliken

Patienten mit Koliken erleben krampfartige, an- und abschwellende und oftmals sehr starke Schmerzen. Im Pflegealltag ergeben sich daraus bestimmte Punkte, die von Ihnen zu beachten sind:

- Meldet sich ein Patient bei Ihnen mit diesen Symptomen, leiten Sie die Information umgehend an den Arzt weiter. In den meisten Fällen schafft nur eine ausreichende Gabe von Schmerzmitteln Linderung.
- Befragen Sie den Patienten regelmäßig nach seinem Schmerzempfinden und achten Sie auf nonverbale Zeichen des Schmerzes, wie z. B. Übelkeit, Zorn oder eine Schonhaltung bzw. motorische Unruhe.
- Ein Patient mit Koliken sollte für die Zeit eines Anfalls Bettruhe einhalten. Sorgen Sie für eine ruhige

und angenehme Umgebung, da Stress weitere Koliken hervorrufen kann.
- Bieten Sie dem Patienten warme Wickel oder ein warmes Bad an. Wärmezufuhr lindert die Verkrampfungen und sorgt so für eine Schmerzlinderung.
- Halten Sie den Patienten an, viel Flüssigkeit zu sich zu nehmen, wenn keine Kontraindikationen, z. B. eine Herzinsuffizienz, vorliegen. Der Patient sollte jedoch „Trinkstöße" vermeiden, da dies Koliken fördern kann.
- Die weitere Mobilisation sollten Sie in Absprache mit dem behandelnden Arzt planen, da diese von der Steinlokalisation, der Größe des Steines und der weiteren Therapie abhängt.

30 Urologie der Frau

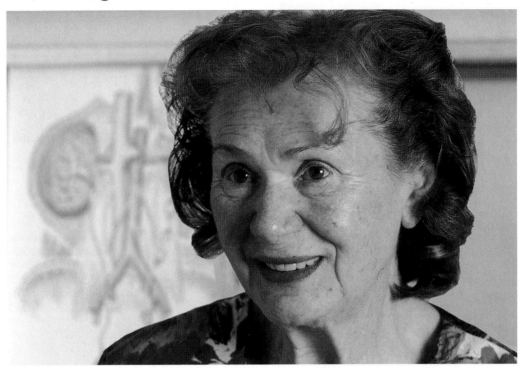

30.1 Entzündungen und Reizzustände

Aufgrund der besonderen anatomischen und physiologischen Verhältnisse – kurze Harnröhre, Gewebeauflockerung und stärkere Durchblutung bei Menstruation, Gravidität und Geburt – sind Blasenerkrankungen, insbesondere Entzündungen, bei der Frau relativ häufig.

Regelfall morphologische Veränderungen oder Harntransportstörungen nachweisbar sind. Die Ursache dieser Infektanfälligkeit ist eine Adhärenz von Bakterien an das Urothel der Frau. Die Infektionswege sind in **Abb. 30.1** dargestellt. Bei der akuten Zystitis ist in der Regel nur die Mukosa und Submukosa entzündet.

30.1.1 Harnwegsinfektionen

Harnwegsinfektionen sind bei Frauen relativ häufig. Das Krankheitsbild wird im Kapitel Harnwegsinfektionen (S. 299 ff.) beschrieben. Bei Frauen besteht insgesamt eine erhöhte Infektanfälligkeit, ohne dass im

30.1.2 Reizblase

D *Als Reizblase bezeichnet man unklare Reizzustände der Blase, die bei jüngeren und älteren Frauen auftreten. Sie äußern sich durch typische zystitische Beschwerden, ohne dass ein pathologischer Harnbefund oder entzündliche Schleimhautveränderungen vorliegen.*

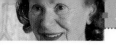

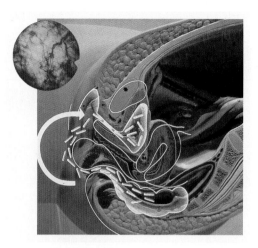

Abb. 30.1 ■ **Zystitis.** Endoskopisches Bild und bakterielle Besiedlung bei einer Zystitis.

Ursache

Da dieser Symptomkomplex sowohl von Veränderungen der Blasenschleimhaut und der Harnröhre als auch von gynäkologischen Erkrankungen ausgelöst werden kann, ist eine eingehende urologische und gynäkologische Untersuchung erforderlich.

Eine *distale Urethraenge* kann die Ursache des klinischen Bildes der Reizblase bei Frauen und des Einnässens bei Mädchen sein.

30.1.3 ⋮ Schwangerschaftspyelonephritis

D *Eine hormonell bedingte Weitstellung der Ureteren und eine Kompression durch den Uterus können während der Gravidität zu Stauungen in den oberen Harnwegen führen. Kommt es zusätzlich zur Harnwegsinfektion, so entwickelt sich eine hochfieberhafte Pyelonephritis.*

P **Seitenlagerung.** *Die Kompression der oberen Harnwege kann durch Seitenlagerung herabgesetzt werden. Leiten Sie die Patientin an, möglichst abwechselnd auf einer Seite zu liegen. Beim Liegen auf der rechten Seite besteht bei Schwangeren die Gefahr eines V.-cava-Kompressions-Syndroms, so dass z. B. bei Kreislaufbeschwerden die Lagerung auf der rechten Seite bevorzugt werden sollte.*

30.2 ⋮ Inkontinenz

D *Die Urininkontinenz, also der Verlust der Kontrolle über die Urinausscheidung, ist kein eigenes Krankheitsbild, sondern ein Symptom verschiedener Störungen des Harnverschlussapparates. Die Inkontinenz tritt bei Frauen überraschend häufig auf. Bis zu 50 % aller Frauen sind zumindest zeitweise mit dieser Problematik konfrontiert. Eine behandlungsbedürftige Inkontinenz liegt aber nur bei 5–10 % der betroffenen Patientinnen vor.*

Die normale Blasenfunktion ist an 3 Anforderungen gebunden:
- Empfinden der Blasenfüllung (Harndrang),
- Fähigkeit, die Blasenkontraktion hinauszuzögern,
- Fähigkeit des willentlichen Miktionsstartes und der vollständigen Blasenentleerung.

Verschiedene Inkontinenztypen sind nach dem Vorschlag der internationalen Kontinenzgesellschaft zu unterscheiden: Stressinkontinenz, Dranginkontinenz (Urge-Inkontinenz), Reflexinkontinenz und Überlaufinkontinenz.

Diagnostik

Zur Objektivierung der Befunde kann ein einfacher *Windeltest* durchgeführt werden. Hierbei wird nach definierter Trinkmenge und körperlichen Aktivitäten (Bücken, Treppensteigen, Husten) die Gewichtszunahme einer zuvor eingelegten Windel gemessen:
- Windel wiegen und einlegen,
- 15 Min. sitzen und 500 ml natriumarme Flüssigkeit trinken,
- 30 Min. gehen, Treppen steigen,
- 15 Min. Aktivität:
  - 10-mal setzen und aufstehen,
  - 10-mal kräftig husten,
  - 1 Min. auf der Stelle treten,
  - 5-mal bücken,
  - 1 Min. Hände waschen,
- Windel entfernen und wiegen,
- miktionieren lassen und Menge messen.

Dieser Test macht eine Einteilung des Urinverlustes in 4 Schweregrade möglich:
- Inkontinenz Grad 1: < 2 g Urinverlust,
- Inkontinenz Grad 2: 2–10 g Urinverlust,
- Inkontinenz Grad 3: 10–50 g Urinverlust,
- Inkontinenz Grad 4: > 50 g Urinverlust.

Therapie

Bei einer leichteren Ausprägung der Inkontinenz ist die Beckenboden-Gymnastik eine bedeutende Hilfe.

Operativ stehen verschiedene Methoden zur Blasenhals-Anhebung zur Auswahl: z. B. eine Operation nach Marshall-Marchetti-Kranz, Operation nach Burch, eine Bandeinlage (TVT) oder eine Faszienzügelplastik.

30.3 Urologische Komplikationen bei oder nach gynäkologischen Tumoren

Bösartige Neubildungen im Bereich der Genitalorgane können je nach Lokalisation und Stadium im Bereich der oberen Harnwege einen oder beide Harnleiter komprimieren und damit zu Stauungsnieren führen. Der Tumor kann in die Blase oder in die Harnröhre penetrieren, diese verlegen oder entsprechende Fisteln bilden.

P Pflegeschwerpunkt Inkontinenz

Bevor Sie bei einem inkontinenten Patienten pflegerische Maßnahmen ergreifen, versuchen Sie gemeinsam mit ihm anhand der in **Tabelle 30.1** aufgelisteten Fragen herauszufinden, welche Inkontinenzart vorliegt. Auf der rechten Seite in der Tabelle finden Sie die für die jeweilige Inkontinenzart typischen Antworten. Mit dem Wissen, welche Art und Ursache die Inkontinenz hat, können Sie individueller auf den Patienten eingehen.

Allgemeine Pflege bei Inkontinenz

Ein Patient mit einer Inkontinenz befindet sich in einer schwierigen Situation. Mitunter reagiert seine Umwelt verständnislos. Dies verursacht eine große Scham beim Patienten, so dass dieser versucht, seine Inkontinenz zu verbergen. Diese Scham kann so weit führen, dass der Betroffene sich völlig von seinen Mitmenschen absondert. Zeigen Sie dem Patienten oder auch den oftmals ratlosen Angehörigen Perspektiven auf, indem Sie z. B. die Adresse der nächsten Selbsthilfegruppe besorgen. Sprechen Sie mit dem Patienten möglichst offen, aber vertraulich über seine Inkontinenz – evtl. später auch gemeinsam mit den Angehörigen. Der Patient soll lernen, sich über seine Probleme zu äußern und offen damit umzugehen.

Durch die Inkontinenz treten insbesondere im Genitalbereich Hautschädigungen durch Urin auf. Hauptziel der Pflege ist die intakte Haut. Sorgen Sie dafür, dass die betroffenen Hautstellen regelmäßig, d. h. nach jedem Urinabgang gewaschen und gut abgetrocknet werden. Vorgeschädigte Haut kann mit einer

Tabelle 30.1 Fragen zur Ermittlung der Inkontinenzart.

	Stress-inkonti-nenz	Drang-inkon-tinenz
Haben Sie unfreiwilligen Harnabgang bei körperlicher Belastung (Husten, Niesen)?	Ja	Nein
Können Sie den Harnstrahl willkürlich unterbrechen?	Ja	Nein
Verlieren Sie größere Mengen Urin beim unfreiwilligen Harnabgang?	Nein	Ja
Haben Sie Harndrang, bevor es zum Einnässen kommt?	Nein	Ja
Verlieren Sie bereits Urin, bevor Sie die Toilette erreichen?	Nein	Ja
Haben Sie das Gefühl, dass die Blase nach dem Wasserlassen vollkommen leer ist?	Ja	Nein

Wasser-in-Öl-Emulsion oder einer Wundsalbe versorgt werden.

Das Tragen von Einlagen ist zu empfehlen, um einen geregelten Tagesablauf zu gewährleisten und die Haut vor der Nässe zu schützen. Es werden Inkontinenz-Einlagen in verschiedenen Stärken und Größen angeboten; informieren Sie den Patienten darüber.

Spezielle Pflege bei Stressinkontinenz

Informieren Sie den Patienten über die Möglichkeiten einer physiotherapeutischen Beckenboden-Gymnastik. Leiten Sie ihn an, dass er während des Urinlassens versuchen soll, 2-mal den Urinfluss zu unterbrechen, indem er die Beckenbodenmuskulatur bewusst für einige Sekunden kontrahiert. Dies bewirkt eine Stärkung und bessere Kontrolle der beteiligten Muskeln.

Spezielle Pflege bei Dranginkontinenz

Stellen Sie gemeinsam mit dem Patienten einen Plan auf, in dem Uhrzeit und Menge des „normalen" Urinlassens eingetragen werden kann. Der Patient sollte versuchen, in regelmäßigen Abständen – auch ohne Harndrang – die Toilette aufzusuchen. Mit Hilfe des Planes kann herausgefunden werden, bei welchen Abständen sich die Inkontinenz durch diese Maßnahme bessert.

31 Urologie des Mannes

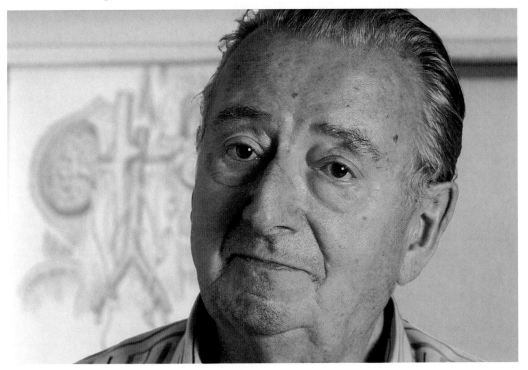

31.1 Sexualität und ihre Störfaktoren

Durch die Aufklärung in den Medien und durch die sog. Sexwelle sind einerseits erziehungsbedingte Tabus der Sexualsphäre gefallen, andererseits werden häufig unrealistische Phantasien und Rollenerwartungen geweckt. Der Patient kommt daher zunehmend mit seinen Sexualproblemen zum Arzt und erwartet Rat und Hilfe. Auch im stationären Bereich spielt der Bereich von Geschlechtlichkeit und Sexualität eine Rolle, weshalb auch Pflegepersonen über die Sexualphysiologie und Sexualpathologie besser informiert sein müssen als früher.

31.1.1 Potenz und Impotenz

D *Allgemein versteht man unter Potenz die Beischlaffähigkeit des Mannes. Medizinisch unterscheidet man die Beischlaffähigkeit (Potentia coeundi) und die Zeugungsfähigkeit (Potentia generandi). Störungen der Potenz nehmen immer mehr zu; sie sind auch eine Folge unserer hektischen, reizüberladenen Zeit.*

Ursache
Ursache für Störungen der Potenz sind funktionelle und/oder organische Veränderungen. Bei 66% der männlichen Potenzstörungen liegt eine Störung der Erektion vor.

D *Definition* **M** *Merke* **P** *Pflege* **W** *Wissen* **X** *Examenswissen*

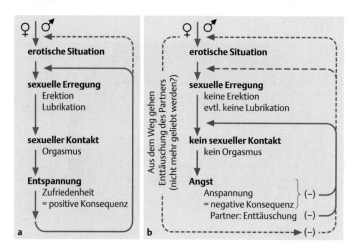

Abb. 31.1 ■ **Sexualverhalten. a** Ungestörtes Sexualverhalten, **b** gestörtes Sexualverhalten.

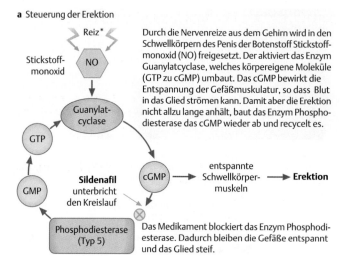

a Steuerung der Erektion

Durch die Nervenreize aus dem Gehirn wird in den Schwellkörpern des Penis der Botenstoff Stickstoffmonoxid (NO) freigesetzt. Der aktiviert das Enzym Guanylatcyclase, welches körpereigene Moleküle (GTP zu cGMP) umbaut. Das cGMP bewirkt die Entspannung der Gefäßmuskulatur, so dass Blut in das Glied strömen kann. Damit aber die Erektion nicht allzu lange anhält, baut das Enzym Phosphodiesterase das cGMP wieder ab und recycelt es.

Das Medikament blockiert das Enzym Phosphodiesterase. Dadurch bleiben die Gefäße entspannt und das Glied steif.

Abb. 31.2 ■ **Erektile Dysfunktion.** Therapie der erektilen Dysfunktion.

b Kategorien medikamentöser Therapien der erektilen Dysfunktion

	Initiator	Konditionierer
zentral	*Apomorphin	Testosteron
peripher	Prostavasin Alprostadil	Sildenafil Gentherapie (Maxi K-Gen)

Schwere organische Veränderungen, wie Missbildungen, Verletzungsfolgen, Induratio penis plastica (eine isolierte Bindegewebsverhärtung des Penisschaftes), Hodenverluste sowie Nervenerkrankungen (Multiple Sklerose oder Tabes etc.) sind eher selten.

31.1.2 Störungen der Gliedsteife (Erektionsstörungen)

Symptome und Ursache

In erotischen Situationen läuft eine lange Verhaltenskette ab. Sie beginnt bei ungestörtem Sexualverhalten mit Zeichen gegenseitiger Zuneigung. Langsam entsteht eine sexuelle Erregung, hieraus resultieren erotische Körperkontakte, die schließlich zum Geschlechtsakt und Orgasmus führen. Die Verhaltenskette ist abgeschlossen mit dem postkoitalen Gefühl zufriedener Entspannung **(Abb. 31.1a)**.

Bei gestörtem Sexualverhalten entwickelt sich zunächst ebenfalls bei Zeichen gegenseitiger Zuneigung und verbalen Kontakten eine Erotisierung. Aus irgendeinem Grunde, wie z. B. private oder berufliche Sorgen oder sonstige störende Ereignisse, bleibt jedoch die weitergehende Erregung aus. Ein Geschlechtsakt kommt nicht zustande. Die Verhaltenskette endet unangenehm, meistens mit Anspannung und Enttäuschung, also mit einer negativen Reaktion. Hiermit kann ein Teufelskreis der Selbstverstärkung geschlossen werden: die Versagensängste halten die Sexualstörung aufrecht **(Abb. 31.1b)**.

Die Beeinflussung der Erektion geht aus **Abb. 31.2** hervor: Die sexuelle Stimulation wird auf nervösem Wege über das Erektionszentrum weitergeleitet und leitet die Erektion ein. In den Muskelzellen werden über Stickstoffmonoxid Botenstoffe (cGMP/cAMP) freigesetzt, die den Kalziumgehalt in den Zellen vermindern und zu einer Muskelentspannung führen.

> **W** Sildenafil (Viagra) verhindert den Abbau der Botenstoffe. Dadurch kann vermehrt Blut in die Schwellkörper fließen: es erfolgt eine Erektion.

Therapie
Zentrales Element jeder Therapie von Erektionsstörungen ist ein Abbau des Mechanismus aus Erwartung und Angst und der gleichzeitigen Korrektur der sexuellen und partnerschaftlichen Fehleinstellungen. Die medikamentösen Behandlungsmöglichkeiten gewinnen zunehmend an Bedeutung.

31.1.3 Sterilität (Impotentia generandi)

> **D** Von einer Unfruchtbarkeit (Sterilität) spricht man bei Kinderlosigkeit eines Paares über 2 Jahre trotz ungeschützter Kohabitationen: die anatomischen Verhältnisse sind normal, die Potentia coeundi ist vorhanden, es kommt jedoch nicht zur Konzeption.

Ursachen
In etwa 50 % der Fälle liegt die Ursache bei der Frau, in etwa 35 % beim Mann und bei den restlichen 15 % sind beide Partner betroffen.

Wenn durch einen Verschluss der ableitenden Samenwege das Ejakulat nur Begleitsekrete, aber keine Spermien enthält, Libido, Potentia coeundi und Orgasmus vorhanden sind, der Patient aber steril ist, liegt eine Transportsterilität vor, die behandelt werden kann.

31.1.4 Vasektomie

> **D** Unter einer Vasektomie versteht man die beabsichtigte Durchtrennung und Unterbindung der Samenleiter.

Heute ist eine zunehmende Bereitschaft zur Vasektomie als Maßnahme zur Schwangerschaftsverhütung feststellbar **(Abb. 31.3)**. Da es sich praktisch um den endgültigen Verlust der Zeugungsfähigkeit handelt, müssen sorgfältig alle psychosozialen Faktoren geprüft und der Patient auf die möglichen Komplikationen aufmerksam gemacht werden. Da nach der Durchtrennung und Unterbindung der Samenleiter von einem Skrotalschnitt aus die distalen Samenwege noch Spermien enthalten, muss nach 8 Wochen das Ejakulat noch 2-mal untersucht werden, um sicherzugehen, dass keine Spermien mehr vorhanden sind.

31.1.5 Induratio penis plastica

> **D** Die Induratio penis plastica ist eine isolierte Bindegewebsverhärtung im Bereich des Penisschaftes.

Symptome
Bei der Erektion knickt der Penis um bzw. ist posthornartig verkrümmt. Der Geschlechtsverkehr wird erschwert oder gar unmöglich.

Therapie
Die Therapie erfolgt medikamentös bzw. durch einen operativen Eingriff.

31.1.6 Priapismus

> **D** Als Priapismus bezeichnet man eine krankhafte, schmerzhafte Dauererektion.

Therapie
Eine Soforttherapie, medikamentös oder operativ, ist wegen der Gefahr von Dauerschäden dringlich!

31.1.7 Varikozele

> **D** Bei der Varikozele handelt es sich um ein erweitertes Venengeflecht im Skrotum aufgrund von insuffizienten Klappen der V. testicularis.

Symptome
In 80 % der Fälle ist die Varikozele links. Gelegentlich besteht eine Oligospermie.

Therapie
Durch eine Sklerosierungstherapie oder der operativen Unterbindung der V. testicularis wird die Varikozele beseitigt.

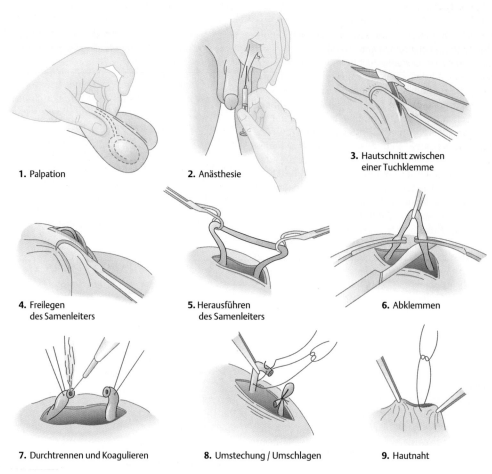

1. Palpation

2. Anästhesie

3. Hautschnitt zwischen einer Tuchklemme

4. Freilegen des Samenleiters

5. Herausführen des Samenleiters

6. Abklemmen

7. Durchtrennen und Koagulieren

8. Umstechung / Umschlagen

9. Hautnaht

Abb. 31.3 ▪ **Vasektomie.** Operationsschritte zur Unterbrechung des Samenleiters.

Ⓟ Pflegeschwerpunkt Impotenz

Auf den ersten Blick scheinen die Einschränkungen durch eine Impotenz eher gering zu sein. Wenn Sie sich jedoch etwas tiefgründiger mit dieser Situation auseinandersetzen, werden Sie sicherlich eine Vielzahl von Möglichkeiten finden, wie eine Impotenz das Leben eines Mannes beeinflussen kann. Pflegerische Maßnahmen können sich nicht konkret auf Handlungsvorgaben beziehen, sondern zeigen sich lediglich im menschlichen Miteinander. Dabei sollten Sie jedoch einige Aspekte beachten:

Psyche

Ein Patient mit Potenzproblemen wird in den meisten Fällen ein stark eingeschränktes Selbstwertgefühl haben. Dies setzt bei Ihnen als Pflegeperson ein besonderes Maß an Feinfühligkeit voraus. Grundsätzlich sollten Sie dem Patienten mit Diskretion und Verständnis begegnen.

Information

Ein Patient in dieser Situation hat in der Regel ein hohes Informationsbedürfnis. Dies einzufordern, wird dem Patienten wahrscheinlich schwer fallen, denn über diese Themen wird öffentlich nicht gerne gesprochen. Ihre Aufgabe kann es sein, eine Brücke zu schlagen zwischen dem Informationsbedürfnis und dem gesellschaftlichen Tabu, z. B. durch Gespräche und Nennung weiterer Informationsquellen, wie Literatur, Internetseiten oder Selbsthilfegruppen.

Umgang

Sie sollten in Erfahrung bringen, ob der Patient eine Vertrauensperson bevorzugt oder eher nicht über die Thematik reden möchte. Dies müssen Sie akzeptieren, aber trotzdem für ein Gespräch Bereitschaft signalisieren. Manche Patienten finden es auch belastend und unangenehm, wenn sie das Gefühl haben, zu Gesprächen andauernd aufgefordert zu werden. Gerade dies herauszufinden, fordert Ihre Erfahrung und Sensibilität.

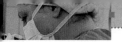
32 ⋮ Notfälle in der Urologie

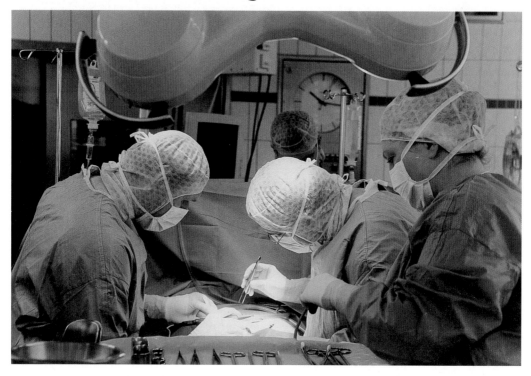

32.1 ⋮ Verletzungen

Die Häufigkeit von Verkehrsunfällen, aber auch von Sport-, Arbeits- und häuslichen Unfällen hat zugenommen und so zu einer Erhöhung von Mehrfachverletzungen geführt, bei denen auch die Urogenitalorgane betroffen sind. Die Möglichkeiten der Verletzungen der Niere sind in **Abb. 32.1** dargestellt.

Diagnostik
Die Diagnostik bei Mehrfachverletzungen muss – abhängig von der Kreislaufsituation – die Nieren und die ableitenden Harnwege mit einschließen. Die Sonographie, ggf. ein Urogramm und – wenn möglich und er-

forderlich – eine Angiographie oder ein CT lassen Verletzungen erkennen und erleichtern ggf. die Operationsplanung.

Therapie
Der Ausgangsbefund sowie die klinische Verlaufskontrolle sind für die Indikation zur Operation oder zu einer konservativen Therapie wichtig.

Kommt eine Nephrektomie in Frage, muss sich der behandelnde Arzt immer von dem Vorhandensein einer zweiten Niere überzeugen.

D *Definition* **M** *Merke* **P** *Pflege* **W** *Wissen* **X** *Examenswissen*

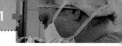

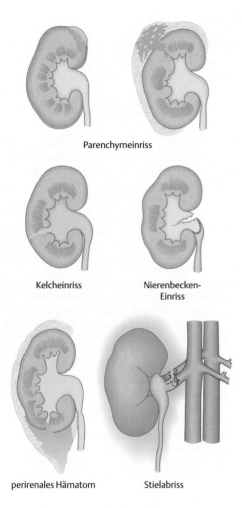

Parenchymeinriss

Kelcheinriss Nierenbecken-
Einriss

perirenales Hämatom Stielabriss

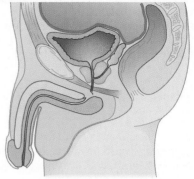

Läsion distal vom Diaphragma

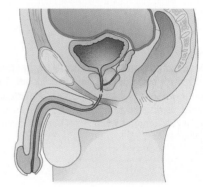

Läsion proximal vom Diaphragma

Abb. 32.2 ■ **Harnröhrenverletzungen.** Urethraverletzungen mit Hämatom.

◁ **Abb. 32.1** ■ **Nierenverletzungen.** Parenchymverletzungen von unterschiedlichem Ausmaß.

32.1.1 Verletzungen der Harnröhre

Ursache
Bei einem Unfalltrauma der Beckenregion ist häufig die hintere Harnröhre miteinbezogen. Durch indirekte Gewalteinwirkung oder durch abscherende Knochenanteile kommt es zu einem Harnröhrenabriss **(Abb. 32.2)**.

Diagnose
Bei der Diagnostik spielt neben den üblichen Untersuchungsmethoden die Urethrographie eine zentrale Rolle.

Therapie
Zur Sofortbehandlung bei leichten Harnröhrenverletzungen sowie bei kleineren Einrissen in der Pars membranacea wird ein Silikon- oder PV-Katheter für die Dauer von 2–3 Wochen eingelegt. Bei schweren Harnröhrenverletzungen ist die primäre Naht über einen transurethralen Schienungskatheter bei gleichzeitiger suprapubischer Harnableitung anzustreben.

32.1.2 Harnblasenverletzungen

Ursache
Begleitverletzungen des unteren Harntraktes sind vorwiegend Verletzungen der Blase und der hinteren Harnröhre. Bei stumpfen Bauchverletzungen ist die

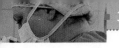

Blase in 5% der Fälle mitbeteiligt, bei gleichzeitig bestehendem Alkoholabusus allerdings in 25%.

Je nach Ursache und Ort der Verletzung kann man die *extraperitoneale* Ruptur von der *intraperitonealen* Ruptur abgrenzen.

Diagnostik

Die Kontrastmittelfüllung der Harnblase sichert die Diagnose.

Therapie

Die Therapie der Harnblasenruptur besteht in der Freilegung der Blase und der Übernähung der verletzten Stelle.

32.1.3 Penisverletzungen

Ursache

Penisverletzungen im Bereich der Pars pendulans werden meist durch ein stumpfes Trauma oder beim Fall mit gespreizten Beinen auf Gitter, Bauteile oder Maschinen verursacht, wobei es auch zur Ablederung der Penishaut kommen kann. Auch Verletzungen bei der Masturbation oder beim Geschlechtsverkehr sind möglich.

Therapie

Es wird ein steriler, lockerer Schutzverband angelegt, bei stärkerer Blutung ein Kompressionsverband. Unter Umständen muss eine operative Versorgung erfolgen.

32.1.4 Verletzungen des Skrotums

Symptome

Offene Verletzungen des Skrotums sind selten. Bei stumpfen Traumen kommt es in dem lockeren Skrotalgewebe zu ausgedehnten Hämatomen. Die extreme Schmerzhaftigkeit der stumpfen Hodentraumen kann einen Schock auslösen.

Therapie

Eine wichtige Maßnahme ist die Hochlagerung auf dem Niveau der Oberschenkel, evtl. muss der Schock bekämpft werden und eine operative Versorgung erfolgen.

32.1.5 Querschnittsläsionen

Der Anstieg der Unfälle im Straßenverkehr, in Beruf und Sport führt auch zu einer Zunahme der Rückenmarkverletzungen. Wir unterscheiden bei den Querschnittslähmungen vereinfachend zwischen einer *oberen* und *unteren* Läsion **(Abb. 32.3)**.

Nach einer gemeinsamen Phase der völligen Lähmung und Löschung aller sakralen Reflexe kommt es zu einer Erholungsphase, in der sich abhängig von der Höhe der Läsion verschiedene Blasenentleerungsstörungen manifestieren:

- Bei der *oberen* Läsion – der teilweisen oder vollständigen Durchtrennung des Rückenmarks oberhalb der Sakralregion (d. h. oberhalb der Lendenwirbelsäule) – kommt es zu einer automatischen Reflexblase (vollständige spastische Blasenlähmung). Die zerebrale Kontrolle fehlt, die Funktion der Blase wird über den sakralen Reflexbogen gesteuert. Herabgesetzte Blasenkapazität, erhöhter intravesikaler Druck und unwillkürliche Kontraktion des Blasenmuskels sind die wesentlichsten Merkmale.
- Nach einer *unteren* Läsion – bei Verletzungen des sakralen Rückenmarkes oder der motorischen bzw. sensiblen Wurzeln der Cauda equina – wird der Reflexbogen der Blase beeinträchtigt. Traumen, Tumoren, Tabes dorsalis und kongenitale Missbildungen (Meningomyelozele) sind die häufigsten Ursachen dieser Blasenentleerungsstörung. Es besteht eine schlaffe Lähmung des Detrusors und des Beckenbodens, kombiniert mit einer Lähmung der Beckenbodenmuskulatur. Die Blase zeichnet sich durch eine große Füllungskapazität, einen niedrigen intravesikalen Druck und fehlende unwillkürliche Detrusorkontraktionen aus.

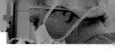

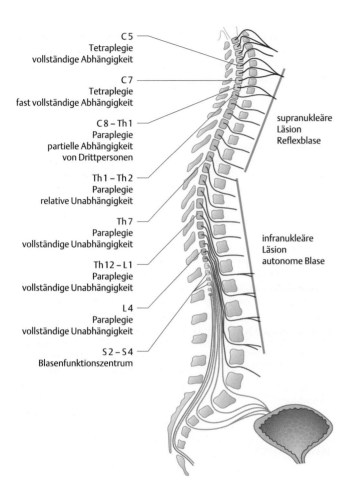

C5
Tetraplegie
vollständige Abhängigkeit

C7
Tetraplegie
fast vollständige Abhängigkeit

C8 – Th1
Paraplegie
partielle Abhängigkeit
von Drittpersonen

Th1 – Th2
Paraplegie
relative Unabhängigkeit

Th7
Paraplegie
vollständige Unabhängigkeit

Th12 – L1
Paraplegie
vollständige Unabhängigkeit

L4
Paraplegie
vollständige Unabhängigkeit

S2 – S4
Blasenfunktionszentrum

supranukleäre
Läsion
Reflexblase

infranukleäre
Läsion
autonome Blase

Abb. 32.3 ▪ **Rückenmarkschäden.** Die Lokalisation von Rückenmarkschäden mit Auswirkung auf die Mobilität.

32.2 Anurie

D *Als Anurie bezeichnet man eine 24-h-Harnmenge unter 100 ml. Die Anurie ist ein Symptom, das einer sofortigen ätiologischen Klärung bedarf. Ein Abwarten verschlechtert die Prognose und kann zum Tode des Patienten führen.*

Ursache
Die Ursachen der Anurie können vor der Niere (*prärenal*), in der Niere (*renal*) oder unterhalb der Niere (*postrenal*) liegen **(Abb. 32.4)**.

Symptome
Klinisch steht eine ausgeprägte Müdigkeit (Apathie) im Vordergrund. Laborchemisch kommt es zum Anstieg des Kreatinins. Die gefährlichste Elektrolytstörung ist der Anstieg des Serumkaliums.

Diagnostik und Therapie
Durch eine Sonographie kann zwischen Harnverhalt und Anurie unterschieden werden. Mit der Katheterisierung der Blase ist es möglich, ein Hindernis unterhalb der Blase zu diagnostizieren.

Es erfolgt die retrograde Darstellung und Sondierung beider Harnleiter, womit einerseits eine Notfalldiagnostik im Falle eines vorliegenden Abflusshindernisses, andererseits eine Therapie durchgeführt wird, da durch das Einlegen einer Sonde in den Harnleiter der Abfluss des Harns aus der Niere gesichert werden kann.

Ist kein Abflusshindernis nachweisbar, so wird die Dialyse erforderlich.

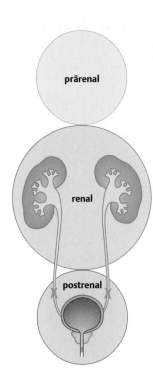

Ursachen der prärenalen Anurie

Austrocknung durch Wasser- und Elektrolytverlust bei anhaltendem Erbrechen, Durchfällen, Dünndarm- und Gallenfisteln, Salzmangelsyndrom nach Diuretikagabe, Hitzschlag

Hypovolämie
a) durch Schock
b) durch große Blutverluste
c) durch anaphylaktischen Schock

Hämoglobin- und Myoglobinämie nach ausgedehnten Gewebsquetschungen und Zertrümmerungen

Nierengefäßverschluss

Ursachen der renalen Anurie

Vergiftungen

Entzündliche Nierenparenchymschäden

Infektionen: akute Pyelonephritis

Schwangerschaftstoxikosen

Elektroresektion der Prostata bei Verwendung hämolysierender Spülflüssigkeit (TUR-Syndrom)

Ursachen der postrenalen Anurie

doppelseitiger Steinverschluss

doppelseitige Kompression: Tumor, Metastase

Prostatahyperplasie

Harnröhrenstriktur

Abb. 32.4 ▪ **Anurie.** Schematische Darstellung der 3 Formenkreise der Anurie.

32.3 ⋮ Septische Harnstauungsniere

Ursache

Besteht z. B. bei einem Steinverschluss des Harnleiters gleichzeitig eine Infektion des Urogenitaltraktes, so kann sich ein septisches Krankheitsbild entwickeln, das den Patienten hochgradig gefährdet.

Therapie

Ein sofortiges Eingreifen ist erforderlich. Die Abflussstörung, z. B. der Stein, muss operativ beseitigt werden. Falls notwendig – eine gestaute Niere kann innerhalb weniger Stunden durch Bakterien zerstört werden – erfolgt die Nephrektomie. Gleichzeitig muss eine hoch dosierte antibiotische Therapie, bei gleichzeitiger Herz-Kreislauf-Überwachung, erfolgen (Endotoxinschock).

32.4 ⋮ Hodentorsion

D *Die Hodentorsion ist eine Torsion (Verdrehung) des Samenstranges und tritt bei Kindern und Jugendlichen auf. Die Hodentorsion führt zu einer Mangeldurchblutung des Hodengewebes mit Zerstörung des Hodens (hämorrhagischer Infarzierung, Atrophie), falls nicht innerhalb der ersten 4–6 Std. eine operative Korrektur erfolgt (**Abb. 32.5**). Es besteht die Gefahr, dass Patienten mit einer Hodentorsion zunächst unter der Diagnose ei-*

ner Epididymitis (S. 304 f.) behandelt werden und der Zeitpunkt einer möglichen operativen Korrektur verstreicht.

Symptome

Charakteristisch ist eine plötzlich auftretende sehr heftige Schmerzhaftigkeit eines Hodens. Es kommt rasch zu einer Schwellung des Hodensackinhaltes, so-

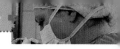

dass Hoden und Nebenhoden nicht mehr voneinander abgrenzbar sind. Fieber besteht dabei nie. Ein Harnwegsinfekt ist nicht nachzuweisen.

Therapie

Es erfolgen die operative Detorsion und die beidseitige Orchipexie (Annähen des Hodens im Hodensack) zur Rezidivverhütung.

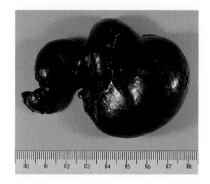

Abb. 32.5 ▪ **Hodentorsion.** Ein operativ entfernter Hoden nach einer Torsion.

32.5 Priapismus

D *Als Priapismus wird eine anhaltende schmerzhafte Dauererektion des Penis bezeichnet, die schließlich irreversibel wird. Zur speziellen Diagnostik und Therapie s. S. 335.*

P Pflegeschwerpunkt Urologische Notfälle

In der Urologie gibt es Situationen, in denen es zu Komplikationen kommen kann, z. B. bei Kontrastmittelunverträglichkeiten, Blutverlusten, Urosepsis oder Peritonitis. Klinisch kann es dabei zu einer lebensbedrohlichen *Schocksymptomatik* kommen.

Zeigt ein Patient folgende *Symptome*, müssen Sie an einen Schock denken:

- Bewusstseinstrübung bis zum Koma,
- innere und motorische Unruhe,
- Übelkeit,
- Angstzustände bis zur Todesangst,
- Tachykardie und Hypotonie,
- Oligurie,
- Dyspnoe mit Zyanose,
- Kaltschweißigkeit.

Finden Sie die genannten Anzeichen bei einem Patienten vor, leiten Sie unverzüglich folgende *Maßnahmen* ein:

- Bleiben Sie immer in der Nähe des Patienten.
- Lassen Sie einen Arzt informieren oder lösen Sie die Notfallkette aus.
- Überprüfen Sie die Ansprechbarkeit des Patienten, sprechen Sie mit ihm.

- Die Hochlagerung der Beine bewirkt eine sog. Autotransfusion, ist aber bei Herzinsuffizienz kontraindiziert.
- Überprüfen Sie regelmäßig die Vitalzeichen des Patienten: Blutdruck, Puls, Atmung, Temperatur und Urinausscheidung, wenn möglich auch den Blutzucker.
- Leiten Sie – wenn möglich – ein EKG beim Patienten ab.
- Auch wenn eine Stresssituation vorliegt, versuchen Sie ruhig und koordiniert zu arbeiten. Vergessen Sie dabei auch nicht, sich um den Patienten zu kümmern, indem Sie mit ihm reden und Kontakt zu ihm halten – auch wenn er bewusstlos ist.
- Bereiten Sie alles für eine Intubation und Reanimation vor – wenn Sie die Zeit und Möglichkeit dazu haben. Bei reanimationspflichtigen Komplikationen gelten die allgemein gültigen Richtlinien, die in entsprechender Literatur nachgelesen werden können. Manche Krankenhäuser, Praxen oder Rettungsunternehmen haben individuelle Vorgaben, die berücksichtigt werden müssen.

Anhang

Lern- und Leseservice

Literatur

Hals-, Nasen-, Ohrenheilkunde

Arnold, W., Ganzer, U.: Checkliste HNO. 3. Aufl., Thieme, Stuttgart 1999

Böhme, G.: Sprach-, Sprech-, Stimm- und Schluckstörungen, Band 1: Klinik. 3. Aufl., Gustav Fischer, Stuttgart 1997

Boenninghaus, H.G.: HNO für Studierende der Medizin. 10. Aufl., Springer, Berlin 1996

Fleischer, K.: Hals-Nasen-Ohren-Heilkunde für Fachberufe im Gesundheitswesen. 6. Aufl., Thieme, Stuttgart 1994

Levine, H. L., May, M.: Endoscopic Sinus Surgery. Thieme, New York 1993

Naumann, H. H., Helms, J., Herberhold, C., Kastenbauer, E. (Hrsg): Oto-Rhino-Laryngologie in Klinik und Praxis (Band 1–3). Thieme, Stuttgart 1996

Paetz, B., Benzinger-Koenig, B.: Chirurgie für Pflegeberufe. 19. Aufl., Thieme, Stuttgart 2000

Silbernagl, S., Despopoulos, A.: Taschenatlas der Physiologie. 6. Aufl., Thieme, Stuttgart 2003

Sobotta: Atlas der Anatomie des Menschen – Band 1: Kopf, Hals, obere Extremität (Hrsg.: Putz, R., Pabst, R.). Urban und Fischer, München 2000

Augenheilkunde

Lang, G.: Augenheilkunde. Thieme, Stuttgart 2000

Albert J., Augustin, A. J.: Augenheilkunde. Springer, Heidelberg 2001

Burk, R., Burk, A.: Augenheilkunde für Station, Ambulanz, Praxis. Thieme, Stuttgart 1998

Burk, A., Burk, R.: Checkliste Augenheilkunde. Thieme, Stuttgart 1999

Fechner, P. U., Teichmann, K.: Medikamentöse Augentherapie. Thieme, Stuttgart 2000

Grehn, F.: Augenheilkunde. Springer, Berlin 1998

Krieglstein, G. K., Jonescu-Cuypers, C. P., Maria Severin, M.: Atlas der Augenheilkunde. Springer, Berlin 1999

Naumann, G. O. H.: Pathologie des Auges I und II. Springer, Berlin 1997

Schwegler, J. S.: Der Mensch, Anatomie und Physiologie. Schritt für Schritt Zusammenhänge verstehen. Thieme, Stuttgart 2002

Sobotta: Atlas der Anatomie des Menschen – Band 1: Kopf, Hals, obere Extremität (Hrsg.: Putz, R., Pabst, R.). Urban & Fischer, München 2000

Kaufmann, H. (Hrsg.): Strabismus. Enke, Stuttgart 1995

Dermatologie

Braun-Falco, O. Plewig, G., Wolff, H. H.: Dermatologie und Venerologie. Springer, Berlin 2002

Champion, R. H. et al.: Textbook of Dermatology. 6. Aufl., Blackwell Publishers 1999

Jung, E. G., Moll, I.: Dermatologie. Thieme, Stuttgart 2002

Korting, H. C., Sterry, W.: Therapeutische Verfahren in der Dermatologie. Blackwell Wissenschaftsverlag, Weinheim 2001

Sterry, W., Paus, R.: Checkliste Dermatologie. Thieme, Stuttgart 2000

Urologie

Alken, P., Walz, P. H.: Urologie. 2. Aufl., Thieme, Stuttgart 1998

Borger, L.: Dialyse. Urban & Fischer, München 1997

Brehm, G.: Hautkrankheiten und Geschlechtskrankheiten. 6. Aufl., Thieme, Stuttgart 1993

Faller, A., Schünke, M.: Der Körper des Menschen. 13. Aufl, Thieme, Stuttgart 1999

Finke, F.: Manual Urologie. Thieme, Stuttgart 1998

Franz, H. E.: Dialyse für Pflegeberufe. 2. Aufl., Thieme, Stuttgart 1996

Hallwachs, O.: Ratgeber Urologie für Frauen und Männer, Ehrenwirt, München 1999

Hauri, D., Jaeger, P.: Checkliste Urologie. 4. Aufl., Thieme, Stuttgart 2000

Hautmann, R., Huland, H.: Urologie. 2. Aufl., Springer, Berlin 2001

Hoehl, M., Kullick, P.: Kinderkrankenpflege und Gesundheitsförderung. 2. Aufl., Thieme, Stuttgart 2002

Hohenfellner, R.: Ausgewählte urologische OP-Techniken. 2. Aufl., Thieme, Stuttgart 1997

Jocham, D., Miller, K.: Praxis der Urologie in 2. Bdn., Bd. 1 Allgemeine Urologie, Spezielle Urologie TL 1. Bd. 2 Spezielle Urologie TL 2. Thieme, Stuttgart 2002

Kellnhauser, E. et al.: Thiemes Pflege. 9. Aufl., Thieme, Stuttgart 2000

Merkle, W.: Urologie. Hippokrates, Stuttgart 1997

Paetz, B., Benzinger-König, B.: Chirurgie für Pflegeberufe. 19. Aufl., Thieme, Stuttgart 2000

Rutishauser, G.: Basiswissen Urologie. Springer, Berlin 1998

Schwegler, J. S.: Der Mensch. Anatomie und Physiologie. 3. Aufl., Thieme, Stuttgart 2002

Skibbe, X., Pahnke, A.: Arbeitsbuch Gynäkologie und Geburtshilfe. Thieme, Stuttgart 1998

Sökeland, J.: Katheterismus. 2. Aufl., Spitta, Balingen 1998

Sökeland, J., Schulze, R., Rübben, H.: Urologie Verstehen – Lernen – Anwenden. 12. Aufl., Thieme, Stuttgart 2002

Sökeland, J., Sökeland, A.: Naturheilverfahren in der Urologie. Springer, Heidelberg 2003.

Strohmaier, W.: Pflege in der Urologe. Kohlhammer, Stuttgart 2002

Thüroff, J. W.: Urologische Differentialdiagnose. Thieme, Stuttgart 1995

Adressen

Hals-, Nasen-, Ohrenheilkunde

Deutsche Gesellschaft für HNO-Heilkunde,
Kopf-Hals-Chirurgie
Hittorfstr. 7
53129 Bonn
Tel.: 02 28/23 17 70
DGHNOKHC@t-online.de
http://www.hno.org

Vereinigung Akustikus-Neurinom e. V.
Leinenweberstr. 13
31655 Stadthagen
Tel.: 0 57 21/7 63 66
dieter-marten@t-online.de
http://www.akustikus.de

Deutscher Schwerhörigenbund e. V.
Breite Straße 3
13187 Berlin
http://www.schwerhoerigkeit.de/DSB/index2.htm

Deutsche Tinnitus-Liga e. V.
Postfach 210351
42353 Wuppertal
http://www.tinnitus-liga.de

Deutsche Cochlear Implant Gesellschaft e. V.
Berliner Allee 13
89257 Illertissen
Tel.: 0 73 03/39 55
Bildtelefon: 0 73 03/90 01 97
DCIGeV@t-online.de
http://www.dcig.de

Bundesverband der Kehlkopflosen e. V.
Obererle 65
45897 Gelsenkirchen-Buer
http://www.paritaet.org/bvkl/

Augenheilkunde

Deutscher Blinden- und Sehbehindertenverband e. V.
Bismarckallee 30
53173 Bonn
Tel.: 02 28/95 58 20
info@dbsv.org
http://www.dbsv.org/

Selbsthilfegruppe Retinitis pigmentosa
Pro Retina Deutschland
Vaalserstr.108
52074 Aachen
Tel.: 02 41/87 00 18
Pro-Retina@t-online.de
http://www.pro-retina.de/

http://www.medizinfo.de/augenheilkunde/

NOAH Albinismus Selbsthilfe e.V.
http://www.albinismus.de/

http://www.uveitis-selbsthilfe.de

http://www.patienten-information.de/selbsthilfe.htm

REHADAT Informationssystem zur beruflichen Rehabilitation, gefördert durch das Bundesministerium für
Arbeit und Sozialordnung
http://www.rehadat.de/

Dermatologie

Deutscher Neurodermitis Bund e. V.
Spaldingstr. 210
20097 Hamburg
Tel.: 0 40/23 08 10
http://www.dnb-ev.de

Bundesverband Neurodermitiskranker
in Deutschland e. V.
Oberstr. 171
56135 Boppard
Tel.: 0 67 42/8 71 30
http://www.neurodermitis.net

Deutscher Allergie- und Asthmabund e. V. (DAAB)
Hindenburgstr. 110
41061 Mönchengladbach
Tel.: 0 21 61/81 49 40
http://www.daab.de

Allergiker Selbsthilfe e. V.
Bahnstr. 3
65779 Kelkheim
Tel.: 0 61 95/91 06 74

Latexallergie-Informationsvereinigung – L.A.I.V. e. V.
Postfach 21 04 13
72027 Tübingen
Tel.: 0 70 71/68 97 38
http://www.laiv.de

PANAP Selbsthilfe bei Hauterkrankungen e. V.
Narzissenweg 18
26209 Sandkrug
Tel.: 0 44 81/92 79 84
http://www.panap.de

Psoriasis Selbsthilfe Arbeitsgemeinschaft
Schmitzweg 64
13437 Berlin
Tel.: 0 30/61 28 30 90
http://www.psoriasis-selbsthilfe.org

Deutscher Psoriasis Bund e. V.
Seewartenstr. 10
20459 Hamburg
Tel.: 0 40/2 23 39 90
http://www.psoriasis-bund.de

Deutscher Vitiligo Verein e. V.
Friedensallee 27
25436 Tornesch
Tel.: 0 41 22/96 00 90

Deutsche Krebshilfe e. V.
Thomas-Mann-Str. 40
53111 Bonn
Tel.: 02 28/72 99 00
http://www.krebshilfe.de

Urologie

Deutsche Gesellschaft für Urologie
Uerdinger Str. 64
40474 Düsseldorf
Tel.: 02 11/5 16 06 90
info@dgu.de
http://www.dgu.de

Berufsverband der deutschen Urologen e. V.
Uerdinger St. 64
40474 Düsseldorf
Tel.: 02 11/9 51 37 29
Fax: 02 11/9 51 37 32

GIH-Kontinenzzentren
Gesellschaft für Inkontinenzhilfe e. V.
GIH-Geschäftsstelle
Friedrich-Ebert-Strasse 124
34119 Kassel
Telefon: 05 61/78 06 04
Telefax: 05 61/77 67 70

Prostatakrebs Selbsthilfe e. V.
Geschäftsstelle:
Alte Str. 4
30989 Gehrden
Tel.: 0 51 08/92 66 46
Fax: 0 51 08/92 66 47

Suche nach Selbsthilfegruppen und Information:
http://www.nakos.de

http://www.niere.org

http://www.familienplanung.de

Dialysepatienten Deutschlands e. V.
Weberstr. 2
55130 Mainz
Telefon: +49 61 31 8 51 52
Telefax: +49 61 31 83 51 98
E-Mail: Geschaeftsstelle@DDeV.de

http.www.urologenportal.de Information der DGU
und BDU
http.www.Dialysepatienten-Deutschlands.de
info@prostatakrebs-bps.de Prostatakrebs Selbsthilfe
e. V.
http.www.prostata.de: Online-Magazin für Patienten
gih-kassel@t-online.de Gesellschaft für Inkontinenzhilfe e. V.
http.www.urologie.de Patienteninformation
http.www.prostatacarcinom.de Information über
Prostataerkrankungen

Glossar

Hals-, Nasen-, Ohrenheilkunde

A

Adenoide	Rachenmandel, adenoide Vegetationen = vergrößerte Rachenmandel
Adenotomie	operative Entfernung von vergrößerten Rachenmandeln
Akustikusneurinom	vom Gleichgewichtsnerv/Hörnerv ausgehender gutartiger Tumor im inneren Gehörgang/Kleinhirnbrückenwinkel
allergische Rhinitis	allergischer Schnupfen („Heuschnupfen")
Amboss	eines der 3 Gehörknöchelchen
Ampulla	Teil des Gleichgewichtorgans
Angina tonsillaris	Akute Mandelentzündung (Tonsillitis), Entzündung der Gaumenmandeln
Anotie	Fehlen der Ohrmuschel
Aspiration	Eindringen von Flüssigkeit, Speichel oder Nahrung vom Rachen in den Kehlkopf und in die Lungen
Audiometer	Gerät zur elektroakustischen Hörprüfung
Audiometrie	Hörprüfung mit elektroakustischen Geräten
äußeres Ohr	Teil des Ohres bestehend aus Ohrmuschel und äußerem Gehörgang

B

Basilarmembran	Membran des Innenohres, auf der das Corti-Organ sitzt
Bellocq-Tamponade	hintere Nasentamponade mit Tamponade des Nasopharynx/Choanen und der Nase
Blow-out-Fraktur	Mittelgesichtsfraktur mit Einbruch des Augenhöhlenbodens (Orbitabodenfraktur)
Bogengang	Teil des Gleichgewichtorgans
Bronchoskopie	Spiegelung der Luftröhre und Bronchien mit einem Fiberendoskop oder einem starren Endoskop

C

Cerumen	Ohrenschmalz
Choanen	hintere Nasenöffnungen
Chonalatresie	angeborener membranöser oder knöcherner Verschluss der hinteren Nasenöffnung
Cholesteatom	chronische Entzündung des Mittelohres mit Knocheneiterung

Chordektomie	operative Stimmbandentfernung
Cochlea	Gehörschnecke, Teil des Innenohres
Corti-Organ	Teil der Gehörschnecke, enthält die Haarsinneszellen
Cupula	Teil des Bogenganges

D

Décanulement	Entfernen einer Kanüle
Dezibel	Einheit des Schalldruckpegels, der die Lautstärke bestimmt

E

Endolymphe	lymphartige Flüssigkeit in den Hohlräumen des haütigen Labyrinths
ENG (Elektronystagmogramm)	Untersuchungsmethode zur objektiven Erfassung des Nystagmus
Epiglottis	Kehldeckel
Epistaxis	Nasenbluten
Epithese	Ersatz für Defekte im Gesicht meist aus Kunststoff
Erysipel	Hautinfektion

F

Fazialislähmung	Lähmung des Gesichtsnervs (N. facialis)
Frenzel-Brille	spezielle Brille zur Sichtbarmachung des Nystagmus

G

Gaumenmandeln	Tonsillen
Gehörknöchelchen	Hammer, Amboss und Steigbügel
Gesichtsnerv	N. facialis
Glandula parotis	Ohrspeicheldrüse
Glandula submandibularis	Unterkieferspeicheldrüse
Glottis	Stimmritze

H

Haarsinneszellen	Sinneszellen des Corti-Organs, registrieren die Schallschwingungen
Hammer	eines der 3 Gehörknöchelchen
Hörsturz	akut und meist einseitig auftretender Hörverlust

Hypopharynx	unterster Teil des Rachens
Hyposensibili-sierung	Immunisierungstherapie einer Allergie

I

Inspektion	betrachtende Untersuchung

J

juvenile Papillomatose	Virusinfektion, die zu blumenkohl-artigen gutartigen Geschwulsten im Kehlkopf führt
juveniles Nasen-rachenfibrom	gutartiger, gefäßreicher Tumor des Nasenrachens

K

Kilian-Spekulum	Untersuchungsinstrument für die Nase
Knalltrauma	Hörschaden, ausgelöst durch kurz-zeitige starke Schallbelastung

L

Labyrinth	Innenohr, im Felsenbein gelegen
Labyrinthitis	Entzündung des Innenohres
Lagerungs-nystagmus	durch bestimmte Körperpositions-änderungen ausgelöster Nystagmus
Lärmschwer-hörigkeit	Hörschaden, ausgelöst durch chro-nische Lärmbelastung
Laryngektomie	operative Entfernung des Kehlkopfes
Laryngitis	Entzündung des Kehlkopfes
Laryngoskopie	Untersuchung des Kehlkopfes
Larynx	Kehlkopf
Larynxkarzinom	bösartiger Kehlkopftumor
Liquorfistel	länger dauernde Entleerung von Liquor aus Ohr oder Nase bei Schä-delbasisdefekten, meist infolge von Schädelbasisfrakturen
Liquorrhö	Abfließen von Liquor aus Nase oder Ohr

M

Macula	Sinnesorgan im Bereich des Gleich-gewichtsorgans
Mastoid	Warzenfortsatz, lufthaltiger Kno-chen hinter dem Ohr
Mastoiditis	Entzündung des Warzenfortsatzes
Mikrolaryngo-skopie	mikroskopische Untersuchung des Kehlkopfes in Narkose
Mononukleose	mit dem Ebstein-Barr-Virus assozi-ierte Tonsillitis
Morbus Menière	Innenohrerkrankung mit Dreh-schwindelattacken, Tinnitus und Schwerhörigkeit
Mukozele	schleimgefüllte Zyste im Bereich der Nasennebenhöhlen

N

Nasenfurunkel	Entzündung der Haarbälge am Na-seneingang
Nasenseptum	Nasenscheidewand, unterteilt Na-senhaupthöhle in 2 Höhlen
Nasopharynx	Nasenrachen
Neck dissection	operative Entfernung der Hals-lymphknoten
Nervus recurrens	Ast des N. vagus (X. Hirnnerv), in-nerviert den Kehlkopf
Nervus vagus	X. Hirnnerv
Nervus vestibulo-cochlearis	VIII. Hirnnerv, Hörnerv/Gleichge-wichtsnerv
Neuropathia vestibularis	akute Funktionsstörung des Gleichgewichtsorgans
Nystagmus	unwillkürliche, ruckartige Augen-bewegung

O

Orbita	Augenhöhle
Orbitaboden-fraktur	Fraktur des Augenhöhlenbodens (Blow-out-Fraktur)
Oropharynx	Mundrachen
Ösophagus	Speiseröhre
Ösophagus-ersatzsprache	Ructussprache, Ersatzsprache nach Entfernung des Kehlkopfes
Osteom	gutartiger Knochentumor
Otalgie	Ohrenschmerzen
Othämatom	Bluterguss an der Ohrmuschel
Otitis externa	Gehörgangsentzündung
Otitis media acuta	akute Mittelohrentzündung
Otitis media chronica	chronische Mittelohrentzündung
Otorrhö	Flüssigkeitsaustritt aus dem Ohr
Otosklerose	Erkrankung des knöchernen Laby-rinths, die zu einer Schallleitungs-schwerhörigkeit führt
Otoskopie	Untersuchung des äußeren Ohres

P

Pansinusitis	Entzündung aller Nasennebenhöh-len
Parazentese	Einschneiden des Trommelfells
Parotis	Ohrspeicheldrüse
Parotitis	Entzündung der Ohrspeicheldrüse
Paukenhöhle	Höhle im Felsenbein, enthält die Gehörknöchelchen
Paukenröhrchen	Röhrchen aus Plastik oder Gold, das zur Drainage in das Trommel-fell eingesetzt wird
Perichondritis	Entzündung der Knorpelhaut
Perilymphe	klare Flüssigkeit des Innenohres
Peritonsillar-abszess	Abszess der Gaumenmandel

Pfeiffer Drüsenfieber	s. Mononukleose
Pharyngitis	Rachenentzündung
Pharynx	Rachen
Phonation	Stimmbildung
Phoniatrie	Lehre von den Stimm- und Sprachkrankheiten
pleomorphes Adenom	gutartiger Speicheldrüsentumor
Polyposis nasi	Nasenpolypen
Presbyakusis	Altersschwerhörigkeit
Pyozele	eitergefüllte Zyste im Bereich der Nasennebenhöhlen

R

Reinke-Ödem	Ödem der Stimmlippen
Rekurrensparese	Lähmung des N. recurrens
Rhinitis	Schnupfen
Rhinophym	Talgdrüsenhyperplasie der Nasenspitze
Rhinorrhö	Liquorrhö aus der Nase
Rhinoskopie	Untersuchung der Nase

S

Sacculus	Kleines Vorhofsäckchen, Teil des Gleichgewichtsorgans
Schreiknötchen	Stimmbandknötchen infolge Stimmüberlastung durch Schreien
Septumdeviation	Verkrümmung der Nasenscheidewand
Septumplastik	operative Korrektur einer Septumdeviation
Sialadenitis	Speicheldrüsenentzündung
Sialographie	Röntgenkontrastdarstellung der Speicheldrüsen-Ausführungsgänge
Sialolithiasis	Speicheldrüsensteine
Sinus frontalis	Stirnhöhle
Sinus maxillaris	Kieferhöhle
Sinus sphenoidalis	Keilbeinhöhle
Sinusitis	Entzündung der Nasennebenhöhlen
Stapesplastik	Ersetzen des Steigbügels durch eine Prothese
Stimmlippenparese	Lähmung der Stimmlippen
Stridor	pfeifendes Atemgeräusch beim Ein- oder Ausatmen

subglottisch	unterhalb der Stimmlippenebene
supraglottisch	oberhalb der Stimmlippenebene

T

Tinnitus	Ohrgeräusche
Tonsilla pharyngea	Rachenmandel
Tonsillae palatinae	Gaumenmandeln
Tonsillektomie	operative Entfernung der Gaumenmandeln
Trachea	Luftröhre
Trachealstenose	Verengung der Luftröhre
Tracheitis	Entzündung der Luftröhre
Tracheobronchoskopie	endoskopische Untersuchung der Luftröhre und der Bronchien
Tracheostoma	operativ angelegte Öffnung der Luftröhre
Tracheostomie	operative Öffnung der Luftröhre nach außen
Trommelfell	dünne Membran zwischen äußerem Ohr und Mittelohr
Tuba auditiva	Ohrtrompete, Verbindungsschlauch zwischen Nasenrachen und Mittelohr
Tubenostium	Öffnung der Ohrtrompete im Nasenrachen
Tympanoplastik	gehörverbessernde Ohroperation

U

Utriculus	Großes Vorhofsäckchen, Teil des Gleichgewichtsorgans
Uvula	Gaumenzäpfchen

V

Vertigo	Schwindel
Vestibularapparat	Gleichgewichtsorgan
Vestibulum	Vorhof, Teil des Gleichgewichtsorgans

Z

Zenker-Divertikel	Ausstülpung des Kehlkopfrachens hinter die Speiseröhre
Zerumen	s. Cerumen

Augenheilkunde

A

Abduktion	Drehung des Auges von der Nase weg
Adduktion	Drehung des Auges zur Nase hin
Akkommodation	Fähigkeit des Auges, unter Zunahme der Brechkraft der Augenlinse, nahe gelegene Objekte auf der Netzhaut scharf abzubilden
Amaurose	vollständige Erblindung
Amblyopie	Schwachsichtigkeit
AMD	altersabhängige Makuladegeneration
Ametropie	Fehlsichtigkeit, z. B. Hyperopie, Myopie, Astigmatismus, Aphakie
Aniseikonie	Bildgrößenungleichheit beider Augen
Anisometropie	unterschiedliche Brechkraft beider Augen
Aphakie	Linsenlosigkeit
Astigmatismus	Stabsichtigkeit, Brennpunktlosigkeit, „Hornhautverkrümmung": die Hornhaut ist in einem Meridian stärker gewölbt, die Lichtstrahlen werden nicht in einem einzigen Punkt der Netzhaut vereint

B

binokular	beidäugig
Blepharitis	Lidrandentzündung
bulbär	im Augapfelbereich
Bulbus	Augapfel

C

c. c.	cum correctione, mit Brillenkorrektur
Chemosis	durchsichtige Schwellung (Ödem) der Bindehaut
Choroidea	Aderhaut
CNV	choroidale Neovaskularisation

D

Divergenz	aus der Parallelstellung der Augen erfolgende beidseitige Auswärtswendung (Abduktion)

E

Emmetropie	Normalsichtigkeit: der Brennpunkt parallel in das Auge einfallender Strahlen liegt bei entspannter Akkommodation auf der Netzhaut

Endophthalmitis	Entzündung aller Strukturen des Augeninneren, ohne Sklerabeteiligung
Enophthalmus	in die Augenhöhle zurückgesunkener Augapfel
Enukleation	operative Entfernung eines Augapfels
Epiphora	Tränenträufeln
Exophthalmus	Hervortreten des Augapfels aus der Augenhöhle

F

Foramen	Netzhautloch
FZ	Fingerzählen

G

Glaukom	Sehnerverkrankung (Neuropathie) mit Papillenexkavation, Gesichtsfelddefekten und als Folge einer Augeninnendruckerhöhung

H

HB	Handbewegungen
Hyperämie	Blutfülle der Gefäße, eines Organs
Hyperopie	Übersichtigkeit (Weitsichtigkeit)
Hyphäma	Vorderkammerblutung
Hyposphagma	Bindehautunterblutung

I

intraokular	im Auge
intraretinal	in der Netzhaut (gelegen)
IOD	intraokularer Druck, Augeninnendruck
IOL	Intraokularlinse, Kunstlinse
Iris	Regenbogenhaut
Iritis	Regenbogenhautentzündung

K

Katarakt	(die Katarakt) Trübung der Augenlinse
Keratitis	Hornhautentzündung
Kolobom	Spaltbildung
Konjunktiva	Bindehaut
Konjunktivitis	Bindehautentzündung
Konvergenz	aus der Parallelstellung der Augen erfolgende beidseitige Einwärtswendung (Adduktion)
Kornea	Hornhaut

L
Leukokorie   weiße Pupille
LP   Lichtprojektion intakt

M
medial   mittelwärts
Metamorphopsie Verzerrtsehen
Miotikum   Wirkstoff, der die Pupille eng stellt
monokular   einäugig
Mydriatikum   Wirkstoff, der die Pupille weit stellt
Myopie   Kurzsichtigkeit

N
nasal   nasenwärts
Neuritis   Nervenentzündung
Nystagmus   Augenzittern

O
Orbita   Augenhöhle

P
Panophthalmie   Entzündung aller Strukturen des Augeninneren, der Augenhüllen und evtl. des orbitalen Gewebes
Papille   Sehnervkopf
Papillenödem   Schwellung des Sehnervkopfes
Perimeter   Gerät zur Gesichtsfelduntersuchung
Photophobie   Lichtempfindlichkeit, Lichtscheu
Phthisis bulbi   Schrumpfung des Augapfels
Presbyopie   Alters(weit)sichtigkeit
Pseudophakie   die natürliche Augenlinse ist durch eine Kunstlinse ersetzt worden

PVR   proliferative Vitreoretinopathie

R
Retina   Netzhaut

S
s. c.   sine correctione, ohne Brillenkorrektur
Skiaskopie   objektives Verfahren zur Brechkraftbestimmung der Augen
Sklera   Lederhaut
Skotom   Gesichtsfelddefekt
Strabismus   Schielen
subkonjunktival   unter der Bindehaut
subretinal   unter der Netzhaut
Synechie   Verklebung, meist zwischen Iris und Linse bei Uveitis anterior, oder Iris und Hornhautrückfläche bei akutem Glaukom

T
temporal   schläfenwärts
Tensio(n)   Augeninnendruck

V
Visus   Sehschärfe
Vitrektomie   chirurgischer Eingriff an Netzhaut und Glaskörper

Z
Zykloplegikum   Wirkstoff zur Pupillenerweiterung und vorübergehenden Akkommodationslähmung

Dermatologie

A
Atopie   ererbte Neigung zu Allergien gegen Pollen, Tierepithelien etc., wobei sich Asthma, Heuschnupfen oder ein Ekzem an der Haut entwickeln kann; Menschen mit einer Atopie sind atopisch oder auch Atopiker
Auflichtmikroskopie   mikroskopisches Verfahren mit direktem Hautkontakt in erster Linie zur Untersuchung von Malen

C
chronisch-venöse Insuffizienz   Rückflussstörung des Blutes in den Beinen aufgrund einer Klappenschädigung in den Venen

Curettage   oberflächliches Abschaben

E
Effloreszenz   „Ausblühung", sichtbare Hautveränderung
Epilation   Entfernung von Haaren
Erythem   Rötung
Exkoriation   aufgekratzte Stelle
Exsikkationsekzematid   Rötung und Schuppung durch Hauttrockenheit

H
Harnstoff   Salbenbestandteil, der die Rückfettung der Haut durch Speichern von Feuchtigkeit verbessert

Hautbiopsie	chirurgische Entnahme eines kleinen Hautstücks zur Sicherung einer Diagnose (auch Hautstanze, Probebiopsie genannt)
Hautflora	physiologisches Keimspektrum auf der Haut, das der Immunabwehr dient
histologische Untersuchung	feingewebliche Untersuchung von Hautproben nach Aufbereitung unter dem Mikroskop
HIV	humanes immunotropes Virus, Auslöser von AIDS und HIV-Positivität

I

intertriginös	an Stellen, an denen Haut auf Haut liegt (Leiste, unter den Brüsten)

K

Keratin	Baustoff der Oberhaut, produziert von Keratinozyten
Keratinozyt	Hautzelle, die Keratin produziert
Keratose, aktinische	Kruste auf Rötung durch chronischen Lichtschaden
Keratose, seborrhoische	Alterswarze, kein infektiöses Geschehen, Ursache unbekannt
Kontaktdermatitis	Berührungsallergie auf bestimmte Stoffe
Kortikosteroide	entzündungshemmende Wirkstoffe in Salben und Cremes
Kryotherapie	Behandlung mit flüssigem (also sehr kaltem) Stickstoff

L

Läppchentest (Epikutantest)	Testung auf Kontaktallergien
Läsion	krankhafte Hautveränderung
Lichtterrassen	von Sonne und Licht regelmäßig am meisten beschienene Hautareale im Gesicht und am Kopf

M

Melanozyt	Hautzelle in der Basalmembran, die das Hautpigment produziert
Morphe	(griech. Gestalt) klinisches Bild

N

Naevus	Anhäufung von bestimmten braunen Zellen in der Haut, je nach Verlauf auch Pfefferfleck, Leberfleck, Mal, Muttermal genannt

P

pathogen	krank machend
Photochemotherapie	Lichtbestrahlung der Haut nach vorheriger Steigerung der Empfindlichkeit durch eine spezielle Substanz
Prädilektionsstellen	typische Befallsstellen einer Hauterkrankung
Prick-Test	Überprüfung auf Sensibilisierungen vom Soforttyp (Pollen, Tierepithelien, Schimmel etc.)

R

Rhagade	Riss in der Haut

S

Stichinzision	Eröffnung eines Eiterherds durch Einstich mit einem spitzen Skalpell

U

UV-Licht-Bestrahlung	Behandlung von Hauterkrankungen mit UV-Licht unterschiedlicher Wellenlängen

V

Vasomotorinstabilität	Fehlregulation der Gefäßmuskeln im Gesichtsbereich

Urologie

A

Adenom	gutartige Drüsengeschwulst
AFP	Alpha-Fetoprotein: Tumormarker für Hodentumor
Albuminurie	Eiweißausscheidung im Harn
Algurie	schmerzhafte Harnentleerung
anal	zum After gehörend
Anastomose	Verbindung

Androgene	Oberbegriff für männliche Sexualhormone
antegrad	in Flussrichtung
Anurie	Urinproduktion unter 100 ml in 24 h
Aplasie	fehlende Anlage eines Organs
Atrophie	Rückbildung eines Organs

B

Bakteriurie	Bakterienausscheidung im Urin
Balanitis	Entzündung der Eichel
Belastungs-urogramm	Urogramm unter Flüssigkeitsbelas-tung
Beta-(β)-HCG	Tumormarker für bestimmte Ho-dentumoren
Blasenhals-sklerose	narbige Einengung des Blasenhal-ses
Blasen-inkontinenz	unwillkürlicher Harnabgang
Bougie a boule	(frz. bougie-Kerze) Sonde mit oli-venförmiger Spitze
Bougie	Instrument zum Aufdehnen von Verengungen
BPH	benigne Prostatahyperplasie
Bulbus, bulbär	Abschnitt der Harnröhre vor dem Schließmuskel
bullös	blasenförmig

C

Charr.	Charrière: in der Urologie ge-bräuchliches Außenumfangmaß
Chorda	bindegewebiger Strang
Clearance	Klärung, d. h. die Blutplasma-menge, die pro Zeiteinheit von der Niere von einer harnpflichtigen Substanz befreit wird
Colliculus	Samenhügel
Conduit	(frz.: Röhre) künstliche Harnablei-tung durch einen isolierten, ausge-schalteten Darmanteil
Corpus cavernosum	Schwellkörper des Penis oder der Klitoris
Corpus spongiosum	Schwellkörper des Penis in Eichel und Harnröhre

D

Deszensus	Absenkung, d. h. Abstieg (der Keimdrüsen)
Detrusor	Harnblasenmuskulatur
Dialyse	Blutreinigung bei Nierenversagen
Diaphanoskopie	Lichtdurchstrahlung von Organen
Dilatation	Aufweitung
dilatiert	aufgedehnt
distal	entfernt
Dittel-Stift	Metallstift zum Aufdehnen
Diurese	Urinproduktion
Diuretika	harntreibende Mittel
Divertikel	Ausstülpung aus einem Hohlorgan
DK	Dauerkatheter
double J.	(engl.) Doppel-J-Schiene, d. h. Harnleiterschiene

Drainage	Sonde zur Ableitung von Flüssigkeit
Ductus deferens	Samenleiter
Dysurie	Harnbeschwerden

E

ED	erektile Dysfunktion
Ejakulation	Samenerguss, Ausstoß der Spermien
Elektroresektion	elektrisches Schneiden (ER, auch TUR)
Emission	Bereitstellung der Spermien
endogen	von innen
Endoskopie	Betrachtung von Körperhöhlen
endovesikal	innerhalb der Blase
enukleieren	ausschälen
Enuresis	Einnässen, unfreiwilliger Urinab-gang
Enuresis, diurna	Einnässen, tagsüber
Enuresis, nocturna	Einnässen, nachts
Epididymitis	Entzündung des Nebenhodens
Epispadie	Fehlmündung der Harnröhre auf der Oberseite des Penis
erektile Dysfunktion	Impotenz infolge einer Erektions-schwäche
Erektion	Steifwerden des Gliedes
Erythrurie	Harnblutung
ESWL	extrakorporale Stoßwellenlitho-tripsie
exophytisch	herauswachsend
Exprimat	Presssaft, z.B. aus der Prostata
extrarenal	außerhalb der Niere

F

F	French, Maß im englischen Sprach-raum für Charrière
fertil	fruchtbar
filiform	fadenförmig
Fistel	abnormer Gang, der zwischen zwei Hohlorganen oder zur Körperober-fläche verläuft
Flötenschnabel	speziell geformte Katheterspitze
Fluor	Ausfluss
Foley-Katheter	Ballonkatheter
Fornixruptur	Austritt von Urin aus dem Nieren-beckenkelchsystem
Frenulotomie	Durchtrennung eines kurzen Vor-hautbändchens
Frenulum	Vorhautbändchen
Frenulum breve	kurzes Vorhautbändchen
FSH	follikelstimulierendes Hormon
Funiculus	Samenstrang
Funikulitis	Entzündung des Samenstrangs
Funikulozele	Flüssigkeitsansammlung im Be-reich des Samenstrangs

G

Glans penis	Eichel
Glomerulo-nephritis	Nierenentzündung
Glomerulus	Nierenkörperchen
Glucosurie	Zuckerausscheidung im Harn
Gonaden	Keimdrüsen
Gonadotropine	Hypophysen-Hormone, welche die Geschlechtshormone Testosteron und Östrogen regulieren
Gonorrhö	Tripper
Grawitz-Tumor	Nierentumor

H

Hämaturie	Beimengung von Blut zum Urin, d. h. Blutharn
Hämaturie-katheter	Blasenspülkatheter mit verstärkter Wand
Hämodialyse	Entfernung krankhafter Stoffe aus dem Blut
Hämofiltration	extrakorporales Blutreinigungsverfahren
Hämolyse	Auflösung von roten Blutkörperchen
Harndrang, imperativer	unwiderstehlicher Harndrang
Harnsediment	Harnbestandteile nach dem Zentrifugieren
Harnsperre	Verschluss der Harnwege
Harnverhaltung	Unvermögen der Blasenentleerung
Heminephrek-tomie	Resektion einer Nierenhälfte
Hilus	(Nieren-)Pforte mit Gefäßein- und austritt
Hydatide	bläschenförmiges Anhangsgebilde des Hodens
Hydronephrose	Erweiterung des Nierenbeckens
Hydrozele (testis)	Flüssigkeitsansammlung in den Hodenhüllen, Wasserbruch
Hypernephrom	bösartige Nierengeschwulst
Hypogenita-lismus	unvollkommene Geschlechtsentwicklung
Hypospadie	Missbildung der männlichen Harnröhre

I

Ileum-Conduit	(syn. Bricker-Blase) Harnableitung über ein Ileum-Conduit, Kolon-Conduit oder Pouch
Induratio penis plastica	Bildung von Bindegewebssträngen im Penis (Penisverkrümmung)
Infertilität	Unfruchtbarkeit
Inkontinenz	unfreiwilliger Abgang von Stuhl bzw. Urin

Instillation	Einfüllen von Mitteln in Hohlräume, z. B. in die Blase
interstitielle Zystitis	chronische, nicht-bakterielle Zystitis unklarer Ursache
intrarenal	in der Niere gelegen
IPSS	International Prostate Symptom Score; Standardfragebogen zur Erfassung von Beschwerden durch Prostatavergrößerung
Irrigator	Spülgerät
Ischurie	Harnverhalt
Ischuria paradoxa	Überlaufinkontinenz
Isosthenurie	gleichbleibende Harnkonzentration

K

Katecholamine	Oberbegriff für Hormone des Nebennierenmarks
Katheter	Schlauch zur Flüssigkeitsableitung aus dem Körper
Kolik	krampfartige Schmerzen
Kolon-Conduit	Harnableitung über ein ausgeschaltetes Kolonsegment
Konkrement	Stein
Kortikoide	Oberbegriff für Hormone der Nebennierenrinde
Kryptorchismus	Hodenhochstand
K-Urin	Urinprobe mittels (Einmal-)Katheter

L

Litholapaxie	Steinzertrümmerung
Lithotripsie	operative oder nichtoperative Harnsteinzertrümmerung
Lithotriptor	Steinzertrümmerungsinstrument
Lumen	Inneres eines Hohlraumes
LUTS	Symptome des unteren Harntraktes
Lymphozele	Ansammlung von Lymphflüssigkeit

M

Maldescensus testis	Hodenhochstand
MCU	Miktionszystourethrogramm
Meatotomie	Erweiterung der Harnröhrenöffnung
Meatus	(lat.: Gang) Harnröhrenmündung
Meatusstenose	angeborene oder erworbene Verengung der äußeren Harnröhrenmündung
Megaureter	Weitstellung des Harnleiters (angeboren)
Mercier-Katheter	Katheter mit stumpfwinklig abgebogener Spitze

Miktion	Wasserlassen
Miktions-zystogramm	Zystogramm während des Wasser-lassens

N

NBKS	Nierenbeckenkelchsystem
Nelaton-Katheter	Katheter mit gerader Spitze
Neoblase	Neubildung einer Ersatzblase
Nephrektomie	Entfernung der Niere
Nephritis	Nierenentzündung
Nephrolithiasis	Nierensteine
Nephrose	chronische Nierenerkrankung mit Eiweißausscheidung
Nephroskopie	Nierenspiegelung
Nephrostomie	Anlegen einer Nierenfistel
Nephroureter-ektomie	Entfernung von Niere und Harnlei-ter
Nierenarterien-stenose	erworbene oder angeborene Nieren-arterienenge
Nierenbecken-ektasie	Nierenbeckenerweiterung
Nieren-insuffizienz	Nierenversagen
Nierenpapillen	Spitzen der Nierenpyramiden
Nykturie	nächtliche Harnentleerung

O

Obstruktion	Verschluss/Verlegung eines Hohl-organs
Okklusion	Verschluss
Oligurie	Urinproduktion unter 500 ml in 24 h
Orchidopexie	Fixation des Hodens im Hodensack
Orchiektomie	operative Hodenentfernung
Orchitis	Hodenentzündung
Orificium	Öffnung nach außen
Ostium	Mündung

P

Pad-Test	Windeltest
papillär	warzenförmig
Papillennekrose	Absterben von Nierenpapillen
Paraphimose	„spanischer Kragen", Schwellung der zurückgezogenen Vorhaut
Parenchym	Zellgewebe
PCA	Prostatakarzinom
PCNL	perkutane Nephrolithotomie
PDK	Periduralkatheter
PE	Probenentnahme aus Geweben
Pelvis	Nierenbecken
Penis	männliches Glied
Penisdeviation	Penisverkrümmung
perirenal	um die Niere gelegen
periurethral	die Harnröhre umgebend

Peyronie-Krankheit	Induration penis plastica (IPP)
Phallus	(gr.) Penis
Phäochromo-zytom	seltener Nebennierenmark-Tumor
Phenazetinniere	Nierenerkrankung infolge Arznei-mittelmissbrauchs
Phimose	Verengung der Vorhaut
Pigtail	(engl.: Schweineschwanz) Katheter mit geringeltem Ende
PLAP	plazentare alkalische Phosphatase (Tumormarker)
Pollakisurie	häufige Harnentleerung
Polydipsie	(gr. Dipsa: Durst) krankhaft gestei-gerter Durst
Polyurie	häufiges und reichliches Wasser-lassen
Pouch	(engl.) Beutel
Präputium	Vorhaut
prävesikal	vor der Blase gelegen
Prehn-Zeichen	(unsicheres) klinisches Zeichen zur Unterscheidung einer Hodentor-sion
Priapismus	schmerzhafte Dauererektion des Penis ohne sexuelle Lust
Prostata	Vorsteherdrüse
Prostataadenom	Synonym für die gutartige Prosta-tavergrößerung (BPH)
Prostata-karzinom	bösartige Geschwulst der Prostata
Prostatektomie	Entfernung der Vorsteherdrüse
Prostatitis	Entzündung der Vorsteherdrüse
PSA	organspezifischer Marker der Pros-tata beim Prostatakarzinom
PTH	Parathormon
Pyelitis	Entzündung des Nierenbeckens
Pyelolithotomie	operative Entfernung von Nieren-steinen
Pyelon	Nierenbecken
Pyelonephritis	Nieren- und Nierenbeckenentzün-dung
Pyeloskopie	Spiegelung des Nierenbeckens
Pyelotomie	operative Eröffnung des Nierenbe-ckens

R

Reflex-inkontinenz	Reflexaktivität des Detrusors der Blase
Reflux	Zurückfließen des Urins aus der Blase in den Harnleiter oder in das Nierenbecken
renal	zur Niere gehörend
Resektoskop	endoskopisches Operationsinstru-ment

Restharn	Flüssigkeitsvolumen, das nach Abschluss einer Miktion in der Blase zurückbleibt	Tourniquet	Schlauchbinde zur Abschnürung
		transperineal	durch den Damm
		transrektal	durch das Rektum
Retentionswerte	Laborwerte, die eine Niereninsuffizienz anzeigen	transurethral	durch die Harnröhre
		Trigonum	dreieckförmiges Gebiet am Blasenboden
retrograd	entgegen der normalen Flussrichtung		
		Trigonumzystitis	Entzündung des Blasendreiecks
retroperitoneal	hinter dem Bauchfell liegend	Tru-Cut-Nadel	spezielle Biopsienadel
rezidivierend	zeitweise wiederkehrend	TRUS	transrektale Ultraschalluntersuchung
Rigidität	Versteifung (des Penis)		
		Tumeszenz	Anschwellung des Penis, s. Erektion

S

Sectio alta	Eröffnung der Blase mit Bauchschnitt	TUR	transurethrale Resektion
		Turgor	Flüssigkeitsdruck im Gewebe
Semikastration	Entfernung eines Hodens	TURP	transurethrale Prostataresektion
SKAT	Schwellkörper-Autoinjektionstherapie		

U

SKIT	Schwellkörper-Injektionstherapie	Überlaufblase	unwillkürlicher Harnabgang bei komplettem Harnverhalt
skrotal	im Bereich des Hodensacks		
Skrotum	Hodensack	UK	Ureterenkatheter
Smegma	talgartige Absonderung der Vorhautdrüsen beim Mann	Urämie	Harnvergiftung
		urämisches Koma	tiefe Bewusstlosigkeit bei Harnvergiftung
Spermatozele	Zyste mit spermienhaltiger Flüssigkeit im Nebenhoden		
		Ureter	Harnleiter
Spermiogramm	Untersuchung des männlichen Samenergusses	Ureterolithotomie	Entfernung eines Harnleitersteins
Sphinktersklerose	Schließmuskelstarre, s. Blasenhalssklerose	Urethra	Harnröhre
		Urethritis	Harnröhrenentzündung
Splint	Katheter aus dem Nierenbecken oder dem Harnleiter	Urethrogramm	Darstellung der Harnröhre mit Kontrastmittel
Steinstraße	Aufstauung von Steintrümmern im Harnleiter	Urethroskopie	Spiegelung der Harnröhre
		Urethrotomie	Erweiterung der Harnröhre mit innerem Schnitt
Stenose	angeborene oder erworbene Verengung		
		Urethrozystoskopie	Spiegelung von Harnröhre und Blase
Stent	Harnleiterschiene		
Strangurie	Brennen oder Schmerzen bei der Harnentleerung	urge	(engl.: Drang) Harndrang
		Urge-Inkontinenz	unfreiwilliger Urinabgang bei starkem, unfreiwilligem Harndrang
Stressinkontinenz	unwillkürlicher Urinabgang bei körperlicher Anstrengung (Husten, Heben, Lagewechsel etc.)		
		Urinom	Urinansammlung außerhalb der Harnwege
Striktur	narbige Verengung	Urodynamik	Funktionsuntersuchung der unteren Harnwege
subpelvin	unter dem Nierenbecken		
subvesikal	unterhalb der Blase liegend	Uroflowmetrie	Harnflussmessung
suprapubisch	über dem Schambein (Os pubis) liegend	Urogenitalorgane	Harn- und Geschlechtsorgane
		Urogramm	Röntgendarstellung der Nieren und der ableitenden Harnwege
Suspensorium	(lat.: Tragbeutel) Tragevorrichtung für den Hodensack		
		Urostoma	künstliche Harnmündung, z. B. Harnleiter-Haut-Fistel
		URS	Ureterorenoskopie

T

V

Tenesmen	schmerzhafter Drang	Varikozele	venöse Krampfadergeflechtbildung des Samenstrangs
Testosteron	männliches Sexualhormon (androgen)		
		Vasektomie	Durchtrennung der Samenleiter
Tiemann-Katheter	Katheter mit einer leicht gebogenen Spitze		

Vasoresektion	Durchtrennung und Entfernung eines Samenleiterstückes	**Z**	
Vasovasostomie	(Neu-)Verbindung der Samenleiterenden miteinander	Zeiss-Schlinge	spezieller Ureterenkatheter zur Steinentfernung
VUR	vesikoureteraler Reflux	Zirkumfrequenz	Umfang
		Zirkumzision	Umschneidung, Abtragung der Vorhaut
W		Zyste	Hohlraum im Gewebe mit dünn- oder dickflüssigem Inhalt
Wilms-Tumor	bösartiger Nierentumor im Kindesalter	Zystitis	Harnblasenentzündung
Wolff-Gang	Urnierengang	Zystogramm	Röntgendarstellung der Blase
		Zystoskop	Instrument zur Blasenspiegelung
Y		Zystoskopie	Spiegelung der Blase
Young-Klappe	Harnröhrenklappe		

Sachverzeichnis